医学结构蛋白质组学

Medical Structural Proteomics

主　编

陈永恒　中南大学湘雅医院

陈主初　中南大学湘雅医院

副主编

周茂军　中南大学湘雅医院

危蝴蝶　国家卫健委肿瘤蛋白质组学重点实验室

代书炎　抗癌药物国家地方联合工程实验室

编　委

张　叶　抗癌药物国家地方联合工程实验室

蒋龙英　中南大学湘雅医院

李茂玉　国家卫健委肿瘤蛋白质组学重点实验室

彭　芳　国家卫健委肿瘤蛋白质组学重点实验室

瞿灵芝　抗癌药物国家地方联合工程实验室

付　莹　国家卫健委肿瘤蛋白质组学重点实验室

杨敬儒　湖南省肿瘤医院

张鹏飞　国家卫健委肿瘤蛋白质组学重点实验室

郭　明　抗癌药物国家地方联合工程实验室

陈小娟　抗癌药物国家地方联合工程实验室

李景之　中南大学湘雅医院

肖哲锋　国家卫健委肿瘤蛋白质组学重点实验室

李　俊　抗癌药物国家地方联合工程实验室

张　扬　中南大学湘雅二医院

梁旭俊　国家卫健委肿瘤蛋白质组学重点实验室

湖南科学技术出版社

图书在版编目（ＣＩＰ）数据

医学结构蛋白质组学 / 陈永恒，陈主初主编. — 长沙 ： 湖南科学技术出版社，2022.1
ISBN 978-7-5710-1435-3

Ⅰ．①医… Ⅱ．①陈… ②陈… Ⅲ．①蛋白质－基因组－应用－医学 Ⅳ．①R

中国版本图书馆 CIP 数据核字（2022）第 011144 号

YIXUE JIEGOU DANBAIZHI ZUXUE

医学结构蛋白质组学

主　　编：陈永恒　陈主初
出 版 人：潘晓山
责任编辑：李　忠
出版发行：湖南科学技术出版社
社　　址：长沙市芙蓉中路一段 416 号泊富国际金融中心
邮购联系：0731-84375808
印　　刷：湖南凌宇纸品有限公司
　　　　　（印装质量问题请直接与本厂联系）
厂　　址：长沙市长沙县黄花镇黄垅新村工业园财富大道 16 号
邮　　编：410137
版　　次：2022 年 1 月第 1 版
印　　次：2022 年 1 月第 1 次印刷
开　　本：889mm×1194mm　1/16
印　　张：16.5
字　　数：503 千字
书　　号：ISBN 978-7-5710-1435-3
定　　价：150.00 元

前　言

　　蛋白质是生物细胞赖以生存的各种代谢和调控途径的主要执行者，也是各种致病因子对机体作用最重要的靶分子和大多数药物的靶标。人类已从基因组时代步入功能基因组（后基因组）时代，开始了基因产物（蛋白质）的结构与功能研究，蛋白质组学应运而生，结构生物学发生革命性变化。随着高通量技术的应用，正以前所未有的速度解析生物体内全套蛋白质的结构，诠释生命活动的全程和揭示疾病发生机制。随着蛋白质组学和结构生物学方法技术的精进及其对生命活动研究的不断深入与拓展，与疾病和医药相关的结构蛋白质组学研究已成为生物医药研究的一个重要领域。结构蛋白质组学（Structural proteomics）就是在蛋白质组学的背景下，对生物体全套蛋白质结构功能进行综合分析，阐明生命活动规律和生命现象的本质以及异常病理发生的分子机制。

　　结构蛋白质组学作为一门新兴交叉学科，涉及物理、化学、数学、生物化学和分子生物学知识，以及蛋白质表达、工程、纯化、分析和自动化、高通量及信息技术，具有重大的科学意义和显著的社会经济效益及应用前景。为此，我们组织从事医学、分子生物学、蛋白质组学和结构生物学研究的专家、教授、年轻学者，编写了《医学结构蛋白质组学》一书，重点介绍结构蛋白质组学的基本理论、技术以及在人类重大疾病（肿瘤）发生发展过程中的应用，同时也反映了当今结构蛋白质组学研究的重要突破，如人工智能预测蛋白质三维结构。其框架由绪论、蛋白质及结构功能基础、蛋白质在疾病中的作用、生物信息学、蛋白质与药物设计组成。

　　尽管参与本书编写的作者近年来一直在从事结构蛋白质组学研究，具有一定的实践经验和体会，书稿经过多次讨论、修改、审校，主编也对全书进行了必要的加工和润色，但限于编者水平，加之基于结构蛋白质组学尚属新兴学科，因此欠缺与不妥之处在所难免，敬请读者批评指正，以便再版时修改和完善。

陈主初

于中南大学湘雅医院

目　　录

绪　　论

　　随着科学的发展，人们逐渐意识到从分子生物学角度解释生命活动的重要性。20 世纪 90 年代末在世界各国的合作下，人们开始了基因组计划，目标是测定人类染色体中所包含的全部核苷酸序列，绘制出人类基因组图谱，从而破译人类遗传信息。2001 年 2 月《自然》（Nature）杂志公布人类基因组工作草图完成，2003 年 4 月，中、美、日、德、法、英 6 国科学家宣布人类基因组序列图绘制完成。人类基因组图谱的绘制完成被认为是人类探索生命奥秘史上的一个重要里程碑，将对生物学、医学乃至整个生命科学产生无法估量的深远影响。人类基因组图谱的绘制完成，也标志人类后基因组时代开启，即破译和开发人类基因组的功能。

　　在生物体内，基因组是遗传密码的携带者，基因组的信息经转录和翻译最终需要在蛋白质分子水平上体现。蛋白质是生命的物质基础，构成了生命体内一切细胞、组织的重要成分，是生命活动的主要承担者。因此，想要解释生命活动的本质，必须在蛋白质层面进行研究。另一方面，人们通过对基因组测序和分析，发现了多种诱发肿瘤的驱动基因。然而驱动基因突变并不能完全解释所有肿瘤的发生发展，研究基因功能的执行者蛋白质的结构与功能对疾病（肿瘤）发生发展的影响更能深入地阐述其致病机制。

　　由于传统的对单个蛋白质进行研究已无法满足后基因组时代的要求，因此对复杂生命活动和疾病发生发展的认识，须在整体、动态网络的水平上对蛋白质的结构和功能进行研究，结构蛋白质组学便应运而生，成为后基因组时代的重要研究领域。

第一节　蛋白质组学和结构生物学的概念与发展史

一、蛋白质组学的概念和发展

　　人类基因组草图绘制完成揭开了人类基因组约 30 亿个碱基对的秘密，是生命科学领域的一个重要里程碑。然而，基因组中一半以上基因的功能是未知的。蛋白质是生命活动的主要执行者，因此现代生物学的一个重大挑战是解析基因组编码的全部蛋白质的表达、功能和调控，这也是蛋白质组学的目标。这些信息对于理解复杂的生命过程是如何在分子水平上发生的，它们在不同细胞类型中是如何变化的，以及它们对疾病的发病机制、诊断和药物治疗等具有重大意义。故而，在人类基因组草图发布时，人类蛋白质组组织（HUPO）也宣布成立，并在 2003 年底正式启动人类蛋白质组计划（HPP），这也是人类 21 世纪最重要的研究方向之一。我国贺福初院士倡导并领衔了人体首个器官（肝脏）蛋白质组计划，并率先提出人类蛋白质组计划的科学目标与技术路线，领导启动"中国人蛋白质组计划"（CNHPP）。

　　蛋白质组（proteome）意指一个基因组表达的所有蛋白质，或由一个细胞、组织表达的所有蛋白质。蛋白质组学（proteomics）即以蛋白质组为研究对象，研究细胞、组织或生物体蛋白质组成及其变化规律的科学，本质是在大规模水平上研究蛋白质的表达水平、翻译后修饰及蛋白与蛋白相互作用等，并期望在蛋白质水平上阐述生物体内复杂的生命活动以及疾病的发生机制等。

　　蛋白质组的研究远比基因组学复杂。首先，这是由蛋白质内在的复杂特点所决定的，蛋白质不是简单地由基因- mRNA -蛋白质翻译而来，这个过程包括了转录、翻译以及翻译后水平的调控，尤其是蛋白质复杂的翻译后修饰、亚细胞定位以及蛋白质相互作用等。其次，蛋白质组是动态变化的，同一基因组在不同的细胞、组织中的表达不尽相同，且会随着时间及对外界刺激的反应而波动。因此，蛋白质组是动态的，具有时空性和可调节性。其研究技术远比基因组学的技术更复杂和困难。尽管存在很多挑战，但近年蛋白质组学进展迅速，大大促进了疾病的早期诊断、预后和监测水平的提高以及药物研发的迅速发展。

质谱（mass spectroscopy，MS）技术的发展极大加速了蛋白质组的研究进程。质谱技术是化学领域中研究化合物的一个重要手段，它通过测定分子质量和相应的离子电荷实现对样品中分子的分析。然而最初只能将它用于分析小分子和中型分子，直到 John Fenn 发明电喷雾离子化（electrospray ioniza-tion，ESI）方法，Koichi Tanaka 发明基质辅助激光解析离子化（matrix-assisted laser desorption/ioni-zation，MALDI）技术，使得用质谱研究生物大分子成为可能，这两位科学家也因为将软电离离子化方法用于生物大分子质谱分析方面所做出的贡献获得了 2002 年的诺贝尔化学奖。1993 年，肽指纹图谱（Peptide mass fingerprinting，PMF）技术的发明，更加加速了蛋白质鉴定技术的应用。1996 年，人们利用二维凝胶电泳（two-dimensional gel electrophoresis，2D）技术，实现了对酵母全蛋白的分析。二维凝胶电泳是目前蛋白质组研究中最有效的分离技术。2002 年，细胞培养稳定同位素标记（stable iso-tope labeling with amino acids in cell culture，SILAC）技术，使得定量蛋白质组学研究迈上新台阶。近年定量蛋白质组学在获得蛋白质相互作用信息方面取得了重大进展。在各项技术尤其是高通量技术的支持下，建立了蛋白质组学生物信息学数据库。各种生物信息学工具也被开发出来，用于蛋白质三维结构预测、蛋白质结构域和功能基序分析、蛋白质与蛋白质相互作用的快速分析及质谱的数据分析。这些蛋白质组学技术的结合使得人们能快速、灵敏和高通量地对真核和原核生物的蛋白质进行纯化、分析、表征、定量、序列和结构分析以及生物信息学分析。

利用蛋白质组学技术可全面、动态地比较正常与病理状态下细胞或组织中蛋白质表达种类、数量、位置和翻译后修饰的差异，这不仅有助于阐明疾病发病机制，也能帮助鉴定疾病相关的特异性蛋白质标记和特异性抗原，并应用于肿瘤的早期诊断、早期治疗、寻找药物靶标。蛋白质组学在人类疾病中的研究已经在一些疾病中开展，如神经退行性疾病、皮肤病、心血管疾病，尤其是严重困扰人类健康的肿瘤。肿瘤的高危性主要在于早期诊断的困难，而大多数肿瘤缺乏高特异性、高敏感性的肿瘤标志物。目前，肿瘤蛋白质组学研究广泛应用于鼻咽癌、膀胱癌、前列腺癌、结直肠癌、乳腺癌、多发性骨髓瘤、恶性淋巴瘤等实体肿瘤和血液系统肿瘤中，这些研究将为建立肿瘤蛋白质组数据库、发现肿瘤标志物和有效的药物靶点提供重要的线索。

二、结构生物学的概念和发展

生物大分子如蛋白质要行使正常功能必须具有特定的、相对稳定的三维结构。结构生物学就是通过解析生物大分子的三维结构来研究生物大分子的功能，从而阐述生物大分子的作用机制和原理的一门学科。结构生物学的历史并不算悠久，但可以算是近代生物学发展过程中的前沿和带头学科，尤其是随着人类基因组计划成功以及蛋白质组学快速发展，结构生物学的研究对于人们探索生命科学规律起到了关键的推动作用。

结构生物学的起源可追溯至 19 世纪 50 年代，科学家 Waston 和 Crick 发现 DNA 双螺旋结构，并建立了 DNA 的双螺旋模型。这项研究是结构生物学史上的第一次重大突破也是最伟大的研究之一。紧接着 John Cowdery Kendrew 和 Max Ferdinand Perutz 利用 X 射线晶体学方法解析了肌红蛋白和血红蛋白的结构，分辨率达到 2～3 Å，这意味着能利用 X 射线晶体衍射技术在原子水平上描绘生物大分子，这两项研究也标志着现代结构生物学的开端。由于他们开创性的工作，1962 年 Waston 和 Crick 获得了诺贝尔生理学与医学奖，Max Ferdinand Perutz 和 John Cowdery Kendrew 获得了诺贝尔化学奖。1980年，通过 X 射线解析含有 12 个碱基对的 DNA 回文序列的结构，即 Dickerson dodecamer。DNA 和蛋白质的结构阐明是 20 世纪最重要的科学发现，开创了现代生物学的新纪元。

结构生物学的研究和技术方法在不断创新和发展。1985 年，Kurt Wüthrich 等人第一次利用磁共振技术（nuclear magnetic resonance，NMR）测定溶液中蛋白酶抑制剂ⅡA（proteinase inhibitor ⅡA）的结构。而后，磁共振技术逐渐应用于溶液中生物大分子的结构研究。Kurt Wüthrich 因 "发明了利用磁共振技术测定溶液中生物大分子三维结构的方法" 与两位科学家 John B. Fenn 和 Koichi Tanaka 共同获得 2002 年诺贝尔化学奖 。自 19 世纪 80 年代起，冷冻电子显微镜（cryo-electron microscopy，Cryo-EM）技术快速发展，极大地解决了复杂生物大分子超大复合物的三维结构解析，如核糖体、病毒分子和线粒体等。2017 年 Jacques Dubochet、Joachim Frank 和 Richard Henderson 因开发冷冻电子显微镜用于溶液中生物分子的高分辨率结构测定获得了诺贝尔化学奖。实际上，迄今约有 25 项诺贝尔奖授予了结构生物学相关的研究，占诺贝尔奖自然科学部分的 8%，这也反映了结构生物学对于人类自然科学研究的重要性和先进性。

　　如前所述，结构生物学有三大主要研究手段：X 射线晶体学、磁共振技术以及冷冻电镜技术。截止 2021 年 5 月 1 日，大分子三维结构数据的中心库蛋白质数据库（protein data bank，PDB）共有 17 万多个条目，其中约 88% 通过 X 射线晶体学测定，7.5% 通过磁共振测定，4.2% 通过电子显微镜测定。X 射线晶体学是应用最广使用最多的方法，它的优点是分辨率高，能达到原子水平。X 射线晶体学的限制因素在于需要得到较高纯度和浓度且均一性强的生物分子，并筛选获得晶体，然后利用 X 射线衍射得到电子衍射图谱从而解析结构。但对于膜蛋白和大型蛋白质复合物，要获得足够量构象一致的蛋白质并获得晶体非常困难。磁共振技术能直接测定溶液中生物分子的结构，反映生物分子在近似生理条件下的一些内部动态，在蛋白质和蛋白质相互作用位点的信息研究方面有广泛的应用。磁共振技术对于样品纯度和丰度有很高要求，且对生物分子量有较大的局限性，适合研究小分子量（通常小于 20 ku）的生物分子。冷冻电子显微镜技术是把样品冻起来，保持低温并使用透射电子显微镜观察，样品经高度相干的电子光源照射受到散射，再利用探测器和透镜系统记录散射信号，最后经信号处理得到结构。冷冻电镜适合研究难于结晶的超大分子量的蛋白质复合物（通常远大于 100 ku）甚至亚细胞器的结构。冷冻电子显微镜技术能保持生物样品的活性和功能状态，且无须制备晶体，所需样品浓度要求相对较低。近几年，随着样品制备方法、电子探测器的发明、计算能力的提高和算法的进步，冷冻电子显微镜技术不断突破，分辨率不断提高，在结构生物学中发挥着越来越重要的作用。

　　生物大分子发挥生物学功能首先取决于其结构，而结构的异常也会引起生物大分子功能的改变，生物大分子三维结构的解析对于阐述其功能至关重要。人们最初利用结构生物学成功阐明了 DNA 的基本结构如碱基组成、配对和排列顺序等，以及 DNA 折叠的双螺旋规律，揭示从蛋白质中氨基酸序列到其空间结构之间的传递（第二遗传密码）。生物大分子之间需要相互作用从而发挥生物学功能，结构生物学能解释生物分子间作用机制，如酶活性以及如何与底物结合、配体和受体结合规律、DNA 的调控机制以及信号通路等。伴随结构生物学技术的快速发展，结构生物学的应用也越加广泛。现如今，冷冻电子显微镜技术与其他方法相结合逐渐解决了一些超大型的生物分子复合物和组装体的结构，如膜转运蛋白、核糖体和剪接体等，这些结构的解析对于解释 DNA 的复制、基因调控、转录翻译和细胞调控机制具有重大意义。结构生物学不仅能阐明生物大分子的结构与功能关系，也应用于疾病诊断和基于结构的新药设计和研发中，如阐述病毒分子的致病机制和开发疫苗、靶向小分子和抗体等。

三、结构蛋白质组学的概念和科学价值

　　结构蛋白质组学采用蛋白质组学和结构生物学等方法系统性分析全体蛋白质的表达水平、相互作用、结构和功能变化，是后基因组时代的重要研究领域。结构蛋白质组学是在整个蛋白质组的背景下对蛋白质结构的综合分析。随着全基因组测序的迅速发展，越来越多的序列信息被解析，然而这只是一个开端，只有破译人类基因组密码的全部基因产物的功能后，才能了解生命的奥秘。基因组测序产生了大量新的基因序列，其对应的蛋白质的功能分配和验证尚需完成。结构蛋白质组学根据解析或预测的蛋白质的三维结构阐述生物体内所有基因组产物的结构和功能关系，并为制药行业提供潜在的药物设计和蛋白工程靶点，引领生物学和医学领域新的革命。

蛋白质的功能直接决定着生物体的生命活动，具有相似结构的蛋白质通常具有相似的功能，蛋白质的序列和空间结构能帮助预测蛋白质的功能。基因测序可较容易地获得蛋白质的一级序列，然而蛋白质的结构信息比较难获得。相比于一级序列，蛋白质的三维空间结构更能反映蛋白质的功能。一些序列同源性很低的蛋白质可能拥有相似的三维结构，其功能往往是类似的。蛋白质分类时人们更倾向于将三维结构相似的蛋白质归于同一蛋白质家族，这说明蛋白质的折叠模式远少于蛋白质序列。人类基因组翻译的蛋白质约有 10 万个，而目前蛋白质数据库中约有 17 万个结构条目，其中有 5 万个人类蛋白质且其中含大量同一蛋白质的结构，意味着蛋白质三维结构的解析任重道远，大多数蛋白质结构亟待解析或预测。

21 世纪初，在人类基因组计划取得巨大成功和 DNA 测序技术快速发展的推动下，伴随着同步辐射光源等结构生物学设施的建设，学术界出现了对蛋白质结构的大规模、高通量测定。最初的目标是直接通过计算建模方法来获得蛋白质的三维结构，然而由于已知蛋白质序列数量的指数增长，人们很快意识到这一目标可能非常具有挑战性。而后，结构蛋白质组学重点关注具有生物学重要性的蛋白质家族。结构蛋白质组学的一种研究方法是先测定一些代表性的具有折叠构象的蛋白质结构，即建立一个蛋白质结构图，然后利用这些典型的三维结构结合计算机模拟对全体蛋白质进行结构建模。现今大数据和生物学信息技术大大促进了结构预测的快速发展，2020 年 11 月 30 日，谷歌旗下 DeepMind 公司研发的人工智能系统 AlphaFold 2 在第 14 届国际蛋白质结构预测竞赛（CASP）中摘得桂冠。AlphaFold 2 能基于氨基酸序列精确预测蛋白质的三维结构，在解决蛋白质结构问题上"迈出一大步"。然而，AlphaFold 建模的对象都是一些分子量较小的或折叠比较简单的结构，对于复杂的蛋白质或蛋白复合物的结构建模还有很长的路要走。结构蛋白质组学的另一种研究方法是根据某种模型生物体内所有蛋白质的表达谱或与疾病相关的蛋白质表达谱来确定所有蛋白质的结构。这种方法提供了更精确的结构信息，也为疾病机制的阐明和疾病治疗提供重要信息。

结构蛋白质组学的出现是高通量方法和技术同时发展的结果，它使新的数据能够以高效、快速的方式产生。在每个活细胞中，大量生命活动都在同时进行，每一个过程都包括合成、催化和调节功能，这些功能都需要蛋白质来实现。蛋白质执行生物功能依赖其三维结构，蛋白质功能的调控也与蛋白质之间相互作用直接相关，因此结构蛋白质组学的研究对于阐明蛋白质的生物学功能具有重要意义，在生物学和制药领域具有重要应用：对未知功能的蛋白质进行三维结构的研究，有助于进行家族归类及功能预测；从酶的三维结构可以推测出其调节区域及催化位点，从而推断出催化机制；以药物靶分子的结构为基础进行药物设计是当今制药行业的一种重要工具。

第二节　结构蛋白质组学在医学研究中的应用

一、结构蛋白质组学与疾病发生

人们对于生命活动奥秘的探索，是想要精确地了解生命活动的发生机制，更重要的是，人们想了解疾病发生的原因以及获得治疗的方法。作为细胞生命活动的行使者，蛋白质无疑是与疾病相关的主要分子，蛋白质结构异常和表达水平的改变等与疾病的发生发展以及药物作用直接相关。对于大多数疾病来说，涉及的往往不只一个或几个蛋白质的变化，参与疾病过程的蛋白质的数目非常大。因此，结构蛋白质组学的研究能使我们对疾病的分子机制理解得更为深入。

基因组中一个或多个碱基的变化，我们称之为基因突变。基因突变最终通过它所编码的蛋白质分子改变体现出来，严重的蛋白质分子异常可导致疾病的发生。由于基因突变导致蛋白质分子结构或表达量的异常，从而引起机体功能障碍的一类疾病我们称为分子病（molecular disease）。例如，镰状细胞贫血发病原因是 β-血红蛋白的遗传物质 DNA 中 CTT 变成 CAT，使其肽链第六位上的氨基酸由谷氨酸变成缬氨酸。其他常见的基因突变疾病还有凝血因子的突变导致的血友病，珠蛋白的基因突变产生的地中海贫血，人体第 21 对染色体的三体变异造成的唐氏综合征等。肿瘤是当今社会危害人类健康的重大杀手之一。肿瘤的本质是多基因病，各种致癌因素以协同或序贯的方式引起 DNA 损害，从而激活原癌基因或失活抑癌基因，以及凋亡调节基因或 DNA 修复基因的改变，引起基因表达水平和基因产物蛋白质的异常，从而引起肿瘤的发生发展。

　　突变的蛋白质空间结构的改变，或相互作用蛋白质之间的空间结构的变化，包括蛋白质的去稳定、错误折叠、重要区域的结构紊乱及蛋白质相互作用区域的改变等，可能直接影响蛋白质功能。例如，p53 是人体最重要的抑癌基因，超过 50% 的肿瘤存在 p53 基因的突变。结构和功能研究显示 p53 大部分突变发生在 DNA 结合域，热点突变 R248Q、R248W、R273H 和 R273C 损伤了与 DNA 的直接相互作用，R175H、G245S、R249S 和 R282W 影响了 p53 整体结构的稳定性。p53 基因突变后，其空间结构发生变化，失去对细胞生长、凋亡和 DNA 修复的调控作用，由抑癌基因转变为癌基因。

　　蛋白质空间结构的异常（错误折叠）可引起疾病的发生，形成蛋白质构象病（protein conformational diseases，PCD）或折叠病（fold disease）。该病是指蛋白质构象的异常导致了其生物功能异常或丧失，进而引起蛋白质聚集与沉积，使组织结构出现病理性改变，如阿尔茨海默病、亨廷顿病、帕金森病、朊病毒病和镰状细胞贫血等。蛋白质一级序列的改变导致其空间结构改变。如前面所述镰状细胞贫血，正常血红蛋白由两条 α 链和两条 β 链组成，而异常的血红蛋白 β 链的第 6 位氨基酸由原来带电的谷氨酸变成了疏水的缬氨酸，在低氧张力下，脱氧 HbS 因分子表面的疏水或静电作用，相互作用成为螺旋形多聚体，使红细胞扭曲成镰状细胞。蛋白质的结构异常也可能是其一级氨基酸序列不变，但其蛋白质折叠发生错误引起构象改变，导致疾病发生。朊病毒病是一种慢性、致死性、退化性神经系统的疾病，其致病原因与朊病毒蛋白（PrP）构象相关。正常构象朊蛋白 PrPc 在某些原因作用下其空间结构发生变化，转变为病理性 PrPsc，包括 α-螺旋减少和 β-折叠增加，引起生物化学性质改变而导致疾病的发生。构象病发病机制研究也提示人们通过抑制或者逆转蛋白质变构达到防治和控制疾病。目前已有利用 β 折叠形成阻断肽或分子伴侣抑制或逆转蛋白质病理构象的报导。

二、结构蛋白质组学在新药设计和研发中的应用

　　最初的药物发现是通过随机筛选和观察天然产物对已知疾病的影响来实现，这种基于经验的筛选过程效率较低。20 世纪 80 年代，随着现代分子生物学的发展，人们对于疾病发生机制有了更深刻更本质的认识，高通量筛选逐渐发展开来。该方法根据分子靶点或细胞分析快速自动筛选成千上万种化合物。利用高通量筛选得到的新药环孢素、nevirapine、gefitinib 和 maraviroc 先后上市，但是这一过程费时、费力又昂贵。随着结构蛋白质组学的深入研究，越来越多与疾病有关的蛋白质结构被测定和解析，很多生物大分子被发现是药物作用的靶标。靶标分子三维结构的解析，通过使用分子建模软件理性地设计药物分子，大大减少了实验筛选的数量和盲目性，节约研发时间和成本。

　　最先进的基于蛋白质结构的新药理性设计与筛选方法包括新药理性设计和虚拟筛选，这两种方法是传统高通量筛选的有效替代方法。在新药理性设计的方法中，受体的三维结构被用来设计结构新颖的分子，这些分子使用配体生长程序和药物化学家的经验进行设计，是从未被合成过的全新分子。而在虚拟筛选中，根据已知结构的靶点筛选商业上可买到的药物化合物库，并对那些预计结合良好的化合物进行实验测试。由此设计筛选出的药物往往活性强、作用专一、副作用较低。这两种方法都需要靶点蛋白质的三维结构，结构蛋白质组学为此提供大量蛋白质的结构，一些新颖的结构也为新药的设计和筛选提供全新的靶点。

　　药物靶点主要包括受体、酶、离子通道、核酸等生物大分子。现有药物中，超过 50% 的药物以受体为作用靶点，受体成为最主要和最重要的作用靶点；超过 20% 的药物以酶为作用靶点，特别是蛋白激酶抑制剂，在临床应用中具有特殊地位；6% 左右的药物以离子通道为作用靶点；3% 的药物以核酸为作用靶点；另外约有 20% 药物的具体作用靶点尚不明确，还有待进一步研究。在基于靶点的药物发现中，我们首先要选择一个靶点分子。靶点的选择是基于其在疾病中的已知作用，或基于基因拷贝数、突

变状态或 RNA 或蛋白质的水平与疾病状态的相关性。蛋白质组学技术如质谱、选择反应监测（SRM）、多反应监测（MRM）等被广泛用于评估不同样本的蛋白质谱的定性和定量差异，特别是疾病与正常的蛋白质，并测量疾病和药物相关的蛋白质。蛋白质组学在临床上通过评估健康和疾病样本或药物治疗样本中的蛋白质表达谱和翻译后修饰（PTM）来发现、识别和量化新的治疗性生物标志物。这些生物标志物，作为分子靶点，可以为药物发现提供有价值的信息。

不仅是药物靶点的提供，结构蛋白质组学对于抗体和治疗性蛋白质药物的开发也具有重要指导作用。抗体结合抗原的结构揭示表位和抗体功能，这些信息可以帮助优化抗体的物理性质，更好的用于临床治疗。对于治疗性蛋白质，三维结构可以指导设计的各个环节，例如设计新功能、增强稳定性、延长血清半衰期和降低免疫原性。药物发挥药效不仅要求其与生物靶点相互作用，也需要考虑药物在体内的吸收、分布、代谢和排泄（ADNE）等方面的药理学研究。

总之，结构蛋白质组学为新药研发的靶点提供、结合位点识别、先导化合物优化和抗体优化等提供全方位的帮助，是新药研发不可或缺的领域。在结构蛋白质组学基础上的新药理性设计与筛选，已经成为当今药物研发的主流和热点，深入学习并掌握结构蛋白质组学对于新药研发具有重要的意义。

〔陈永恒　危蝴蝶〕

参考文献

［1］ Abbott A. Structures by numbers ［J］. Nature，2000，408：130－132.

［2］ 曾庆红，饶子和. 结构蛋白质组学（结构基因组学）：本世纪的重大科学工程 ［J］. 中国基础科学·科学前沿，2001，1：26－32.

［3］ Raymond J. Owens. Structural Proteomics High-Throughput Methods ［M］. Second Edition，New York Heidelberg Dordrecht London，2015.

［4］ Maria Batool，Bilal Ahmad and Sangdun Choi. A Structure-Based Drug Discovery Paradigm ［J］. Int J Mol Sci，2019，20（11）：2783－2800.

［5］ Joon Shin，Woonghee Lee，Weontae Lee. Structural proteomics by NMR spectroscopy ［J］. Expert Rev Proteomics，2008，5（4）：589－601.

［6］ Julia Mergner，Martin Frejno，Markus List，et. al. Mass-spectrometry-based draft of the Arabidopsis proteome ［J］. Nature，2020，579（7799）：409－414.

第一章　结构蛋白质组学的生物学基础

结构蛋白质组学（structure proteomics）是在整体、动态、网络水平上研究蛋白质的结构和功能，揭示生命的奥秘和本质，同时解释与疾病相关的蛋白质结构和功能，揭示人类疾病发生发展的分子机理。因此，以蛋白质的精确三维结构为基础，三维结构与功能的关系研究为重点，探讨和阐述其生理与病理作用和原理，是本章重点介绍的内容。

第一节　从蛋白质到蛋白质组

蛋白质是生命体最重要的组成物质之一，更是生命现象的直接体现者，它参与几乎所有的生命活动过程。人体细胞中，蛋白质是水分以外含量最多的物质，约占细胞内物质总量的一半以上，因此蛋白质是构成机体组织、器官最重要的成分。人体的生长发育和生命活动过程也是蛋白质不断积累与更新的体现。因此，对蛋白质结构与功能的研究一直是生物化学和分子生物学的基础和前沿领域。构成蛋白质的氨基酸残基种类和数量众多，且蛋白质有着复杂的翻译后修饰，如磷酸化、糖基化等，这导致蛋白质具有理化特征多样性及结构复杂性。无数科研工作者经过不懈努力，在蛋白质组学以及蛋白结构生物学领域取得了一系列的进展，包括蛋白质表达调控、翻译后修饰、蛋白与蛋白相互作用以及蛋白质空间结构等，由此获得蛋白质水平上的关于疾病发生和细胞代谢等过程的整体而全面的认识。

一、蛋白质功能和分类

（一）蛋白质的功能

1. 蛋白质是组织器官的主要组成物质　蛋白质是生物体组织器官最主要的结构物质之一。在人体中，蛋白质几乎遍布所有的组织和器官。人体部分组织器官如脾脏，其中蛋白质含量甚至高达 80% 以上。蛋白质在不同组织器官的种类、丰度及存在形式均有差异，因此赋予各个组织器官特异的生物学功能。

2. 蛋白质参与机体新陈代谢　蛋白质在有机体中不断分解与合成，使机体的组织器官不断进行新陈代谢、获取能量，这是生命的最基本特征。机体内的蛋白质基本维持在恒定状态，但在新陈代谢分解后形成氨基酸，部分氨基酸并不能全部被回收参与蛋白质的再合成，而是经过一系列变化分解成尿素、尿酸和其他代谢产物，并进一步排出体外。因此，机体需要不断摄入新的蛋白质，补充合成所需。在新陈代谢过程中，蛋白质的主要生理功能并非氧化供能，但是蛋白质也可为机体补充所需能量，旧的蛋白质不断分解，新的蛋白质不断摄入，在这些过程中均可氧化产生能量，这些能量可成为氧化供能的补充；蛋白质还可经脱氨作用将无氮元素的部分转化为体脂肪，作为能源储备，因此，蛋白质在生物体内具有举足轻重的作用。

此外，生物体的生长、发育和分泌等生理生化过程均以特定的蛋白质作为主要的物质基础。对组织器官来说，蛋白质、脂肪和糖类三大营养物质中，只有蛋白质含有氮元素，因此蛋白质也是机体氮的供体。

3. 蛋白质的生理功能　从序列上看，蛋白质由氨基酸组成，组成蛋白质的天然氨基酸有 20 种，因此，生物界蛋白质的种类众多。蛋白质是生物功能的载体，实际上每种细胞活性都依赖特定的蛋白质。归纳起来蛋白质的生物学功能主要体现在以下几个方面：

（1）催化：酶是蛋白质中最大的一类，是生物体新陈代谢的催化剂，因此催化是蛋白质最重要的生物功能。目前国际上已公认有 3000 多种不同功能的酶。生物体内所有的化学反应几乎都是在相应的酶参与下进行的。酶的催化效率远大于化学合成的催化剂，被催化的反应速率为非催化速率的 10 倍。

（2）调节：蛋白质之间可发生相互作用，许多蛋白质能调节其他蛋白质执行生理功能，这些蛋白质被称为调节蛋白质。最著名的例子是腺兰氏小岛及 P 细胞分泌的胰岛素，它是调节动物体内糖代谢的一种激素。另一类调节蛋白质参与基因表达的调控，它们的作用是激活（正调控因子）或抑制（负调控因子）遗传信息的转录，如大肠埃希菌中 CAP 是正调控因子，原核生物中的乳糖阻抑物和哺乳动物中的核因子 1 是负调控因子。

（3）转运：转运蛋白质是将特定物质从一处转运到另一处的特殊蛋白质。例如，血红蛋白可将氧气从肺转运到其他组织；血清蛋白可将脂肪酸从脂肪组织转运到各器官。这两种蛋白质均通过血液循环途径进行物质转移。另一类转运蛋白质是膜转运蛋白，它们能通过渗透性屏障（细胞膜）转运代谢物和养分（葡萄糖、氨基酸等），如葡萄糖转运蛋白。至今研究过的所有天然膜转运蛋白质都是在膜上形成的孔道，是被转运物质进出细胞的必经通路。

（4）贮存：蛋白质由氨基酸缩合而成，而氮素通常是机体生长的限制性养分，因此蛋白质在生物体需要时，可作为氮素的一种供体。例如卵清蛋白为鸟类胚胎发育提供氮源、乳汁中的酪蛋白是哺乳动物幼子的主要氮源。许多高等植物的种子中含有高达 60％ 的贮存蛋白，为种子的萌发准备足够的氮素。蛋白质除了为生物体发育提供 C、H、O、N、S 元素外，像铁蛋白还能贮存 Fe，用于含铁蛋白如血红蛋白的合成。

（5）运动：某些蛋白质可赋予细胞运动的能力，如肌肉收缩和细胞游动等。赋予细胞运动能力的蛋白质具有共同的特性，它们都是丝状分子或丝状聚集体，例如形成细胞收缩系统的肌动蛋白（actin）和肌球蛋白（myoglobulin）以及作为微管（microtubule）主要成分的微管蛋白（tubulin）等，都属于这一类蛋白质。另一类参与运动的蛋白质称为动力蛋白（motor protein），如动力蛋白和驱动蛋白，它们可以驱使小泡、颗粒和细胞器沿微管轨道移动。

（6）结构成分：蛋白质另一重要功能是建造和维持生物体的结构，这类蛋白质称为结构蛋白质，它们给细胞和组织提供强度和保护支持。结构蛋白质一般聚合成长的纤维（如毛发）或纤维状排列的保护层（如牛皮）。这类蛋白质多数是不溶性纤维状蛋白质，如构成毛发、角、蹄、甲的 a–角蛋白，又如存在于骨、腱、韧带、皮的胶原蛋白（图 1–1）。胶原蛋白还和蛋白聚糖等构成动物的胞外基质，后者是细胞的保护性屏障。

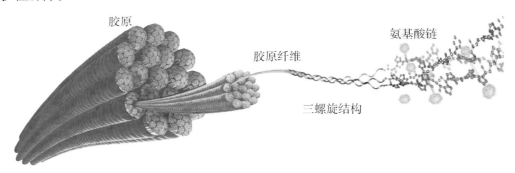

图 1–1　胶原蛋白结构示意图

（7）支架作用：近来科学家们发现某些蛋白质在细胞应答和生长因子等途径中起作用，这类蛋白质称为支架蛋白或接头蛋白（adapter protein）。支架蛋白都有一个组件结构（modular organization），蛋白质结构的特定部分（组件）通过蛋白-蛋白相互作用能识别并结合其他蛋白中的某些结构元件。例如，SH2 组件（即肉瘤病毒基因表达产物 Src 蛋白及其家族成员中的 SH2 结构域）能与含有磷酸化酪氨酸残基的蛋白质结合，SH3 组件能与富含脯氨酸残基的蛋白质结合。因为支架蛋白常含有多个不同的组件，在它上面可以将多种不同蛋白质装配成一个多元蛋白质复合体，这种复合体参与对激素和其他信号分子的胞内应答的协调和通讯。

（8）防御和进攻：与结构蛋白的被动性防护不同，有一类蛋白质在细胞防御和保护方面主动发挥作用，这类蛋白质被称为保护蛋白。保护蛋白中最突出的是脊椎动物体内的免疫球蛋白，或称之为抗体。抗体是在外来的蛋白质或其他高分子化合物即所谓抗原的影响下由淋巴细胞产生，并能与相应的抗原结合而排除外来物质对生物体的干扰。另一类保护蛋白是凝血蛋白，包括凝血酶和血纤蛋白原等。一些物种具有特殊的保护性蛋白质，如生活在南北极的鱼类体内普遍含有抗冻蛋白。此外，起防卫作用的一些蛋白质还包括蛇毒、蜂毒中的溶血蛋白和神经毒蛋白以及植物中的毒蛋白和细菌中的毒素等。

（9）异常功能：某些蛋白质具有一些特殊的功能，如应乐果甜蛋白有着极高的甜度；昆虫翅膀的铰合部存在一种具有特殊弹性的蛋白质称为节肢弹性蛋白；某些海洋生物如贝类分泌的胶质蛋白，能将其自身牢固地粘在岩石或其他硬物表面。

（二）蛋白质的分类

1. 按照蛋白质的物理性质进行分类

（1）清蛋白：这类蛋白质溶于水、稀盐、稀酸或稀碱溶液中，如血清蛋白、乳清蛋白等。

（2）球蛋白：不溶于水而溶于稀盐溶液的蛋白质称为真球蛋白（eu-globulin），溶于水的称为假球蛋白（pseudo globulin）。球蛋白普遍存在于生物体内，如血清球蛋白、肌球蛋白和植物种子球蛋白等。

（3）谷蛋白：不溶于水、醇及中性盐溶液，但易溶于稀酸或稀碱，如米谷蛋白和发谷蛋白。

（4）谷醇溶蛋白：不溶于水及无水乙醇，但溶于70％～80％乙醇中，组成上的特点是脯氨酸和酰胺较多，非极性侧链较极性侧链多，这类蛋白质主要存在于植物种子中，如玉米醇溶蛋白、麦醇溶蛋白。

（5）组蛋白：不溶于水及酸，但可被稀氨水所沉淀，分子中组氨酸与赖氨酸较多，分子呈碱性，如小牛胸腺组蛋白等。

（6）鱼精蛋白：这类蛋白溶于水及稀酸，不溶于氨水，分子中碱性氨基酸特别多，因此呈碱性，如鲑精蛋白。

（7）硬蛋白：不溶于水、稀酸或稀碱，这类蛋白是动物体内作为结缔组织及保护功能的蛋白质，例如角蛋白、胶原蛋白、网硬蛋白和弹性蛋白。

2. 按照蛋白质中的非氨基酸成分进行分类

（1）糖蛋白：这类蛋白含糖类修饰物，许多胞外基质蛋白质属糖蛋白，如纤连蛋白、胶原蛋白和γ-球蛋白等。

（2）脂蛋白：这类蛋白含三酰甘油、胆固醇、磷脂等，如血浆脂蛋白中的 IDL（a-脂蛋白）、LDL（H 脂蛋白）等。

（3）核蛋白：核蛋白辅基为核酸，如核糖体（含 RNA）、HIV 病毒（含 RNA）和腺病毒（adenovirus，含 DNA）等。

（4）磷蛋白：这类蛋白质中的 Ser、Thr 或 Tyr 残基的羟基被磷酸基团所修饰，如酪蛋白糖原磷酸化酶等。

（5）金属蛋白：金属蛋白能够特异性地结合金属离子，这些结合的金属离子通常对这类蛋白质的功能起重要的调节作用。如铁蛋白（ferritin）含 Fe，乙醇脱氢酶含 Zn，细胞色素氧化酶含 Cu 和 Fe，固氮酶含 Mo 和 Fe，丙酮酸羧化酶含 Mn 等。

（6）血红素蛋白：血红素蛋白实际上是金属蛋白的一个亚类，辅基为血红素，是卟啉化合物，卟啉中心螯合了 Fe 离子，如血红蛋白、细胞色素 c、过氧化氢酶和硝酸盐还原酶等。

（7）黄素蛋白：这类蛋白含黄素，辅基为 FMN 和 FAD，如琥珀酸脱氢酶（含 FAD），NADH 脱氢酶（含 FMN），二氢乳清酸脱氢酶（含 FAD 和 FMN）和亚硫酸盐还原酶（含 FAD 和 FMN）等。

3. 按照蛋白质的生物学功能进行分类

（1）酶（enzyme）：如核糖核酸酶、胰蛋白酶、果糖磷酸激酶、乙醇脱氢酶、过氧化氢酶和苹果酸酶（malice enzyme）。

（2）调节蛋白（regulatory protein）：胰岛素、促生长素（GH）、促甲状腺素（TSH）、乳糖阻抑物（lac repressor）、核转录因子 1（NF 1）和分解代谢物激活剂蛋白（CAP）等。

（3）转运蛋白（transport protein）：主要代表有血红蛋白、血清蛋白和葡萄糖转运蛋白等。

（4）贮存蛋白（storage protein）：如卵清蛋白、酪蛋白、菜豆蛋白和铁蛋白。

（5）收缩和游动蛋白（contractile and motile protein）：这类蛋白主要有肌动蛋白、肌球蛋白、微管蛋白、动力蛋白和驱动蛋白。

（6）结构蛋白（structural protein）：如 α-角蛋白、胶原蛋白、弹性蛋白、丝蛋白和蛋白聚糖。

（7）支架蛋白（scaffold protein）：如胰岛素受体底物 1（IRS-1）、A 激酶锚定蛋白（AKAP）和信号传递转录激活因子（STAT）。

（8）保护和防御蛋白（protective and exploitive protein）：如免疫球蛋白、凝血酶、血纤蛋白原、抗冻蛋白、蛇和蜂毒蛋白、白喉毒素和蓖麻毒蛋白（ricin）。

（9）异常蛋白（exotic protein）：如应乐果甜蛋白（monellin）、节肢弹性蛋白（resilin）和胶质蛋白。

由于蛋白质是细胞功能的核心，揭示这些复杂大分子如何执行生物学功能一直是蛋白质研究的热点。然而蛋白质的研究通常较为复杂和困难，在生物大分子领域中得以广泛应用的质谱技术是蛋白质研究的新里程碑。随着多年来的发展和应用，质谱技术已成为蛋白质组学研究中必不可少的工具，给蛋白质与蛋白质组的研究带来了革命性的突破。分子量是一个蛋白质、多肽或氨基酸最基本的特征，这种特征是专一的，因此，对蛋白质和多肽而言，质谱技术的核心就是确定这些蛋白质或多肽的分子质量。不同的氨基酸组成、不同的氨基酸序列、不同的修饰方式、不同的蛋白质间结合方式、不同的位点差异都可以在蛋白质的分子量上得以体现。对蛋白质以及组成蛋白质的多肽、氨基酸的分子量测定实际上就是对蛋白质种类和性质的鉴定。质谱技术是目前蛋白质组研究的支撑技术之一，质谱技术对蛋白质快速、准确、大规模的分析，使蛋白质组研究得以迅速发展。

二、蛋白质翻译后修饰与功能

（一）翻译后修饰的鉴定

蛋白质翻译后修饰（post-translational modifications，PTM）是指蛋白质在翻译过程中或翻译后进行的一个共价加工过程。蛋白质翻译后修饰是在蛋白质序列中某个或几个特定位点的氨基酸残基加上修饰基团或通过蛋白酶水解去除某些基团，从而进一步改变蛋白质的生物学性质。蛋白质翻译后修饰对细胞生命活动过程有着至关重要的调控作用，与基因表达调控、信号传导、细胞分裂等过程密切相关。同一蛋白在不同生理状态、不同亚细胞定位、不同氨基酸位点的修饰，可能产生不同的生理功能。蛋白质的修饰是一个可逆的过程，可以通过"开"或"关"调节蛋白质的功能。

目前已发现 300 多种针对蛋白质的不同翻译后修饰形式，主要包括磷酸化、糖基化、乙酰化、泛素化、羧基化、核糖基化以及二硫键的配对等。研究蛋白质翻译后修饰对理解蛋白质供能调控具有重要的指导意义。蛋白质翻译后修饰位点分析的一般流程分为 4 个步骤：蛋白质组学样品制备、修饰多肽样品的预分离和富集、液相色谱与生物质谱联用技术（LC-MS）分析和生物信息学分析（图 1-2）。

蛋白质某个特定肽段在没有发生任何翻译后修饰时，其序列信息和分子量是确定的，当肽段的特定氨基酸残基发生蛋白质翻译后修饰，即与化学基团或小分子量多肽发生共价结合，与未修饰之前相比，蛋白质特定序列的分子量会发生改变，通过质谱检测可以鉴定到特定的蛋白翻译后修饰。质谱可以分辨蛋白质修饰前后的分子量变化，因此只要鉴定靶蛋白翻译后修饰前后分子量的变化，就能对翻译后修饰方式进行分类和定量。作为一种通用型分析策略，以质谱为主要手段的蛋白质组学方法可以实现对包括

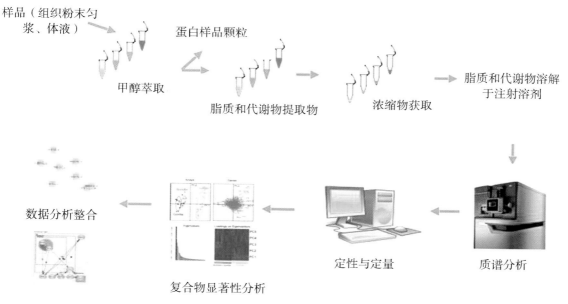

图 1 - 2　液相色谱与生物质谱联用技术示意图

细胞、组织和体液在内的所有生物样品的全面 LC-MS 分析。在蛋白质翻译后修饰研究中，待检测样品往往较为复杂，因此需要对酶解多肽进行有效的分离，以选择性富集修饰后的多肽，提高质谱鉴定效率。随着质谱硬件技术的快速发展，生物质谱的灵敏度和扫描速度都有了显著提升。同时，各种色谱分离技术以及针对翻译后修饰的富集方法也不断更新，为蛋白质翻译后修饰研究提供了新的思路与方向。目前而言，高效液相色谱具有极高的酶解多肽分离能力，是蛋白质组学中最为经典的多肽分离手段，并且高效液相色谱能很好地与质谱仪进行在线联用。多维液相色谱可显著提高液相色谱的分离效率，降低多肽的复杂度，是目前最为广泛使用的色谱分离模式。目前，常用的蛋白质翻译后修饰的生物质谱技术主要包括：碰撞诱导解离（collision-induced dissociation，CID）、高能碰撞解离技术（high-energy collisional dissociation，HCD）、基于电子诱导的电子捕获解离（electron capture dissociation，ECD）和电子转移解离技术（electron transfer dissociation，ETD）。后续章节将对这些技术一一进行介绍。LC-MS 联用分析可以完成以下任务：①鉴定发生修饰的蛋白质；②鉴定发生修饰的氨基酸位点及修饰基团的化学结构；③定量分析修饰蛋白占总体蛋白的比例。

随着多种物种基因组测序工作的完成，已建立了较为完善的基因、蛋白质序列数据库，但修饰相关数据库目前多集中在磷酸化和糖基化（表 1 - 1）。其中 SwissProt 是高质量的非冗余蛋白质数据库，同时也有多种翻译后修饰的注释信息；Phospho ELM 和 Phosphosite 数据库详细收录了实验验证的磷酸化数据，部分磷酸位点还能对应到相应的激酶和文献。

表 1 - 1　　　　　　　　　　　　　　　蛋白质翻译后修饰相关数据库

Database	Data	Statistics
SwissProt	Experiment verified PTMs	11025 PTM sites on 4921 proteins
	Potential PTMs	72308 PTM sites on 31026 proteins
PhosphoELM	Verified phosphorylated sites in eukaryotes	5314 phosphorylated sites on 1805 proteins
Phosphosite	Experiment verified PTMs	
0-glycbase	Verified glycosylated sites	242 glycosylated proteins
Resid	PTM types	424 PTM types

续表

Database	Data	Statistics
Db PTM	Predicted PTMs by HMM	14057 known PTM sites
		772154 predicted PTM sites
Phosida	Phosphorylated peptides from MS	6600 phosphorylated sites on 2244 proteins

　　一个物种的全基因组序列蕴藏着这一生物的起源、进化、发育等有关信息。氨基酸组成以及排列方式赋予了蛋白质多样的三维构象，构象的不同又决定了功能的不同，所以"序列决定功能"一直是生物信息学研究的基本假设。因此，同类翻译后修饰位点周围的氨基酸序列往往具有高度的相似性，从而氨基酸序列组成暗示了是否会发生某种修饰。通过对几种常见翻译后修饰的数据收集，及对发生同类修饰的蛋白在序列特征方面的了解，使基于序列预测翻译后修饰成为可能。下面介绍几种通用的基于序列预测翻译后修饰的方法，并给出常用的预测工具（表1－2）。

表 1－2   翻译后修饰预测软件

Software	Prediction aim	Method
Netphos	Phosphorylated sites on S，T，Y in eukaryotes	Feed forward neural net works
Predikin	Substrates of ser/thr kinases	Similarity of 3D structures
Scansite	Potential phosphorylated sites by specific kinases	Position-specific scoring matrix

（二）蛋白质翻译后修饰的调控酶

　　蛋白质翻译后修饰使蛋白质类型增多，结构更复杂、调控更精确、作用更专一、功能更完善。蛋白质翻译后修饰需要相应蛋白质酶进行催化，发生在特定的氨基酸或多肽位置上。例如，甲基化修饰是在甲基转移酶的催化下，特异地在赖氨酸或精氨酸上进行修饰。蛋白质泛素化可调节蛋白质降解，通常泛素化需要泛素激活酶、泛素结合酶、泛素蛋白连接酶的共同参与。本章将详细描述蛋白质磷酸化、乙酰化、泛素化、糖基化、甲基化和SUMO化6种常见的蛋白质翻译后修饰的调控酶。

　　1. 磷酸化调控酶　　磷酸化是蛋白质翻译后修饰中最广泛的共价修饰方式（图1－3）。磷酸化激酶可催化三磷酸腺苷/三磷酸鸟苷的γ位磷酸基团转移到蛋白质特定位点上，完成蛋白质磷酸化过程。反过来，在蛋白磷酸酶的催化下，蛋白质上相应的磷酸基团被去除，从而完成去磷酸化过程。按照磷酸化残

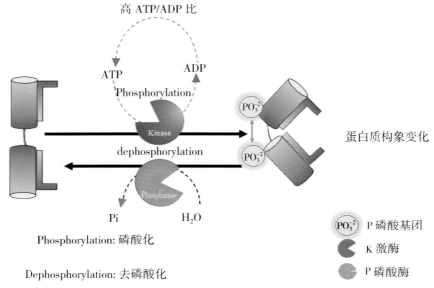

图 1－3　磷酸化修饰示意图

基的不同，可将发生磷酸化的蛋白质分为 4 类，分别是：由天冬氨酸或谷氨酸残基磷酸化形成的 N-磷酸盐蛋白质；由羟氨基酸残基（丝氨酸、苏氨酸以及酪氨酸）磷酸化形成的 O-磷酸盐蛋白质；由半胱氨酸残基磷酸化形成的 S-磷酸盐蛋白质；由精氨酸、赖氨酸或组氨酸残基磷酸化形成的酰基磷酸盐蛋白质。蛋白激酶种类繁多（至少 500 种以上），能将 γ-磷酸基团从磷酸载体分子上转移至底物蛋白的氨基酸受体上的一大类酶主要包括丝氨酸/苏氨酸（Ser/Thr）蛋白激酶、酪氨酸（Tyr）蛋白激酶、组氨酸蛋白激酶、色氨酸蛋白激酶和天冬氨酰基/谷氨酰基蛋白激酶等。

　　2. 乙酰化调控酶　　乙酰化修饰是蛋白质翻译后修饰的主要形式之一（图 1-4）。乙酰基供体通过酶学或非酶学的方式将乙酰基团共价连接到某个或多个赖氨酸残基上，完成乙酰化修饰。乙酰基团的供体通常是乙酰辅酶 A。乙酰化修饰是一个动态可逆的过程，主要有 3 类蛋白质参与了乙酰化修饰调节，分别是：赖氨酸乙酰转移酶（lysine acetyltransferase，KAT），其负责将乙酰基团共价连接到蛋白的赖氨酸残基上，因此被形象地称为"书写者（writer）"；而赖氨酸去乙酰化酶（lysine deacetylase，KDAC）则介导将乙酰基团从蛋白质的赖氨酸残基上移除，被称为"橡皮擦（eraser）"；赖氨酸的乙酰化修饰为乙酰化赖氨酸结合蛋白，如溴结构域蛋白提供结合信号，使之选择性地与乙酰化蛋白质相互作用，这些蛋白被称为"读者（reader）"。目前在哺乳动物中已知的乙酰化酶约有 20 多种，主要分为 3 个家族：GNAT 家族、P300/CBP 家族和 MYST 家族（表 1-3）。去乙酰化酶根据其催化机制不同可以分为两类：Zn^{2+} 依赖的组蛋白去乙酰化酶（histone deacetylase，HDAC）家族和 NAD^+ 依赖的 Sirtuin（SIRT）家族（表 1-4）。溴结构域（bromodomains，BRDs）蛋白能够识别和结合乙酰化赖氨酸残基，在基因表达和表观遗传方面发挥着重要的调节作用。

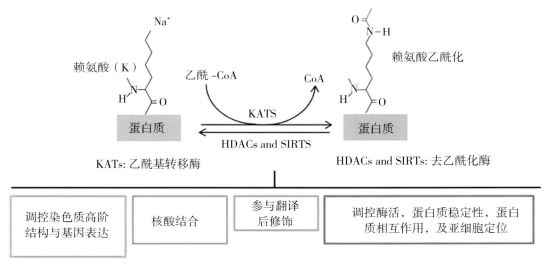

图 1-4　乙酰化修饰示意图

表 1-3　　　　　　　　　　　　　　　　乙酰化酶家族分类

家族类别	家族成员
P300/CBP 家族	P300，CBP
GNAT 家族	GCN5，PCAF，HAT1
MYST 蛋白复合物家族	HMOF，TIP60，HBO1，MOZ，MORF
转录因子家族	TAF1，TFIIIC90，ELP3
核受体辅助因子家族	SRC1，ACTR，R160，CLOCK

表 1-4   去乙酰化酶家族分类

家族类别	成 员	分 布	辅基/酶
Ⅰ 型	HDAC1，HDAC2，HDAC3	核（主要）	
	HDAC8	核/胞质	
Ⅱa 型	HDAC4，HDAC5，HDAC9	核/胞质	Zn²⁺
	HDAC7	核、胞质、线粒体	
Ⅱb 型	HDAC6，HDAC10	胞质（主要）	
Ⅲ 型	SIRT1，SIRT2	核/胞质	
	SIRT3，SIRT4，SIRT5	线粒体（主要）	NAD⁺
	SIRT6，SIRT7	核（主要）	
Ⅳ 型	HDAC11	核/胞质	Zn²⁺

    3. 泛素化调控酶 泛素化是第一个被发现的以蛋白/多肽分子作为修饰因子的共价修饰方式（图 1-5），含经典和非经典两种途径。经典途径指经特定酶催化，将由 76 个氨基酸组成的、高度保守的一个或多个泛素分子共价结合到靶蛋白上，形成带有多聚泛素链的靶蛋白。泛素化的蛋白质可与 26s 蛋白酶体中的 19s 亚基结合，由 20s 亚基将其降解为含 6～10 个氨基酸残基的小肽段。非经典途径泛素化指以单泛素化或通过 K48 以外的赖氨酸（K63，K29 等）形成的多泛素化。通过改变底物蛋白质的活性、在细胞中的定位和与其他蛋白质相互作用的性能等方面参与生理活动的调控。泛素化过程通常需要 3 种关键酶参与：泛素活化酶 E1、泛素聚集酶 E2 和泛素连接酶 E3。E1 消耗 ATP，使泛素的 C 端与 E1 上具有活化作用的半胱氨酸形成高能硫脂键，从而活化泛素。随后，E2 从 E1 接受活化的泛素，并呈递给 E3，最后 E3 介导泛素偶联到相应的底物蛋白赖氨酸 ζ 氨基上。与此过程相反的是，去泛素酶可将生成的泛素链降解成泛素单体，释放到细胞中，供后续的反应使用。

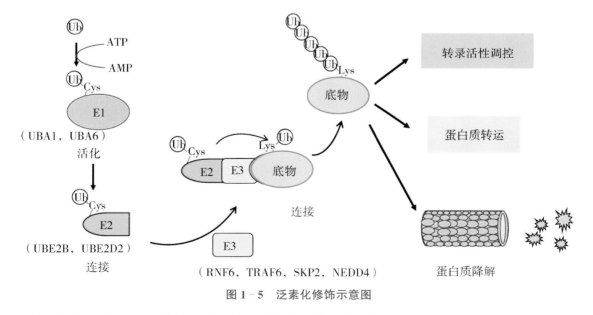

图 1-5   泛素化修饰示意图

    4. 糖基化调控酶 蛋白质的糖基化是一种最常见的蛋白翻译后修饰类型。糖基化是在糖基转移酶作用下将糖链转移至蛋白质，和蛋白质上特殊的氨基酸残基形成糖苷键的过程。在发生糖基化的过程中，糖供体为不同种类的糖类，糖受体为发生糖基化修饰的蛋白质、脂质等分子。由于糖供体的种类、构型、连接方式多种多样，以及可以发生的糖基化的氨基酸种类也多，因此它可能是最丰富且在结构上具有多样性的一种修饰。哺乳动物中蛋白质的糖基化类型可分为 4 种：N－糖基化、O－糖基化、C－甘露糖基化和聚糖磷脂酰肌醇（GPI-anchor）糖基化。蛋白质糖基化的一个重要特点是不均一性，即不同的糖链可连于同一位点以及在同一蛋白质上也可有不同的位点连接不同的糖链。大多数糖蛋白只含有一种糖基化类型，但是有些蛋白可同时连有 N－糖链、O－糖链或聚糖磷脂酰肌醇。在众多蛋白质糖基化修饰中，发生在天冬酰胺上的 N－链糖基化修饰和发生在丝氨酸和苏氨酸上的 O－链糖基化修饰是最常见，也是研究最广泛的糖基化修饰类型。该糖基化的发生需要两种蛋白酶参与：OGT（O-GlcNAc糖基转移酶）和 OGA（N－乙酰氨基葡萄糖苷酶）。它们都是机体内存在的两种重要的蛋白质酶，OGT 负责将 GlcNAc 添加到蛋白质上，OGA 则能够将 GlcNAc 从糖蛋白上水解下来，使 GlcNAc 脱离蛋白质。

　　5. 甲基化调控酶　甲基化修饰（methylation）是由甲基转移酶介导的蛋白质翻译后修饰。甲基化修饰最常见的发生位点是赖氨酸和精氨酸（图 1－6）。S－腺苷甲硫氨酸（s-AdoMet，SAM）是主要的甲基供体，组蛋白是甲基化修饰中最常用的底物。

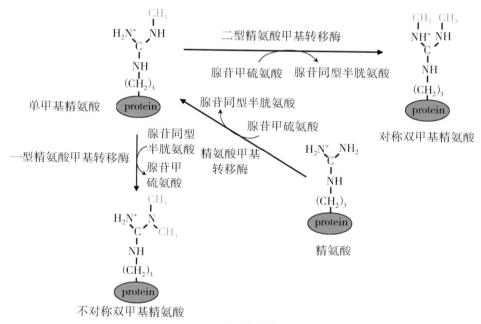

图 1－6　甲基化修饰示意图

　　组蛋白赖氨酸甲基化主要发生在 H3 和 H4 上。目前研究较多的组蛋白甲基化位点主要有 6 个，H3组蛋白上有 5 个位点，分别位于 N 末端（H3K4、H3K9、H3K27 和 H3K36）和球状区域中（H3K79）；H4 组蛋白有一个位于 N 末端的热门修饰位点 H4K20。组蛋白赖氨酸甲基转移酶（HKMTs）能够特异地对组蛋白上的赖氨酸位点进行甲基化修饰，并可以使修饰位点出现不同的甲基化状态，如单甲基化（me1）、双甲基化（me2）和三甲基化（me3）。

　　蛋白质精氨酸甲基化可发生在细胞的核蛋白与胞浆蛋白质中。精氨酸甲基转移酶（Protein Arginine Methyltransferases，PRMTs）在蛋白质的甲基化修饰过程中起重要作用，其家族主要有 9 个成员，可催化甲基从 s－腺苷甲硫氨酸转移到精氨酸的胍基氮分子上，从而形成 s－腺苷同型半胱氨酸（s-AdoHcy）和甲基精氨酸。精氨酸甲基化的形式包括 3 种：单甲基精氨酸（Monomethylarginine，MMA）、不对称双甲基精氨酸（Asymmetric dimethylarginine，ADMA）和对称双甲基精氨酸（Symmetric dimethylarginine，SDMA）。根据精氨酸甲基化方式的不同，PRMTs 可分为 I 型（包括PRMT1、2、3、4、6 和 8）、II 型（包括 PRMT5 和 9）、III 型（包括 PRMT7）和 IV 型。

　　去甲基化酶能够去除蛋白上的甲基基团。目前发现的组蛋白去甲基化酶有两类：赖氨酸特异性去甲基化酶 1（Lysine-Specific Histone Demethylase 1，LSD1）和包含 JmjC 结构域的组蛋白去甲基化酶（JmjC Domain-Containing Histone Demethylase，JHDM）。最先发现的组蛋白去甲基化酶是 LSD1，它也是一种氨基酸氧化酶，能够移去 H3K4 上的甲基，抑制基因表达。JHDM 是另外一类组蛋白去甲基化酶，现有 3 个亚家族：JHDM1、JHDM2 和 JHDM3。JHDM1 能去除 H3K36m2 和 H3K36m1 上的甲基；JHDM2 能特异性地去除组蛋白 H3K9m2 和 H3K9me1 上的甲基；JHDM3 能够移去 H3K9me3、H3K9me2、H3K36me3 和 H3K36me2 上的甲基。JHDM 家族催化的去甲基化与精子发育、肿瘤发生及其他疾病发生密切相关。

6. SUMO 化调控酶 SUMO 化修饰与泛素化修饰类似，是一个动态可逆的过程。它需要在 E1 活化酶、E2 结合酶和 E3 连接酶的参与下将 SUMO 分子共价结合到底物蛋白赖氨酸残基上，从而调控底物蛋白的结构与功能。而底物蛋白的去 SUMO 化修饰则通过 SENPs 特异性催化。底物蛋白的 SUMO 化状态可进一步影响细胞功能。SUMO 活化酶 E 1 是由 Aos 1 和 Uba 2 两个亚基组成的异源二聚体，两个亚基功能、调控均不同且需两者同时存在才能使 E 1 发挥正常功能。SUMO 结合酶 E2 即 Ubc 9，是一种核蛋白，可定位到核孔复合物的细胞质侧和核质侧。SUMO-Ubc 9 硫酯中间体能促进赖氨酸基团形成牢固异肽键，进而使 SUMO 分子结合到靶蛋白上。SUMO 连接酶 E3 不与 SUMO 结合，其主要作用是活化 Ubc 9，可缩短 Ubc 9 与底物蛋白之间的距离，增强 Ubc 9 到底物蛋白转移效率和特异性。E3 连接酶主要包括：PIAS、RanBP 2 和 Pc 2。SUMO 特异性蛋白酶是一种双功能酶，作用于 SUMO 前体 C 端，暴露双甘氨酸残基，使其活化；也可将 SUMO 分子从底物上解离出来，重新进入 SUMO 化循环。

（三）翻译后修饰与蛋白质功能

1. 磷酸化修饰与蛋白质功能 磷酸化修饰是调节、控制蛋白质活性和功能的最基本、最普遍，也是最重要的机制。蛋白质磷酸化主要发生在两种氨基酸上，一种是丝氨酸与苏氨酸，另一种是酪氨酸。介导这两类磷酸化的酶不同，所发挥的功能也不一样。有少数双功能的酶可以同时作用于这两类氨基酸，如 MEK（促丝裂原活化蛋白激酶激酶，mitogen-activated protein kinase kinase，MAPKK）。丝氨酸磷酸化可变构蛋白质以激活蛋白质的酶活。而酪氨酸磷酸化除了可以变构激活蛋白质的活力之外，更重要的功能是为靶蛋白提供一个结构基础，以促进靶蛋白与其他蛋白质相互作用而形成多蛋白复合体。蛋白复合体的形成再进一步促进下游蛋白质的磷酸化，周而复始，将最初蛋白质磷酸化所产生的信号逐级传递。如果最初产生的是一个刺激细胞生长的信号，此信号将最终转入细胞核，诱导 DNA 复制和细胞分裂。因此，酪氨酸磷酸化和多蛋白复合体的形成构成了细胞信号转导的基本机制，几乎所有的多肽细胞生长因子都是通过此途径来激活细胞，刺激细胞生长。研究显示，酪氨酸激酶和蛋白质酪氨酸磷酸化在肿瘤的发生发展中起到了决定性的作用，因此，许多抗肿瘤药物的研发均靶向此类分子。

2. 乙酰化修饰与蛋白质功能 乙酰化修饰是可逆的，它广泛存在于细胞中。在细胞核内，乙酰基转移酶和去乙酰化酶通过调节转录因子的乙酰化修饰状态，调控基因的转录过程，进而调控细胞的生命活动。在亚细胞器中也广泛存在乙酰化修饰。复旦大学研究团队以人体肝脏组织作为研究对象，确定了 1000 多种人类蛋白质的 1300 个赖氨酸乙酰化修饰位点，发现几乎所有的中间代谢酶都发生了赖氨酸乙酰化修饰，这说明乙酰化在新陈代谢的过程中以及在代谢途径的方向变换中有着重要的意义。Kim 等从小鼠肝细胞线粒体中鉴定赖氨酸乙酰化蛋白时发现，线粒体中有 20% 以上的蛋白能发生赖氨酸乙酰化修饰，其中包括很多生长因子和代谢酶类。

乙酰化通过影响蛋白质的活性、稳定性和蛋白质分子之间的相互作用，调控转录、趋化、新陈代谢、细胞信号转导、应激反应、蛋白质降解、细胞凋亡，以及免疫应答等多个过程。例如，HDACs（1，2 和 3）与免疫信号的调节有关，可通过调控组蛋白/非组蛋白的乙酰化状态，从而负向/正向调控干扰素与 TLR 信号传导，与病原体感染和慢性炎症等反应紧密相关。此外，赖氨酸乙酰化还参与调节脂质代谢及有毒脂质介质的积累，并可通过调节胰岛素信号级联反应中关键蛋白质的乙酰化来提高胰岛素敏感性，这表明赖氨酸乙酰化在肥胖症和相关代谢性疾病中起着核心作用。

3. 泛素化修饰与蛋白质功能 研究显示，各种细胞内、外刺激导致 IκBα 激酶激活，促使 NF-κB 抑制物 IκBα 32 位和 36 位的 2 个丝氨酸发生磷酸化修饰，进而在可溶性补体蛋白- E3 泛素化酶复合体的催化作用下对赖氨酸 21 及赖氨酸 22 进行泛素化修饰。泛素化的 IκBα 经 26 s 蛋白酶体经典途径降解，NF-κB 二聚体得到释放，暴露 NF-κB 的核定位序列后，NF-κB 二聚体通过各种翻译后修饰作用而被进一步激活，异位到细胞核与 DNA 结合，从而诱导相关基因发生转录。RET 蛋白是一种泛素化酶，可介导张力蛋白的同源蛋白发生泛素化，消除后者对蛋白激酶 B 信号通路的调节，从而促进细胞凋亡和抑制细胞存活、增殖。研究发现，神经退行性疾病，如阿尔茨海默病、帕金森病等，其患者大脑的泛素蛋白酶体系统存在功能障碍、活性下降和泛素化蛋白聚合物沉积等现象，可能与疾病的发生发展相关。

4. 糖基化修饰与蛋白质功能　据统计，机体中有超过一半的蛋白质在调控细胞内生理活动过程中均发生了糖基化修饰。例如，经糖基化修饰后的蛋白质（免疫球蛋白、细胞因子、补体系统等）参与免疫反应中的细胞粘附、淋巴细胞激活、抗原识别与清除、信号传递等过程。糖基化包含了从核转录因子的单糖修饰到细胞表面受体复杂的分支多糖修饰。蛋白质的糖链有多种选择，随着蛋白质不同的功能而变化。同时，许多细胞表面蛋白和分泌蛋白含有天冬氨酸连接（N－连接）或丝氨酸/苏氨酸连接（O－连接）寡糖，这两种类型的寡糖是表面蛋白与分泌蛋白的主要结构成分。

研究显示，蛋白质的热稳定性、活力稳定性、构象稳定性及溶解性在经过蛋白质糖基化修饰后明显增加。例如，牛胰蛋白酶在弱碱性（pH 8.0）、50 ℃条件下孵育 3 小时后即完全失活，丧失生物活性，而经过糖基化修饰后，牛胰蛋白酶在相同条件下还能保持一半以上的生物活性。蛋白酶通过识别蛋白表面的酶降解位点，与其结合从而达到降解蛋白质的目的。经过糖基化修饰的蛋白质，其表面的酶识别位点会被糖链不同程度覆盖，从而干扰酶对其的识别及酶解，导致蛋白质对蛋白酶降解功能的抵抗能力增强。

5. 甲基化修饰与蛋白质功能　甲基化是一种非常重要且广泛存在的翻译后修饰。组蛋白甲基化/去甲基化状态可影响 DNA 的转录活性。H3、H4 组蛋白上具有多个赖氨酸和精氨酸甲基化修饰位点，这些位点的甲基化修饰可影响染色质的整合程度，进而对基因的转录调控产生影响。甲基化修饰还可以与其他形式的翻译后修饰相互影响，调控蛋白质复合物之间的信号传递，进而影响细胞基因的表达等多种生理过程。根据其修饰位点氨基酸种类的不同，组蛋白的甲基化修饰既可激活基因的转录，也可抑制基因的表达。例如，组蛋白 H3K4、H3K36、H3K79 位点的甲基化能够有效地激活相应基因的表达，而 H3K9、H3K27、H4K20 的双甲基化或三甲基化通常与基因沉默相关。

随着蛋白质组学技术尤其是质谱分析技术的发展，越来越多的非组蛋白甲基化被发现。目前已鉴定到的可发生甲基化修饰的非组蛋白包括细胞信号通路转录调控的成员（如受体激酶和效应蛋白、效应蛋白激活子和抑制子、转录调控因子），以及肿瘤抑制因子（如 P53）等。多种组蛋白甲基转移酶与去甲基化酶也可以同时参与非组蛋白的甲基化修饰。P53 蛋白可发生多种形式的翻译后修饰，其赖氨酸甲基化主要发生于 C－端的赖氨酸位点，且可发生甲基化修饰的赖氨酸位点距离很近，上游位点的甲基化会对下游赖氨酸甲基化位点产生影响。P53 甲基化在调控其蛋白稳定性、蛋白间相互作用以及自身反式激活等过程中发挥重要作用，并影响其在细胞核内的定位。

6. SUMO 化修饰与蛋白质功能　SUMO 化修饰绝大多数发生在核内，许多发挥重要生理功能的核蛋白均被证实为 SUMO 化的底物蛋白。近年来也发现在一些非核蛋白上存在 SUMO 化修饰，表明 SUMO 化修饰在核外也发生重要作用。SUMO 在体内以结合和游离两种状态存在，只有处于结合状态的 SUMO 蛋白才能发挥生物学功能且其在数量上也占绝对优势。与泛素化介导的靶蛋白降解不同，SUMO 化修饰能增强靶蛋白的稳定性，在机体的多种器官和系统中发挥作用，例如，转录因子的活化、蛋白质间的相互作用以及 DNA 修复和染色体的聚集与分离等。在哺乳动物中，发生 SUMO 化的靶蛋白绝大多数是共调节因子或转录调节因子，如作为调控 P53 信号通路的早幼粒细胞白血病（PML）蛋白，其 SUMO 化可促进 P53 的凋亡和抗增殖能力，同时与 P53 在诱导细胞衰老的过程中起协同作用。此外，SUMO 化很可能起到了阻止复制后修复酶在细胞周期的不恰当时段被招募的作用。增殖细胞核抗原是 DNA 复制和修复过程中的一个重要蛋白质，在细胞周期的 S 期，SUMO 可与泛素竞争结合增殖细胞核抗原的赖氨酸（Lys164）位点，阻断泛素化过程，抑制损伤诱导的 DNA 修复。

第二节　蛋白质的结构

蛋白质是由氨基酸通过缩合反应产生的生物大分子，不同的氨基酸通过肽键连接在一起，形成肽链，一条或多条肽链通过依次链接，从而形成完整的蛋白质分子。每个蛋白质均具有一定的氨基酸数量、组成比例，排列方式和空间结构，不同的空间结构决定了蛋白质所承担及行使特定的生物学功能。为了更形象地了解蛋白质的结构，在概念上可以将蛋白质结构分为 4 个"层次"：一级结构（primary structure）、二级结构（secondary structure）、三级结构（tertiary structure）和四级结构（quaternary structure）。

一、蛋白质的一级结构

蛋白质的一级结构（primary structure）是指由多个氨基酸以特定的顺序，通过肽键连接在一起形成的肽链。肽链作为蛋白质的一级结构决定了蛋白质的更高级的结构，因此也被称为蛋白质的主要结构。蛋白质的氨基酸序列是由细胞遗传密码中的信息所决定，独一无二的氨基酸顺序决定了蛋白质可行使其特定的功能，氨基酸发生改变往往会引起蛋白质的构象变化，最终导致其功能发生改变。

肽键是蛋白质分子中氨基酸连接的基本方式。除了肽键以外，由两个半胱氨酸残基的侧链形成的二硫键也是属于一级结构之间的连接方式。人体内的蛋白质基本由 20 个 α-氨基酸组成。α-氨基酸是由一个碳（α 碳）原子与其相连的四个基团〔一个氢原子（H），羧基（—COOH），氨基（—NH₂）以及"变量"组或"R"组〕组合形成的化合物。而氨基酸之间的"R"基团（变量基团）不同，赋予了氨基酸不同的特性，也决定了由这些氨基酸组成的蛋白质之间的差异。（图 1-7、表 1-5）

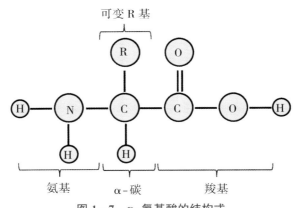

图 1-7　α-氨基酸的结构式

表 1-5　　　　　　　　　　　　　　　　　　　　人体内 20 种氨基酸

分　类	缩　写	名　称	R 基	密码子
非极性氨基酸	G　Gly	甘氨酸 Glycine	H	GGU、GGC　GGA、GGG
	A　Ala	丙氨酸 Alanine	$CH_3—$	GCU、GCC　GCA、GCA
	V　Val	缬氨酸 Valine	$CH_3—(CHCH_3)—$	GUU、GUC、GUA、GUG
	L　Leu	亮氨酸 Leucine	$(CH_3)_2—CH—CH_2—$	UUA、UUG　CUU、CUC　CUA、CUG
	I　Ile	异亮氨酸 Isoleucine	$CH_3—CH_2—CH(CH_3)—$	AUU、AUC、AUA
	F　Phe	苯丙氨酸 Phenylalanine	$Phenyl-CH_2—$	UUU、UUC
	P　Pro	脯氨酸 Proline	$—N—(CH_2)_3—CH—$	CCU、CCC、CCA、CCG

续表

分　类	缩　写	名　称	R基	密码子
极性氨基酸	W　Trp	色氨酸 Tryptophane	Phenyl-NH—CH＝C—CH₂—	UGG
	Y　Tyr	酪氨酸 Tyrosine	4—OH—Phenyl—CH₂—	UAU、UAC
	S　Ser	丝氨酸 Serine	HO—CH₂—	AGU、AGC
	N　Asn	天冬酰胺 Asparagine	NH₂—CO—CH₂—	AAA、AAC
	Q　Gln	谷氨酰胺 Glutamine	NH₂—CO—(CH₂)₂—	CAA、CAG
	M　Met	甲硫氨酸 Methionine	CH₃—S—(CH₂)₂—	AUG
	T　Thr	苏氨酸 Threonine	CH₃—CH(OH)—	ACU、ACC、ACA、ACG
	C　Cys	半胱氨酸 Cysteine	SH—CH₂—	UGU、UGC
酸性氨基酸	D　Asp	天冬氨酸 Aspartic acid	COOH—CH₂—	GAU、GAC
	E　Glu	谷氨酸 Glutamic acid	COOH—(CH₂)₂—	GAA、GAG
碱性氨基酸	K　Lys	赖氨酸 Lysine	NH2—(CH₂)₄—	AAA、AAG
	H　His	组氨酸 Histidine	N＝CH—NH—CH＝C—CH₂—	CAU、CAG
	R　Arg	精氨酸 Arginine	NH＝C(NH₂)—NH—(CH₂)₃—	CGU、CGC、CGA、CGG、AGA、AGG

　　最简单的肽是由两个氨基酸组成的二肽，三个氨基酸组成的肽链被称为三肽，以此类推。通常把几个到十几个氨基酸组成的肽链称为寡肽，更长的则被称为多肽。生物体内存在多种活性肽，且具有独特的生物学功能。许多激素，包括缩宫素、生长激素和胰岛素等均属于肽类分子。最小的肽类激素是促甲状腺激素释放激素，其由三个氨基酸（H2N—焦谷氨酸—组氨酸—脯氨酸—COOH）组成。多数肽类激素是由十几个，几十甚至几百个氨基酸组成。目前，多种多肽已作为药物在临床得到使用，其中典型代表包括胰岛素、生长激素、红细胞生长素等。胰岛素有两条多肽链：A 链和 B 链，胰岛素的 A 链由21 个氨基酸组成，B 链由 30 个氨基酸组成，两条多肽链之间通过二硫键连接（图 1−8）。当基因编码区核苷酸序列发生改变，可能导致转录的肽链在序列上发生改变，引起蛋白质结构的变化，进而导致功能的改变。有研究表明，蛋白质的一级结构并不是决定蛋白质空间构象的唯一因素，蛋白质的翻译后修饰以及细胞内环境也可能影响蛋白质的空间结构与功能。

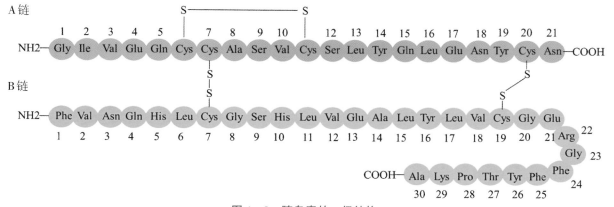

图 1−8　胰岛素的一级结构

二、蛋白质的二级结构

　　蛋白质的二级结构（secondary structure）指的是蛋白质分子中的某一段肽链的主链骨架原子沿一

定的轴盘旋或折叠而形成的特定的构象，它并不涉及侧链的构象。蛋白质的二级结构主要包括 α-螺旋（α-helix），β-折叠（β-sheet），β-转角（β-turn）和无规卷曲（random coil）。

α-螺旋氨基酸围绕中心轴有规律的螺旋式（顺时针方向）上升，每 3.6 个氨基酸螺旋上升一周（360°）所形成的类似弹簧状的结构。α-螺旋一般通过多肽链中的羰基氧原子和酰胺基氢原子形成氢键来稳定螺旋结构（图 1-9）。一条肽链能否形成稳定的 α-螺旋取决于组成的氨基酸序列，特别是其侧链的大小以及电荷性质。异亮氨酸由于具有较大的 R 基（侧链），造成了一定的空间位阻，无法形成 α-螺旋；由脯氨酸参与形成的肽键由于缺少酰胺氢，因此也不能形成链内氢键。通常，多肽链中只要存在脯氨酸（羟脯氨酸）就不能形成 α-螺旋。

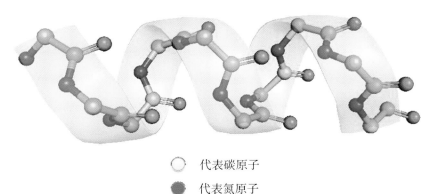

○ 代表碳原子

● 代表氮原子

● 代表氧原子

图 1-9 α-螺旋的结构

β-折叠是由充分延伸的多肽链组成（图 1-10）。一个折叠是由 5～8 个氨基酸组成，形成长度大约为 20 Å 的短链。单个 β-折叠中不形成氢键，因此结构并不稳定。通常 β-折叠以多个 β-折叠之间形成广泛的氢键相互作用，构成 β-折叠片的形式而存在。β-折叠片中，折叠的走向可以不同：走向相同时，称之为平行 β-折叠片，平行 β-折叠片之间的间距为 6.5 Å；走向相反时，通常会通过回折形成反向平行，称之为反平行 β-折叠片，反平行 β-折叠片之间的间距为 7 Å。

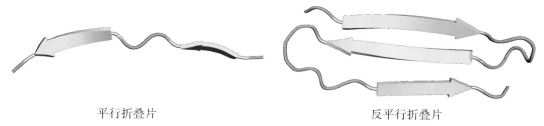

平行折叠片   反平行折叠片

图 1-10 β-折叠的结构

β-转角在蛋白质二级结构中也比较常见，通常是由 4 个氨基酸组成，其中第一氨基酸的羰基氧与第四个氨基酸的酰胺基氢原子形成氢键。β-转角通常出现在蛋白质分子的表面，可以改变肽链延伸的方向。无规卷曲指没有确定规律的肽链结构，但是这部分结构特殊，多数并不是完全无序，大部分也具有明确而稳定的结构，有利于蛋白质的整体结构稳定。

三、蛋白质的三级结构

蛋白质的三级结构（tertiary structure）指的是蛋白质中所有二级结构元素相互之间折叠在一起后的整体三维形状，也指整条肽链中全部氨基酸残基的相对空间位置。蛋白质的三级结构的形成和稳定主要靠疏水键、盐键、范德华力和氢键等相互作用。蛋白质分子三级结构中，暴露在表面的大多是极性氨基酸，而非极性氨基酸大多包裹在分子内部。

　　超二级结构（supersecondary structure）是指 2 个或者以上的具有二级结构的肽段（α-螺旋和 β-折叠）在空间上接近，相互作用，形成规则的二级结构聚集体。二级结构与超二级结构的局部空间结构也被称为三级结构。自 1973 年 Rossman 提出超二级结构这个概念以来，有多种类型的超二级结构被定义，包括 αα 螺旋、βαβ 单元、ββ 发卡、β 折叠筒和 β 迂回等。随着研究的深入，Edelman 提出了结构域（domain）的概念，指的是在二级结构和超二级结构的基础上形成的三级结构的局部折叠区。

　　结构域是多肽链的独立折叠单位，通常为结构较为紧密且稳定的区域，是蛋白质的基本结构单位。对于一些短的只有一个结构域的多肽链，其结构域与三级结构就为同一个结构层次。较大的蛋白质则含有 2 个或者 2 个以上的结构域，这些结构域可能是相似的，也可能是完全不同的。两个结构域之间通常由一段柔性的短肽连接，便于每个结构域独立发挥功能。例如核因子通常包含一个与 DNA 结合的 DNA 结合域（DNA binding domian，DBD）和识别配体的配体结合域（ligand binding domian，LBD）（图 1 - 11）。

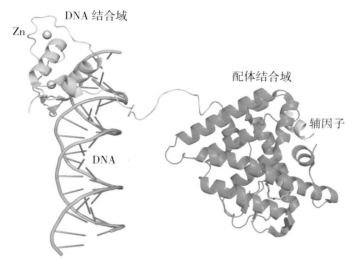

图 1 - 11　经典的转录因子结构（PBD 号：4IQR）

　　其中 DBD 域通常包括 4 种构象：螺旋转折螺旋（helix-turn-helix）、螺旋套螺旋（helix－loop－helix）、锌指结构（zinc finger）和亮氨酸拉链（leucine zipper）。锌指结构是由 1 个 α-螺旋和 2 个反向平行的 β-折叠组成，形似手指，能够结合锌离子。锌离子结合位点组成通常由 4 个半胱氨酸或者组氨酸组成，氨基酸的侧链在空间上形成一个恰好容纳锌离子的洞穴（图 1 - 12）。亮氨酸拉链是由伸展的氨基酸组成，每 7 个氨基酸中的第 7 个氨基酸是亮氨酸。亮氨酸是疏水性氨基酸，排列在 α 螺旋的一侧，所有带电荷的氨基酸残基排列在另一侧。当 2 个蛋白质分子平行排列时，亮氨酸之间相互作用形成二聚

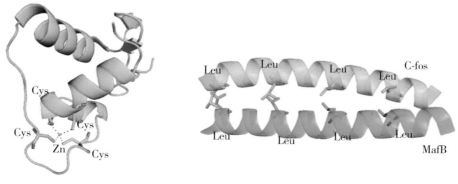

　　　锌指结构（4IQR）　　　　　　　　　　　　亮氨酸拉链（2WT7）
图 1 - 12　锌指结构和亮氨酸拉链的结构

体，形成"拉链"状的特殊结构（图 1-12）。大部分结构域构象稳定，即使被分离成单个结构域也能保持其构象和功能不变，而有些蛋白的结构域之间联系紧密，从结构上较难划分。

四、蛋白质的四级结构

蛋白质的四级结构（quaternary structure）指的是含有 2 条或者以上的多肽链组成的功能性蛋白质复合物。该复合物中每一条多肽链都有其完整的三维结构，称为亚基（subunit），有时候也被称为单体（monomer）。多个亚基之间的空间排布及相互作用（通常是氢键、离子键和疏水作用力）形式，被称为蛋白质的四级结构。由亚基组成的四级结构中，若亚基相同，被称为同源 N 聚体；若不同，则称为异源 N 聚体。在多个亚基组成的蛋白质中，单一亚基无法行使完整生物学功能，完整的结构是蛋白质发挥其生物学功能的保证。四级结构之间的相互作用与之前介绍的并无本质上的区别，但是独特的一点是其具有的对称性。大多数寡聚分子的亚基排列是对称的，可分为线性排列、螺旋状排列和点群对称排列。线性排列是四级结构中最简单的一种，亚基沿直线方向平移连接，如肌动蛋白和肌球蛋白（图 1-13）。螺旋状排列是指蛋白质的各亚基沿螺旋方向向上平移排列。点群对称排列的特点是，不管构象如何改变，分子的所有对称元素都相交于 1 个固定点。

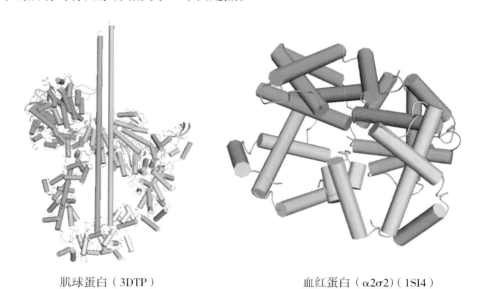

肌球蛋白（3DTP）　　　　　　　　血红蛋白（α2σ2）（1SI4）

图 1-13　肌球蛋白和血红蛋白的四级结构

五、蛋白质的空间结构

蛋白质的空间结构又被称为蛋白质的三维结构（three dimensional structure），是指蛋白质中包括碳骨架和侧链在内的所有原子的空间排列。理论上，一个蛋白质可能具有多种空间构象，但是在生理状态下，通常以一种或者几种有利的构象存在。目前获得蛋白质的空间构象的实验手段主要有 X 射线晶体学、冷冻电子显微镜（Cryo-electron Microscopy，Cryo-EM）、磁共振（Nuclear Magnetic Resonance，NMR）和小角散射（Small-angle X-ray Scattering，SAXS）等方法，具体的原理及方法将在本书第三章进行详细介绍。

蛋白质是通过几种形式的分子相互作用将多肽链卷绕和折叠形成特定的三维形状来发挥其生物学功能，这一过程称为蛋白质的折叠（protein folding）（图 1-14）。蛋白质折叠过程中的分子相互作用包括复合物的热力学稳定性、疏水相互作用和二硫键等。

如果蛋白质所处环境的温度或 pH 等发生变化，或者暴露在化学物质，如有机溶剂、脲等中，这些相互作用可能会被破坏，导致蛋白质失去其三维结构，重新变成一串无结构的多肽链。当蛋白质失去高

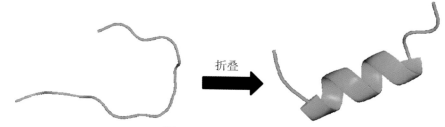

图 1-14　蛋白质的折叠

阶结构，但一级序列没有受到破坏时，被称为蛋白质变性（denaturation）。变性的蛋白质通常是无功能的，蛋白质变性的过程中不涉及共价键（肽键）的破坏，且一级结构保持不变。在一些特定条件下，由于蛋白质一级结构保持完整，并能够自发折叠成其活性状态，此过程称为蛋白质的复性（renaturation）（图 1-15）。然而在某些条件下产生的蛋白质的变性是不可逆的、永久的变性，如热变性。

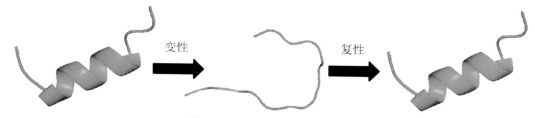

图 1-15　蛋白质的变性和复性

　　理论上，蛋白质折叠不需要额外的因子参与，即使在体外环境中也能重新折叠，这是由于蛋白质的氨基酸序列包含了正确折叠所需的所有信息。然而实际上，在细胞内、蛋白质采取了更高效且复杂的折叠模式，这是因为在体内蛋白质的折叠往往是在其他辅助因子的帮助下完成，这些辅助因子包括蛋白质二硫键异构酶和肽基脯氨酸异构酶等。蛋白质二硫键异构酶可以加速含二硫键蛋白质的折叠，使蛋白质中的半胱氨酸能够准确地、快速地形成稳定的配对。肽基脯氨酸异构酶可以扭转肽键使碳、氮、氧原子不再是共平面来加速顺-反异构化。研究表明除了催化剂以外，还有一种类型的蛋白质可以帮助蛋白质的折叠，这一类蛋白质分子称为分子伴侣（molecular chaperone）。伴侣蛋白（chaperonin）可以抑制新生肽链不恰当的聚集并排除与其他蛋白质不合理的结合，提高蛋白质的折叠效率，协助多肽链的正确折叠。分子伴侣蛋白也被称为热休克蛋白（Heat Shock Protein，HSP），在蛋白质的折叠/去折叠、多蛋白复合物的组装、蛋白质的运输、亚细胞定位、细胞周期控制和信号传递等方面发挥着关键作用。HSPs 是一个庞大的蛋白质家族，通常根据其分子量进行分类，如 HSP10、HSP40、HSP60、HSP70、HSP90 等。其中最重要的、也是研究最深入的是热休克蛋白 HSP70，HSP70 是一类分子量约 70 ku 的热休克蛋白，结构上可以分为 ATP 酶结合结构域和肽结合结构域两个结构域。HSP70 蛋白在原核生物和真核生物中广泛存在，且同一生物体的不同组织内亦均有表达。不同生物来源的 HSP70 氨基酸序列有 50%～90% 的相似性，进化上高度保守。目前，关于分子伴侣蛋白如何识别靶蛋白（客户蛋白）的机制尚不明确，研究推测其可能通过识别靶蛋白上暴露的螺旋或者其他特异性的二级结构来识别靶蛋白。有关分子伴侣的生物学特性及其与肿瘤发生发展的关系、靶向分子伴侣治疗肿瘤的部分将在本书第八章进行详细的介绍。

六、蛋白质结构和功能的关系

　　蛋白质是有机体的重要组成部分，是生命活动的执行者，参与体内的各种生理活动过程。蛋白质功能与其结构紧密相关。

　　以血红蛋白（hemoglobin，Hb）为例，Hb 是由 4 个亚基组成的蛋白质，每个亚基均包含一个疏水区域，可结合 1 个血红素并携带 1 个氧分子。因此，一个 Hb 分子可以结合 4 个氧分子。用于构成 Hb

分子的肽链有 4 种，分别是 α 肽链、β 链、γ 亚基、σ 亚基。其中 α 链含有 141 个氨基酸，β 链含有 146 个氨基酸，而 γ、σ 亚基与 β 亚基的氨基酸序列高度相似。人体内的 Hb 分子的构成具有多样性，成年人细胞中 Hb 主要由 2 条 α 肽链和 2 条 β 链组成，类型为 α2β2；而胎儿期的 Hb 主要是 α2γ2；成年人中还有部分的 α2σ2 型；镰状细胞贫血病人红细胞中的 Hb 为 α2S2。未结合 O_2 时，血红蛋白的 α1/β1 和 α2/β2 呈对角排列，结构比较紧密，称为紧张态（T 态），T 态 Hb 与 O_2 的亲和力小，随着 O_2 的结合，四个亚基之间的盐键被打断，结构也随之发生变化，使 α1/β1 和 α2/β2 的长轴发生变化，变成松弛态（R 态），一个亚基与 O_2 的结合会促进第二个亚基与 O_2 的结合，接着促进第三个、第四个亚基与 O_2 的结合，最后导致整个 Hb 分子处于 R 态。Hb 在进行氧合作用时表现出的构象改变称之为别构。Hb 发生别构，使所有亚基血红素铁原子的位置都变得适于与氧结合，由此，Hb 与氧结合的速度大大加快。Hb 的结构要比肌红蛋白复杂得多，因此表现出肌红蛋白所没有的功能，如除运输氧外，还能运输 H^+ 和 CO_2。此外，Hb 与氧的结合受到环境中其他物质的调节，如 H^+ 和 CO_2，以及有机磷酸化合物。

免疫球蛋白 G（IgG）是血清中最基本的一类抗体。IgG 由 4 条多肽链组成，其中两条分子量为 50 ku 的链称为重链（heavy chain，H），两条分子量为 25 ku 的链称为轻链（light chain，L）。重链和轻链之间通过非共价键和二硫键连接成 150 ku 的复合体。IgG 分子的两条重链在一端彼此相互作用，在另一端分别与轻链相互作用，形成 Y 形结构。每一个 IgG 分子含有两个抗原结合部位，它们位于 Y 形结构的两个"臂"的顶端。Y 型结构中 H 链与 L 链结合的一侧（氨基部分）是抗体用来结合抗原的区域，该抗原结合区域通常根据不同的抗原而发生氨基酸序列上的改变，故称为可变区域（variable region，V），在生物上又称为 Fab 段。Y 型结构的根部（羧基部分）其氨基酸序列和结构相对稳定，被称为恒定区域（constant region，C），即 Fc 段。IgG 的 Fc 段能与单核吞噬细胞、中性粒细胞、NK 细胞和 B 细胞结合，发挥不同的免疫效应。IgG 的 Fab 段与特异性抗原相遇时，发生凝集现象，这一反应被广泛地用于研究抗原-抗体反应，并已成为实验免疫学的基础。

蛋白质一级结构是高级结构形成和发挥功能的基础。序列相似多肽或蛋白质，其空间构象和功能往往也具有相似性。因此，对于结构未知的蛋白质，可以利用其序列同源蛋白结构来进行模拟。现在有多种结构模拟（预测）软件能够实现此功能，其中包括 SWISS-model、AlphaFold 等。

第三节　蛋白质在疾病发生发展中的作用

蛋白质稳态在基因表达调控和信号转导中具有重要调节作用。蛋白质的功能异常将影响一系列关键的细胞生命活动过程，与多种疾病的发生、发展密切相关，如代谢性疾病、肿瘤、心血管疾病、神经退行性疾病及免疫疾病等。值得一提的是，蛋白质异常折叠所导致一系列疾病，近年来广受重视。特别是随着人口结构的改变和人口老龄化的趋势增强，阿尔茨海默病和帕金森病等这些常见于老年群体的神经系统退行性疾病在人群中的发病率显著升高，使得对蛋白质异常折叠及其与疾病关系的研究的医学意义和社会意义日显突出。

一、蛋白质翻译后修饰与疾病发生

（一）乙酰化修饰与疾病

正常情况下，细胞内蛋白质的乙酰化与去乙酰化由乙酰基转移酶和去乙酰化酶协同调控，二者处于动态平衡，精确地调控基因的转录和表达，从而维持细胞的正常生理和生化过程。然而，这种平衡一旦被打破，就会导致基因表达调控的紊乱，从而引起相关疾病的发生。

已知多种疾病的发生与蛋白质乙酰化和去乙酰化平衡失调有关。其中研究最多的是与代谢相关的疾病。研究发现细胞质和线粒体中存在大量的乙酰化蛋白质，绝大多数与中间代谢有关，在催化中间代谢的蛋白酶中，赖氨酸乙酰化可以通过至少两种机制调节代谢酶：乙酰化介导的调节影响代谢酶的活性，从而影响蛋白酶的稳定性。另外，代谢酶乙酰化位点的丧失会导致代谢酶活性与稳定性不受乙酰化修饰的调控，从而引起体内代谢紊乱，造成一些代谢中间产物的积累或者合成不足继而引发代谢相关疾病。其中，糖尿病、肥胖症等疾病均可能与代谢酶的乙酰化位点突变有关。蛋白质乙酰化异常还与阿尔茨海默症、亨廷顿综合征的发生相关，并且与心血管疾病和多种癌症的发生有着密切联系。因此，蛋白质乙酰化在代谢疾病中发挥着重要的调控作用，并可能为治疗代谢相关疾病提供理论指导和新的思路。

（二）甲基化修饰与疾病

蛋白质精氨酸甲基转移酶（PRMTs）在蛋白质的甲基化修饰过程中起着重要作用。已有证据表明，PRMT5 的过度表达在多种癌症中起着关键作用，包括口咽鳞状细胞癌、肺癌、乳腺癌和人肝细胞癌等。PRMT5 与肿瘤细胞增殖、分化、侵袭和迁移密切相关。例如，一项研究表明 PRMT5 通过修饰组蛋白 H4R3 对称性双甲基化，促进 miR-99 家族基因的转录，后者上调成纤维细胞生长因子受体 3（Fibroblast Growth Factor Receptor 3，FGFR3）的表达，进而激活细胞外调节蛋白激酶（ERK 1/2）和丝氨酸/苏氨酸蛋白激酶（AKT），促进肺癌细胞生长和转移。另有研究表明，组蛋白赖氨酸甲基化修饰作为表观遗传调控的组成部分，参与了心脏和血管的发育，其甲基化修饰的异常也是先天性心脏病的病理原因之一。SmyD1 蛋白是一种组蛋白甲基转移酶，该蛋白含有 SET 结构域，能够使 H3K4 发生甲基化，在心肌细胞的分化、发育和功能的发挥中起重要的作用，SmyD1 的功能异常，将会导致胚胎心肌细胞发育失调，严重时会导致胚胎死亡。

（三）SUMO 化修饰与疾病

SUMO 化修饰是一个动态可逆的过程，能被去 SUMO 化酶 SENP 逆转，维持体内 SUMO 化和去 SUMO 化的动态平衡。在热冲击、渗透和氧化应激等发生时，SUMO 化平衡可能被打破，导致 SUMO 或 SENP 的异常表达。研究证实，SUMO 化修饰的异常将导致疾病的发生。如果机体处于病理状态下，其体内的 SUMO 化修饰水平也会受到相应影响。肿瘤、神经退行性疾病等都与 SUMO 化系统不平衡有关。例如，SENP 表达水平可在人类前列腺癌组织及结肠癌组织中增加，SENP 的蛋白质水平增加促进癌细胞的生长，有助于肿瘤的恶性进展。同时，研究发现 E2 结合酶 Ubc9 的过表达可导致肺腺癌和卵巢癌的发展。在乳腺癌中，Ubc9 基因的多态性与肿瘤的等级也密切相关。SUMO 化对于维持血液中的葡萄糖水平也至关重要，一方面，葡萄糖转运蛋白 GLUT4 发生 SUMO 化后，可在细胞膜表面积累；另一方面，SUMO 化可抑制蛋白酪氨酸磷酸酶 1B（Protein-Tyrosine Phosphatase 1B，PTP1B）的表达和催化活性，而 PTP1B 具有负调节胰岛素受体功能，所以其发生 SUMO 化可促进胰岛素信号传导。通过 SUMO 化，机体不断积累 GLUT4 同时正性调节胰岛素受体信号，可维持葡萄糖水平的稳定，从而阻止糖尿病的发生。此外，淀粉样前体蛋白（amyloid precursor protein，APP）可分解产生 β 淀粉粒（amyloid β protein，Aβ），而 SUMO 化酶 SUMO-1 和 SUMO-2 可共价结合 APP，导致 Aβ 减少，这是导致阿尔茨海默病发展的重要原因。在早期的帕金森病中，约 1%～2% 的患者是由一种 DJ-1 的突变体引起的，这种突变体的赖氨酸残基可以发生 SUMO 化，加速了帕金森病的发病进程。

二、蛋白质突变与疾病发生

蛋白质中的氨基酸序列是由细胞遗传密码（DNA）中的信息决定的，当 DNA 所携带的遗传信息发生改变时，就会表现在蛋白质层面。根据对蛋白质的影响，可以将基因突变分为移码突变和点替换突变。移码突变是插入或缺失一些核苷酸引起的一种突变，由于密码子的三重性，插入或缺失不是 3 的整数倍的核苷酸时，会破坏阅读框，导致产生与原始阅读框完全不同的翻译，序列中缺失或插入发生的位置越靠前，产生的蛋白质序列变化就越大，甚至会导致提前终止。点替换突变指的是单个核苷酸的变化，可以是同义替换，也可以是非同义替换，同义替换是用编码相同氨基酸的另一个密码子替换原密码子，产生的氨基酸序列没有变化，非同义替换是用编码不同氨基酸的另一个密码子替换原密码子，氨基酸序列发生了改变。非同义替换又可分为无义突变或错义突变，无义突变指的是 DNA 序列中突变为终止密码子的点突变，通常产生的是截短体，无功能的蛋白质终产物；错义突变指的是核苷酸发生改变后导致了不同氨基酸的替换，通常会导致蛋白质功能的改变。本节主要以镰状细胞贫血、大疱性表皮松懈症等疾病为例介绍 DNA 的错义突变与疾病发生发展的关系以及 Ras 基因突变与肿瘤发生发展的关系。

（一）单基因突变与疾病发生

镰状细胞贫血是经典的因单基因的错义突变致病的例子。该疾病的发生是由于编码 Hb 分子中 β 链的第六位遗传密码子中的腺嘌呤被胸腺嘧啶替换（GAG→GTG，即一个 A 变成了 T），导致第 6 位的谷氨酸变成了缬氨酸所导致（图 1-16）。从三维结构上来看由于第 6 位氨基酸位于分子表面，而缬氨酸是疏水性氨基酸，使得伸出 HbS 分子表面的缬氨酸形成了一个"黏性"突起（疏水接触点），从而与另一个 HbS 分子 β 链 EF 角上的"互补口袋"借疏水作用聚合成螺旋形多聚体而沉淀。电镜下沉淀物由长柱形螺旋纤维束组成，每根纤维是一个由 14 股 HbS 链组成的超螺旋结构。HbS 的溶解度很低，易析出结晶并形成凝胶化的棒状结构，从而使红细胞膜受到压迫扭曲成镰刀形（镰变）。纯合子（HbS/HbS）的镰状细胞不像正常红细胞那样平滑而有弹性，细胞膜僵硬，脆性增高，变形能力降低，通过毛细血管时易破裂而发生溶血性贫血。同时，镰状细胞使血液黏度增加，导致血流缓慢，细胞易在毛细血管中凝聚引起血管阻塞，造成组织缺氧甚至坏死，影响器官的正常功能，病情急剧恶化可致死。杂合子（HbA/HbS）一般无临床症状，常见于非洲和美洲黑人，高海拔（3000 m 以上）或极度缺氧条件下才具有镰状细胞特征。镰状细胞杂合基因型虽然在人体本身并不表现明显的临床贫血症状，但是对寄生在红细胞里的疟原虫却是致死的，红细胞内轻微缺氧就足以中断疟原虫形成分生孢子，因此 HbA/HbS 杂合子具有高度的抗疟力。

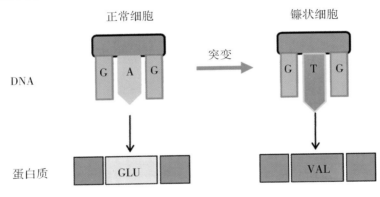

图 1-16　导致血红蛋白病的点突变

（二）多基因突变与疾病发生

大疱性表皮松懈症（epidermolysis bullosa，EB）是一种多基因遗传性水疱性皮肤病，表现为皮肤脆性增加，容易产生水疱和血疱。EB 的产生可能是由至少 18 个基因的变化（突变）引起的，这些基因在皮肤的结构、完整性和修复中发挥着不同的作用。EB 可分为 3 类：单纯性大疱性表皮松懈、营养不良性大疱性表皮松懈和交界性大疱性表皮松懈。单纯性大疱性表皮松懈是 EB 中最常见的类型，占 70% 左右，已经鉴定出 TGM5、DSP、JUP、PKP1、KRT5、KRT14、EXPH5、PLEC 和 DST 9 个基因突变与单纯性 EB 相关。75% 的单纯性 EB 患者存在角蛋白 5（KRT5）和角蛋白 14（KRT14）编码基因的突变，这些基因在基底角质细胞中形成主要的细胞骨架。KRT5^{T150P} 降低了角蛋白溶解度，并损害角蛋白动力学必要的细胞骨架重组和细胞活力。角蛋白的热解性导致热应激下的细胞骨架稳定性降低，突变角蛋白的组装和去组装改变，以及细胞蛋白停滞的改变，这在单纯性 EB 中加重，并表现为在温暖环境中增加水疱的形成。8% 的单纯性 EB 病例中存在 plectin（一种表达在皮肤和骨骼肌中的细胞骨架连接蛋白）异常。这些基因的异常会阻止角蛋白相互作用网络的形成，导致表皮层的细胞变得脆弱和容易损坏，使得皮肤对摩擦和轻微外伤的抵抗力下降，表现为容易起水疱。

（三）基因突变与肿瘤发生

肿瘤是一种多基因病，大多数肿瘤发生通常涉及两个以上基因的结构或表达调控的改变。以癌基因

Ras 突变与肿瘤的发生为例，Ras 基因首先在 Harvery 鼠肉瘤病毒（Ha-MSV）和 Kirsten 鼠肉瘤病毒（Ki-MSV）的子代基因中被发现。该家族属于原癌基因家族，包括 3 个成员：H-Ras、k-ras 和 N-Ras。Ras 癌基因是启动与维持恶性转化表型所必需的，但它并不诱导转移表型。在临床前实验中，只有当细胞处于增殖阶段时，Ras 才能导致细胞恶性转化。Ras 基因突变率在不同类型的人类肿瘤中有明显不同。文献报道，Ras 突变率在胰腺癌中高达 90%，结肠癌中为 40%～50%，肺癌和膀胱癌中为 40%，而在胃癌中 Ras 基因的突变率较低，仅在 15% 左右。在非小细胞肺癌中，Ras 基因主要的突变为第 12 位密码子中的鸟嘌呤被胸腺嘧啶取代，而在结肠癌中同一位置主要突变是鸟嘌呤被腺嘌呤取代。

Ras 基因家族 3 个成员的生化功能和结构特性非常接近，所编码的蛋白质都是 p21。p21 被认为是类似于 G 蛋白偶联受体一类的信号转导蛋白，可以启动一系列的级联效应，调节细胞增殖、分化、凋亡等多个生理过程。二级结构上，p21 包括 6 个 β 折叠，4 个 α 螺旋，9 个 loops。其中 4 个 loops 结合 GDP：一个结合磷酸基，一个结合核糖体，两个结合鸟嘌呤。一个 loop 可结合中和单克隆抗体，一个结合假定的效应区域。Ras 基因的常见突变方式是发生在编码区内的点突变，多发生在第 12、13 和 61 位密码子上，其中以第 12 和第 61 位突变最常见，而且多由 GGT 突变成 GTT，该位点是 p21 和 GAP 的相互作用位点。p21 可以与 GTP 及 GDP 结合，具有 GTP 酶活性，p21 的点突变并没有影响其与鸟嘌呤或者 GTP 结合活性，而是抑制了 p21 蛋白的 GTP 酶活性，并使细胞凋亡减少，细胞间接触抑制减弱。因此，突变的 Ras 被锁定在持续激活的 Ras-GTP 状态，引起细胞的恶性转化，具体的作用机制及结构基础见本书第六章。

三、蛋白质构象变化与疾病发生

近年来研究发现，蛋白质空间结构异常可引起疾病的发生，这类疾病被称之为蛋白质构象病（protein conformational diseases）。具有完整氨基酸序列的多肽链只有折叠形成正确的三维空间结构才可能具有正常的生物学功能。蛋白质的错误折叠所导致构象改变，导致其丧失生物活性。一些蛋白质错误折叠后相互聚集，形成抗蛋白水解酶的淀粉样纤维沉淀并产生细胞毒性，最终导致疾病的发生。

（一）阿尔茨海默病

阿尔茨海默病（Alzheimer's disease）俗称老年痴呆，是影响老年人生活质量的一种主要疾病。阿尔茨海默病的病变部位主要位于大脑的皮质、海马、某些皮层下核团如杏仁核、前脑基底神经核和丘脑，其病理表现主要为脑重减轻、脑萎缩、脑沟回增宽和脑室扩大。无论是散发性还是家族性的病例，阿尔茨海默病的临床症状基本表现一致。

从显微病理角度来看，阿尔茨海默病主要呈现出两个特征：一个是神经斑（neu-ritic plaque），另一个是神经纤维结（neuro fibrillary tangle）。神经斑位于细胞间质，其中央为 β 淀粉样蛋白（Aβ）异常折叠而形成的沉积物，其间可有神经末梢、周围包绕有小胶质细胞和星状细胞。而神经纤维结存在于神经细胞内，主要见于神经元细胞核的周围，也可见于神经斑部位的神经元突起内，是成双的螺旋状纤维。现已证实，神经纤维结主要由高度磷酸化的微管相关蛋白 Tau 异常折叠聚集而成。阿尔茨海默病患者病灶区的神经斑主要成分是 β 淀粉样蛋白斑块，由含 32～43 个氨基酸残基的 β 折叠多肽聚合沉积而成，大小不一，这些多肽片段是淀粉样前体蛋白（amyloid precursor protein，APP）的酶解产物，其中含 42 个氨基酸残基的片段最易导致斑块的形成。APP 是一种正常的细胞膜结合蛋白，在生理状态下 APP 可被酶解而产生含 40 个氨基酸残基的多肽片段，这些片段在正常情况下不会沉积。阿尔茨海默病患者体内特别是脑内的 Aβ 浓度显著高于正常人水平，且含 42 个氨基酸残基的多肽不断积累，β 折叠不断增加，使患者脑内形成积聚的淀粉样斑块。

（二）亨廷顿病

亨廷顿病（Huntington's disease）是一种迟发的神经变性疾病，其特征是运动功能失调，故又称亨廷顿舞蹈病。亨廷顿病的发生是由 Huntingtin 蛋白（Huntingtin protein，Htt）的 N-末端的多聚谷氨酰胺序列延长引起的，突变的 Htt 多聚谷氨酰胺片段能在细胞内聚集形成核内包涵体。Htt 中多聚谷氨酰胺的长度在正常人群中短于 35 个，而在亨廷顿病患者中突变 Htt 的谷氨酰胺长度一般超过 36 个。有研究通过体外实验延长了 Htt 氨基末端的谷氨酰胺序列长度，发现 Htt 多聚谷氨酰胺区域构象转化成以 β 折叠为主，这种反平行的 β 折叠通过主链和侧链的氨基之间相互连接，形成稳定的 β 折叠片结构。在转谷氨酰胺酶的作用下，多聚谷氨酰胺发生交联，溶解度降低，最终在胞质中形成聚合体或在核内形成包涵体。多聚谷氨酰胺聚集形成的 Htt 聚集体，具有细胞毒性，可阻碍转录因子的入核，抑制泛素-蛋白酶体系，引起多种依赖此系统降解的蛋白质累积沉淀，最终导致神经元死亡。

（三）传染性海绵状脑病

传染性海绵状脑病（transmissible spongiform encephalopa-thies，TSEs）又称朊蛋白病或朊粒病。在人类中，主要包括库鲁（Kuru）病、克-雅（Creuzfeldt-Jacob）病、脑软化病和致死性家族性失眠症等，动物中主要包括牛的海绵状脑病（即疯牛病）和羊瘙痒病等。这是一类由传染性蛋白质致病因子朊蛋白或朊粒（prion protein，PrP）引起的致死性神经系统退行性疾病。其共同病理特征是中枢神经系统中有神经元空泡形成和异常的抗蛋白酶解的朊蛋白聚集，传染性强，死亡率高。PrP 是一种由糖基磷脂酰基醇（GPI）与细胞膜表面相连的一种糖蛋白，分子质量为 27～30 ku。宿主细胞存在两种形式的 PrP，正常型的 PrPc 和异常型的 PrPsc。正常与异常的 PrP 由同一基因编码，氨基酸序列是一致的，但构象不同。PrPc 以 α 螺旋结构为主，β 折叠仅占 3%，而 PrPsc 蛋白则以 β 折叠为主。PrPsc 中 β 折叠约占 43%，易发生聚集，形成具有细胞毒性的、高分子量的不溶性复合物沉积而引起病变。例如，疯牛病是一种慢性、致死性、退化性神经系统的疾病，它由异常型的 PrPsc 引起。在不明原因作用下 PrPc 的立体结构发生变化，α 螺旋含量减少，β 折叠增加，从而导致疾病的发生。从病理上来说，疯牛病也是一种新型早老性痴呆症，也是一种新型克雅氏症。

（四）蛋白质构象变化与肿瘤

某些癌症发生是由蛋白质稳定性改变引起。细胞的分裂受抑癌因子（tumor repressor）的严格控制。如果蛋白质功能发生变化，使细胞内的抑癌因子功能丧失，细胞将进行不能控制的分裂，最后导致癌症。研究发现 50% 以上的癌症与 P53 基因突变紧密相关，此外，P53 构象所导致的蛋白质稳定性下降，也成为肿瘤发生发展的机制之一。P53 蛋白可分为两种构象，即野生型（抑制型构象）和突变型（促进型构象）。正常情况下，人骨原始细胞及激活的 T 淋巴细胞可表达高水平的野生型 P53 蛋白，在细胞被损伤或是显示癌变的倾向时，抑制型构象的 P53 能使细胞内自修复系统和谐地工作导致细胞凋亡，抑制肿瘤发生。而当 P53 变化为促进型构象，导致其稳定性下降而不能行使正常功能时，这个安全保证系统便失去作用，细胞将无限增殖从而导致癌症。研究发现慢性粒细胞白血病（chronic myelocytic leukemia，CML）中主要表达突变型 P53 蛋白，这很可能是 CML 发生的原因之一。

〔张　叶　蒋龙英〕

参考文献

［1］王镜岩，朱圣庚，徐长法. 生物化学［M］. 北京：高等教育出版社，2002.

［2］周春燕，药立波. 生物化学与分子生物学［M］. 北京：人民卫生出版社，2018.

［3］利尔加斯. 结构生物学：从原子到生命［M］. 北京：科学出版社，2013.

［4］Kouzarides T. Chromatin modifications and their function［J］. Cell，2007，128（4）：693-705.

［5］Choudhary C，Kumar C，Gnad F，et al. Lysine acetylation targets protein complexes and co-regulates major cellular functions［J］. Science，2009，325（5942）：834-840.

［6］Luisa Pieroni，Federica Iavarone，Alessandra Olianas，et al. Enrichments of post-translational modifications in proteomic studies［J］. Journal of Separation Science，2020，43（1）：313-336.

［7］McIntyre JC，Joiner AM，Zhang L，et al. Sumoylation regulates ciliary localization of olfactory signaling proteins［J］. Journal of Cell Science，2015，128（10）：1934-1945.

［8］Ajoy Bardhan，Leena Bruckner-Tuderman，Iain L C Chapple，et al. Epidermolysis bullosa［J］. Nature Reviews Disease Primers，2020，6（1）：78.

［9］ Ian A Prior，Paul D Lewis，Carla Mattos. A comprehensive survey of RAS mutations in cancer［J］. Cancer Research，2012，72（10）：2457 - 2467.

［10］ Jeffery W Kelly. Pharmacologic Approaches for Adapting Proteostasis in the Secretory Pathway to Ameliorate Protein Conformational Diseases［J］. Cold Spring Harbor Perspectives Biology，2020，12（5）：a034108 - a034123.

［11］ Owens Raymond J. Structural proteomics：high-throughput methods［M］. Methods in Molecular Biology，Humana Press，2015.

［12］ Tony Pawson，John D Scott. Protein phosphorylation in signaling-50 years and counting［J］. Trends in Biochemical Sciences，2005，30（6）：286 - 290.

［13］ Marta Di Martile，Donatella Del Bufalo，Daniela Trisciuoglio. The multifaceted role of lysine acetylation in cancer：prognostic biomarker and therapeutic target［J］. Oncotarget，2016，7（34）：55789 - 55810.

［14］ Chen ZB，Lu WF. Roles of ubiquitination and sumoylation on prostate cancer：mechanisms and clinical implications［J］. International Journal of Molecular Sciences，2015，16（3）：4560 - 4580.

［15］ Coralie Poulard，Laura Corbo，Muriel Le Romancer. Protein arginine methylation/demethylation and cancer［J］. Oncotarget，2016，7（41）：67532 - 67550.

第二章　蛋白质组学研究策略和技术

　　随着人类基因组序列的公布，人们发现基因数量的有限性和基因结构相对稳定性与生命现象的复杂性和多变性之间存在着巨大反差。这种反差促使人们认识到：基因只是遗传信息的载体，生命活动的直接执行者——蛋白质可能在生命现象的复杂性和多样性中发挥更重要作用。因此，对蛋白质的数量、结构、性质、相互关系和生物学功能进行全面和深入的研究，成为生命科学研究的重要内容。一个以"蛋白质组"（proteome）为研究重点的生命科学时代悄然开启。

　　"蛋白质组"一词的英文 proteome 是由 protein 和 genome 两个词组合而成，即基因组表达的蛋白质。广义上讲，蛋白质组是指"一个细胞或一个组织基因组所表达的全部蛋白质"。由于同一基因组在不同细胞、不同组织中表达情况各不相同，即使是同一细胞，在不同的发育阶段、不同的生理条件甚至不同的环境影响下，其蛋白质的存在状态也不尽相同。因此，蛋白质组是一个在空间和时间上动态变化着的整体。蛋白质组学（proteomics）是应用各种技术手段来研究蛋白质组的一门学科，其目的是从整体的角度分析细胞内动态变化的蛋白质组成成分、表达水平与修饰状态，了解蛋白质之间的相互作用与联系，揭示蛋白质功能与细胞生命活动规律。

　　自 1994 年澳大利亚学者 Williams 和 Wilkins 首先提出与基因组相对应的"蛋白质组"概念，并开始从整体蛋白质水平研究生命现象以来，蛋白质组研究在国际上进展十分迅速，不论是基础理论，还是技术方法，都在不断地进步和完善，蛋白质组研究的文章每年成倍增长。1996 年澳大利亚建立了世界上第一个蛋白质组研究中心，丹麦、加拿大也先后成立了蛋白质组研究中心。1997 年召开了第一次国际"蛋白质组学"会议，预测 21 世纪生命科学的重心将从基因组学转移到蛋白质组学，为生命科学和医药学领域的研究带来了新的生机。目前，中国国家自然科学基金委员会已将蛋白质组研究列为重大项目。2014 年，国内研究者倡导并领衔了人类第一个关于组织、器官的蛋白质组计划"中国人蛋白质组计划"（CNHPP）。蛋白质组学的蓬勃发展和后续人类蛋白质组计划的实施，必将对生命科学研究产生更深远的影响。

第一节　蛋白质组分析策略

一、蛋白质组学概述

　　蛋白质组学最终目标就是对蛋白质组进行综合表征，包括确定蛋白质成分、修饰、相互作用、活性以及最终的功能，在系统水平上推进对生命过程和复杂疾病机制的理解。由于基因表达过程中基因翻译、转录效率、蛋白质自身的半衰期不同等原因导致生物体内蛋白质表达的动态范围大；而且由于突变、选择性剪接和翻译后修饰（post translation modification，PTM）等因素，导致蛋白质组成分复杂，这给蛋白质组的分析提出了巨大挑战。

　　基于质谱的蛋白质组分析技术是蛋白质组学的支柱技术之一。蛋白质组学分析技术策略从蛋白质鉴定角度上看主要分为 bottom-up（自下而上）和 top-down（自上而下）分析策略。Bottom-up 策略通过分析蛋白质酶解释放出的多肽来表征蛋白质。当对蛋白质的混合物进行自下而上的分析时，它也被称为 shotgun proteomics（鸟枪蛋白质组学），是由 Yates 实验室最早提出和创造这个名字的，它类似于 shotgun 基因组测序。Shotgun 法可以检测动态范围 10000∶1 内的低丰度肽段，是目前常用的高通量和成熟的蛋白质组分析策略。从细胞、组织中提取出蛋白质组，经过胶内酶解（in gel digestion）或溶液内酶解（in solution digestion），被分解为多肽混合物。多肽混合物经液相分离后进行串联质谱（MS/MS）检测，采集多肽质谱数据（图 2-1）。通过酶解肽段的实验串联质谱与数据库中蛋白质的理论的谱图比对鉴定多肽。由于肽段可能来源于单个蛋白，也可能由多个蛋白质共享，所以蛋白鉴定主要根据匹配肽段数目、覆盖率等因素对匹配的蛋白质进行评分，最终根据得分确定目标蛋白质。

　　Top-down 分析策略先将蛋白经过适当的手段分离成单个蛋白质后对蛋白质直接进行串联质谱分析，并根据质谱数据实现蛋白质的鉴定、定量和修饰状态等进行表征。从细胞、组织中提取出蛋白质组，经过凝胶或液相分离后，蛋白质被离子化后直接进入质谱内，经过串联质谱分析，获得碎片离子，经数据分析后确定蛋白质序列、定量和 PTM 等信息（图 2-1）。Top-down 分析策略是最近几年发展起来的，特别是随着多维色谱分析技术如四维色谱分离体系的出现使 top-down 分析策略不断得到发展。Top-down 的方法对于 PTM 和蛋白质异构体（isoform）测定具备一些潜在的优势，并在此领域取得了显著的成功：top-down 已可以对 200 ku 的大分子量蛋白进行完整分析；大规模的 top-down 研究中，对复杂样品进行多维分离处理，能够对其中 1000 多种蛋白质进行相关分析。

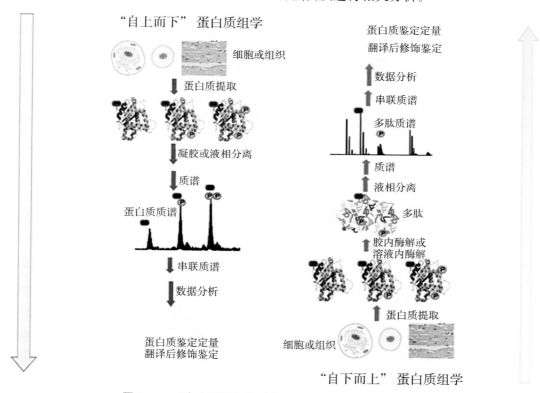

图 2-1　"自上而下"和"自下而上"分析策略技术路线

　　Bottom-up 和 top-down 两种策略都有各自的优点和局限性。Bottom-up 蛋白质组学分析策略已有近 25 年的发展历史。该策略中蛋白质首先经过酶解分解成为多肽，因此质谱分析对象为多肽。其优势在于：多肽易于进行色谱分离、离子化效率高易于进入质谱被检测，同时多肽分子量适中，易于碎裂形成碎片离子，形成的碎片离子相对简单而易于解析；特别是蛋白质混合物进行酶解后，经多维色谱有效分离后，进入质谱分析的多肽混合物的复杂度降低，有利于质谱对混合物全面的分析。经过多年发展，Bottom-up 后续数据分析工具发展相对成熟，使得该分析策略成为蛋白质组学研究中的蛋白质鉴定、定量的首选策略。

　　Bottom-up 策略不足在于：由于每种蛋白质酶解都会形成几十甚至上百种多肽，分析对象变得更为复杂，这对液相分离手段提出了极高的要求；蛋白鉴定的序列覆盖度低，大多数在 10%～20%，多数蛋白匹配肽段数目可能只有几个，原因在于即使使用多维色谱，也会存在进入质谱的共洗脱多肽超过质谱检测能力，导致部分多肽无法被检测到；极端分子量或疏水性等特征的多肽也无法被色谱有效分离而导致丢失；液相分离后多肽共洗脱，离子化效率高的多肽可能影响其他多肽离子化；高丰度多肽影响低丰度多肽的质谱信号，造成低丰度多肽信号被抑制或被掩盖。大部分蛋白质中修饰肽属于低丰度成分，无法有效鉴定。实际中需要进行修饰多肽的富集后再进行分析，这一方面增加了实验难度，另一方面富集方法的效率也对最终结果造成影响。Bottom-up 策略不足之处还表现在数据库检索鉴定蛋白质的过程中：酶解导致肽段和其来源蛋白之间关联消失，在从多肽回推蛋白质的过程中，同源蛋白或序列相似蛋白质的存在导致多肽的来源不确定，鉴定结果往往将同源蛋白和序列相似蛋白作为 group 进行结果报告，这给后续验证分析增加了难度。

Top-down 策略直接从完整蛋白质开始进行串联质谱分析，优点在于：序列覆盖率高，已有研究显示可以达到 100％全覆盖；由于全覆盖，因此可以对 PTM 进行全面鉴定；由于没有序列缺失，因此可以有效区分蛋白质变体（proteoforms）。Proteoforms 是一个基因由于选择性剪切，翻译后修饰等所产生的所有蛋白质产物，因此其在序列上高度相似，必须从全序列层面进行分析才能进行准确和完整的鉴定。Top-down 分析策略的难点在于：由于蛋白质分子量大，分离难度显著高于多肽；质谱离子化效率也明显不如多肽；在气相中碰撞形成碎片的难度也大，效率也不如多肽；对质谱分辨率要求较高，需要超高分辨率质谱；受限于质谱分辨率，目前 Top-down 常规分析的蛋白质一般小于 30 ku。表 2 - 1 汇总了 Bottom-up 和 Top-down 策略各自的优势。

考虑到两种策略的互补性，逐渐衍生出一种"中间向下"（middle-down）的蛋白质组学策略，在这种策略中，大的蛋白质受到特定蛋白酶（如 LysC）的水解，产生 5～20 ku 范围内的产物，然后再使用 Top-down 的方法对这些肽段进行测序，其优点是序列覆盖率高，并保留 PTM 信息。

表 2 - 1   Bottom-up 和 top-down 蛋白质组学比较

	自下而上（Bottom-up）	自上而下（Top-down）
蛋白质鉴定	+++（稳健的高通量）	+（可靠，通量较低）
蛋白质修饰	++（大规模的 PTM，覆盖率有限）	+++（可靠和全面的 PTMs 分析）
蛋白质定量	+++（非常完善的方法，对 PTMs 的多肽定量有限制）	++（准确地相对量化出同一基因的多种蛋白质形态，表达水平量化不发达）

二、"自下而上"蛋白质组学研究

（一）基本原理

Bottom-up 蛋白质组学分析策略中蛋白质首先被酶解成多肽，通过分析这些多肽来表征蛋白质。与蛋白质相比，多肽更易于液相色谱分离和质谱分析。对于单个蛋白可采用基于 MALDI-TOF-MS 的肽质量指纹图谱技术和基于 ESI LC-MS/MS 串联质谱的肽序列标签技术进行鉴定，而对于混合蛋白则采用基于 ESI LC-MS/MS 的数据库检索法进行高通量鉴定和分析，也即 shotgun 蛋白质鉴定技术。1999年，Yates 研究组提出 shotgun 法，其基本技术路线是用胰酶（Trypsin）将溶液内或 SDS-PAGE 条带内的复杂蛋白质混合物酶解成多肽混合物，然后对肽混合物进行多维液相色谱分离，通过串联质谱测定多肽 MS 和 MS/MS 数据，通过与数据库中蛋白质的理论数据比对，确定蛋白质的种类，也称为多维蛋白质鉴定技术，即 Mud PIT（multidimensional protein identification technology）。该方法可同时鉴定成千上万种蛋白质，具有灵敏度更高，动态检测范围更广，通量更大等特点。由于 shotgun 法成为 Bottom-up 分析策略的主要方法，因此，shotgun 蛋白质组学分析已成为 Bottom-up 蛋白质组分析的代名词。

Shotgun 法可以分析全细胞裂解样品和组织抽提物，也可以分析细胞分级组分、细胞器等其他亚蛋白质组。大部分蛋白质在酶解后总有部分肽段是可用质谱鉴定的，因此，shotgun 法弥补了传统 2-DE 技术在碱性、疏水蛋白质、极端分子量蛋白质的分离和鉴定方法上的不足，可对低丰度蛋白、极端等电点和分子量蛋白以及膜蛋白进行鉴定。如 shotgun 法可鉴定出 10 个跨膜螺旋以上的膜蛋白，而传统

2-DE 结合 MALDI-TOF-MS 法仅能检测出含 2～4 个跨膜螺旋的蛋白质。Shotgun 法可结合同位素标记和非标记（Label-free）方法用于定量蛋白质组学分析。样品经过稳定同位素标记后，可根据不同质量标记的信号强度比来精确测定蛋白在不同样品中的相对丰度。在样品中加入同位素标记的某种质量校准肽，通过对此肽的相对定量就可以获得样品中该多肽的绝对定量信息，间接反映其来源蛋白的定量信息。该技术实现了样品分离与鉴定直接联合，完全自动化操作，可以用于各种蛋白质混合物的分析，如血清、组织、各种体液等。

Shotgun 法虽可实现自动化、快速、高通量的蛋白组学分析，但其数据冗余复杂，需要专业人员进行分析。在医学领域，shotgun 技术已广泛用于研究体液及组织的蛋白组、分泌蛋白组、发现新的生物标记物和药物靶点。随着全面蛋白质数据库的建立和完善，质谱数据打分算法的优化，以及商业和开源软件的可用性提高，shotgun 蛋白质组分析方法逐渐成为蛋白质组学分析的首选方法。

（二）主要应用

1. 蛋白质/蛋白质混合物（谱）鉴定　随着电喷雾（electrospray ionization，ESI）和基质辅助激光解析电离（matrix-assisted laser dissociation ionization，MALDI）技术的发展，生物大分子如蛋白质、肽、糖脂、糖蛋白、脂质和寡核苷酸能够被有效电离形成离子进入质谱仪中被检测。由此，基于质谱的蛋白质分析技术得到不断发展和完善，推动蛋白质学研究蓬勃发展。基于质谱的蛋白质鉴定技术具有快速、准确和高通量的特点，已成为蛋白质组学的核心技术。

Bottom-up 蛋白质组分析中应用最广泛的蛋白质鉴定技术为：基于 MALDI-TOF-MS 的肽质量指纹（peptide mass fingerprint，PMF）图谱技术和基于 ESI LC-MS/MS 的数据库检索的蛋白质鉴定技术。PMF 技术是鉴定单一蛋白质可行而有效的方法。其基本原理是对单一蛋白质进行胰酶裂解或化学裂解分解为多肽，然后用 MALDI-TOF 质谱测定肽片段的精确分子量。由于每种蛋白质酶解产生的肽段数目和质量互不相同，类似指纹，因此，将实验获得的 PMF 数据和数据库中蛋白质的理论酶解多肽形成的"真实"指纹进行比对，对实验数据和不同蛋白的理论数据匹配的优劣进行打分排序，得分数最高者即为鉴定的蛋白质。以人磷酸甘油酸激酶为例，通过胰酶酶解后产生数十条肽段（图 2－2），多肽质量图谱与理论图谱匹配后共有 11 肽段匹配（表 2－2），如表中第一个匹配肽段，其序列为 FSLAPLVPR，

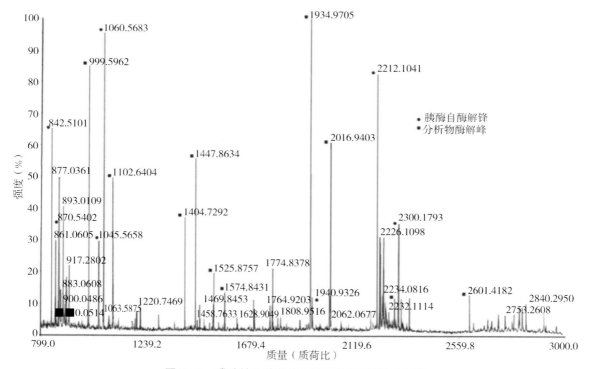

图 2－2　磷酸甘油酸激酶 MALDI-TOF-MS 质谱图

表 2 - 2   磷酸甘油酸激酶多肽匹配表

实验质荷比	匹配质荷比	误差 ppm	多肽序列
999.5959	999.5991	3.1855	（K）FSLAPLVPR（L）
1102.6402	1102.637	2.6429	（K）RPFAAIVG6SK（V）
1220.7472	1220.747	0.6248	（K）VILSTHLGRPK（G）
1404.7299	1404.737	5.3725	（K）ELDYLVGAVSNPK（R）
1447.8636	1447.867	2.8167	（K）FLKPSVAGFLLQK（E）
1525.8751	1525.884	5.9406	（K）GVSLLLPDVVVADK（F）
1573.8428	1573.843	0.6144	（K）GVTTIIGGGDSVAAVEK（V）
1933.9712	1933.977	3.0853	（K）LASLADLYVNDAFGTAHR（A）
2015.9488	2015.952	1.6474	（R）ADLNVPLDDNQTITDDTR（V）
2285.1848	2285.181	1.5930	（K）VGVAGVMSHISTGGGASLELLEGK（V）
2600.4121	2600.403	3.3117	（K）AQGLSVGSSLVEEDKLELATELLAK（A）

该肽段理论的匹配质荷比（单电荷单同位素质量）为 999.5991 Da，实际测得 999.5959 Da，误差为 3.1855 ppm。

PMF 鉴定法的优点在于：MALDI 离子化方式可耐受分析物中存在微量缓冲液、盐浓度和少量离子；MALDI 离子化效率高，因此灵敏度高，被检测蛋白的量可低至 fmol/L 水平；鉴定过程能完全自动化，适合于大样本量快速分析。从 PMF 鉴定原理中可以看出，PMF 鉴定结果的可靠性除了依赖实验数据的准确性和蛋白质数据库完整性外，实验数据与理论数据匹配的打分算法也是重要因素。主要原因在于蛋白质酶解不充分、质谱测量存在误差、蛋白质存在翻译后修饰等不确定因素造成匹配难度变大。可喜的是，目前有多种不同的 PMF 蛋白质鉴定软件，如 Mascot、MS-Fit、PeptIdent、MOWSE、ProfFound 和 PeptideSearch 等，均在其打分算法中考虑到上述因素，通过计算机辅助有效提高了 PMF 蛋白质鉴定的成功率和准确性（表 2 - 3）。归根到底，PMF 分析是将实验获得的肽质量与数据库中理论肽质量相比较，因此，当被分析蛋白所属物种的蛋白质序列数据有限时，则用 PMF 进行蛋白鉴定的成功率将大大降低；当样品为混合物时，由于不同蛋白可能存在相似序列，肽质量指纹匹配的不确定性增加导致鉴定结果无法肯定。这些是应用 PMF 技术需要考虑的因素。

表 2 - 3   PMF 蛋白质鉴定软件

名　称	网　站
Mascot/MOWSE	www. matrixsciecen. org
MS-Fit	www. msf. org
PeptIdent	www. ms. org
ProfFound	www. profuoudn. org
PeptideSearch	newtomics. mpi-bn. mpg. de/Peptidesearch. php

Bottom-up 策略中另一条蛋白质鉴定技术路线为基于电喷雾液相色谱串联质谱（ESI LC-MS/MS）的 shotgun 蛋白质组分析技术。其基本过程是：蛋白质混合物经酶解后分解为多肽，经液相色谱分离后进入质谱仪进行串联质谱检测，质谱采集多肽信息和其碎片离子信息，将多肽信息及其碎片信息进行数据库检索，根据特定算法对匹配蛋白进行打分，最后根据蛋白质得分排名确定蛋白质。Shotgun 分析技术中液相分离主要采用纳升多维液相色谱，该色谱可有效分离极低微量肽以实现蛋白质的超微量分离；

而质谱分析主要采用以 Orbitrap 为代表的高分辨率串联质谱，实现高速准确获取微量多肽质量信息和多肽与惰性气体碰撞后的碎片离子信息，提高分析的准确性和通量。Mascot、Sequest、MaxQuant 和 Proteome Discovery 等蛋白质数据检索算法的不断发展和完善为质谱数据分析奠定了基础（表 2 - 4）。

表 2 - 4 串联质谱数据库检索算法软件

名　称	网　站
Mascot	www. matrixscience. org
Sequest	www. thermo. org
MaxQuant	www. maxquant. org
Proteome Discovery	www. thermo. org
!Tandem	www. tandem. org
PeptideSearch	www. peptidesearch. org

随着 Shotgun 法在色谱分离、质谱数据采集、分析软件等多方面的不断发展和改进，其蛋白质鉴定的灵敏度、准确性和通量达到全新的高度。Muntel 等通过优化数据分析方法，单次质谱分析可以鉴定到超过 10000 个人类组织蛋白。而且在睾丸癌研究中，采用数据非依赖性质谱数据采集（DIA）模式对 11200 个蛋白质进行了量化分析，发现了大量的表达改变的蛋白质，包括许多可能与癌症的特征如补体系统下调、免疫逃避、染色体复制上调、细胞周期失调等有关的蛋白质。

通常，复杂生物样品的蛋白质组分析，如总细胞裂解物，依赖于多维液相色谱-串联质谱（2D LC-MS/MS）的高分离能力和高通量，但多维液相色谱高分离能力的代价是其分析周期和分析成本的数倍甚至数十倍的增加，这对大规模样本分析极为不利。如何有效降低分析周期，提高鉴定效率，是 shotgun 蛋白质鉴定方法的研究方向，其中提高一维色谱串联质谱（1D-LC-MS/MS）方法的鉴定通量和效率是重点。研究者通过对裂解液、蛋白提取液和 LC 梯度参数的调整进行方法优化，无需多维分离步骤，显著提升 1D LC-MS/MS 方法鉴定通量。通过单次 360 min 色谱分离过程对 WM-266-4 人细胞全蛋白质组进行检测，共鉴定出 6000 多个蛋白和 22000 个多肽段。通过优化实验参数，1D LC-MS/MS 的蛋白质鉴定效率已完全胜任简单蛋白质复合物鉴定的需求，成为蛋白质组学研究使用频率最高的技术路线。

Shotgun 法由于其相对简单，快速和准确等特性在蛋白质组鉴定中逐渐占据主导地位，成为蛋白质组学研究的支撑技术之一，已在蛋白质组学的大规模蛋白质鉴定、定量、翻译后修饰和相互作用分子的识别中发挥了决定性作用，成为推动蛋白质组学研究蓬勃发展的重要技术。

2. 蛋白质相互作用及复合物鉴定　蛋白质相互作用是蛋白质发挥其功能的基础。蛋白质相互作用异常通常会导致疾病，因此蛋白质相互作用研究一直是生命科学研究的重要方向。研究蛋白质-蛋白质相互作用的经典方法是酵母双杂交（Y2H）系统。虽然 Y2H 在高通量蛋白质相互作用组研究中得到了广泛的应用，但也存在局限性，主要表现在：蛋白质的相互作用不发生在它们的生理状态下；它只可能检测两个蛋白质之间的直接相互作用，间接相互作用信息无法识别。

以亲和纯化结合质谱（affinity purification mass spectrometry，AP-MS）为代表的 Bottom-up 质谱法技术策略弥补了 Y2H 系统的不足，成为鉴定相互作用蛋白质的主要技术路线。与单纯的蛋白质鉴定策略不同，蛋白质相互作用分子的鉴定利用亲和纯化、免疫共沉淀等方法从细胞或组织裂解物中富集完整的相互作用复合物，再采用 shotgun 技术对相互作用蛋白质进行鉴定（图 2 - 3）。

AP-MS 方法已在大规模的蛋白质相互作用组研究中得到应用。目前，无论是高通量还是低通量的交互作用组鉴定，首选的策略是 AP-MS。Ping 等人利用 AP-MS 鉴定了 36 种心肌 PKCε 相互作用蛋白，包括结构蛋白、信号蛋白和应激激活蛋白，发现激活 PKCε 所引起的心脏保护作用与 PKCε 相关蛋白的动态调节和招募相关，揭示了 PKCε 尚未被发现的功能，为理解 PKCε 依赖的信号转导和心脏保护

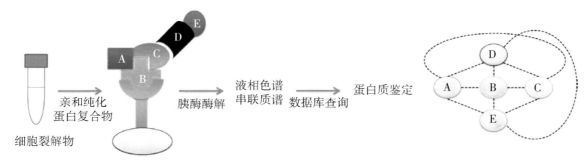

图 2－3　AP-MS 检测蛋白质相互作用

机制提供了线索。AP-MS 方法已用于大规模研究人类的蛋白质相互作用，展示出强大能力。Hein 等构建了表达 1125 个 GFP 标记的蛋白质的 HeLa 细胞系库，采用 AP-MS 识别与 GFP 标记的诱饵蛋白共沉淀的蛋白质，共识别了 5400 个蛋白的 28500 个相互作用。Huttlin 等则利用 C 端带 FLAG-HA 标记的钓饵蛋白（baits），瞬时过表达在 HEK293T 细胞，通过 AP-MS 识别共沉淀的相互作用蛋白，共鉴定到 7668 个蛋白的 23744 种相互作用。

　　虽然这些例子展示了 Bottom-up 策略在识别蛋白质和蛋白质相互作用的能力，但我们也需要认识到其不足之处：识别结果可能包含假阳性和假阴性交互作用。假阳性主要是由非特异性的相互作用引起的，如蛋白质与亲和力基质的结合；而假阴性通常是由弱相互作用引起的。比如去除非特异性结合蛋白通常需要密集的洗涤步骤，弱相互作用蛋白、瞬时相互作用蛋白因此可能丢失。AP-MS 分析不涉及蛋白质相互作用组的拓扑结构，因此无法识别直接还是间接相互作用。

　　基于 AP-MS 的蛋白质相互作用研究技术存在不足之处，化学交联质谱技术的出现为弥补这些不足提供了新的手段。化学交联结合质谱分析技术（chemical cross-linking coupled with mass spectrometry，CXMS），简称交联质谱技术。它利用化学交联剂（chemical cross-linker）处理蛋白质样品，将空间距离足够接近、可以与交联剂反应的两个氨基酸以共价键连接起来，然后经 Bottom-up 蛋白质组学分析发生交联位点周围的多肽，鉴定交联产物及相互作用关系（图 2－4）。交联质谱技术，是

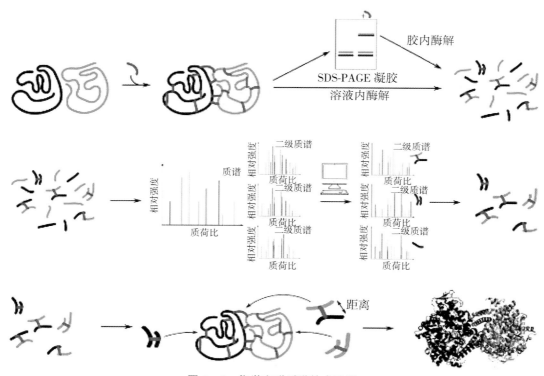

图 2－4　化学交联质谱技术流程

近年快速发展的新方法，在研究蛋白质相互作用上有着自己独特的优势：首先，通过交联剂的共价交联作用，可以固定原本不稳定的蛋白质相互作用，从而可以研究一大类弱相互作用的蛋白质复合物；其次，可以进行体内交联，有助于研究体内蛋白质真实的相互作用；最后，由于交联后的蛋白质经Bottom-up分析，因而不受蛋白质本身的长度或大小的影响。

2012年，Herzog等通过亲和纯化蛋白磷酸酶2A（protein phosphatase 2A，PP2A）或其结合蛋白的蛋白复合体，并通过化学交联质谱的方法，对人类蛋白磷酸酶2A（PP2A）复合物的系统分析发现了176个蛋白间交联和570个蛋白内交联，揭示了TCP1伴侣蛋白与PP2A调控亚基相互作用的拓扑结构，以及PP2A通过不同的调节亚基或桥梁蛋白与不同底物蛋白相互作用的网络。Haupl等通过亲和富集策略结合化学交联质谱研究了人PKD2在细胞质和高尔基亚细胞蛋白组分中的相互作用网络。亚蛋白质组的分析揭示了在胞质和高尔基体部分存在不同的蛋白质。通过化学交联对瞬时或弱相互作用物进行共价固定，可以捕获在传统实验中可能消失的相互作用伙伴，共鉴定出31个PKD2的相互作用蛋白，包括糖原合成酶激酶-3β（GSK3B）、14-3-3蛋白γ（YWHAG）和55 ku蛋白磷酸酶2A调节亚基B（PPP2R2A）的α亚型。值得注意的是，整个七亚基Arp2/3复合体（ARPC1B，ARPC2，ARPC3，ARPC4，ARPC5，ACTR3，ACTR2）以及ARPC1A和ARPC5L均被鉴定出来。研究结果为PKD2和Arp2/3之间直接的蛋白-蛋白相互作用提供了证据。这一发现将为进一步研究PKD2复合物的结构和功能，特别是PKD2/Arp2/3的相互作用，阐明PKD2在反式高尔基体网络转运过程中的作用奠定基础。Navare等采用体内化学交联质谱技术，通过共价连接相互作用的蛋白伙伴，从而在体内固定蛋白复合物，首次揭示铜绿假单胞菌（pseudomonas aeruginosa）中大规模的蛋白相互作用网络，共发现了626对交联肽对，包括许多未知的膜蛋白相互作用。这些发现不仅确定了细胞中这些相互作用的存在，而且为结构的预测提供了参考数据。作者利用体内交联位点预测了3种膜蛋白的结构，即secf、OprF和OprI，这些发现提高了对细胞膜蛋白相互作用和细胞结构的理解。Schweppe等使用化学交联质谱法从小鼠线粒体中鉴定了327个蛋白质的2427对交联肽对。这些数据建立了复合体Ⅰ-Ⅲ呼吸链组装的直接物理证据，提高了对线粒体功能的了解。CXMS不仅用于相互作用分析，还在蛋白质或蛋白质复合物结构解析方面大显身手，因此，获得了学术界的广泛关注，成为蛋白质组学研究的新热点。

3. 蛋白质修饰的鉴定　蛋白质翻译后修饰（post translational modification，PTM）是一种重要的调控机制，它参与控制蛋白质生物学的各个方面，包括活性、定位、周转和蛋白质与蛋白质之间的相互作用。许多疾病都是由于信号通路发生异常而引起的，因此，对蛋白质PTM的研究是系统水平上理解疾病分子机理的重要一步。相对于Western blot检测已知的蛋白质修饰，质谱是目前唯一可以识别未知PTM的检测方法。

PTM的检测对于Bottom-up蛋白质组学来说是一个重大的挑战。尽管质谱是检测PTM的手段，但实际分析中面临许多问题。比如，蛋白质酶解消化会导致样品复杂性增加，增加分析难度；另外，质谱分析过程中高丰度多肽易于被电离和检测，从而影响和掩盖低丰度多肽的电离和检测，因此携带PTM的低丰度多肽易被漏检。为了克服上述问题，有效提高修饰多肽的鉴定成功率，在质谱分析之前富集含有特定PTM的肽段（如磷酸化、乙酰化等）成为PTM分析的重要步骤。

基于shotgun分析的PTM检测过程为：通过酶解将蛋白质分解为多肽，再用亲和纯化（如特异性抗体等）等手段特异性富集PTM修饰多肽，而后再通过质谱检测这些多肽。由于PTM修饰可以导致修饰位点氨基酸残基质量发生特定变化，通过串联质谱可以识别出由于修饰而产生的子离子峰的质量偏移，从而确定该修饰的存在。基于shotgun蛋白组学方法已在多种PTM包括磷酸化、糖基化、乙酰化、泛素化和甲基化等研究中大量应用，已成为鉴定蛋白质PTM以及研究PTM调控的有力工具。表2-5汇总了用于质谱分析的常见PTM的特征参数。

磷酸化蛋白质组学研究是最活跃和广泛的PTM研究领域。近年来多维色谱技术和高分辨率质谱技术的应用，使得Shotgun技术的灵敏度、分辨率和通量大幅提升，在分离和鉴定磷酸化肽段方面得到了越来越广泛的应用。由于磷酸化在信号转导中的重要作用，其也成为研究最为广泛的PTM。目前普遍

表 2-5 质谱检测的常见翻译后修饰特征

翻译后修饰 （PTM）	氨基酸残基 （residues）	化学基团 （chemical group）	质量变化 [Δ mass (Da)[1]]
phosphorylation	Ser，Thr，Tyr	HPO_3	79.9663
N-glycosylation	Asn	glycan	$\geqslant 132.0432$[2]
O-glycosylation	Ser，Thr	glycan	$\geqslant 132.0432$[2]
oxidation	Met	O	15.9949
methylation	N-& C-terminus，Lys，Ser，Thr，Asn，Gln	CH_2	14.0156
dimethylation	Arg，Lys	CH_2CH_2	28.0313
trimethylation	Arg，Lys	$CH_2CH_2CH_2$	42.047
S-nitrosylation	Cys	NO	28.9902
citrullination	Arg	O	0.984
ubiquitination	(amide bond to) Lys	ubiquitin	$\geqslant 8564.8448$ (114.0429)[3]
acetylation	N-terminus，Lys，Ser	CH_3CO	42.0106
carbamylation	N-terminus，Lys，Arg	$CONH_2$	43.0058
biotinylation	(amide bond to) N-terminus，Lys	Biotin	226.0776

1：PTM 修饰导致的质量改变，单位 Da；2：单糖修饰质量变异；3：酶解多肽单 Lysine 泛素化修饰质量变化。

采用的磷酸化蛋白质组学鉴定路线为：蛋白质经酶解后分解为多肽，通过 TiO_2 或固相金属亲和色谱（IMAC）富集磷酸化肽，磷酸化肽段经 LC-MS/MS 分析确定修饰的位点、定量等信息。2004 年 Blagoev 等首次报道了基于 shotgun 技术的表皮生长因子（EGF）信号网络的研究，鉴定到 2244 个蛋白中的 6600 个磷酸化位点受 EGF 刺激的动态调节，确认 81 种信号蛋白和 31 种新型效应因子，揭示了 EGFR 信号通路激活动态过程。随后 PDGF 通路、TLR 通路、MAPK 通路等重要细胞信号转导通路均在蛋白质组学层面进行了解析，发现了大量新的信号蛋白和效应蛋白，为深入理解信号通路的生物学意义提供了丰富的信息。Humphrey 等开发了一种可扩展的磷酸蛋白质组分析平台 EasyPhos，可以在不同的细胞和组织中快速定量数百个磷酸蛋白的大于 10000 个位点。作者应用这项技术分析了小鼠肝脏中胰岛素不同时间点的信号转导谱，发现胰岛素影响到肝脏 10% 磷酸化蛋白，许多已知的功能磷酸化位点，以及更大数量的未知位点在非常早的时间点（胰岛素刺激后 15 秒内）就发生修饰。动力学数据表明：从细胞表面到细胞核的信号信息的流动可以在非常快速的时间内发生，通常不到 1 分钟。EasyPhos 促进了高通量的磷酸化蛋白质组学研究，也表明 bottom-up 蛋白质组学研究策略在 PTM 修饰鉴定方面的强大能力。

对于不同的 PTM 需要采用不同的富集策略。如 Murray 等利用生物素法从富含线粒体的大鼠心脏裂解物中富集 S-亚硝基化（SNO）修饰的多肽，在 60 种不同的线粒体蛋白上鉴定出 83 个 SNO 位点。Wang 等人利用 Bottom-up 策略结合抗体富集策略，对 20S 蛋白酶体乙酰组进行分析，除了鉴定出 16 个乙酰化位点外，还证实其中 5 个位点的乙酰化可以通过组蛋白去乙酰化酶（HDAC）抑制剂的处理来诱导，并且蛋白酶体的活性也因此而增加。

这些研究显示了基于亲和力的富集策略对于通过 bottom-up 蛋白质组学鉴定 PTM 的有效性，但蛋白鉴定的低序列覆盖率以及多肽与其来源蛋白之间的联系缺失成为 bottom-up 蛋白质组学进行 PTM 鉴定所无法逾越的重要障碍。

三、"自上而下"蛋白质组学研究

(一)基本原理

"自上而下"(top-down,TD)的蛋白质组学分析策略直接以完整的蛋白质为分析对象,不需要酶切过程。它可以提供完整蛋白质更精准、更丰富的生物学信息。与 bottom-up 蛋白鉴定的低序列覆盖率不同,top-down 实现了真正意义上的蛋白质鉴定,序列覆盖率可以达到100%,从根本上解决了覆盖率问题。Top-down 分析能够保留多种翻译后修饰之间的关联信息,因而在蛋白质组学的研究中逐渐成为与 bottom-up 优势互补的重要技术。

Top-down 技术主要包括完整蛋白质的分离技术、质谱技术和生物信息学技术3个方面。高效的分离技术是实现规模化 top-down 分析的前提。早期的 top-down 分析主要集中在纯化的单个蛋白质或者蛋白质复合体上。由于样品简单,对分离技术要求并不高。随着对全蛋白质组分析需求增加,如何有效地分离蛋白质,降低样品的复杂度,以适应质谱分析的效能,从而实现高通量的蛋白质鉴定是 top-down 分析面临的问题。因此,分离技术的研究成为 top-down 分析策略的重要内容。目前,最有效的 top-down 蛋白质分离方法主要为 Kelleher 等发展起来的"四维离线分离"方法和 Ljiljana 等开发的弱阳离子交换(weak cation exchange,WCX)结合亲水交互液相色谱(hydrophilic interaction liquid chromatography,HILIC)在线分离方法。

Kelleher 实验室发展起来的"四维离线分离"平台(图2-5)。蛋白质混合物经等电聚焦(isoelectric focusing,IEF)分离,按蛋白质的等电点进行分组;再经凝胶洗脱液相分离截留电泳(gel elution liquid-based fractionation entrapment electrophoresis,GELFrEE)分离,依据蛋白质的分子质量进行分离,收集。上述两种方法结合 LC-MS,形成了四维蛋白质分离平台,显著提高了蛋白质分离的通量。利用该平台对人类 HeLa 细胞蛋白质组的分析中鉴定到了1043个蛋白质及其对应3093个蛋白质变体,在鉴定通量上获得大幅提升。Catherman 等采用该平台在 H1299 细胞蛋白质组中鉴定到了1220个蛋白质,共鉴定超过5000种蛋白质变体,其中许多具有翻译后修饰,包括十几种含有脂质修饰和大量具有磷酸化和甲基化修饰的蛋白。

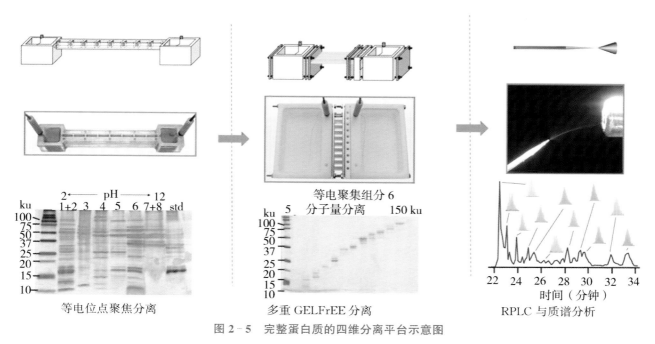

图2-5　完整蛋白质的四维分离平台示意图

四维离线分离平台实现了对完整蛋白质的高通量分离和鉴定,解决了困扰 top-down 策略的蛋白质分离技术瓶颈,极大推动了 top-down 的应用。其中 GELFrEE 分离技术相对其他技术是一种全新的组分分离回收方法，具有重要应用前景，因此已有专门设备 Gelfree8100 仪器（图 2－6）。

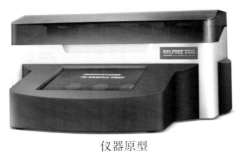

仪器原型

上样槽   收集槽

阴极   阳极
缓冲液槽   缓冲液槽

浓缩胶   分离胶

多通道凝胶洗脱液相分离截留电泳槽   凝胶洗脱液相分离截留电泳分离原理（上样，分离和收集）

图 2－6 GELFrEE 仪器 Gelfree8100 原理示意图

在质谱分析技术方面，随着技术的不断进步，质谱仪的性能有了大幅提升，但 Top-down 分析对象为蛋白质，分子量远大于多肽，因此对质谱技术的要求更高，以保证获得完整蛋白质的准确分子质量和丰富且复杂的碎裂质谱信息。Orbitrap 质谱具有傅里叶变换离子回旋共振（FTICR）级别的测量精度且维护成本较低。随着 Orbitrap 仪器的发展，其分辨率和扫描速度得到了进一步地提升，越来越多的 top-down 研究开始使用 Orbitrap 系列的质谱仪，该系列仪器逐渐成为 top-down 研究中的主要仪器。

数据解析技术是 top-down 分析的重点和难点。Top-down 质谱分析采集的谱图信息丰富且极为复杂，主要原因在于：分子量增加，导致碎片离子质量范围扩大，数量增多；大量大分子量的离子出现导致多电荷离子增多、同位素峰增宽，峰形重叠交叉。因此，必须依靠高效的算法和软件来完成谱图的解析，实现对蛋白质变体的鉴定。在蛋白质数据库搜索鉴定算法中，主要有 ProSight 和 MS-Align＋。两者采用了不同的方式处理发生翻译后修饰的蛋白质鉴定问题，评测显示两者鉴定精度相当。

（二）主要应用

1. 基于"自上而下"策略的序列解析   质谱法通常用于长度为 5～50 个氨基酸残基的多肽的测序。以肽段来表征蛋白的 bottom-up 策略迎合了质谱法的要求，因此得到了快速发展。随着研究的深入，对完整蛋白质全序列分析的需求越来越迫切，但 bottom-up 蛋白质分析的整体序列覆盖率低，存在序列缺失的问题，因此，研究者对 top-down 蛋白质组学技术寄予厚望。

Top-down 蛋白质组学通过高分辨率、高通量的质谱仪分析完整的蛋白质及其碎片离子，借助强大的算法解析出蛋白质的完整序列和修饰信息，助力蛋白质变体的鉴定和分析，成为完成蛋白质全序列解析的重要工具。Peng 等采用 top-down 蛋白质组学对原肌球蛋白（Tropomyosins，Tm）进行了深度测序。作者从猪心肌组织中快速有效地纯化 Tm，并使用 top-down 策略对猪 Tm 亚型进行了测序。此外，还对 Tm 亚型进行了包括乙酰化、磷酸化和氨基酸多态性在内的 PTMs 表征。这是第一次采用 top-down 分析策略对组织中纯化 Tm 亚型进行全序列覆盖分析和 PTM 图谱全面鉴定的例子。作者开发了一种多步提取法从心脏组织中纯化 Tm，经 SDS-PAGE 分析提取，然后通过 top-down MS 对提取的 Tm 进行深度测序和修饰图谱鉴定（图 2-7）。

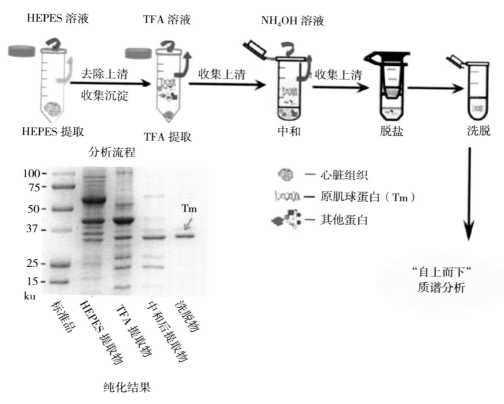

图 2-7　Top-down 策略分析 Tm 技术流程

原肌球蛋白共 284 个氨基酸，理论上会有 283 个肽键断裂事件，而 top-down 深度测序则检测到其中 228 个键断裂事件，实现了序列的全覆盖。这充分展现 top-down MS 在蛋白质全序列分析上的能力，能够成为极具潜力的蛋白质组分析工具（图 2-8）。

```
 1 Ac-M D A I K K K M Q M L K L D K E N A L D R A E Q A E A D K K
31    A A E D R S K Q L E D E L V S L Q K K L K A T E D E L D K Y
61    S E A L K D A Q E K L E L A E K K A T D A E A D V A S L N R
91    R I Q L V E E E L D R A Q E R L A T A L Q K L E E A E K A A
121   D E S E R G M K V I E S R A Q K D E E K M E I Q E I Q L K E
151   A K H I A E D A D R K Y E E V A R K L V I I E S D L E R A E
181   E R A E L S E G K C A E L E E E L K T V T N N L K S L E A Q
211   A E K Y S Q K E D K Y E E E I K V L S D K L K E A E T R A E
241   F A E R S V T K L E K S I D D L E D E L Y A Q K L K Y K A I
271   S E E L D H A L N D M T S I
```

未磷酸化猪 α-Tm 序列及对应的串联质谱产物离子图（对应 228 个化学键断裂形成的产物离子）

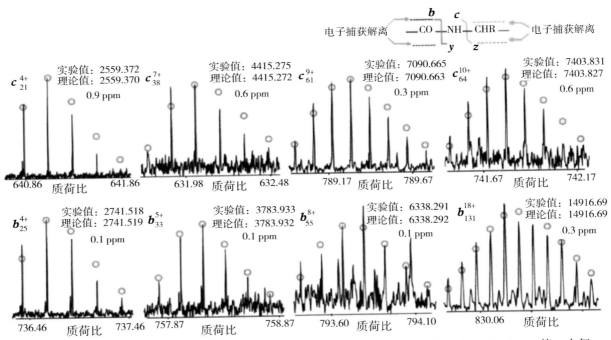

代表性产物离子质谱图（C、B 离子）。Tm 序列：UnitprotKB/Swiss-Prot P42639，TPM1 _ PIG；第一个氨基酸在 N 端乙酰化（42.01）；2 个氨基酸多态性：P38→Q（－28.04）和 P64→L（16.03）

图 2－8　Tm 序列及对应碎片离子和部分代表性质谱谱图

　　KRAS 基因突变在人类癌症中出现频率很高，据美国国家癌症研究所统计，RAS 家族占全部人类癌症的 30%，尤其在胰腺癌和结肠直肠癌中非常普遍。KRAS 基因突变导致其蛋白产物的组成性激活，下游通路的调控异常，从而促进细胞生存、增殖和肿瘤发生，推动癌症进展，并对治疗结果产生负面影响。带有 RAS 家族突变的癌症也难以治疗，目前还没有药物可以针对这种突变。因此，鉴定 KRAS 蛋白质的突变体，揭示其内在机制，有望为疗法研发打通道路。传统 bottom-up 分析 RAS 蛋白质的方法是通过酶解将它们分解为肽段，然后分析肽段。由于野生型和突变型以及 RAS 的异构体、不同修饰状态等共同存在，酶解肽段的序列相似度极高，导致从多肽拼接为最终蛋白质变得极为困难，bottom-up 分析法难以完成。为了克服这个难题，美国西北大学的 Ntai 等研究人员利用免疫亲和富集和 top-down 质谱技术来分析正常和突变的 KRAS 蛋白质，在 DLD-1 WT 中发现 KRAS4b 的第 118 位半胱氨酸（C118）发生亚硝基化，在 DLD-1 PAR（WT/G13D）和 DLD-1 MUT（－/G13D）中发现 C118 硝基化缺失（图 2－9）。结果表明 KRAS G13D 突变和 KRAS4b 的 C118 亚硝基化有直接联系。而不存在 G13D 突变的基因型（WT/－）中 C118 发生亚硝基化修饰，有限活化下游 BRAF 信号，而存在 G13D 突变的基因型（WT/G13D，－/G13D）中 C118 亚硝基化消失，导致活化下游 BRAF 的信号增强。结果表明遗传突变影响同一蛋白分子上的翻译后修饰，进而影响下游信号转导强度，导致细胞增殖生存能力变化。Top-down 蛋白质组学通过分析 KRAS4b 蛋白变体，揭示出 KRAS 突变与信号转导异常的机制，并有望将 KRAS 蛋白质变体与疾病阶段和生存率相关联，为治疗提供重要线索。

　　2. 基于"自上而下"策略的翻译后修饰鉴定　　通常 bottom-up 策略分析 PTM 时需要采用富集方法，因此每种 PTM 都是被孤立地研究。事实上，蛋白质可以被多个 PTM 修饰，特定 PTM 的存在或缺失可以帮助或阻碍其他位点的修饰。因此对蛋白质 PTM 修饰的完整解析，鉴定蛋白质不同 PTM 的组合规律和定量信息，是从根本上揭示 PTM 调控机制和其生物学意义的重要基础。

　　Top-down 质谱是对未知的序列变异和 PTMs 进行明确定位的主要方法，其分析 PTM 的最大优势在于：理论上可以实现全序列分析，因此所有 PTMs 在分析中都会保留而不会缺失。通过利用碰撞诱导解析（collision induced dissociation，CID）、电子捕获解析（electron capture dissociation，ECD）、

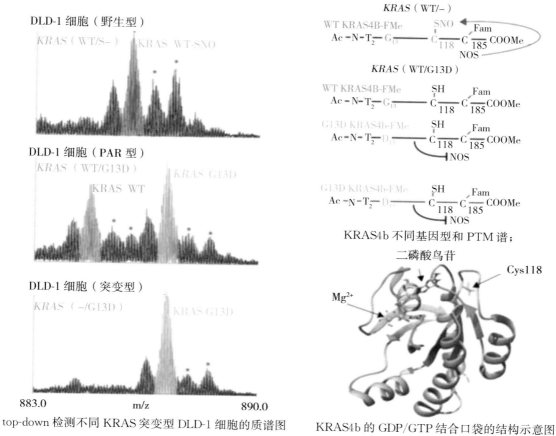

DLD-1 细胞（野生型）

KRAS（WT/S−）

KRAS WT-SNO

DLD-1 细胞（PAR 型）

KRAS（WT/G13D）

KRAS WT

KRAS G13D

DLD-1 细胞（突变型）

KRAS（−/G13D）

KRAS G13D

883.0 m/z 890.0

top-down 检测不同 KRAS 突变型 DLD-1 细胞的质谱图

KRAS4b 不同基因型和 PTM 谱；

二磷酸鸟苷

Cys118

Mg^{2+}

KRAS4b 的 GDP/GTP 结合口袋的结构示意图

图 2－9　不同 KRAS 突变型细胞中 KRAS 变体检测

电子转移解析（electron transfer dissociation，ETD）等多种碎片化方法，蛋白质任何序列变化和 PTM 理论上都可以被定位到氨基酸上。心肌肌钙蛋白 I（cTnI）是心肌中重要的调节蛋白，其修饰方式代表了心肌收缩和松弛调节的关键机制，由于 cTnI 是心脏特有的，在心脏组织坏死后释放到循环中，因此常被称为诊断急性心脏损伤患者的＂金标准＂血清生物标志物。Zhang 等采用 top-down 高分辨串联质谱与免疫亲和色谱纯化相结合的方法，对猪 cTnI 的修饰进行了全面分析（图 2－10）。高分辨率质谱显

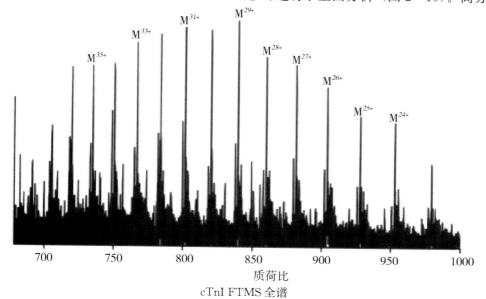

质荷比

cTnI FTMS 全谱

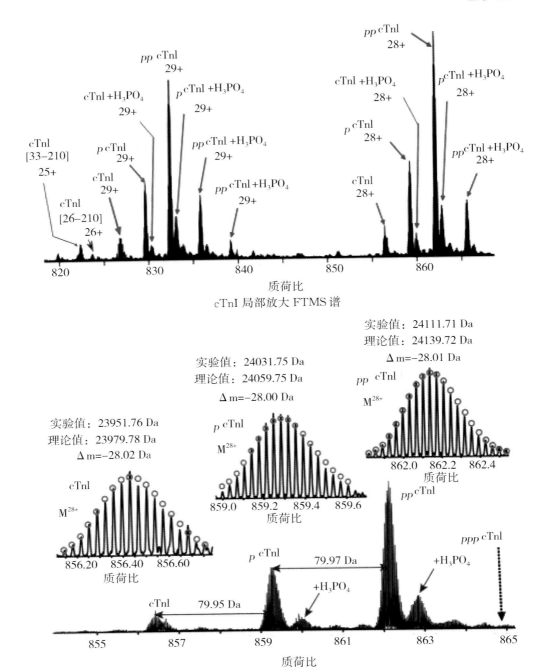

cTnI 局部放大 FTMS 谱

cTnI 28⁺前体离子不同磷酸化状态 FTMS 谱（cTnI：非磷酸化；pcTnI：单磷酸化；ppcTnI：双磷酸化）

图 2－10　高分辨率质谱分析纯化的完整 **cTnI** 蛋白

示，从猪心脏中亲和纯化的猪 cTnI 存在 N－末端乙酰化和磷酸化。采用 ECD 碎裂法分析弱磷酸化的定位，确定了 Ser22/Ser23 是唯一的磷酸化位点，而这些位点已知是由蛋白激酶 A 和蛋白激酶 C 调控的。此外，串联质谱与序列同源性匹配相结合，定位了一个单一的氨基酸多态性 V116A，代表了猪 cTnI 的一个新的遗传变体。该研究显示 Top-down 策略在表征蛋白质修饰（包括弱磷酸化和未知的序列变异）方面的独特能力。

心力衰竭（HF）是危害人类健康以及致死的一个重要原因，最常见的是由心肌梗死引起的。然而，人们对心肌梗死后引起心脏功能障碍的分子机制仍知之甚少。肌丝蛋白的翻译后修饰为心脏功能的节拍调节提供了一种机制。因此，全面了解参与调节心肌梗死的肌丝蛋白的翻译后修饰至关重要。Peng 等开发了一种新型的基于液相色谱-质谱的 top-down 蛋白质组学策略，全面评估从极少量心肌组织中提取的肌丝亚蛋白组中关键心脏蛋白的修饰。整个过程，包括组织匀浆，肌丝提取，在线 LC/MS，需要不到 3 个小时。值得注意的是，通过这种新颖的自上而下的蛋白质组学技术，发现急性梗死猪心肌中三种关键的心脏蛋白的磷酸化程度一致性地显著降低。此外，top-down 分析能够全面地对这些蛋白质进行测序，并确定其磷酸化位点，并首次对 ENH2 的序列进行了表征，并将其确定为一种磷酸蛋白。该策略为研究心肌梗死早期分子事件中的协同信号传导开辟了新途径。

事实上，基于 top-down 的翻译后修饰研究很多集中在组蛋白。原因在于：组蛋白本身重要性和其已知的大量不同类型的修饰；另外，它们分子量相对较小（11~21 ku）且丰度高，适合 top-down 分析。尽管在技术方面取得了巨大的进步，top-down 方法仍然相对不灵敏，需要大量的样本。Top-down 技术所需仪器往往比较昂贵，这在一定程度上限制了它的广泛使用。此外，top-down 方法中某些蛋白质并不能充分碎片化，从而导致 PTM 定位不确定。对于复杂的蛋白组分，top-down 分析前还需要充分的预分馏，以便能够对尽可能多的蛋白变体进行分析。

3. 蛋白质复合物结构分析　除了相对简单的蛋白质的低通量表征，top-down 策略也可以用来研究蛋白质复合物。例如，top-down 蛋白质组学可以用来阐明大型蛋白质复合物的结构和蛋白质-蛋白质的相互作用（图 2-11）。

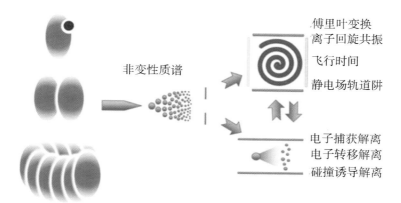

图 2-11　Top-down 策略用于蛋白质配体、蛋白质相互作用和蛋白质复合物的分析

分析物一般在 native 条件下，通过 ESI 的方式进入 MS，然后通过高分辨率 MS 分析，确定整个复合物的分子量，采用不同解离方法（ECD，ETD，CID）等得到碎片离子 m/z，进一步解析获取序列信息。

Top-down 策略可用于分析蛋白质与配体的结合动态。对完整的、非共价结合的蛋白质-配体复合物进行 top-down 分析，通过碰撞激活解离和/或电子捕获解离，能够产生保留配体的产物离子，从而提供结合位点的信息。Yin 等采用傅里叶变换离子回旋共振（FT-ICR）对 29 ku 碳酸酐酶-锌复合物与三磷酸腺苷（ATP）结合的腺苷酸激酶进行 top-down 分析，利用碰撞激活解离（CAD）和/或电子捕获解离（ECD），产生保留配体的产物离子，结果显示带有单磷酸和二磷酸基团的产物离子为腺苷酸激酶 ATP 复合物的区域，这与磁共振和 X 射线结果一致。Xie 等利用 top-down 分析策略，采用电子捕获解离（ECD）碎片解离模式分析了 α-synuclein 蛋白和精胺形成的复合物。ECD 解离模式使复合物的共价骨架键被解离，但非共价配体的相互作用被保留，从而能够获取携带非共价的配体的产物离子。实验获得了由 140 个残基、14.5 ku 的 α-synuclein 蛋白和精胺形成的复合物，ECD 产生了大量携带精胺产物离子。分析结果显示精胺结合定位在 106~138 残基上，与以往的溶液 NMR 研究一致（图 2-12）。

Top-down 结合化学交联技术也可用于复合物的分析。完整的蛋白质复合物，特别是大分子组合体的质谱分析面临的挑战是当蛋白质从溶剂相转移到气相的电离过程中，复合物各组分间可能解离导致结构和非共价相互作用信息丢失。因此通过化学或生物交联剂稳定各组分的相互关系是克服这一问题的手段。根据交联剂长度还可以获得低分辨率的复合物距离限制，辅助蛋白质结构的确定。赖氨酸交联是最广泛的交联策略，其中双功能赖氨酸交联试剂双琥珀酰亚胺辛二酸酯（dissuccinimidyl suberate，DSS）是用于结构分析的常用交联剂，仅与赖氨酸残基侧链上的氨基和蛋白质 N-末端的氨基反应。交联后的

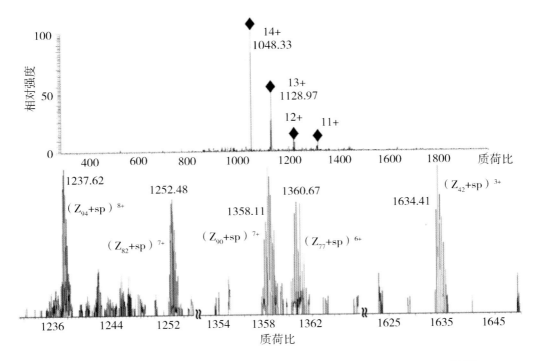

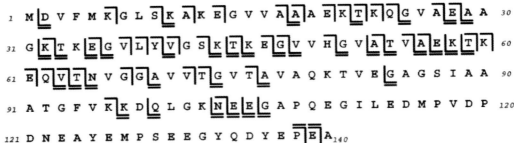

图 2-12 α-突触核蛋白（α-synuclein）-精胺（spermine）复合物质谱分析
电子转移诱导解析（ECD）质谱（上）；局域扩展（中）；携带精胺的产物离子（下，带下画线产物离子）

蛋白质混合物经 FTMS 分析，利用红外线多光子解离（IRMPD）和 ECD 模式获取碎片离子。Kruppa 等利用这种方法识别到泛素的 K48～K63 之间的内部交联，与其已有的泛素蛋白质结构信息一致。Zhang 等开发了精氨酸特异性双官能交联剂，也被用于 top-down 质谱结构分析。该交联剂可以与蛋白质中精氨酸残基的鸟苷基团以及核酸中鸟嘌呤的碱基发生反应。因此，可用于蛋白质和 DNA/RNA 的交联。交联技术的引入增强了蛋白质复合物的稳定性，有利于发现弱相互作用的复合物。同时，具有不同靶标特异性和不同桥接跨度的新型双官能交联剂还可测量交联结构在三维空间中的位置，为复合物结构解析提供重要的空间信息。

　　Top-down 技术也已应用于大型分子复合物的序列、结构和功能的分析，其优点是速度快、方法简便、对样品量要求低，而且能够检测到不同类型复合物，如不对称性和异质性的大分子复合物。例如，Li 等采用 top-down 蛋白质组学和 native MS，使用傅里叶变换离子回旋共振（FTICR）对蛋白质序列、结构和功能展开分析。通过优化 FTICR 参数，作者对高达 1.8 Mu 的大分子蛋白质复合物进行了分析检测。图 2-13 显示了不同分子量蛋白质经 top-down 质谱分析结果，图 2-13c 中 108$^+$ 所示分子其分子量约 1.8 Mu。Zhang 等将 147 ku 的完整酵母醇脱氢酶（ADH）四聚体通过原生电喷雾引入 FTICR 质谱仪，获得了 23$^+$ 至 27$^+$ 电荷的 ADH 四聚体离子，ECD 解析确定了 N-末端乙酰化和前 55 个氨基酸。ADH 的晶体结构显示 C 形末端埋藏在组装界面内，而 N 形末端暴露在外，因此 ECD 解析时 N 端易发生断裂。而且 Top-down 结果也与结构信息吻合。因此 top-down 技术进行复合物分析帮助推断其

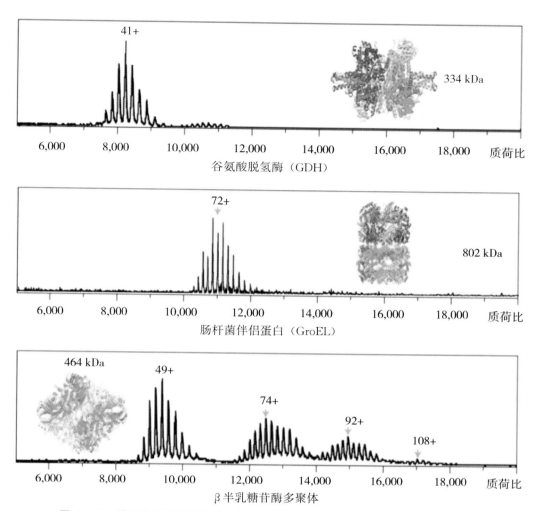

图 2-13　傅里叶变换离子回旋共振（FTICR）质谱检测完整大分子蛋白复合体

复合物界面，能为结构解析提供参考信息。这种策略显示出很大的潜力，可以在一次 MS 实验中提供蛋白质复合物的结构信息和蛋白质序列信息。已有许多大分子采用 top-down 质谱法进行了解析，如核糖体、病毒组合体、蛋白酶体、核孔复合体等。这些研究也充分显示了 top-down 蛋白质分析策略优势：可直接获得较高的序列覆盖率，还可以检测到全新的 PTM，位点突变和蛋白变体。更重要的是，可以揭示界面/表面残基信息，从而为蛋白质复合物的结构解析提供重要信息。随着质谱技术和生物信息技术的进一步发展，top-down 策略将凭借其在蛋白质复合物分析中的独特优势和能力而得到更广泛的关注。

第二节　蛋白质组研究基本过程

　　不同于基因组 DNA 是由 4 种碱基的简单线性分子组成，蛋白质是一种由 20 种氨基酸组成的复杂结构，存在由可变剪切和翻译后修饰等因素形成的蛋白质变体。这些因素给蛋白质组分析造成了巨大挑战。蛋白质组学研究主要涉及蛋白质组的组成成分和功能研究两方面的内容。常规蛋白质组学研究的基本过程包括蛋白样本的制备、蛋白样本的分离、质谱检测和生物信息分析等步骤。

　　蛋白样品通常来源于细胞或组织中提取的全蛋白质，根据研究需要也可以是预分级的亚成分。预分级的主要方法包括根据蛋白质溶解性或蛋白质在细胞中不同的细胞器定位进行分级，该方法不仅可以提高低丰度蛋白质的检出率，还可以针对某一细胞器的蛋白质组进行研究。临床样本包含各种细胞或组织，种类混杂，因此临床样本特别是肿瘤样本，常采用激光捕获显微切割（laser capture microdissection，LCM）方法分离获取单一类型细胞。

从上述组织细胞中获取样本的蛋白质后，利用蛋白质的等电点、分子量和疏水性等特征，通过双向凝胶电泳和液相色谱等方法将各种蛋白质分离，以便于质谱分析。提高双向凝胶电泳等分离方法的分离容量、灵敏度、分辨率和重复性是目前蛋白质分离技术发展的关键问题。开发新的分离手段或传统手段的相互结合已成为破解蛋白质分离难题的主要途径。

质谱检测技术是目前蛋白质组研究中发展最快，也最具活力和潜力的技术。它通过测定蛋白质的质量信息来判别蛋白质的种类。对于蛋白质鉴定而言，高通量、高灵敏度和高精度是3个关键指标。传统技术难以将三者合一，而同时达到以上3个要求的质谱技术成为研究的重点。

蛋白质组分析的目标是鉴定和定量分析所有蛋白质。由于蛋白质组的复杂性，必须借助于生物信息学才能最终对数据进行分析，得到肽段及蛋白序列信息、并获取鉴定和定量信息。

一、临床样本的蛋白质提取

临床蛋白质组学样本制备基本原则：由于蛋白质组研究是对不同时间和不同空间发挥功能的蛋白质整体的研究，因此从细胞组织中尽可能完整地将蛋白质以溶解状态提取出来，最大限度降低实验操作对蛋白质成分的影响。

（一）细胞与组织样本蛋白质的提取

蛋白质组学研究的重要内容是建立细胞和组织的蛋白质表达谱及研究细胞或组织在不同时间、不同状态下差异表达的蛋白质，发现用于疾病诊断、预后和治疗的分子标志物。由于不同样本的蛋白质在类型和特性上均存在着很大的差异，因此不同样本的蛋白质抽提方法也各异，但无论何种抽提方法最终目标都是使蛋白质充分溶解、解聚、变性和还原，使其能得到更好的分离和鉴定。细胞总蛋白质的抽提的关键是样品溶解液的选择，它的选用是否恰当，直接关系到抽提蛋白质质量的好坏。蛋白质组学常用溶解液主要包括离液剂、表面活性剂、还原剂和蛋白酶抑制剂等成分，其配比是根据样本特性摸索出来的。现就临床细胞或组织样本的总蛋白质抽提和分级抽提，予以分别介绍。

1. 细胞样本蛋白质提取

（1）细胞总蛋白质提取：培养细胞总蛋白质的提取法是蛋白质组学研究中常用的细胞蛋白质抽提方法，适用于大多数培养细胞。具体步骤如下：

细胞经预冷的缓冲液漂洗3次，离心收集于离心管中，并进行细胞计数，将细胞（细胞数约为$1.5×10^6$）重悬于$100\ \mu L$裂解液（8 M Urea、4% CHAPS、40 mM Tris 和 65 mM DTT）中，在冰浴中用超声细胞破碎仪超声处理5秒，放置5秒，再处理5秒如此循环处理共2分钟。超声处理后在冰浴中放置10分钟后，4 ℃ 12000 rpm 离心30分钟。取上清液测蛋白质浓度，样品于－70 ℃冰箱中保存备用。样品裂解液需新鲜配制或存放于冰箱备用，也可根据需要将 Urea 的浓度提高到 9 M，或用 Triton×100、NP40 等去垢剂代替 CHAPS，还可加入蛋白酶抑制剂和还原剂。在进行等电聚焦时还需加入两性电解质，以增加蛋白质的溶解，而最大限度地减少蛋白质的聚合。由于蛋白质组中各蛋白质的溶解性差别较大，为增强某些不溶性蛋白质（如膜和膜相关蛋白）的溶解，可在样品溶解液中加入新型的离液剂、表面活性剂及还原剂，如硫脲、三丁基膦（TBP）等。

（2）细胞蛋白质分步提取：由于不同蛋白质的溶解度不同，对那些不溶性蛋白质（疏水性极强的蛋白质）使用上述方法（也称一步法）是很难提取出来的，对低丰度蛋白质的提取也存在一定的问题。为了更全面提取蛋白质组，特别是低丰度蛋白质，蛋白质组分步提取是重要的手段，即亚细胞蛋白质分级和蛋白质顺序分级抽提法。通过这些方法将细胞的总蛋白质分成不同的蛋白质组分，以降低蛋白质的复杂性，提高低丰度蛋白在特定组分中的比重。亚细胞蛋白质分级制备法主要基于亚细胞结构的大小或密度不同，采用超速离心法分离出线粒体、溶酶体、质膜和细胞核等成分，再用适当的裂解液将不同细胞组分的蛋白质溶解，这样将总蛋白分成不同组分，从而减少每个组分中样品的复杂性。如果在一个细胞中有数千种的蛋白质，在一个细胞器中蛋白质的数目则可降至数百种，间接提高样品中低丰度蛋白质的浓度，以利于后续检测。

顺序提取法主要是基于不同蛋白质溶解度的差异，使用不同强度增溶剂、表面活性剂顺序提取蛋白质组分。Mollye 等（1998）首先提出的顺序抽提（sequence extracting）步骤是：第一步以 Tris 碱抽提出细胞中的可溶性蛋白质；第二步用常规的裂解液（即 8 M Urea，4% CHAPS，25 mm DTT）把第一步沉淀（pallet）溶解抽提蛋白，主要是富集膜蛋白，第三步是采用更强的表面活性剂及还原剂如采用 5 M Urea、2 M Thiourea、2% CHAPS、2%SB3-10、2 mM TBP 对第二步未溶解部分进行抽提；如第三步后仍有沉淀，可用 1% SDS、50 mM DTT、25%甘油及 0.4 M Tris-HCL（pH 8.8）溶解沉淀进行第四步抽提。如此，可以将与细胞膜或细胞器中结合很牢的不能溶解的膜蛋白质、不溶性蛋白质提取出来。

Klose 等报道了另一种三步法提取法将细胞总蛋白质也分为可溶性、膜蛋白和碱性蛋白 3 个部分，具体步骤：第一步用 50 mM Tris（pH 7.0）、100 mM KCl、20%甘油及 1 mM PMSF 进行抽提，获得细胞中的可溶性蛋白质；第二步用 0.1 M 磷酸缓冲液、0.2 M KCl、20%甘油、1 mM PMSF、2.5 M Urea 及 2%CHAPS，裂解第一步的沉淀，抽提细胞膜、细胞器等的疏水性蛋白质；第三步是用 50 mM Tris 碱、1 mM MgSO$_4$、benzonase（一种降解 DNA 的酶）裂解第二步沉淀，抽提染色体中的碱性组蛋白等。采用该方法抽提肝细胞中的总蛋白质，通过 2-DE 分离了 11270 个蛋白质点。由此可见分级提取方法是提高全蛋白质组提取效果的一种有效策略。

（3）细胞蛋白质组亚组分提取：亚细胞器的蛋白质分离提取的前提是在适当条件下破碎细胞，然后以不同方法将不同细胞器进行分级分离。超速离心方法利用细胞内各种颗粒大小、形状和密度不同，在不同离心力场下进行差速离心或在不同密度梯度下进行密度梯度离心，从而获得不同亚细胞器组分，是分离和提取生物大分子和细胞亚单位结构的重要手段之一。差速离心及密度梯度离心分离亚细胞器的常规方法简述如下：

1）细胞匀浆：取待分析的组织细胞样品以等渗溶液 PBS 或 0.9% NaCl 溶液反复冲洗后加入蔗糖缓冲液（0.25 M 蔗糖、1 mM EDTA），在低温下匀浆备用。

2）亚细胞器的差速离心及密度梯度离心分离：①差速离心。指密度均一的介质中不同大小的颗粒在不同的离心力作用下沉淀而分离。其具体步骤如下：取细胞匀浆在 1000 g、4 ℃下离心 20 分钟，沉淀部分为细胞核；收集上清液，在 3000 g、4 ℃下离心 10 分钟，沉淀部分为线粒体；收集上清液，在 16300 g、4 ℃下离心 30 分钟，沉淀部分为溶酶体；收集上清液，继续 80000 g、4 ℃离心，1 小时，沉淀为内质网和核蛋白体部分；收集上清液，为胞浆蛋白。②密度梯度离心。主要利用生物颗粒在平缓的密度梯度介质中按各自的沉降系数以不同的速度沉降达到分离。具体步骤是用一定的介质在管中形成连续或不连续的梯度，将细胞或细胞器混悬置于介质的顶部．通过重力或离心力场的作用使样品在不同密度介质中分层分离。这类分离主要用于分离密度相近而大小不等的细胞或细胞器。

差速离心和密度梯度离心各有优势和不足。差速离心相对简单，易于控制，因此在特定亚细胞蛋白质组学研究中广泛应用。密度梯度离心操作相对较难，不易控制，但分离精度较高，适用于已知密度的特定组分高纯度分离。

2. 组织样本蛋白提取

（1）组织样本处理：组织样本由于组成成分的多样性，与细胞样本相比，蛋白质抽提步骤相对复杂。组织标本的获取过程要考虑多方面的影响因素，如含有血管、结缔组织等，它们都含有丰富的蛋白质，对所研究的目的蛋白质丰度有所干扰，在取材时需尽可能地去除。为获得单一的组织细胞，还可采用荧光标记的流式细胞仪或激光捕获显微切割术（LCM）进行取材。这里以实体肿瘤组织为例加以说明。

实体组织标本取材的一般步骤：①取新鲜的肿瘤组织与对应的正常组织。组织取材时避开坏死的部位；②用生理盐水将组织块进行清洗，去除血液，并尽可能剪去多余的其他组织；③快速液氮冷冻后，置于－80 ℃冰箱中保存。

此方法可根据所需组织的不同进行调整，如果为血供较丰富的组织，可考虑将所取组织直接置入生理盐水中清洗，最大限度减少血液的干扰。考虑到所取的标本有可能是被霉菌或细菌污染的肿瘤组织（如口腔、消化道及肺等），可在标本的保存液中加入抗生素。

（2）LCM 显微切割纯化法：临床组织样本由于组成成分的多样性，为提高研究的针对性，需要从组织样本中获取纯的对象细胞，而激光捕获显微切割法是应用较为广泛的方法。采用激光捕获显微切割获取目标细胞，可增强结果的可靠性，但其缺点是耗时。按传统 2-DE 分析要求，仅获得一次实验所需的细胞要连续显微切割十几个小时。不过，随着蛋白质技术的发展，蛋白质组学非胶技术路线的广泛应用，蛋白质组分析时样品需求量大幅降低，同时新的激光设备的出现提升了样本切割的效率，该方法在组织样本纯化方面依旧是首选技术方案。这里以肿瘤组织为例简述其操作过程。

操作步骤如下：①从手术标本中切取肿瘤组织块后立即冻于－80 ℃冰箱中，组织冰冻切片，附于PEM 膜的切片上；②冰冻切片染色；③将切片放置于载片架上，将 0.5 mL PCR 管放置于持管架上，管盖内加入 50 μL 细胞溶解缓冲液；④采用激光捕获显微切割技术，选定目标细胞群，点击开始切割，将含有选定的目标细胞群的 PEM 膜落入 PCR 管内的细胞溶解缓冲液中。每次切割可取得细胞数为2500～3500 个，按此法取得 40000～50000 个细胞；⑤将细胞按组织蛋白质的抽提法提取蛋白。

（3）蛋白质分步抽提：组织蛋白抽提也可采用类似细胞样本的提取方法，即一步法或分级抽提法。不同之处在于未经纯化的组织样本成分复杂，在裂解液选取方面需要更多考虑。因此，组织裂解液成分除含有细胞裂解液成分外，还需要加入多种不同的表面活性剂、蛋白酶抑制剂等，从而能更充分地溶解蛋白质。常用的组织裂解液配方为 9 M Urea、2％ NP-40、1％ Triton X-100、100 mM DTT、0.5 mM PMSF、4％ CHAPS、0.5 mM EDTA、40 mM Tris、0.5 μg/mL E-64 及蛋白酶抑制剂。当然，组织裂解液可根据具体情况进行调整。另外，各种不同组织中细胞外结缔组织等成分各异，因此要获得细胞的总蛋白质，组织破碎也是不可或缺的步骤。大多数情况下组织蛋白抽提都是采用一步法进行样品制备，但由于不同蛋白质的溶解度及丰度常常存在较大的差异，因此也有研究采用分级提取法提高蛋白的产率。

组织蛋白质抽提一般步骤：①将已经处理过的样品从－80 ℃冰箱中取出，各自称重，于液氮中充分研磨至粉末状；②组织研磨后置于裂解液中，充分旋涡混匀；③悬液置于 37 ℃孵育 1 小时；④再充分旋涡后，于低温冷冻离心机 12000 g，15 分钟，吸取上清液即为组织的总蛋白质。

组织蛋白分级抽提步骤（以鼠肝脏组织为例）：首先，将新鲜的鼠肝脏置于预冷的 PBS 缓冲液中，剪成小块，漂洗去除血液；再将组织剪碎，后经 Dounce（用 Loose 匀浆锤）匀浆器匀浆，过 8 层纱布过滤收集组织细胞；经 1000 g，10 分钟离心收集细胞沉淀。此后可按细胞蛋白分级抽提法进行后续蛋白抽提。

（二）体液样本蛋白质的提取

体液蛋白质分析对于研究疾病的发病机制、诊断及治疗都有重要意义。体液蛋白质绝大多数属于可溶性蛋白质，但存在盐、脂或极高丰度蛋白等诸多因素影响后续分析，需要做适当处理，增强蛋白溶解，去除干扰因素。

1. 血浆和血清样本蛋白质提取　血浆或血液样本蛋白成分复杂，丰度变化大，易于受到外部干扰，从而影响蛋白质组学分析结果。因此，样本获取、处理都需要严格遵守操作规程，规范化收集血浆及血清，避免各种干扰。收集的样本后续操作应在低温下进行。所收集的血浆样本在 2000 g、5 ℃下离心10 分钟，避免溶血等。

血浆或血清按以下方法处理：取 6.3 μL 血浆或血清与 10 μL 含 10％ SDS（V/W）、2.3％ DTT（W/V）的缓冲液混合，在 95 ℃下加热 5 分钟，然后用含 9 M Urea、4％ CHAPS、35 mM Tris、65 mM DTT并加有痕量溴酚蓝的裂解液稀释至 500 μL。贮存于－80 ℃冰箱中备用。

高丰度蛋白去除：血清、血浆等体液含有种类丰富的蛋白质，其中高丰度蛋白（high-abundant

proteins，HAP）比例达到 97%～99%，包括白蛋白、IgG、IgA、纤维蛋白原、转铁蛋白、触珠蛋白、抗胰蛋白酶等。而低丰度蛋白（low-abundant proteins，LAP）往往是疾病的特异性生物标记或者药物作用的靶分子。为有效分析这类样本，样本制备时需要去除高丰度蛋白、富集低丰度蛋白。目前常用的技术有亲和技术、沉淀超滤法和色谱技术等。亲和技术应用广泛，其原理是通过固定化的配基与高丰度靶蛋白质特异性结合从而将靶蛋白从样品中分离去除。已有多款去除高丰度蛋白质的商品化产品，如默克公司 ProteoExtract™ 高丰度蛋白去除试剂盒利用富含亲和树脂混合物（IgG 抗体配基）的重力自流式纯化柱，特异性地结合血清白蛋白和 IgG，可以去除样品中 80% 以上的血清白蛋白及 IgG。Seppro 公司的基于多克隆抗体蛋白去除产品可去除样品中 14 种、20 种甚至 50 种高丰度蛋白质。伯乐公司 ProteoMiner 低丰度蛋白富集系统可高特异性亲和样品中低丰度的蛋白质。不同的方法去除高丰度蛋白质的种类各有不同，一般要根据需求去试验和选择。

2. 脑脊液样本蛋白质提取　脑脊液（CSF）是存在于脑室及蛛网膜下腔内的一种无色透明的液体，循环流动于脑和脊髓表面，具有维持颅压、转运营养和清除脑代谢物等作用，能动态反映脑组织代谢及内环境变化的情况。正常成人 CSF 中含有盐、蛋白质、酶等一些在生理上有重要作用的物质。CSF 蛋白的变化反映中枢神经系统疾病的病理过程，能为中枢神经系统疾病的诊断、治疗以及预后判断提供重要的线索。

（1）CSF 蛋白质样品的常规制备：经腰椎穿刺收集 CSF，并立即放入离心机，在 4 ℃、1000 g 离心 10 分钟除去其他细胞，然后将样品贮存在 −70 ℃冰箱中。

CSF 蛋白提取步骤：取 300 μL CSF 和预冷的丙酮溶液按（1∶4）混合，−20 ℃沉淀 1 小时或过夜，12000 g 离心 10 分钟，去掉丙酮，冷冻抽干，去除剩余丙酮，即获得 CSF 蛋白干粉。取一定量 CSF 粉和 Loading buffer 的缓冲液混合，在 95 ℃下加热 5 分钟，旋涡混合，离心，取上清液进行电泳分析。

（2）CSF 蛋白质组学研究的样品处理：①CSF 收集保存。取脑脊液 1 mL，立即以 2000g，10 分钟，去除可能存在的杂质和红细胞，保存于 −80 ℃冰箱备用。②CSF 样本的分离。高丰度蛋白去除。与血清相似，CSF 中存在高丰度的白蛋白和免疫球蛋白。因此为了更好开展蛋白质组学研究，需要去除高丰度。高丰度蛋白一般采用高丰度蛋白亲和柱试剂盒进行，同时还能进行脱盐处理。③蛋白质的脱盐和浓缩。CSF 中所含蛋白质的浓度较低，高盐对于后续蛋白质组学分析不利，因此需要除盐和浓缩处理。常用方法有：超滤法、透析法、沉淀法和色谱法。超滤法用超滤膜离心过滤将分子质量小于 5 ku 的盐等小分子除去，而蛋白质被保留下来并被浓缩。透析法是通过 3～5 ku 透析膜，去除小分子盐等物质，再通过丙酮沉淀或抽真空浓缩回收蛋白质。有机溶剂沉淀法用预冷的丙酮沉淀法或 TCA/丙酮沉淀法处理 CSF 样品，去除盐分，回收蛋白沉淀。色谱法则利用聚丙烯毛细管柱截流小于 6 ku 的物质，去除盐及其他小于 6 ku 的物质，回收被洗脱的蛋白质。

3. 尿液样本蛋白质提取　尿液检测是一种非入侵性手段，在临床应用中具有显著优势。许多在血浆中检测到的蛋白在尿液中也可以检测得到的，包括那些具有潜力作为生物标志物的蛋白。尿液蛋白质异常不仅反映出泌尿系统疾病，还可能反映出其他系统疾病，因此尿液是一种简单、快捷的可应用于疾病发现生物标志物的样本，对其蛋白质组学研究日益得到重视。尿液蛋白组成分多样性、动态范围大和蛋白质浓度波动程度高等因素增加尿液分析的难度。已超过 6000 多个蛋白已经在尿液中发现，其中 17 种高丰度蛋白占比超过 50%。随着分离技术、质谱技术和生物信息学技术的快速发展，尿液蛋白质组学成为最为普遍的生物标志物发现研究领域之一。尿液蛋白生物标志物发现的主要干扰因素是尿液蛋白的浓度和组成受生理因素的影响，如年龄、性激素、饮食和运动。正常人不同时间点的尿液蛋白质组有相当程度的变化，而不同正常人的尿液蛋白质组的差异更是巨大。尿液易受内外多种因素影响，因此开展尿液蛋白质组学研究除了采用大样本量外，其样本收集和制备应严格遵守操作流程，降低人为干扰。

尿液蛋白质样品制备常规方法如下：

（1）样本收集：收集尿液样本于 250 mL 锥形管中，立即用盐酸酸化至 pH 2.7，然后在 −80℃保存，以防止细菌生长和蛋白水解。

（2）蛋白质提取：样品经 5000 g 离心 30 分钟，去除沉淀；上清液加入 4 倍体积的预冷乙醇沉淀 2 小时。10000 g 离心 30 分钟后，用裂解缓冲液（7 M urea，2 M thiourea，0.1 M DTT，50 mM Tris）重悬，用 Bradford 法定量每个样品的蛋白浓度。根据研究需要，可以通过亲和试剂盒去除高丰度蛋白质后再进行蛋白质提取。

（3）蛋白质酶解（shotgun 蛋白质组学）：取上述蛋白质 500 μg，用过滤辅助样品制备（FASP）法处理每个样本。具体来讲，蛋白质在 10 mM DDT 中 37 ℃还原 1 小时，然后用 50 mM IAA 在室温下遮光处理 45 分钟。随后将样本加载到 10 ku 超速离心管中，用 UA 液（含 7 M Urea，50 NH_4HCO_3）洗 2 次和 25 mm NH_4HCO_3 洗 2 次。样品用胰蛋白酶（1∶50）在 25 mm NH_4HCO_3 中消化。消化后的多肽从 10 ku 过滤器中离心洗脱，经 C18 色谱柱脱盐后，真空离心冻干－80 ℃保存。

为提高样本处理效率，Yu 等提出了一种适用于 96 孔滤板的 FASP（Filter aided proteome preparation）蛋白酶解方法，命名为 96FASP。这个过程包括样品制备，96 孔板酶解，肽段的除盐以及收集。研究人员用 96FASP 样本处理法结合 shotgun 蛋白质组技术从约 10 μg 的可溶性尿总蛋白中鉴定到 700～900 个蛋白，错误发现率（FDR）为 1%。Pearson 相关分析显示定量重复性较高（R≥0.97）。该方法采用批量平行除盐，省时且重复性高，在对尿路感染的尿颗粒裂解物的分析中，在 5 次实验中平均鉴定出 1700 个蛋白（±398）。考虑到尿液蛋白质组分析对通量需求，96FASP 方法是一种的不错技术方案。

4. 唾液样本蛋白质提取　唾液是一种对口腔健康具有重要功能的水样液体。唾液中主要包含盐、蛋白质、多肽、激素、脂类、糖以及上皮细胞、食物残渣和微生物。唾液的主要作用是保护和维持上消化道黏膜的完整性，并参与咀嚼、牙齿矿化、微生物控制、味觉感知和消化。已有研究表明，在血浆、眼泪中发现的一些蛋白质也存在于唾液中。唾液蛋白质组的研究将有助于口腔环境生理学的理解，也有助于识别局部或全局性疾病的唾液生物标志物。由 3 个研究小组组成的课题组对人类唾液中的蛋白质进行了鉴定，共发现 1166 种蛋白质，其中大多数蛋白质是细胞外或分泌蛋白。唾液是某些疾病诊断和/或预后价值的生物标志物的来源，其可以通过非侵入性方式获得，因此，唾液蛋白质组学研究也逐渐增多。到目前为止，唾液蛋白质组学研究主要集中于牙龈炎、慢性牙周炎等口腔疾病和糖尿病等系统疾病的生物标志物研究。

唾液样本收集步骤：

（1）用 0.4%的柠檬酸盐刺激唾液分泌，于上午 7:00～10:00 时收集 30～120 分钟，放入含有蛋白酶抑制剂缓冲液（25 mM Tris-HCl，pH 7.4、25 mM 氨基己酸、2.5 mM EDTA、1.25 mg/L 的蛋白酶抑制剂、1.25 mM PMSF）。

（2）为鉴定中等和高拷贝数的蛋白质，收集小体积（<10 mL）的唾液并立即透析（3500 u），冻干，直接进行质谱处理。

（3）为了提高低拷贝数唾液成分的鉴定，收集大体积（10～100 mL）的唾液，将等体积的 154 mM 氯化钠加入唾液中，在冰上搅拌 1 小时，10000 g，离心 20 分钟，以去除细胞和不溶性物质。透析后立即冻干。

5. 关节滑液样本蛋白质提取　滑膜液（SF）是滑膜细胞在关节腔内产生的一种富含蛋白质的液体。由于其与关节软骨、骨表面和内膜的滑膜细胞直接接触，它反映了不同生理和病理生理条件下关节生化状态。已有多项研究利用 SF 的这一特性以寻找关节病理的独特生物标志物，并开发微创的临床检测方法，以检测、监测疾病状态。因此，SF 蛋白质组学分析已成为寻找骨关节炎（OA）、类风湿关节炎（RA）、银屑病关节炎（PsA）和青少年特发性关节炎（JIA）等疾病的新的生物标志物方法。

SF 样本蛋白质提取步骤：

（1）通过关节穿刺术从患者关节提取 SF。

（2）SF 在 2000 g 离心 20 分钟，以去除细胞，然后等分并储存在－80 ℃。

（3）将 SF 解冻，并用 30 U/mL 透明质酸酶和 20 U/mL DNase I 37 ℃下处理 15 分钟以去除污染的透明质酸和 DNA，离心收集上清液。

（4）高丰度蛋白去除。可采用针对 14 种高丰度蛋白质（清蛋白、IgG、抗胰蛋白酶、IgA、转铁蛋白、aptoglobin、纤维蛋白原等）去除试剂盒去除 SF 中此类蛋白。

（5）使用 BCA 检测法测定蛋白质浓度。

与多数体液样本类似，多种因素如样本收集过程操作不当引起血液污染，炎症导致细胞成分复杂，样本凝固，高丰度蛋白等可以影响 SF 蛋白质组，导致蛋白质定量不准确和生物标志物的错误发现。随着蛋白质组学技术不断发展，SF 蛋白质组学研究必将加快关节疾病的诊断、治疗的标志物的发现和验证，促进 SF 相关疾病机理认识和治疗手段的提高。

（三）特殊样本蛋白质提取

1. 血小板蛋白质提取　血小板是止血的主要参与者，但也参与多种病理过程。对血小板蛋白质组学研究使我们能够更全面地了解血小板的生物学功能，而且对于不同疾病状态下血小板蛋白质组变化研究，也有助于阐明复杂和/或未知的人类疾病的分子机制，寻找新的生物标志物用于早期诊断和作为治疗靶点。已有研究利用蛋白质组学方法发现了成千上万的血小板蛋白及其相互作用，为血小板生物学领域的基础科学和临床应用提供了宝贵的信息来源。现将血小板制备方法介绍如下。

血小板样品的制备步骤：

（1）采集血液样本：从腹腔静脉采集血样，并立即进行样品制备，降低血小板活化的影响。

（2）弃去前 5 mL 血液，之后用含有 3.2%缓冲柠檬酸钠的 BD Vacutainer 管收集血样（20 mL）。

（3）经过多步离心收集血小板：200 g 离心 10 分钟分离血浆；通过 150 g 离心 7 分钟将剩余的红细胞污染降至最低。然后通过 600 g 离心 10 分钟从血浆中分离出血小板，随后使用改良的 Tyrodes's 缓冲液进行洗涤，然后再次 600 g 离心 10 分钟；

（4）将血小板溶解在缓冲液（50 mM NH_4HCO_3，10 mM DTT）中，加热至 95 ℃ 5 分钟，并在−80 ℃下保存至使用。理论上从 50 mL 血液中大约可以得到 2×10^9 个血小板和约 10 mg 总蛋白裂解液。

血小板样本制备注意：从新鲜样本中分离血小板，同时血液样本收集后低温保存，尽快处理；即使是 4 ℃保存，也会诱发一些形态和生理事件。例如，研究发现 septin、b-actin 和 gelsolin 等几种蛋白质在血小板浓缩液储存过程中发生改变。另外，核黄素和紫外线处理以减少病原体污染也会引起血小板蛋白质组的改变。长时间的血小板储存可能导致蛋白质修饰改变、降解等。如，采用 DIGE-MS 的方法检测到细胞骨架相关蛋白和血管扩张剂刺激相关蛋白的磷酸化状态发生了改变。除了储存条件外，还有一些因素会影响血小板蛋白质组，降低分析的重复性，例如样本采集前的用药、献血者的饮食和生活习惯（如吸烟）、采血的抗凝剂类型和分离血小板的方法，包括离心速度和纯化技术等，这些都是血小板蛋白组分析时需要注意的因素。

2. 红细胞蛋白质提取　红细胞（RBC）是人体中含量最多的细胞类型。其主要作用是负责氧气和二氧化碳运输。为了有效地完成这些功能，虽然缺少像线粒体这样的细胞器，但 RBC 中仍有许多活跃的重要代谢途径。已有研究发现 RBC 在健康和疾病中存在差异，这使我们对红细胞的功能有了更深入的了解。通过对溶血性贫血、阿尔茨海默病、慢性肾病、糖尿病等不同疾病的红细胞蛋白组学的研究，增强了对疾病的分子基础、疾病进程的理解，并能提供有助于改进诊断或治疗干预的蛋白质标志物。因此，采用蛋白质组学技术对红细胞蛋白质组进行研究，发现具有活性的相关蛋白，筛选与疾病发生发展相关分子标志物成为红细胞蛋白质组学研究的重要内容。尽管红细胞易获得、易纯化、结构相对简单，但其存在高丰度蛋白，因此如何获取合格的蛋白质样品，对于成功开展红细胞蛋白质组学研究极为重要。我们将文献中成功开展红细胞蛋白组学研究的方法进行整理如下。

红细胞的样本制备：

（1）采集 5～10 mL 空腹静脉血收集到 EDTA 管。为了最大限度地减少蛋白质溶解，所有样品和缓冲液及操作过程均保持在 0～4 ℃。

（2）通过 150 g 离心 5 分钟从血浆中收集 RBCs，并悬浮在含有 1 mM EDTA 的 PBS 中。

（3）将细胞悬液浆液通过白细胞耗竭过滤器去除白细胞。

（4）用 PBS 洗涤 RBCs4 次，并在含有 10 mM 葡萄糖和不含 EDTA 的蛋白酶抑制剂的 PBS 中冰上过夜。

（5）红细胞膜蛋白：纯化的 RBCs 使用 10 倍体积的低渗裂解缓冲液（5 mM 磷酸钠，1 mM EDTA，蛋白酶抑制剂，pH 值 8.0）裂解，21000 g 离心 40 分钟分离膜组分，沉淀再经 4～5 次洗涤收集。

（6）红细胞总蛋白：用含有 2% SDS 和 0.05 M DTT 的 0.1 M Tris-HCl 裂解液裂解整个 RBCs 和膜组分，100 ℃下孵育 5 分钟。蛋白质定量，分装后，−80 ℃保存。

早期对疾病相关 RBC 蛋白质组学研究是利用双向电泳来比较疾病与正常患者 RBC 中的蛋白质差异。Jiang 等用这样的方法比较正常人群和 2 型糖尿病患者之间 RBC 膜蛋白的差异，在 2 型糖尿病患者中发现了 27 个上调点和 15 个下调点。Tonge 等利用 2D-DIGE 研究纯合子镰状细胞疾病（sickle cell disease，SCD）时发现，SCD 红细胞膜蛋白中有 38 个点增加，而纯合子 SCD 中有 11 个点增加，对其中 44 个点进行鉴定发现其中有 22 个有转录后修饰，而纯合子中的蛋白多数与氧化应激有关。所有早期的 RBCs 的蛋白质组学分析未能提供全面的数据集，主要原因在于高丰度的血红蛋白干扰了蛋白分离和鉴定，另外，早期蛋白质组技术对膜蛋白分析的局限性也限制了 RBCs 蛋白质组的全面分析。随后的 RBC 研究通过金属亲和层析去除血红蛋白，采用 shotgun 技术对 RBC 中蛋白质组进行分析，可重复测量和定量的蛋白质已达到 1000 多种。Bryk 等使用多酶消化过滤辅助样品制备（MED-FASP）进行处理，并使用 Q-Exactive 质谱仪进行分析，将 RBC 蛋白质组鉴定又提高到一个新的水平，共鉴定到了 2650 个蛋白质，其中 1890 个蛋白在每个细胞中有 100 个拷贝以上。同时量化了 41 种膜转运蛋白，丰度范围跨越 5 个数量级，包括新发现的药物转运体 ABCA7 和胆碱转运体 SLC44A1 和 SLC44A2。研究首次对 RBC 蛋白组进行了"深度"定量分析，改变了对红细胞的传统认知，进一步促进了对红细胞结构、功能和疾病相关性的研究。

3. 石蜡包埋样本蛋白质提取　临床蛋白质组学研究多数是以新鲜或冰冻组织为样本进行的。这些样品往往缺乏足够长的随访信息，导致了其实际的研究意义受限。另一方面，福尔马林固定石蜡包埋（Formalin Fixed Paraffin Embedded，FFPE）是临床一直以来最常用的样品保存方法，这类样品不但数量多、而且时间长、随访信息完整，如果能够将这些样品应用于蛋白质组学分析，无疑会具有更好的临床价值。已有大量研究尝试将 FFPE 样本用于蛋白质组学研究（表 2-5）。如编者团队最早开展鼻咽癌 FFPE 组织的蛋白质组学研究。系统评价了不同蛋白质提取方法，最后采用热诱导抗原回收技术结合含 2% SDS 裂解液从正常鼻咽上皮组织和分化程度不同的三种鼻咽癌组织 FFPE 标本中提取蛋白，采用二维液相色谱-串联质谱结合同位素标记相对和绝对定量标记（iTRAQ）方法检测鼻咽癌组织类型间的差异表达蛋白，共鉴定出 730 个独特的蛋白质，其亚细胞定位和分子功能分布与冷冻组织建立的人类鼻咽癌和正常鼻炎上皮组织蛋白质组学数据相似。此外，部分蛋白质相对表达水平与免疫组化结果一致。该方法为 FFPE 组织应用于蛋白质组学研究提供了一种有效的蛋白提取方法。

表 2-5　　　　　　　　　　　　　　文献报道的 FFPE 蛋白质组提取方法

抽提溶液	温度（℃）/时间（分钟）	组　织	样本（切片）	鉴定蛋白
RapiGest in 50 mM TEAB	95/30	鳞癌	10	1310
MQ water	95/20	肺，结肠腺癌	1，3，5	
RapiGest 0.1 M HEPES 1 mM DTT	95/240	鼠肾脏	5～10	1970
20 mMTris 2% SDS，20% glycerol	98/20	结肠	10	1208
RIPA，2% SDS	98/20	结肠	10	1060
20 mM Tris 0.5% SDS，1.5% CHAPS	98/20	心脏黏液瘤	10	1047

最近，Matthias Mann 团队描述了一种基于质谱的蛋白质组学工作流程，用于直接从 FFPE 组织病理学切片中提取蛋白质进行定量分析，其中 FFPE 组织样本蛋白质处理步骤如下：

（1）组织匀浆和福尔马林解交联：添加 100 μL 裂解缓冲液（300 mM Tris-HCL pH 8.0，50% TFE）到收集的 FFPE 组织超声（Bioruptor，最大强度，15 cycles，30 秒开/关）；离心去除凝结成分；90 ℃下加热 90 分钟；离心去除凝结成分。

（2）蛋白质还原，烷基化和酶解过夜：加入 5 mM DTT，室温 20 min，1500 rpm 震荡；加入 25 mM CAA，室温 20 min，1500 rpm 震荡；真空干燥至 20 μL；加入 80 μL 新鲜的含 trypsin 和 LysC 的酶解缓冲液，37 ℃，1500 rpm 过夜。

（3）多肽脱盐：加入 TFA 至 1% 浓度，终止酶解反应；采用 StateTips 纯化多肽，真空干燥，多肽重悬于质谱上样液中，−20 ℃保存备用。

该工作流程广泛适用于临床病理标本，包括通过激光显微切割分离的肿瘤组织（见图 2 - 14）。该流程使用数据依赖采集（DDA）和数据独立采集（DIA）方式进行质谱分析，在 100 分钟的单次分析中量化了大部分蛋白质组。在包含 100 个以上样本的腺瘤队列中，总检查用时不到一天。研究显示在长期保存的样品（15 年）中，蛋白质鉴定有中度程度的下降，但通过聚类分析显示不同的蛋白质组亚型与存档时间无关。研究结果强调了使用蛋白质组学对 FFPE 组织进行患者表型分析的巨大前景，并证明了以该方式分析大组织队列的可行性。

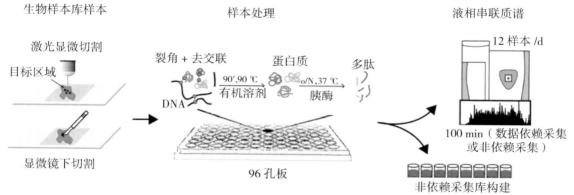

图 2 - 14　基于质谱的福尔马林固定石蜡包埋组织（FFPE）分析工作流程

二、蛋白质分离

（一）基于凝胶的分离技术原理及应用

1. 1D-PAGE　蛋白质的 SDS-聚丙烯酰胺凝胶（SDS-PAGE）电泳技术最初由 shapiro 于 1967 年建立，聚丙烯酰胺凝胶（PAGE）为网状结构，他们发现在样品介质和聚丙烯酰胺凝胶中加入离子去污剂和强还原剂（SDS 即十二烷基硫酸钠）后，蛋白质亚基的电泳迁移率主要取决于亚基分子量的大小，具有分子筛效应。PAGE 有两种形式：变性聚丙烯酰胺凝胶和非变性聚丙烯酰胺凝胶（Native-PAGE）。在变性聚丙烯酰胺凝胶电泳中，由于加入了变性剂 SDS，故蛋白分离仅依据于分子量大小。在非变性聚丙烯酰胺凝胶电泳中，蛋白质能够保持完整状态，并依据蛋白质的分子量大小、蛋白质的形状及其所附带的电荷量而逐渐呈梯度分开。SDS-PAGE 是大多数蛋白质的高效快速分离方法，可有效过滤样品中的低分子量杂质，如去污剂、缓冲组分等，而且 PAGE 胶可通过胶体 Coomassie 染色、Silver 染色等可视化从而估计样品中蛋白质的相对丰度。

SDS-PAGE 是蛋白质组学技术中蛋白质分离最常用的方法，其在蛋白质鉴定中的应用流程简述如下：收集蛋白样品，利用 SDS-PAGE 将样本中的蛋白质根据其分子质量进行分离；在凝胶分离步骤之后，固定液固定凝胶中蛋白质，染色显影；然后，切取选定的蛋白条带，或将整个凝胶带分割成凝胶切片，用蛋白酶进行凝胶内消化；最后用酸性缓冲液从凝胶中回收的肽段，脱盐和浓缩后进行 LC-MS/

MS 分析。该技术流程又被称为 gel-enhanced liquid chromatography mass spectrometry（GelCMS）。特别是近年来随着质谱仪的重大进展，应用 GeLC-MS 进行蛋白质组分析基本满足了对微量珍贵样本进行蛋白质组学分析的要求。

2. IEF 分离　等电聚焦电泳（Isoelectric focusing，IEF）是一种特殊电泳方法，即利用一种特殊的缓冲液（两性电解质）在凝胶（常用聚丙烯酰胺凝胶）内形成一个 pH 梯度，电泳时每种蛋白质将迁移到等于其等电点（isoelectric point，pI）的 pH 处（此时此蛋白质不再带有净的正或负电荷），形成一个很窄的区带。蛋白质的等电点主要取决于它的氨基酸组成，因此不同蛋白质都有其各自的等电点，可以利用它来进行蛋白质的分离和分析。传统的等电聚焦是在支持介质中加入载体两性电解质，但存在操作繁琐、pH 梯度不稳定及重复性差等问题。在 20 世纪 80 年代固相 pH 梯度等电聚焦技术克服了上述问题，而且其分辨率可达 0.001pH 单位，是目前分辨率最高的电泳方法。

IEF 可用于蛋白质混合物的分离。Zuo 等发明了一种新型溶液等电聚焦（solution IEF，sIEF）设备，该设备可在溶液中对蛋白质组进行高灵敏度的等电聚焦，聚焦后的蛋白质分离到相应等电点的池中，可快速回收，样品总回收率大于 80%。二维电泳是蛋白质组学研究常用分离技术，但还不能分析 10000 种蛋白质，而通过 sIEF 预分离多个馏分，再结合 2-DE 凝胶电泳分离，则可以实现分离 10000 个蛋白质的目标。

IEF 也可用于多肽的分离。有研究基于液体的 IEF 进行多肽的分离，但主要缺点是分辨率不大。例如，对酵母蛋白质组酶解肽段进行 shotgun 分析的结果中显示 38% 的多肽存在于一个以上的 IEF 片段中，15% 存在于 4 个或更多的片段中。液相 IEF 方法的另一个潜在问题是，必须使用大浓度的载体两性电解质来产生 pH 梯度，这些化合物会干扰后续的 LC-MS/MS 分析。有小组探索了将固相 IEF 作为多肽分离技术即 peptide IEF，并与阳离子交换色谱 SCX 比较，发现两者分离效果相似，但 peptide IEF 是离线模式，优势在于灵活，可自由调整分离馏分数，不足之处是无法自动化。

3. 双向凝胶电泳（2-DE）　双向凝胶电泳（two-dimensional electrophoresis，2-DE）技术是蛋白质组学研究中蛋白质分离的主要技术，是蛋白质组学发展早期的关键技术之一，因此，也成为蛋白质组学技术的代名词。

1975 年 O'Farrell 等建立了双向凝胶电泳技术，第一向是 IEF，第二向是 SDS-PAGE。其分离原理是在第一向中基于蛋白质的等电点不同用等电聚焦分离，具有相同等电点的蛋白质无论其分子大小，在电场的作用下都会聚焦在某一特定位置即等电点处；随后，在第二向中按分子量的不同用 SDS-PAGE 分离，把复杂蛋白混合物中的蛋白质在二维平面上分开。尽管传统的 O'Farrell 双向电泳有较高的分辨率，但其利用载体两性电解质形成的 pH 梯度不稳定，受电场和时间影响大，特别是第一向因阴极漂移而丢失碱性蛋白质，影响实验重复性。1982 年由 Bjellgvist 等发展并完善了固相 pH 梯度等电聚焦技术，Gorg 等（1997 年）成功地将之应用于双向电泳的第一向分离，从而解决了以上存在的问题，大大提高了双向电泳的分辨率及重复性。在一张双向电泳图谱上已可以分离到近万个蛋白质点，这是目前分离蛋白质的最好方法，已成为蛋白质组学研究不可缺少的核心技术（图 2-15）。但随着蛋白质组学研究工作的深入，2-DE 技术操作复杂，对操作人员技术要求高等固有的局限性限制了其应用，而且随着非胶蛋白质组技术逐步广泛应用，2-DE 逐渐淡出蛋白质组学。近年来随着 top-down 技术的发展，2-DE 凭借其独有的优势，再次成为 top-down 蛋白质组学研究中的重要分离手段。

2-DE 分离蛋白质。2-DE 是目前在蛋白质组学研究中应用最广泛的分离技术。固相 pH 梯度的应用大大提高了 2-DE 的分辨率和重复性，减少了蛋白质碱性漂移等，但 2-DE 技术仍存在一些不足之处，如对疏水性蛋白质、极端碱性蛋白质、分子质量特大或特小的蛋白质、低丰度蛋白质的分离仍有一定困难。现在对这些不足已有一些对策予以改善。

（1）疏水性蛋白质或难溶性蛋白质：由于这类蛋白质溶解性差，蛋白质在样品制备过程及等电聚焦过程中可能丢失，且蛋白质进入 IPG 胶条也有一定困难。最近，研究者在样品裂解液中加入一些新的离液剂（chaotropes）如硫脲、表面活性剂 SB3-10、还原剂三丁基膦（TBP）等，并结合顺序抽提法大

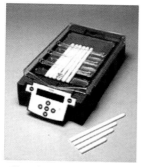

第一向 IEF 等电聚焦仪

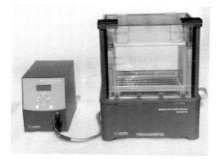

第二向 SDS-PAGE 电泳仪

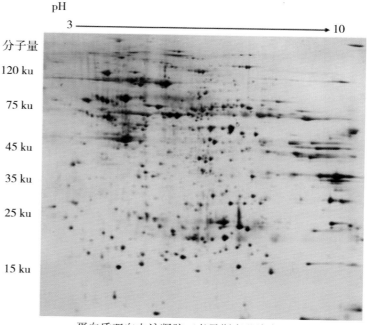

蛋白质双向电泳凝胶（考马斯亮蓝染色）

图 2-15 双向凝胶电泳技术

大改善了一些高度不溶性蛋白质在 2D 胶中的呈现。

（2）碱性蛋白质：这类蛋白质如组蛋白、核糖体蛋白、染色体蛋白的 pI 一般都大于 10，在 IEF 电泳中分离是一个难题。新开发的一些碱性窄范围的 IPG 胶条如 pH 6～11，pH 10～12 或 pH 4～12 有助于碱性蛋白质的分离。Bossi 等在等电聚焦中使用窄的碱性 pH 梯度胶条，同时在 0～10％山梨醇中水化 IPG 干胶条限制电渗流，显著改善碱性蛋白的 2-DE 分离效果；另外，使用 TBP 也可增加等电聚焦过程碱性蛋白质的溶解性。

（3）低丰度蛋白质的分离：低丰度蛋白质分离一直是常规 2-DE 方法的短板，目前研究者也提出了一些技术策略以提高低丰度蛋白质分离效果。一是增加总蛋白质的溶解度和电泳时的上样量，二是采用蛋白质馏分（fraction）技术，结合窄 pH 范围的 IPG 胶分离技术能有效发现低丰度蛋白质，三是提高显现技术的灵敏度，如采用银染色代替考马斯亮蓝染色、免疫显色、荧光染色等都有利于低丰度蛋白质的展现和鉴定。

（4）分子质量特大或特小的蛋白质：小于 8 ku 和大于 200 ku 的蛋白质在常规 2D 胶上分辨率不佳。这可能是一些低分子质量蛋白质在 Tris-glycine 中，样品和 SDS 发生对流混合，产生模糊状的带，从而降低其分辨率，且这些小分子常常迁移至胶的底部，接近迁移前沿，影响染色。Tricine 代替 glycine 可提高小分子蛋白质的分辨率。高分子质量的蛋白质不易进入 IPG 胶，导致 2-DE 不能很好展示，而采用低压水化可促进这些分子进入胶内从而提高展示效果。

蛋白质变体（Proteoforms）的分离。人类基因组计划显示基因数为 20300，与预计 100000 个基因相差甚远。生命机体所表现出的复杂性应该更多地体现在蛋白质层面。在蛋白质层面仅考虑可变剪切则蛋白质数量就可达 7 万～10 万。蛋白从合成出来到指定的位置，其过程中会发生很多的蛋白质翻译后修饰（据估计人体有 400～600 种 PTM）。这样，人类蛋白质组中的蛋白质存在形式（proteoforms）至少有百万甚至更多。蛋白质变体是蛋白质组的基本单元，包括一个基因由于突变、可变剪切、翻译后修饰等形成的所有蛋白（图 2-16）。因此真正意义上的蛋白质鉴定是蛋白质变体的鉴定。

基于 bottom-up 的蛋白质组学技术路线近十多年在蛋白质组学中起着核心技术的作用。其通量高，一次实验可鉴定几千，甚至上万的蛋白质。但该方法鉴定的结果是一个 protein group，并未实现 pro-

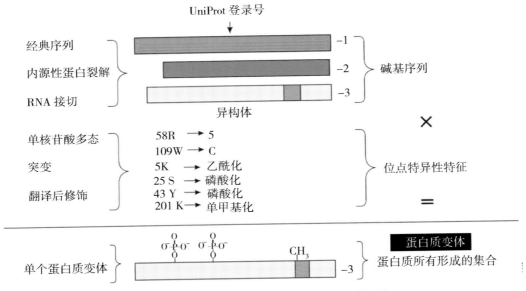

图 2‐16　蛋白质变体（proteoforms）形成机制

teoforms 的鉴定。目前实现 proteoforms 鉴定的策略主要有两条：第一条为 "top-down" MS 技术。该技术能探测、鉴定和定量 Proteoforms，获得蛋白质的氨基酸序列和 PTMs 信息，但通量较低，目前最大通量鉴定到 860 个蛋白质对应的 5000 多个 Proteoforms。第二条技术路线即传统的 2-DE 技术结合 LC-MS/MS。随着 2-DE 技术分辨率的不断提高，LC-MS 灵敏度和分辨率的显著提升，2-DE-LC-MS 技术在 proteoforms 鉴定和定量方面展示出新的生命力。Zhan 等发现每个 2D 胶点包含了平均至少 50 个甚至达几百个 Proteoforms，并且大多数是低丰度的，完全打破了 40 多年来人们对双向电泳的传统认识（即一个 2D 胶点中一般仅含有 1～2 种蛋白质），为大规模的 Proteoforms 研究提供了技术基础。在以染色体为中心的人类蛋白质组计划中，一直在使用 2-DE 和虚拟的 2-DE 结合 LC-ESI-MS/MS 进行 proteoforms 的分离和鉴定，获得了 18 号染色体 104 个基因编码的 117 个 proteoforms。在对 HepG2 的总蛋白质分析中发现了 3962 基因的 32652 proteoforms（图 2‐17）。Proteoforms 概念的发展极大丰富了蛋白质组的内涵，是蛋白质组学研究的更高层次和国际科学发展的前沿，必将影响整个生命科学和医学科学的研究和实践，有助于发现可靠而有效的疾病标志物，促进对疾病分子机制的深入理解，药物靶点的筛选，以及诊断和预后评估。

（二）基于非胶的分离技术

1. 液相色谱法　由于 2-DE 对 pI 值过大、过小以及疏水性强的蛋白质的分离局限性，以液相色谱为代表的非胶技术得到快速发展。近年来 shotgun 技术的快速发展，进一步带动了液相色谱的发展。

液相色谱法的最大优点在于高速、高效、高灵敏度和自动化。高速是指在分析上比经典液相色谱法快数百倍。由于经典色谱是重力加料，流出速度极慢，而现代商业化的高效液相色谱仪都配备了高压输液设备，对于常规液相分离，流速大幅提高，大大地缩短了组分分离所需要的时间。高效是由于高效液相色谱柱在填充过程中应用了颗粒极细、均匀的固定相，填料阻力小，分离效率高。高灵敏度是由于现代高效液相色谱仪普遍配有高灵敏度检测器，使其检测灵敏度比经典色谱有较大的提高。

高效液相色谱根据分离机制不同，可大致分为以下几种类型：反相液相色谱、正相液相色谱、离子对色谱、体积排阻色谱等。下面以反相液相色谱为例进行简单介绍。

反相液相色谱法是采用非极性固定相（如 C18）和极性流动相（如甲醇）对样品进行分离的方法，是高效液相色谱中应用最为广泛的方法。反相液相色谱常用的流动相有水、甲醇、乙腈等，其冲洗能力有较大差别。在分离不同样品时，溶剂极性、溶剂化参数均是选择溶剂的主要指标。以常用的反相液相色谱冲洗剂为例，溶剂冲洗能力：四氢呋喃＞乙腈＞甲醇＞水。四氢呋喃是强冲洗剂，当选用四氢呋喃

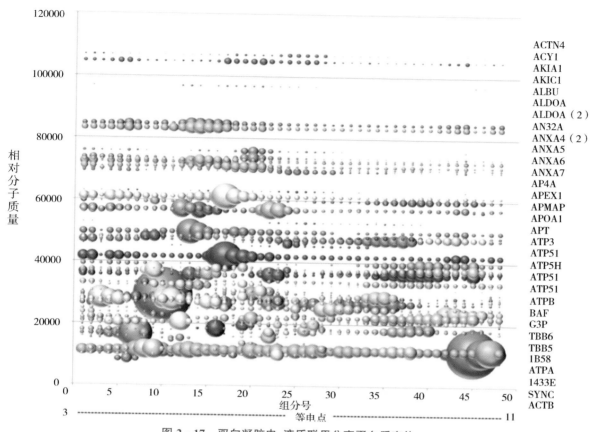

图 2-17　双向凝胶电-液质联用分离蛋白质变体

鉴定到 HepG2 细胞的 32652 蛋白变体（3962 基因）

作为流动相时，所有化合物在色谱柱上的残留均很小。在反相液相色谱中，常见的二元溶剂系统是以不同比例混合而成的甲醇/水或乙腈/水冲洗体系。如果要进一步提高洗脱强度，可在二元溶剂系统的基础上再加入适量的四氢呋喃，这种三元混合溶剂的洗脱能力几乎可以解决所有样品的洗脱问题。在有些情况下，为了改变色谱峰形、调节 pH 值、抑制样品解离或改变样品分离选择性、进行手性拆分（chiral separation）等，需要加入适当的试剂或溶剂体系组成四元以上的溶剂体系。

高效液相色谱仪是实现液相色谱分离的专用设备，一般包括 4 个主要部分：高压输液系统（储液器、高压泵、脱气装置）、进样系统、分离系统和检测系统。首先高压泵将流动相溶剂经过进样器送入色谱仪，然后从控制器的出口流出。当加入预分离的样品时，流经进样器的流动相将样品同时带入色谱柱进行分离。分离后的样品组分先后进入检测器，记录仪将检测器采集的信号记录下来，由此得到液相色谱图。在这四个部分中，液相色谱高压恒流泵技术、色谱柱技术和高灵敏度检测器技术是其中的三个核心技术。色谱柱均已商业化，在此不做介绍。

（1）液相色谱高压输液泵：高效液相色谱的"高效"又称"高压"，这是因为高效液相色谱的固定相所采用的填料颗粒细小而均匀。小颗粒具有更高的分离效率，但会导致阻力升高，需用高压输送流动相。因此，稳定的高压液体输送系统是高效液相色谱的核心部件之一。常规高效液相色谱的输液泵输液原理主要有 3 种类型：往复式注射泵、注射泵、气动压力放大泵。商品化的高效液相色谱仪基本上使用的是往复式的注射泵。这种泵是由步进电机驱动柱塞杆在液缸里做往复运动，从而定期地将贮存在液缸里的液体以高压排出。另外，高效液相色谱在分离过程中通常会采用混合梯度洗脱的方法，即指在分离过程中使流动相的组成随时间改变而改变，通过连续改变色谱柱中流动相的极性、离子强度或 pH 值等因素，使不同被测组分依次洗脱，提高分离效率。

（2）高效液相色谱检测器：高效液相色谱仪中的检测器主要用于检测经色谱分离后的组分含量。理

60

想的检测器应具备以下特征：灵敏度高和线性范围宽。常用的液相色谱检测器有紫外可见光吸收检测器、光二级管阵列检测器、荧光检测器、电化学检测器和质谱检测器。其中，紫外可见光吸收检测器和质谱检测器的应用极为常见。质谱作为一种质量型检测器在近年来有较大发展，尤其是在分析生物大分子物质方面发展尤为迅速。但很少有质谱单独作为检测器的，其主要用于液质联用仪。

2. 毛细管电泳　毛细管电泳（capillary electrophoresis，CE）又称高效毛细管电泳（HPCE），是以内径 20 μm 的柔性毛细管作为分离通道、以高压直流电场为动力，对各种小分子、大分子以及细胞等进行分离、检测或微量制备的技术总称。毛细管电泳可以看作是电泳的一种仪器化的技术，在几十到几百微米尺度的毛细管柱中进行分离和检测。毛细管电泳最大的特点是采用内径在 20 μm 的石英毛细管为分离通道。毛细管电泳中，由于高压电场的作用带正电荷的粒子向负极迁移，与此同时，电渗流推动着中性分子和带负电荷的粒子向另一方向迁移。

根据毛细管内是否填充介质、填充介质的类型以及缓冲液、毛细管电泳的分离模式有不同的划分方式。常见的有：毛细管区带电泳、毛细管胶束电动色谱、毛细管等电聚焦（CIEF）、毛细管等速电泳、毛细管凝胶电泳（CGE）、毛细管电色谱（CEC）等。毛细管电泳所分离检测的主要是水溶液中的分析物，特别适合于研究生理条件下的生物分子。下面以毛细管区带电泳为例做简单介绍。毛细管区带电泳是毛细管电泳中最简单的一种模式，即在毛细管内只充入缓冲溶液，样品进样后在高压电场作用下，分析物根据其质量和电荷比（m/z）的差异以不同的速率在毛细管中迁移而实现分离和检测，故又称自由溶液毛细管电泳。一旦在毛细管分离柱两端加上一个高电压，带正电荷的粒子在电场作用下带动溶液以液流的形式向负极方向移动。由于毛细管的电阻率大、电流小，有效抑制了焦耳热效应，且毛细管具有较大的散热表面，能防止电泳过程中溶液温度升高，使得分离快而高效。毛细管区带电泳应用很广，在生物学领域集中应用于多肽和蛋白质的分析。由于液相色谱快速发展，在常规蛋白质组学技术路线中已很少应用毛细管电泳。

（三）多维分离技术

近年来，高效液相色谱的发展为蛋白质和多肽的分离提供了新的手段。然而对于复杂的生物样品体系来说，一维分离模式所能提供的分辨率和峰容量往往十分有限。以人血清为例，其含有的蛋白质种类超过 1 万种，浓度范围达到了 10 个数量级以上。这种复杂样品的蛋白质组分析仅靠一维液相色谱是难以完美实现的，需要一个更强大的分离技术平台。在一维分离的基础上发展起来的二维乃至多维分离方法是解决复杂体系分离问题的有效途径。

顾名思义，多维色谱分离是将两种或多种色谱分离技术联合使用，提高色谱分离容量的技术。根据数学模型，如果每一维分离技术的分离机制完全不同，则多维分离模式的峰容量应为其构成的各个一维分离模式峰容量的乘积。在实际使用过程中，为使多维分离效率最大化，需遵循两条标准：①所有样品组分要经过两种或两种以上相互独立的分离机制分离；②各组分间的分离效率不受后续分离的影响。目前多维液相色谱分离技术在蛋白质组学研究中占有十分重要的地位。反相液相色谱具有分析速度快、分离效率高、流动相组分与后续的质谱分析兼容等优点，通常被选为多维色谱分离中最后一维的分离模式，而体积排阻，离子交换和亲和色谱等可以作为样品的预分离模式。根据各级分离模式间连接方式的不同，多维色谱还可以分为在线分离和离线分离两类。离线分离是人工收集前一维色谱分离的流出组分，然后手动送入下一维进行分析，虽然与一维分离相比提高了分离效率，但容易造成样品污染和损失，影响重复性。在线分离具有分辨率高、无样品损失、快速、高通量和自动化等优点，但其技术难度大，对仪器设备要求较高。

1. 二维液相色谱分离系统　为了有效分离在 shotgun 分析方法中产生的复杂肽段混合物，二维液相色谱分离系统（two dimensional liquid chromatography，2DLC）结合两种原理不同的色谱分离模式，对肽段混合物进行两次分离。最常用的 2DLC 是离子交换色谱和反相色谱的串联。1999 年，J. Yates 实验室首次提出了将强阳离子交换（strong cation exchange，SCX）色谱-反相（RP）色谱二维分离系统和质谱连接进行蛋白质组鉴定，又称多维蛋白鉴定技术（multi-dimensional protein identification

technology，MudPIT）。在该方法中，通过一根前后两段分别装有 SCX 和 RP 填料的毛细管柱构建了在线 SCX - RP 分离系统。第一维 SCX 中通过增加的盐浓度梯度，肽段混合物按照其带电状态分离。在第二维 RP 中按照疏水性质将一维色谱中分离程度较低的肽段在二维色谱中进一步分离。在二维液相色谱分离系统中，除了阳离子交换色谱常作为第一维分离之外，其他几种不同原理的色谱类型也可作为第一维分离。例如，磷酸化/糖基化修饰肽段电荷性和亲水性发生了变化，可以使用阴离子交换色谱（anion exchange，AX）或亲水作用色谱（hydrophilic interaction chromatography，HILIC）分离。多种二维液相色谱串联系统包括 SCX-RP、RP1-RP2、HILIC-RP 也有相关应用报道。在二维液相色谱分离中，两种不同的色谱分离方法的叠加，已经显示出多维分离方法的高分离能力。为了进一步提高复杂样品的蛋白组学鉴定的深度和广度，研究者已经在此基础上发展了三维液相色谱分离系统，进一步提高了样品的分离程度。

　　2. 多维分离系统　　为了增加复杂的蛋白质组学样品的分离程度，直接的方法是在经典的二维液相色谱分离的前端进行不同模式的预分离，实现样品更多维度的分离。Wolters 等将酵母细胞裂解液的酶解产物先按照极性差异分离为多个组分再采用 MudPIT 鉴定到的蛋白数目比单纯 MudPIT 高 1 倍。Wei 等用类似的三相混合色谱柱（RP1-SCX-RP2）分离酵母细胞的全酶解产物是经典 MudPIT 法的 4.5 倍。该系统使分析过程完全自动化，适合复杂样品的分析，已经在一些蛋白质组学研究中得到具体应用。多维液相分离模式具有灵敏度高、分析速度快的优点，可以通过不同分离模式的偶联来实现对复杂生物样品的分析。近些年，国内外多维分离方法研究取得了突破性成果，在技术多样性、峰容量、分辨率上有了很大的提高，但是由于多维分离技术使用、维护难度大，目前仍然面临许多技术问题，还需要进行不断的探索。

　　早期的 top-down 蛋白质组学研究主要集中在纯化的单个蛋白质或者蛋白质复合体上，由于这些样品的复杂度不高，对分离方法要求不高，相关研究与应用并不多。随着 top-down 分析的需求增加，特别是对全蛋白质组的复杂样品 top-down 分析的需求，对蛋白质分离技术提出了更高的挑战。因此，蛋白质分离技术的研究已经成为 top-down 中最重要的研究内容。传统 2-DE 由于其回收率低、实验操作耗时耗力、重复性差等因素，在 top-down 蛋白质组学研究中并没有取得很好的使用效果。除了采用多维色谱外，对传统 2-DE 技术进行改造，或利用其分离原理设计开发新的分离系统也是 top-down 策略的重点研究领域。

　　目前，top-down 蛋白质组学研究中最有效的蛋白质分离方法分为离线（off-line）与在线（on-line）两种方式，前者以 Kelleher 实验室发展起来的"四维离线分离"方法为代表；后者以 Ljiljana 实验室发展起来的弱阳离子交换（weak cation exchange，WCX）结合亲水交互液相色谱（hydrophilic interaction liquid chromatography，HILIC）在线分离方法为代表．

　　Kelleher 实验室发展起来的"四维离线分离"（图 2 - 5）。蛋白混合物首先进行等电点聚焦（isoelectric focusing，IEF），依据蛋白质的等电点进行分离，收集为不同组分。每个组分再进行凝胶洗脱液相分离截留电泳（gel elution liquid-based fractionation entrapment electrophoresis，GELFrEE），依据蛋白质的分子质量进行分离。这两种分离方法的结合，再加上 LC-MS 构成了完整的四维蛋白质分离平台。该系统平台具有较高的样品回收率，也显著提高了蛋白质分离的通量，可以很好地与其他分离方法相连接。利用该分离系统对人类 HeLa 细胞蛋白质组的分析中鉴定到了 3093 个蛋白质变体（对应 1043 个蛋白质）。另一个实验中在 H1299 细胞的蛋白质组分析中鉴定到了 5000 个蛋白变体（对应 1220 个蛋白质）。四维离线分离平台实现了大规模完整蛋白质鉴定，是 top-down 技术路线中的标志性进展，进一步推动了 top-down 蛋白质组学研究的发展。

　　离线分离技术不足在于效率和自动化程度较低，因此，发展在线的高效分离方法是提高分离效率的一条途径。在线分离方法的代表是以 RPLC 和 WCX-HILIC 相结合的分离技术。WCX 主要依据蛋白质净电荷数量进行分离，HILIC 利用蛋白质的"亲水性"进行分离（图 2 - 18）。该分离方法与质谱有良好的兼容性。此分离平台适用于复杂的翻译后修饰蛋白质的分离。研究者采用该方法鉴定到了 708 个组

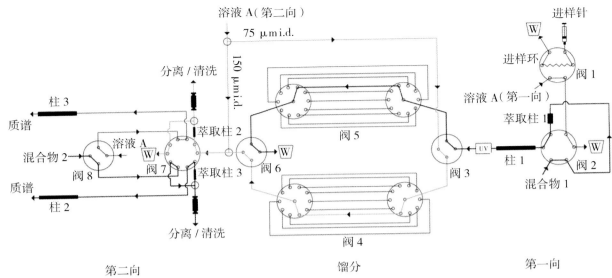

图 2 - 18 反向色谱（RPLC）/弱阳离子交换色谱（WCX）和亲水作用色谱（HILIC）在线分离平台示意图

蛋白变体，实现了高灵敏度和高通量复杂的翻译后修饰蛋白质的鉴定。但该平台仪器相对复杂，维护成本较高，灵活性不如离线模式。

在 top-down 分离技术中，除了上述介绍的两类方法外，还有如毛细管电泳（capillary electrophoresis，CE）和强阳离子交换（strong cation exchange，SCX）等进行多维组合，但应用较少。总的来讲，由于蛋白质组，特别是蛋白质变体的复杂程度远超过目前单一的分析平台的检测能力，因此在实际研究中还需要结合不同分析平台的优势实现研究目标。

三、蛋白质鉴定

（一）蛋白质鉴定技术概述

蛋白质组学根据蛋白鉴定策略可分为"top-down"和"bottom-up"两条路线。"top-down"主要用于单个完整蛋白的分析。这种方法必须使用功能强大的以傅里叶变换质谱为代表的高分辨率质谱对蛋白进行碎裂，并解析碎片离子信息。对于复杂蛋白体系通常使用"bottom-up"路线。该路线首先从组织、细胞等体系对蛋白进行提取，之后可采取两条技术路线进行蛋白分析。第一条是对蛋白质进行分离，形成相对简单的蛋白体系。例如使用一维胶条或二维聚丙烯酰胺电泳分离蛋白，然后进行胶内酶解获得混合多肽进行 LC-MS/MS 鉴定。第二条路线是复杂蛋白体系直接酶解成混合多肽，使用液相系统对这种多肽混合物进行分离后直接进行 MS/MS 分析，即 shotgun 蛋白质分析技术。

top-down 和 bottom-up 蛋白质组学研究中蛋白质鉴定技术都是基于质谱的蛋白质鉴定方法。质谱仪的离子化源是将待分析物转化为质谱可分析的带电离子的关键部件，主要包括电喷雾（ESI）和基质辅助激光解析离子化源（MALDI）。基于这两类离子化源的质谱仪的蛋白质鉴定方法的原理不同，分别介绍如下。

1. 肽质量指纹图谱分析方法：每种蛋白质都有着特定的一级结构，即氨基酸序列。蛋白质被酶解后所产生的肽段也各具特性。因此，当蛋白质被特异性酶如 Trypisn、Lys-C 等酶切后再对酶解产物进行质量测定，会得到一套特征性的质量图，称为肽质量指纹图（peptide mass fingerprinting，PMF）。正如人的指纹能辨明一个人的身份，肽质量指纹图也能用于识别蛋白质。通过将测得的肽段质量与相应的蛋白的理论肽段质量数据库对比，从而获得该蛋白的信息。这种鉴定方法（基质辅助激光解析离子化飞行时间质谱 MALDI-TOF-MS）在早期蛋白质组学研究中获得较广泛的应用，而蛋白鉴定的准确程度取决于质谱数据的准确程度，数据库完整性和比对算法的性能。

肽质量指纹图谱分析流程相对简单。首先，使用蛋白酶（如胰蛋白酶）对蛋白进行酶解处理，在特定的氨基酸上将蛋白切成肽段。选择蛋白酶的关键是酶切位点的特异性，是从蛋白数据库生成理论酶解肽段列表的基础。其次，使用 MALDI-TOF 质谱仪获得所有肽段的质量（图 2‑19）。最后，将获得的多肽质量信息进行数据库检索，通过数据库比对鉴定该蛋白质。

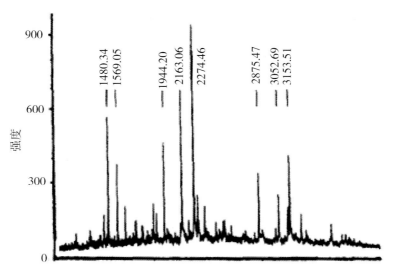

图 2‑19　MALDI-TOF 肽质量指纹图

2. 串联质谱鉴定方法　鉴定未知蛋白质或多肽时，除了测定其分子质量（molecular mass）、等电点、氨基酸组成等指标外，更重要的是要获得它的氨基酸序列信息。随着蛋白质组学研究的开展和不断深入，以 Edman 降解法为基础的传统测序方法已难以适应蛋白质和多肽的微量测序要求。电喷雾串联质谱（ESI-MS/MS）具有测序功能，能在微量乃至超微量水平上进行蛋白质和多肽的氨基酸序列分析，从而成为蛋白质组学研究的关键技术之一。

串联质谱测序的原理：通过 MS/MS 质谱，获取肽键断裂后形成的子离子，相邻肽键断裂后形成的子离子差正好是一个氨基酸残基的质量，因此获取不同肽键断裂形成的所有子离子就可以获取所有氨基酸残基信息，从而实现多肽序列的测定（图 2‑20）。实际中断裂并不仅仅发生在肽键，其他部位也可能发生。其中碰撞模式在其中发挥主要作用。Shotgun 蛋白质分析中最常用的 CID 碰撞模式，其断裂模式：羰基和酰胺氮之间的化学键发生断裂形成一个 "y 离子" 和一个 "b 离子"，这种碎裂被称为 "b，y 碎裂"，是 CID 模式中最常见的碎裂模式。其他模式的碎裂，例如 "a，x"，"c，z" 碎裂偶尔也能观察到，它们的发生需要更高的碎裂能量。

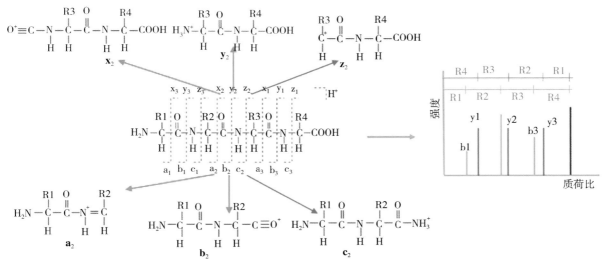

图 2‑20　碰撞诱导解析（CID）分析多肽氨基酸序列原理示意图

在大规模蛋白质鉴定中，测定的多肽的 MS/MS 数量巨大，同时，多肽氨基酸中可能发生修饰，基因突变等因素，增加了 MS/MS 碎片离子图谱复杂度，导致图谱解析的难度增加，需借助高效的数据库搜索算法进行计算机辅助解析。目前已有大量成熟开源和商用算法如 maxquant，pFind，Sequest 等可供使用。这些算法软件极大提高了串联质谱蛋白鉴定的效率和准确性，成为蛋白质组学研究的必备工具。

（二）蛋白质质谱鉴定方法的应用

1. MALDI-TOF 肽质量指纹图技术的应用　　基于 MALDI-TOF 的肽质量指纹技术广泛应用于多肽和蛋白质分子量的测定及纯度评价，如牛碳酸酐酶、蜂毒素、牛胰岛素、牛胰岛素 B 链、短杆菌肽 S、肌红蛋白、细胞色素 C、胰蛋白酶原等的测定，且测定过程十分简便。在国外的一些实验室里 MALDI 已成为蛋白质分子量测定的常规方法。对于复杂的生物混合物，尤其是含一定浓度的盐和缓冲液的样品，采用快原子轰击（fastA tom bombardment，FAB）和电喷雾离子化（electrospray Ionization，ESI）分析会产生肽离子信号的抑制现象，而采用 MALDI-MS 分析蛋白水解产物则不存在这些问题。MALDI 与酶解或化学降解相结合是研究蛋白质结构、确认基因工程药物与天然组分结构一致性的好方法。此外该技术还被演化用于疾病诊断，微生物识别、组织成像等领域。

（1）疾病诊断：在样品制备后，对肽和蛋白质指纹图谱采集，通过对图谱进行统计学检查，确定不同组群之间任何潜在的诊断性差异，这些差异可能代表了所研究的疾病的生物标志物。该方法已被应用于癌症生物标志物的研究中。通过特征的蛋白质/肽峰，不仅可以将患者与对照组区分开来，还可以将手术前后的患者以及有转移和再发风险的患者进行区分。此外，对患者尿液进行蛋白图谱分析，可以发现其尿液表达的特征蛋白，用于识别特定风险的患者。例如，MALDI 分析能够识别出 2 型糖尿病患者中表达减少的 3 种特异性蛋白质。由 14 种肽段组成多肽谱具有良好的诊断价值，用于区分原发性肾病综合征患者，有可能取代耗时和侵入性的活检程序进行诊断。

（2）微生物鉴定：MALDI 蛋白图谱成功应用的另一个领域是鉴定生物体，主要是微生物。一些质谱仪制造商已经建立了已知微生物蛋白质图谱数据库，因此可以将未知生物体的蛋白质图谱与数据库进行比较，并由此提出鉴定建议。据报道，该方法成功地识别了物种中的抗性等特征和物种内的菌种水平鉴定，以及根据得到的蛋白谱区分不同物种。MALDI 蛋白图谱法也可用于鉴定较罕见的病原菌。与传统方法相比，使用 MALDI 蛋白图谱法鉴定时需要进行第二次确认分析的细菌更少。MALDI 蛋白谱分析方法还被应用于重要的真菌种类的鉴定，也可以用于确定抗真菌的药物敏感性，从而指导临床对患者进行更明智的治疗。

（3）组织成像：MALDI-TOF 质量指纹图谱技术与组织切片技术相结合，衍生出了组织成像质谱（IMS）技术。该技术可以进行肿瘤分型，特别是转移组织中原发肿瘤的鉴定以及分级，并可提供预后信息。IMS 是鉴定生物标志物的一种有价值的方法，在组织病理诊断的各个领域，特别是在肿瘤的鉴定和分级方面，它可以弥补组织学、免疫组织学和分子病理学的不足。例如，在卵巢肿瘤中，MALDI 分析可以检测到两种界面特异性蛋白 plastin 2 和 peroxiredoxin 1，其在肿瘤和正常组织之间的界面区有不同的表达。Oppenheimer 等人对肾脏样本开展了研究，分析肿瘤、边缘-肿瘤、边缘-正常和正常四个不同区域的组织的质谱图，发现在组织学肿瘤边界之外的边缘-正常微环境中存在类似肿瘤的蛋白表达模式。这显示了 MALDI-TOF 指纹图谱技术在癌症诊断等临床应用中的独特优势。

2. 电喷雾质谱法测定分子量　　纳升电喷雾电离（nano-ESI）的出现，降低了质谱分析的样品量，提高了离子化效率，扩展了微量分析在质谱实验室中的可用性。因此，除了多肽和蛋白质测定，nano-ESI-MS 也在其他分析物测定中得到了应用。

（1）寡糖和糖苷的测定：在纳升 ESI 出现之前，用 ESI-MS 分析寡糖比较困难。据报道，其电离效率比肽类低 1~2 个数量级，而且需要大量的样品材料才能得到满意的质谱。因此，几乎在所有情况下都使用了衍生化方式提高电离效率。普鲁兰是一种平均分子质量为 5800 u 的多糖分子。在常规微升 ESI 的情况下，只有一些噪声，但在纳升 ESI 质谱中能产生非常强烈的信号。纳升 ESI 的灵敏度的提高还体现在极低浓度的麦芽五聚糖样品中仍能获得较强的离子信号。纳升 ESI 同样也适用于更复杂的化合物，如糖苷的质谱检测。

（2）糖蛋白的测定：糖蛋白是另一类生物聚合物，传统的电喷雾电离很难对其进行分析。一方面，因糖体固有的异质性，以及不同电荷状态的离子的干扰，给大糖蛋白离子化带来了问题。此外，糖基覆盖了蛋白质的大部分表面积，屏蔽了蛋白质的质子化位点，导致平均电荷大大降低，无法有效电离。另外，它们与盐类阳离子和阴离子结合的倾向高也会使离子化效率变差。最后，许多哺乳动物蛋白质中含有酸性糖单位，在质谱缓冲液的酸性环境中往往容易裂解，因此无法有效检测。改进的纳升 ESI 克服了这些不足。使用纳升 ESI 和低离子化电压，含有质量约 40% 的糖蛋白和高量的酸性糖 N-甘醇酰胺酸的牛糖蛋白 a1 能够被有效离子化，形成以 m/z 2700 为中心的相对狭窄的质谱峰。

3. 电喷雾串联质谱法分析多肽和蛋白质的一级结构　ESI-MS 在多肽和蛋白质结构微量分析中最典型的应用是鉴定多肽侧链上的化学修饰（如氧化、酰化、磷酸化和糖基化等）。由于这类实验一般在氨基酸序列已知的前提下进行的，所以只要将化学修饰多肽的串联质谱数据与相应的未修饰多肽的理论数据对比即可得出结论。对于分子质量较大的修饰多肽和蛋白质，需将其酶解为大小合适的多肽，然后再分离鉴定酶解的多肽片段，根据片段分子质量的变化推测修饰所在的片段，进一步还可以鉴定出发生修饰的氨基酸残基。

（1）化学合成多肽产物的鉴定：利用固相化学合成技术在多肽合成仪上合成序列为多肽序列 IYN-INMC（797.90 u）的 7 肽后，对合成粗品的 RPLC 进行分离，测得 1 个主峰和另外几个小峰，主峰物质即为所得的目 de novo 测序为 7 肽（图 2-21）。而其余几个小峰物质则分别为 7 肽的修饰产物或缺失少 1 个或 2 个残基的残缺肽。主峰物质的一级质谱显示它含有一个分子质量为 814.57 u 的多肽。从分子质量推测，它为目的 7 肽氧化所致，实际测量与理论值差值为（814.57-798.90=15.67），正好与氧原子质量相等。而且，MS/MS 分析也显示第 6 位的 Met 残基发生氧化。

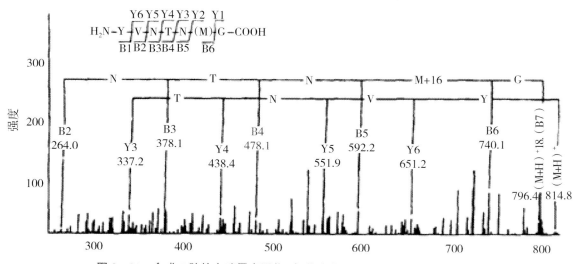

图 2-21　合成 7 肽的电喷雾离子化-串联质谱（ESI-MS/MS）从头测序图

（2）多糖蛋白修饰位点确认：糖基化是蛋白质分子中常见的化学修饰方式，而糖蛋白的鉴定又是蛋白质分离鉴定的难点之一。借助于蛋白酶和糖苷酶的作用，ESI-MS/MS 能够迅速有效地鉴定出糖蛋白的糖基化位点及糖类型。研究者对牛胰核糖核酸酶 B（RNBase B）的糖基化位点及糖型分析时，先对其二硫键进行还原和修饰处理，再先后用 LysC 蛋白酶和特异性糖苷酶水解 RNase B，所得酶解产物用 ESI-MS/MS 方法进行分析。根据总离子图和 MS/MS 图确定糖基所在的肽段、残基和糖基化类型。

（3）鉴定未知新蛋白：新蛋白包括基因序列已知，但无相关蛋白水平证据。该方法由于已有基因组数据，因此，可以采用基因数据翻译为蛋白质，进行数据库检索法鉴定。另外一类新蛋白是没有基因信息，这主要由于研究物种的基因组没有测序或测序不完全，或者序列存在新的可变剪切体，修饰等造成序列未知。Andersen 等在拟南芥基因组测序不完整时鉴定了 4 个新蛋白，其结果被新公布的完整基因组测序结果证实。Matis 等研究的菌类未有基因组数据，通过 ESI-MS/MS 测序并与其他菌类蛋白质数据同源比对，确定了一个新蛋白。

4. 电喷雾串联质谱数据库检索法鉴定蛋白质　基于质谱的蛋白质鉴定方法是蛋白质组学的基本平台技术。其中一种综合方法是将胰蛋白酶解的多肽进行串联质谱（MS/MS）分析，以获得详细的氨基酸序列信息。目前有不同的策略可用于解释 MS/MS 数据，推断出多肽的氨基酸序列，其中数据库检索法是最常见的方法。它通过将实验数据和理论 MS/MS 数据（由蛋白质序列数据库蛋白质理论酶解肽段生成）进行比对，将识别出的肽进行打分，根据打分对蛋白质排序，从而推断出蛋白质条目。该方法已在复合物鉴定、比较蛋白质组学分析、PTM 修饰鉴定等蛋白质组学主要研究领域广泛应用。

（1）蛋白质-蛋白质相互作用和蛋白质复合物的鉴定：通常，生物过程涉及多种生物分子之间的相互作用，如蛋白质- DNA 或 RNA、DNA-DNA、DNA-RNA 以及蛋白质-蛋白质之间的相互作用等。在这些生物分子相互作用中，蛋白质-蛋白质相互作用因其高度多样性而成为研究的难点。研究蛋白质-蛋白质相互作用的经典方法是酵母双杂交（Y2H）系统。其主要的局限性是蛋白质的相互作用并不是在其生理细胞条件下发生的，另外，它只可能检测两个蛋白质之间的直接相互作用。一种基于亲和纯化和串联质谱（AP-MS）的方法补充了 Y2H 的不足，能识别直接和间接的相互作用，在探索蛋白质相互作用的靶标和大规模相互作用分析中广泛应用。采用 AP-MS 已在酵母、大肠埃希菌和人类等细胞中开展了大规模相互作用鉴定，已成为蛋白质相互作用研究的利器。

（2）比较蛋白质组学分析：比较蛋白质组学研究通过比较不同状态或扰动前后蛋白质表达变化来寻找生物过程中最相关的蛋白质。连续对数千种蛋白质的表达和翻译后修饰变化进行定量分析，可以在正常或扰动条件下对蛋白质组进行系统深入分析。而数据搜索算法已成为这些差异蛋白的主要鉴定方法。绝对蛋白定量结果显示，原核生物（大肠埃希菌）内的蛋白丰度受转录和翻译机制之间平等调节，而在真核生物（S. cerevisiae）中，>70% 的蛋白丰度由转录后、mRNA 水平控制。蛋白质组学分析揭示了酵母和人类 N 端乙酰转移酶的进化守恒和分化，发现赖氨酸乙酰化可靶向蛋白复合物，并对主要细胞功能进行核心调控。通过比较三种功能不同的人类细胞系，观察到各种功能蛋白的丰度差异较大，同时观察到细胞型特异性蛋白丰度低而和细胞表面蛋白呈现特异性的高度富集。

（3）翻译后修饰（PTM）的系统分析：细胞外/内各种信号引起的信号网络变化对细胞和生物体的调节至关重要。许多疾病的发生可能是由于信号通路的失灵。为了了解细胞的系统生物学和病理学，研究信号网络的机制是基础。翻译后修饰的调控，包括磷酸化、糖基化、乙酰化、泛素化和甲基化等，是信号网络转导的主要调控机制之一。例如，一旦内源或外源配体与膜受体发生结合，通常可以通过磷酸化级联放大信号，影响各种基因的表达水平。此外，一个信号网络可能与其他信号网络发生串联。在大规模 PTM 鉴定中鉴定算法的作用意义重大，主要在于串联质谱解析过程中，随着考虑多种 PTM 修饰同时存在的可能性时，数据解析的难度陡增。例如，通常鉴定时只指定 1 到 2 个修饰，而当考虑更多修饰时，算法软件耗时成 2^n 倍数增加。因此，必须借助更优化的数据检索算法提高蛋白质鉴定效率。实际应用中多采用指定修饰方式来降低数据检索的用时，提高鉴定效率。目前传统的蛋白质鉴定搜索引擎，如 SEQUEST、Mascot、X! tandem、pFind、Maxquant 等都支持这种方式。

第三节　蛋白质组学研究基本方法

蛋白质组（proteomics）是指一个组织或一个细胞基因组所表达的全部蛋白质，是一个在时间、空间上动态变化的整体。随着人类基因组测序计划的完成，生命科学已经步入了后基因组和蛋白质组时代。研究者在公布人类基因组草图的同时发表述评与展望认为，蛋白质组学将成为 21 世纪最大的战略资源和人类基因争夺战的战略制高点之一，蛋白质组学的地位也因此被提高到了前所未有的高度。

蛋白质组学的传统分析策略是利用 2-DE 技术分离蛋白质，然后采用质谱技术鉴定分离的蛋白质。

2-DE 是利用蛋白质不同的等电点和分子量而将样品中各种蛋白质分离开来的一种有效手段，其原理是首先根据蛋白质等电点的不同，采用高压电场对蛋白质进行第一向 IEF 分离，再在第一向的垂直方向上基于蛋白质分子量的不同进行第二向 SDS-PAGE 凝胶电泳分离。2-DE 具有高分辨率和高灵敏度，便于图像分析处理和很好的质谱匹配等优点，是表达蛋白质组学研究的核心技术，在蛋白质组分离中发挥了关键作用。目前 2-DE 分辨率可达到一万多个蛋白质点，但其对极酸或极碱、高分子量、低丰度及难溶性蛋白质仍然分辨困难，而基于二维液相色谱-串联质谱联用（LC-MS/MS）技术的鸟枪法蛋白质组学策略一定程度上弥补了 2-DE 技术的这些不足，且回收率高，并能保持蛋白质的活性和完整性。随着蛋白质组学技术的迅速发展，传统的基于凝胶路线的 2-DE 技术已经逐渐被 LC-MS/MS 技术取代，后者所需样品量更少、灵敏度更高、通量更大。

鉴定样品中分离的蛋白质是蛋白质组学研究的重要内容，以生物质谱为代表的蛋白质鉴定技术发展最为迅速。作为蛋白质组学研究领域最重要的分析技术，质谱技术的高精度、高灵敏度和高通量对于蛋白质鉴定而言至关重要。随着蛋白样品制备方法、高效色谱分离方法以及质谱仪器的不断创新和优化，生物质谱技术的发展对生命科学研究领域产生了极其重要的影响，科学家可以借此更具深度地对生命体内的蛋白质进行鉴定，进而更为深入地研究生命活动中的生理病理过程。

一、定量蛋白质组学

蛋白质是生命活动的直接执行者，从蛋白质角度研究生命活动现象和规律，已成为生命科学研究的主要手段。蛋白质组表达丰度的动态变化参与各种生命活动过程，在多种疾病的发生发展进程中也常常伴随着蛋白质组的表达异常，目前蛋白质组学研究已成为识别疾病分子标记、药物作用靶点最有效的方法之一。随着质谱技术和各种标记技术的不断发展，蛋白质组学研究已从早期定性和简单的定量研究逐步转向更为精确的定量研究，因此，"定量蛋白质组学"概念也应运而生。定量蛋白质组学是对复杂体系中的蛋白质组进行精确的定量和鉴定，从而分析混合样品中所有蛋白质的动态变化信息，以了解生物体的整体蛋白质动力学，对生物标志物的发现、疾病的诊断、治疗及预后评估等领域具有重要意义，已成为当前系统生物学研究的重要内容。

定量蛋白质组学方法可分为绝对定量和相对定量两种，绝对定量是指测定样品中每种蛋白质的浓度或绝对量。绝对定量需要在样品中加入已知浓度同位素标记的内标肽，价格昂贵且需要大量时间来分析，而相对定量方法主要是用来比较样品之间蛋白质丰度的差异。因此，在蛋白质组学研究中相对定量方法更为常用。根据是否需要标记试剂，常用定量蛋白质组学方法分为标记定量和非标（label-free）定量两种策略，前者又可分为体外标记（如 iTRAQ/TMT）以及体内标记（如 SILAC）。

iTRAQ/TMT 是目前定量蛋白质组学研究最常用的体外标记技术之一，现已广泛应用于疾病分子标志物筛选、药物作用靶点等多领域研究。iTRAQ（isobaric tags for relative and absolute quantification）技术利用同位素标记相对和绝对定量，可同时特异性标记多达 8 种蛋白质样品，经高精度质谱仪进行定性、定量分析。iTRAQ 标记试剂由报告基团、平衡基团和肽反应基团三部分组成，可通过对蛋白质多肽 N 端或 Lys 侧链基团进行标记。在一级质谱中，不同样本中的同一肽段可表现为相同质荷比。在二级质谱中，由于报告基团、平衡基团和肽反应基团之间的键断裂，平衡基团丢失，样本间带不同同位素标签的相同肽段的定量信息可通过报告离子的丰度获得，并测定出样品之间蛋白质的表达量差异。TMT（tandem mass tag）和 iTRAQ 的标记原理一样，只是标记试剂不同，此外，TMT 可同时标记 10 种蛋白样品。iTRAQ/TMT 定量精确、通量高、重复性好、适用范围广，可适用于各类生物样本，包括胞浆蛋白、核蛋白和膜蛋白等。美国密歇根大学安娜堡分校研究团队通过 TMT 定量蛋白质组学方法，系统描绘了化生性乳腺癌和三阴性乳腺癌的全蛋白质谱图，为化生性乳腺癌提供了潜在的临床诊断、预后标志物以及化生性乳腺癌病理亚型独有的治疗靶点。

SILAC（stable isotope labeling with amino acids in cell culture）是一种体内标记技术，即细胞培养条件下的稳定同位素标记技术，其基本原理是利用含轻、中或重型稳定同位素标记的必需氨基酸（主要是 Lys 和 Arg）标记细胞内新合成的蛋白质，经过 6～8 代细胞培养，细胞内几乎所有蛋白质将被稳定同位素标记。等量混合不同稳定同位素标记的蛋白质，经分离、酶解后进行质谱鉴定，并通过比较一级质谱图中 2 个或 3 个同位素型肽段的面积进行相对定量。稳定同位素活体标记，不影响细胞功能，更接近生物体真实状态，现已广泛应用于比较蛋白质组学研究中。复旦大学钦伦秀教授团队（2017 年）采用 SILAC 技术和表观遗传学等方法揭示肝癌转移新机制，其研究证实 PROX1 基因可以选择性激活 IL-8 的表达，从而驱动肝癌的血管生成。

　　label-free 定量为非标记的定量蛋白质组学技术，其不需要标记处理，只需比较不同样品间相应肽段的信号强度或被检测的频率，便可分析出样品间相应蛋白质表达量的变化从而进行相对定量。label-free 定量对样品数量无限制，无标记偏差，有效克服了标记定量技术中某些蛋白/肽段不易被标记的缺陷，但其对色谱分离及质谱鉴定的重复性和稳定性要求较高，需要足够的实验重复。由于 label-free 定量速度更快、结果更简明，因此常用于大规模样品的蛋白质组学研究。为了揭示细胞凋亡和细胞坏死性炎症的差异，著名蛋白质组学专家 Matthias Mann 团队（2020 年）运用 label-free 定量技术，对 TNF 诱导的凋亡性（TNF＋SM）和坏死性（TNF＋SM＋IDN-6556）U937 细胞上清液进行系统分析，深度揭示了细胞凋亡和坏死病期间的蛋白质释放差异以及动态变化情况。

　　目前，蛋白质组学主流的研究方案为基于 LC-MS/MS 的鸟枪法系统方案，该方案质谱数据的采集模式为 DDA（data-dependent acquisition）模式。DDA 扫描方式为二级质谱只能将一级质谱中信号最强的有限数量的高丰度肽段进行碎裂，因而存在质谱数据缺失、重复性不好，低丰度蛋白难以检测等缺点。SWATH 是近几年迅速发展起来的一种全新的质谱采集模式技术，其结合 DIA 模式（data-independent acquisition，数据非依赖采集）和靶向质谱数据提取，从而对目标蛋白进行定性和定量。SWATH 技术创新的检测手段为可变的窗口采集，其根据样品离子流图分布进行窗口优化，能将在特定质量范围内的所有离子打碎，对扫描区间内所有碎片离子进行一级质谱超高速扫描和二级质谱分析。SWATH 技术能够对复杂样品中的几乎所有可检测分子，包括丰度极低的分子无差别地进行分析检测，不遗漏任何重要数据信息，极大地提高了质谱定量、定性分析的可信度，是一种真正的全景式高通量质谱新技术。和 label-free 技术一样，SWATH 无需标记样品，但检测精度远高于 label-free 等技术。SWATH 综合了传统蛋白质组 shotgun 的高通量检测特点和精准定量分析的优势，目前已成为蛋白质组学研究领域最值得关注的技术。Ruedi Aebersold 课题组（2019 年）运用 SWATH 技术对乳腺癌 5 种常见亚型进行大规模蛋白分型的精细分类，研究发现了蛋白水平分类亚型与传统肿瘤分类亚型之间的差异，为乳腺癌患者的精准治疗提供了极大的帮助。

二、靶向蛋白质组学

（一）概述

　　在蛋白质组学技术发展的很长一段时间里，该技术主要用于发现新的未知物，如肽段、蛋白复合物以及蛋白质的翻译后修饰等。传统的鸟枪法质谱分析策略可对蛋白样品进行大规模的盲筛，具有强大的蛋白质定性能力，但由于生物样本的复杂性，蛋白样品中的低丰度多肽信号往往被高丰度的多肽信号所掩盖而不易被检测出。近年来兴起的靶向蛋白质组学策略，通过针对性地对已知的感兴趣蛋白质设定检测规则，进行高质量的靶向定量，在蛋白质定量上灵敏度更佳，重现性更好。对于那些易被传统蛋白质组学方法检测遗漏的低丰度蛋白质，研究者可通过靶向定量技术在复杂生物样本中对感兴趣的蛋白质进行验证，为临床诊断的生物标志物研究提供更大更强的支撑作用。

　　在靶向蛋白质组学中，研究人员根据已知靶标蛋白设定检测程序，实验时只选取特定靶标肽段信号进行检测，质谱仪能更容易去除干扰发现目标蛋白，并对其进行分析，检测灵敏度大大提高。由于只针对特定蛋白质，定量也更为准确。另外，靶向质谱技术的可重复性也是其一大优势。同一检测规则可在不同实验室的不同质谱仪上重复，不同实验室也可使用同一程序，从而有助于实验过程的重复。并且只要设定好检测程序，靶向质谱可以比普通质谱技术检测的速度快很多，还可以多通路同时进行，检测效率也大幅提高。目前靶向蛋白质组学技术在细胞信号转导通路检测、蛋白质翻译后修饰研究和肿瘤诊断、预后标志物研究等领域应用广泛。高灵敏度、高精确性和可重复性等特点使基于质谱的靶向蛋白组学技术成为基于特异性抗体的蛋白质定量技术以外的另一种快速、高效的蛋白质靶向定量技术。

（二）靶向蛋白质组学研究技术及方法

随着蛋白质组学研究技术的不断发展，目前经典的靶向蛋白组学定量技术主要包括多反应监测（multiple reaction monitoring，MRM）蛋白鉴定技术和平行反应监测（parallel reaction monitoring，PRM）蛋白鉴定技术。

MRM 蛋白鉴定技术，也叫选择反应监测技术（selected reaction monitoring，SRM），是基于对已知或假定信息进行质谱检测设定，记录符合规则的离子信号，去除不符合规则的离子信号，从而得到质谱信息的一种数据获取方式。MRM 技术根据多肽母离子和碎片离子质量数，选择母离子-子离子对，然后扫描筛选得出与靶标分子特异性一致的母离子，碰撞碎裂母离子，只记录设定的特异离子的信号，从而去除干扰离子信号。MRM 技术通过两级离子选择，从而降低质谱背景，提高检测的灵敏度，并具有重现性好、准确性高的特点，这为研究蛋白质丰度变化和多种修饰提供了机会，能更好地满足多种蛋白质组学的研究需求。

PRM 蛋白鉴定技术，是由 MRM 衍生而来的一种靶向定量技术，可在复杂蛋白样品中同时检测多个目标蛋白进行相对或者绝对定量，具有高分辨、高精度质谱检测特点。PRM 技术可对二级图谱进行独立的质谱分析鉴定，通过采集靶标肽段的高分辨率质谱图，抽提靶标离子峰面积，从而有效去除其他离子信号的干扰。与 MRM 相比，PRM 动态范围更广，检测灵敏度和精度更高，抗背景干扰能力更强，可重复性更好，且实际操作过程更简单，成本更低。PRM 无需预先根据靶标蛋白设计母离子-子离子对，就能实现对全部子离子的扫描检测，因此不仅具有 MRM 的靶向定量能力，还同时具备了定性能力，可在大生物样本量中进行高通量的验证。Yinsheng Wang 等（2018）采用基于 PRM 的靶向蛋白质组学方法对热休克蛋白进行研究，通过评估黑色素瘤转移过程中热休克蛋白的变化，揭示黑色素瘤转移的可能分子机制。

近年来，随着质谱分辨率和扫描速度的不断提升，新兴起的 SWATH 技术推动靶向蛋白质组学技术继续向前发展和大规模推广。SWATH 技术通过将数据非依赖采集和靶向质谱信息提取相结合，从而对靶标蛋白进行精确检测分析和定量，其可以完全媲美经典的靶向定量技术，并大幅提高检测效率和通量。

三、修饰蛋白质组学

（一）概述

生物体中许多重要的生命活动进程和疾病发生等不仅受蛋白质的表达丰度调控，还与蛋白质的翻译后修饰密切相关。随着人们对蛋白质生物功能研究的逐步深入，揭示蛋白质翻译后修饰发生规律的重要性与日俱增。蛋白质翻译后修饰是指对翻译后的蛋白质序列的特定位置进行共价加工的过程，其通过在蛋白质氨基酸残基加上化学修饰官能团，从而改变蛋白质的理化特性、亚细胞定位、空间构象、活性状态以及蛋白质-蛋白质之间的交互作用，动态调控多样化的生物进程。翻译后修饰是蛋白功能的重要调控方式，它可使蛋白质的结构更复杂，功能更完善，调节更精细，作用更专一，在生命体发育、细胞代谢和疾病发生等过程中起到至关重要的调控作用。因此，蛋白质翻译后修饰研究对解析关键生物学过程、疾病发生发展机制以及诊断和治疗意义重大。

蛋白质翻译后修饰类型丰富，几乎所有蛋白质都可以发生翻译后修饰。目前已报道的翻译后修饰种类多达 400 余种，并且同一蛋白质可以单独或同时发生一种或多种翻译后修饰，使得蛋白质的种类得到指数级的扩增。翻译后修饰对蛋白功能的调节具有多样性，表现为 3 种情况：①同一蛋白质，即便只发生一种类型的翻译后修饰，也会被赋予多种功能；②同一蛋白的同一种类型修饰，如果发生在不同的氨基酸残基上，其功能也不同；③同一蛋白如果同时发生不同类型的翻译后修饰，其功能和参与的生物学过程则更为复杂。对于蛋白质翻译后修饰功能的认识，目前研究主要集中在磷酸化、泛素化、乙酰化、甲基化等少数的修饰。虽然对于蛋白质翻译后修饰的了解还只是冰山一角，却已经为我们扩展对生物过程和调控机制的认知打开了一扇全新的大门。

人们对于蛋白质翻译后修饰的探索和认知，很大程度上得益于质谱鉴定技术的发展。抗体虽是蛋白质研究中最常用的工具，但蛋白质发生修饰时，抗体较难精确区分结合小分子基团的差异，也较难对修饰的氨基酸位点进行精确定位。目前，大部分物种表达的蛋白尚缺乏有效的抗体，用于分析翻译后修饰的抗体则更少之又少。此外，不同蛋白质的不同修饰位点，都需要其相应的特异性抗体来进行检测，因此，抗体在蛋白质翻译后修饰的研究中使用范围有限、分析成本太高，难以在系统性层面上进行研究应用。

相较而言，质谱不仅能精确地测定特定蛋白质的特定修饰，还能够进行大规模组学数据的研究与发掘。蛋白质发生与未发生翻译后修饰，或者不同的修饰类型之间，其最大差异在于氨基酸残基上的化学修饰基团的改变，这直接导致蛋白特定序列分子量的增加，而分子量分析正是质谱的拿手好戏。在翻译后修饰的鉴定过程中，蛋白质首先被酶切成肽段，之后进入质谱仪进行分析检测，得到一系列肽段的分子量信息。当某一个特定肽段没有发生任何修饰时，其序列信息和分子量都是确定的；而当它发生了某种修饰之后，例如磷酸化修饰，在质谱检测过程中如发现部分肽段刚好增加了一个磷酸根的分子量，则认为该肽段发生了磷酸化修饰，并可通过二级质谱图再次进行确认。

蛋白质磷酸化是体内最为常见、研究最广泛的蛋白质翻译后修饰，其影响真核生物中近 1/3 蛋白质的功能，参与几乎所有的生命活动进程，是当之无愧的全能王，也是目前修饰蛋白质组学研究的热点，以下主要介绍磷酸化方面的内容。

（二）磷酸化蛋白质组学研究方法

磷酸化是指在蛋白激酶的催化作用下，将 ATP 或 GTPγ 位的磷酸基转移到底物蛋白质的特定位点上的过程，是一种可逆的修饰。其逆过程去磷酸化则是由磷酸酶催化的去除连接在蛋白质上的磷酸基的过程。磷酸化通常发生在丝氨酸、苏氨酸或酪氨酸残基上，其中丝氨酸最多、苏氨酸次之、酪氨酸最少。此外，组氨酸、天冬氨酸和赖氨酸也可能发生磷酸化。磷酸化修饰是蛋白质的功能"开关"，可借此调控蛋白质的活性，其对生物过程的调控作用主要包括以下几个方面：①调控细胞内信号转导。这也是磷酸化修饰最为熟知的功能，蛋白质磷酸化修饰是信号转导的核心调控机制，主要包括营养和代谢感知信号、免疫模式识别受体信号、细胞因子受体信号、植物激素信号、干细胞增殖与分化信号、神经活动相关的信号转导、生物节律信号和应激相关信号转导等；②转录调控。磷酸化修饰可直接或间接调控胞浆内转录因子的活化，使其转位进入细胞核，之后通过调控染色质结构，为转录复合物与 DNA 结合提供条件，最后调控转录复合物与 DNA 启动子结合，从而启动 DNA 转录过程；③调控细胞膜功能。磷酸化修饰膜蛋白，可直接改变膜蛋白活性，也可通过调控膜蛋白内吞过程从而间接调控其功能；④调控细胞骨架功能。磷酸化修饰可通过调控细胞骨架相关的信号转导过程调节细胞骨架功能，也可通过调控细胞骨架结合蛋白的活性，从而调节细胞骨架，或者直接调控细胞骨架蛋白和黏附斑蛋白的基本结构单元。磷酸化修饰可以广泛调控机体内细胞的生物功能，在基因转录调控、免疫调控、细胞生长发育、肿瘤发生发展等生物学过程中发挥重要作用，因此蛋白质磷酸化修饰已经成为各个领域的研究热点。

由于生物体内大多数翻译后修饰蛋白质具有含量低、动态范围广和结构复杂等特点，因此，要实现对翻译后修饰进行系统化分析面临着巨大挑战。近年来，随着生物质谱技术和高效分离技术的快速发展，蛋白质组学技术为翻译后修饰的规模化分析提供了前所未有的发展契机。修饰蛋白质组学的概念也由此产生，其主要利用目前蛋白质组学分析技术体系对翻译后修饰蛋白质、修饰位点以及修饰结构进行鉴定，同时对不同生理、病理状态下蛋白质翻译后修饰的变化进行定量分析。

由于修饰蛋白质在样品中相对丰度低，在质谱鉴定时极易被其他高丰度肽段掩盖，因此，对复杂样品中修饰蛋白质或肽段进行选择性富集是进行修饰蛋白质组学研究前的最重要的步骤。目前，比较成熟的磷酸化富集方法主要有三种：固定化金属离子亲和色谱法（IMAC）、金属氧化物亲和色谱法（MOAC）

和酪氨酸磷酸化基序抗体。IMAC 法是一项应用较为成熟的磷酸肽分离富集技术。它是利用磷酸基团与固相化的 Fe^{3+} 和 Cu^{2+} 等金属离子的高亲和力来吸附、富集磷酸肽。IMAC 法的优点在于其对每个可溶磷酸肽，不管其长度如何，都有较好的富集作用。IMAC 法主要富集多位点磷酸化肽段，但存在非特异性吸附问题。MOAC 法中，最常用、发展最成熟的富集介质就是二氧化钛（TiO_2），富集效率可高达95％。在酸性条件下 TiO_2 表面带正电，可以与带负电的磷酸化肽结合，而达到吸附和纯化目的。TiO_2 法倾向于富集单一位点的磷酸化肽段，对磷酸化肽段的选择性和灵敏度方面都优于 IMAC 富集法，但该方法也存在非特异性吸附的问题。为了降低磷酸肽的非特异性吸附，研究者们通常通过优化上样和洗脱条件来改善富集效果。同时，还可以通过进一步发展更高特异性的新型螯合配基来进行磷酸肽的选择性富集。酪氨酸激酶在肿瘤细胞生长和信号转导过程中发挥重要的调控作用，但酪氨酸磷酸化相对丰度极低，仅占所有蛋白质磷酸化比例的1％，容易受到高丰度丝氨酸/苏氨酸磷酸化的干扰，常规的 TiO_2 和 IMAC 的方法对酪氨酸磷酸肽的富集效果较差。因此，目前利用基序抗体在肽段水平上进行免疫富集是分析酪氨酸磷酸化的首选方法。基序抗体法是 Cell Signaling Technology（CST）公司专门针对蛋白质翻译后修饰基序开发的，可在肽段水平上富集带有不同翻译后修饰肽段的免疫亲和抗体技术。比如采用对泛素化赖氨酸（K-GG）具有高亲和力的基序抗体进行泛素化肽段富集，对乙酰化赖氨酸（Ac-K）具有高亲和力的基序抗体富集乙酰化肽段等。因此，CST 基序抗体法也是目前泛素化修饰、乙酰化修饰、甲基化修饰肽段的主要富集方法。富集好的修饰肽段后续可通过定量蛋白质组学方法，实现大规模蛋白质翻译后修饰的定性、定量分析，以满足发现生物标志物、创新性研究以及筛选药物靶点等需求。

随着蛋白质组学技术的不断发展，生命科学研究将不仅仅局限于常规蛋白质组学层面，蛋白质的多种修饰形态同样在各个生命活动调控中发挥着重要作用。为了揭示睡眠调控的分子机制，日本筑波大学（2018 年）运用蛋白组学和磷酸化组学研究策略，从"磷酸化/去磷酸化循环调控"角度阐明睡眠-觉醒稳态与突触平衡的主要调节机制。研究者首先采用蛋白质组学方法分析三种不同睡眠处理小鼠的全脑组织，结果显示在蛋白表达水平上不同样本间未发现有意义的变化。然而蛋白质表达水平未改变，并不意味着其功能未受到调控。除了转录水平调控，蛋白质功能还受到翻译后修饰调控，而磷酸化在蛋白质修饰调控中最常见，参与了几乎所有的生命过程。接下来，研究组继续采用磷酸化组学方法对不同睡眠模型小鼠（Sleepy 和经典睡眠剥夺）进行蛋白质磷酸化水平分析，结果发现两组之间存在大量的差异磷酸化蛋白。进一步研究证实磷酸化修饰在睡眠需求调控中发挥关键性的作用。基于蛋白质组学的研究方法，我国研究团队（2019 年）绘制了早期肝细胞癌的蛋白质组表达谱和磷酸化蛋白质组图谱，首次发现胆固醇代谢途径重编程与肝癌之间的密切关系，证实胆固醇酯化在肝癌发生发展中的重要作用，为肝癌的精准治疗提供了潜在新靶点。因此，在科研实践中灵活选择蛋白质组学和蛋白质翻译后修饰研究策略，势必为迅速发展的生命科学研究，如临床生物标志物筛选、表观遗传学及分子机制研究等带来新的启发与发现，从而开启蛋白质组学驱动的精准医学新时代。

四、化学蛋白质组学

（一）概述

随着分子生物学技术的成熟和普及，人们对基因的生物学功能的了解越来越迫切，基因的表达产物和功能的执行者（蛋白质）的研究日益成为生物学研究的关键。蛋白质组学应用高通量的新技术手段，系统、整体地研究基因组表达的蛋白质及其翻译后修饰，以便得到生物体生理病理和信号转导过程的功能整合信息。筛选基于靶蛋白质结构的合理药物，迫切需要知道更多潜在的药靶蛋白信息，而如何从蛋白质组中探知药物靶标成为蛋白质组学研究热点。化学与蛋白质组学的融合发展，形成新交叉研究领域——化学蛋白质组学（chemical proteomics），为探知药物靶点和研究药物作用机制提供了新的手段。

化学蛋白质组学是一个目前仍在不断发展中的全新领域。化学蛋白质组学主要是利用基于生物活性小分子结构的化学分子探针探测与蛋白质组的相互作用，从而揭示小分子在细胞内的相互作用的靶标蛋白，并研究其在生理、病理以及药理过程中发挥的功能。利用能够与靶蛋白质特异作用的化学小分子来扰动和探测蛋白质组，有可能在蛋白质组的整体水平上揭示感兴趣的特定蛋白质的功能以及它们与化学小分子的相互作用。有别于以往的主要以蛋白质定性定量鉴定为基础的蛋白质组学技术，化学蛋白质组学利用化学小分子直接从功能角度研究蛋白质组，属于新一代的功能蛋白质组学，在生物和医药等领域拥有很好的发展和应用前景。

（二）化学蛋白质组学主要研究方法

化学蛋白质组学的研究内容目前集中于：在蛋白质组水平上，化学小分子与生物体靶蛋白的相互作用研究、基于靶蛋白功能的化学小分子探测蛋白质组、蛋白质的翻译后修饰研究（如蛋白质磷酸化）等。化学蛋白质组学可用于解析生物体蛋白质的结构及其体内的生物学功能、研究药物作用机理、监测临床药物疗效、筛选新药以及环境毒理学等。根据化学小分子应用领域不同主要有：

1. 化学小分子探针　小分子与细胞内靶蛋白质的相互作用是很多蛋白质生物功能的基础。这种相互作用强弱不一，既可以是可逆的，也可以是不可逆的；可以是单靶点的，也可以是同时作用于多个靶蛋白的。通过对小分子处理前后生物体（细胞、组织等）差异蛋白质组表征可以用来研究小分子-蛋白质相互作用。Amersham 公司发明的荧光差异二维电泳技术（DIGE）利用化学小分子的特异标记荧光探针（如 Cy3 和 Cy5）在跑胶前分别标记两种蛋白质组样品（如药物处理和未处理样品），或通过第三种荧光标记（如 Cy2）在所有样品中引入内标。标记后所有样品预先混合，再一起进行 2-DE 分析，这样可在同一块胶比较蛋白质组的展示差异，克服了通常二维电泳胶与胶之间的系统误差。而且通过荧光检测提高了分析灵敏度和定量动态范围。另外，小分子荧光探针的微量标记基本不影响原有蛋白质 2-DE 模式和后续的质谱分析。另一种基于液相色谱的定量蛋白质组技术 ICAT（isotope-coded affinity tag）则是通过引入同位素标签的化学小分子探针标记蛋白质组（含半胱氨酸功能基团的蛋白质）来精确定量差异展示蛋白质组的。

2. 基于活性的蛋白质组分析技术（activity-based protein profiling，ABPP）　人类蛋白质组总数庞大，即使其中特定细胞的蛋白质组，在一定条件下表达的蛋白质数量也有数千种之多。但通常情况下，研究人员只是对蛋白质组中某些功能蛋白质感兴趣，但一直没有很好的手段能够真正切入功能蛋白质组的研究。近年来，美国 Scripps 研究所发展了一种新的化学蛋白质组技术 ABPP，为实现这一目的提供了有效手段。该技术的原理是：合成同时带有反应基团和标签基团的试剂与待研究的蛋白质相互作用。试剂中的反应基团能够特异性共价修饰蛋白质组中的某类酶蛋白而将化学小分子连接到感兴趣的靶酶上。然后利用试剂中的荧光或生物素标签基团又可将这些靶酶一个个地从蛋白质组中"抓取"出来。由于试剂是针对待研究靶酶的活性而定向设计的化学小分子，因而能够直接检测蛋白质组中感兴趣的靶酶的活性。ABPP 也是目前应用最广泛的化学蛋白质组学的方法，其可通过特定化学试剂标记和富集靶蛋白，并利用蛋白质组学常用方法进行鉴定和分析。目前，该方法已成功地用于针对丝氨酸、巯基蛋白酶、去泛素化蛋白酶等的功能蛋白质组研究，并从中发现了一些化学小分子体内作用新靶点。这种方法有望扩展于针对所有靶蛋白质的功能蛋白质组研究，并可用于新药筛选。2010 年，Weerapana 等人将 ABPP、串联正交水解技术（tandem orthogonal proteolysis，TOP）及定量蛋白质组学中 ICAT 技术的概念相结合，发展了 isoTOP-ABPP 技术，从而可以在位点层面上对生物小分子的结合进行定量检测和分析。

3. 特异化学标记和转化技术　蛋白质的磷酸化和去磷酸是细胞生命过程中最常见的翻译后修饰，在细胞信号转导和生理病理中起着重要的作用。磷酸化蛋白组学研究中蛋白质磷酸化检测方法包括磷酸盐同位素标记、固相金属亲和层析、特异性磷酸化抗体富集等技术，其在特异性、敏感性等方面各有局限性。利用特异化学标记和转化而发展的蛋白质组磷酸化技术为磷酸化蛋白质组学提供了新的手段。通过碱催化的磷酸酯消除或氨基磷酸酯修饰反应可对混合蛋白质组样品中的磷酸化蛋白质引入特异的化学标签，从而方便富集化学标记的磷酸化蛋白。随后利用生物质谱可对磷酸化水平和磷酸化位点进行深入的结构表征和定量分析。

4. 微阵列蛋白质芯片　与微阵列基因芯片类似，蛋白质芯片技术将极微量的纯化蛋白（可多达上千种）高密度地点在表面预先处理过的固相载体上（玻片上预先覆盖的抗体或化学交联剂等可将点样的蛋白质固定化并保留其生物活性）。这样制备好的蛋白质芯片可用来捕获与芯片上的点样蛋白有相互作用的小分子化合物，最后通过被捕获小分子上偶联的荧光剂检测这种相互作用。蛋白质芯片可同时大规模平行检测蛋白质与其配体之间的相互作用，而且仅消耗极微量的样品并容易实现自动化，因而理论上特别适合蛋白质组水平上的小分子/蛋白质的相互作用研究。例如，美国哈佛大学化学与细胞生物学研究所的年轻科学家 McBeath 利用乙醛硅烷化试剂将三种蛋白质交联固定于玻片制成蛋白质芯片，成功地检测到分别偶联了不同荧光剂的相应配体化合物。此外，McBeath 尝试将这种方法用于组合化学合成的大量小分子化合物与靶蛋白的相互作用研究。加州大学 Davis 分校的 Lam 研究组则将小分子组合化学库化合物高密度点样在芯片上，制成化学微阵列芯片（chemical microarray），即"配体芯片"，并用其来研究相应的蛋白质组。耶鲁大学的 Snyder 研究组则应用由 5800 余种克隆表达的酵母蛋白制成蛋白质组芯片检测蛋白质与磷脂的相互作用。此外，微阵列蛋白质芯片也可用于从血样或细胞裂解液等蛋白混和样品中特异性地检测微量活性蛋白，用于临床诊断治疗。尽管前景诱人，但蛋白质芯片还有不足之处：首先，与基因微阵列芯片相比，蛋白质目前还没有 PCR 那样的有效克隆手段，因而大规模制备纯化芯片点样蛋白是最大的瓶颈；其次，蛋白质的功能与结构密切相关，对大量性质不同的蛋白质如何平行处理后仍在芯片上保留各自的生物活性也是一大难题；最后，基于蛋白质芯片的检测手段简单，也有待提高。尽管这样，利用蛋白质芯片在蛋白质组水平上探测蛋白质与化学小分子之间的相互作用已有良好的开端，今后的技术突破或许可以逐步解决以上难题。

随着生物成像质谱技术的发展，化学蛋白质组学或许能够直接在活体细胞水平自由调控体内蛋白质组的生命活动，使科学家能够在生理条件下研究体内蛋白质在细胞内的整体生物功能。此外，纳米生物和生物传感器等新技术将来应用于化学蛋白质组学，使化学蛋白质组学进一步向微量灵敏、自动高效的方向发展，从而更加适应实际应用的需要。化学蛋白质组学是世界科技前沿的新兴领域，随着化学蛋白质组学技术的不断发展和进步，必将在生命活动研究中发挥更大的作用。

〔李茂玉　彭　芳〕

参考文献

[1] Gregorich Z R, Chang Y H, Ge Y. Proteomics in heart failure: top-down or bottom-up [J]. Pflugers Arch, 2014, 466 (6): 1199 - 1209.

[2] 陈主初, 肖志强. 疾病蛋白质组学 [M]. 北京: 化学工业出版社, 2005.

[3] Zhang Y, Fonslow B R, Shan B, et al. Protein analysis by shotgun/bottom-up proteomics [J]. Chem Rev, 2013, 113 (4): 2343 - 2394.

[4] Piotrowski C, Sinz A. Structural Investigation of Proteins and Protein Complexes by Chemical Cross-Linking/Mass Spectrometry. Adv Exp Med Biol, 2018, 1105: 101 - 121.

[5] Tran J C, Zamdborg L, Ahlf D R, et al. Mapping intact protein isoforms in discovery mode using top-down proteomics [J]. Nature, 2011, 480 (7376): 254 - 258.

[6] Peng Y, Chen X, Zhang H, et al. Top-down targeted proteomics for deep sequencing of tropomyosin isoforms [J]. J Proteome Res, 2013, 12 (1): 187 - 198.

[7] Peng Y, Gregorich Z R, Valeja S G, et al. Top-down proteomics reveals concerted reductions in myofilament and Z-disc protein phosphorylation after acute myocardial infarction [J]. Mol Cell Proteomics, 2014, 13 (10): 2752 - 2764.

[8] Ntai I, Fornelli L, DeHart C J, et al. Precise characterization of KRAS4b proteoforms in human colorectal cells and tumors reveals mutation/modification cross-talk [J]. Proc Natl Acad Sci U S A, 2018, 115 (16): 4140 - 4145.

[9] Zhang J, Dong X, Hacker T A, et al. Deciphering modifications in swine cardiac troponin I by top-down high-resolu-

tion tandem mass spectrometry [J]. J AmSoc Mass Spectrom, 2010, 21 (6): 940 - 948.

[10] Zhou H, Ning Z, Starr A E, et al. Advancements in top-down proteomics [J]. Anal Chem, 2012, 84 (2): 720 - 734.

[11] Xie Y, Zhang J, Yin S, et al. Top-down ESI-ECD-FT-ICR mass spectrometry localizes noncovalent protein-ligand binding sites [J]. J Am Chem Soc, 2006, 128 (45): 14432 - 14433.

[12] Li H, Nguyen H H, Ogorzalek L R, et al. An integrated native mass spectrometry and top-down proteomics method that connects sequence to structure and function of macromolecular complexes [J]. Nat Chem, 2018, 10 (2): 139 - 148.

[13] Coscia F, Doll S, Bech J M, et al. A streamlined mass spectrometry-based proteomics workflow for large-scale FFPE tissue analysis [J]. J Pathol, 2020, 251 (1): 100 - 112.

[14] Smith L M, Kelleher N L. Proteoform: a single term describing protein complexity [J]. Nat Methods, 2013, 10 (3): 186 - 187.

[15] Naryzhny S, Zgoda V, Kopylov A, et al. A semi-virtual two dimensional gel electrophoresis: IF-ESI LC-MS/MS [J]. MethodsX, 2017, 4: 260 - 264.

[16] Tian Z, Zhao R, Tolic N, et al. Two-dimensional liquid chromatography system for online top-down mass spectrometry [J]. Proteomics, 2010, 10 (20): 3610 - 3620.

[17] 陈主初，梁宋平. 肿瘤蛋白质组学 [M]. 长沙：湖南科学技术出版社，2002.

[18] Chahrour O, Cobice D, Malone J. Stable isotope labelling methods in mass spectrometry-based quantitative-proteomics [J]. J Pharm Biomed Anal, 2015, 113 : 2 - 20.

[19] Levin Y, Schwarz E, Wang L, et al. Label-free LC-MS/MS quantitative proteomics for large-scale biomarker discovery in complex samples [J]. J Sep Sci, 2007, 30 (14): 2198 - 2203.

[20] Liu Y, Zhang Y, Wang S, et al. Prospero-related homeobox 1 drives angiogenesis of hepatocellular carcinoma through selectively activating interleukin-8 expression [J]. Hepatology, 2017, 66 (6): 1894 - 1909.

[21] Tanzer MC, Frauenstein A, Stafford CA, et al. Quantitative and Dynamic Catalogs of Proteins Released during Apoptotic and Necroptotic Cell Death [J]. Cell Rep, 2020, 30 (4): 1260 - 1270.

[22] Bouchal P, Schubert OT, Faktor J, et al. Breast Cancer Classification Based on Proteotypes Obtained by SWATH Mass Spectrometry [J]. Cell Rep, 2019, 28 (3): 832 - 843.

[23] Searle BC, Egertson JD, Bollinger JG, et al. Using data independent acquisition (DIA) to model high-responding peptides for targeted proteomics experiments [J]. Mol Cell Proteomics, 2015, 14 (9): 2331 - 2340.

[24] Miao W, Li L, Wang Y. A Targeted Proteomic Approach for Heat Shock Proteins Reveals DNAJB4 as a Suppressor for Melanoma Metastasis [J]. Anal Chem, 2018, 90 (11): 6835 - 6842.

[25] Law KP, Lim YP. Recent advances in mass spectrometry: data independent analysis and hyper reaction monitoring [J]. Expert Rev Proteomics, 2013, 10 (6): 551 - 566.

[26] Piovesana S, Capriotti AL, Cavaliere C, et al. New magnetic graphitized carbon black TiO_2 composite for phosphopeptide selective enrichment in shotgun phosphoproteomics [J]. Anal Chem, 2016, 88 (24): 12043 - 12050.

[27] Wang Z, Ma J, Miyoshi C, et al. Quantitative phosphoproteomic analysis of the molecular substrates of sleep need [J]. Nature, 2018, 558 (7710): 435 - 439.

[28] Jiang Y, Sun A, Zhao Y, et al. Proteomics identifies new therapeutic targets of early-stage hepatocellular carcinoma [J]. Nature, 2019, 567 (7747): 257 - 261.

第三章　结构生物学研究基础和方法

结构生物学起源于伦琴射线的发现，随后人们发现了晶体的 X 射线衍射现象。20 世纪 50 年代 Watson 和 Crick 利用 X 射线衍射成功建立了 DNA 双螺旋结构模型；与此同时 Kendren 和 Perutz 分别解析了肌红蛋白和血红蛋白的晶体结构，从此兴起了解析生物大分子三维结构的结构生物学时代。近年来，结构生物学相关领域获得多个诺贝尔奖，研究生物大分子的三维结构和功能的结构生物学已经成为生命科学的前沿和带头学科。生命科学的重大发现大都与相关的生物大分子的三维结构的解析密切相关，比如核酸双螺旋结构的解析、血红蛋白和肌红蛋白结构的阐明、维生素 B_{12} 和胰岛素的结构的解析、病毒结构的解析、膜蛋白的结构解析等。本章重点介绍结构生物学研究基础和常用方法。

第一节　蛋白质三维结构与功能

一、蛋白质一级结构决定其三维结构

生物体内有 20 种不同的氨基酸，而蛋白质是由这些氨基酸以特定的组合、顺序、长度连接而构成。然而，蛋白质的形成并不是停留在这种无序的氨基酸长链的状态下，氨基酸链会按照特定的方式折叠形成一个复杂的三维结构，这个过程也就是蛋白质折叠。研究表明，每一个特定的蛋白质都包含特定的氨基酸序列，且每一个特定的蛋白质还有其固有的三维结构，蛋白质的三维结构是由它的氨基酸序列决定的。

蛋白质的高级结构由其一级结构决定的学说最初由著名的生物学家克里斯蒂安·安芬森（Christian Anfinsen）于 1954 年提出。Anfinsen 在研究中发现，使用高浓度的 β-巯基乙醇可以将二硫键还原成自由的巯基，如果再加入尿素，进一步破坏被还原的核糖核酸（RNA）酶的分子内部次级键后，该酶将去折叠变成无活性的氨基酸链。随后，Anfinsen 开始着手研究它的重折叠过程。RNA 酶蛋白序列中共有 8 个半胱氨酸，能形成 4 对二硫键。8 个半胱氨酸进行两两配对的情况下，将有 105 种不同的组合，而其中只有一种配对方式是正确的。如果决定蛋白质构象的信息直接存在于氨基酸序列之中，那么最后重折叠得到的总是那种正确的配对形式，否则配对方式将是随机的。通过透析，去除蛋白溶液中的尿素和巯基乙醇后，变性的 RNA 酶能在其生理缓冲溶液中重新折叠。经过一段时间后，发现 RNA 酶的活性得以恢复，这意味着它重新恢复了其生理状态下的构象。由于这一过程在细胞外进行，没有细胞内任何其他成分的参与，完全是一种自发的过程，因此有理由相信此蛋白质正确折叠所需要的信息存在于其一级序列中。基于这个发现，他提出了著名的安芬森原理，斯蒂安·安芬森也因此获得 1972 年诺贝尔奖。根据安芬森原理，蛋白质的氨基酸序列包含并确定了其三维结构全部信息，即一级结构决定蛋白质的三维结构。这解释了具有氨基酸序列同源性的同家族蛋白质，其三维结构往往也类似；同时，这一原理也是蛋白质三维结构预测的理论基础。

二、蛋白质三维结构决定其功能

细胞内蛋白质并不是以完全伸展的形式而是以紧密折叠的结构存在，同时这种折叠带给蛋白质在三维空间上的不同。蛋白质的三维结构才是蛋白质在体内发挥功能的存在形式。蛋白质的三维结构与功能

之间有密切相关性，其特定的空间结构是行使生物功能的基础。"结构即功能"是分子生物学的一条公理。蛋白正常功能的发挥要凭借正确的折叠和构象才能正常进行。如前所述，RNA 酶在巯基乙醇和尿素的处理下，其空间结构去折叠，变成一条松散的肽链，此时酶活性完全丧失。当用透析法去除 β-巯基乙醇和尿素后，该酶经自发折叠形成原有的天然构象后，其酶活性得以恢复。因此，只有当蛋白质以适当的空间构象存在时才具有生物活性。

此外，蛋白质结构的异常与许多疾病的发生密切相关。以血红蛋白为例，血红蛋白是一个四聚体蛋白质，具有氧合功能，可在血液中运输氧。研究发现，脱氧血红蛋白与氧的亲和力很低，不易与氧结合。一旦血红蛋白分子中的一个亚基与 O_2 结合，就会引起该亚基构象发生改变，并引起其他 3 个亚基的构象相继发生变化，使它们易于和氧结合，说明变化后的构象最适合与氧结合。而镰刀状细胞贫血中，血红蛋白中一个亚基分子单位点发生突变，由侧链亲水的谷氨酸突变成侧链疏水的缬氨酸。这一突变在该亚基分子表面形成了一个"黏性"疏水接触点，从而使得该分子通过疏水作用聚合成螺旋形多聚体而在红细胞内结晶并形成凝胶化的棒状结构，从而使红细胞膜受到压迫扭曲成镰刀形（镰变）。镰状细胞不像正常红细胞那样平滑而有弹性，细胞膜僵硬，脆性增高，变形能力降低，通过毛细血管时易破裂而发生溶血性贫血。同时，镰状细胞使血液黏度增加，导致血流缓慢，细胞易在毛细血管中凝聚引起血管阻塞，造成组织缺氧甚至坏死，影响器官的正常功能，病情急剧恶化可致死。

蛋白质的分子结构是其生物功能的基础，研究蛋白质的三维结构对研究其生理功能至关重要，现在常用的研究蛋白质三维结构的方法主要有 X 射线晶体学、磁共振方法和冷冻电镜三维重构技术。下面对这 3 种技术进行详细的介绍。

第二节　X 射线晶体学

一、X 射线晶体学概述

X 射线晶体学（X-ray crystallography）是指利用电子对 X 射线的散射作用，获得晶体中电子密度的分布情况，再从中分析获得原子的位置信息，最后得到蛋白质晶体的三维结构。1895 年 Wilhelm Roentgen 发现 X 射线、1912 年 Max von Laue 发现了 X 射线衍射，预示了 X 射线晶体学时代的开始。1913 年 Bragg 推导出了布拉格定律，并测定了金刚石和氯化钠的晶体结构。1926 年 James Sumner 制备了第一个蛋白的晶体：杰克豆脲酶的晶体，并证明酶是一种蛋白质。1940 年开始 Max Perutz 和 John Kendrew 致力于肌红蛋白的晶体学研究，并在 1957 年测定了第一个生物大分子的肌红蛋白的晶体结构，分辨率达到了 6Å。从此开始，X 射线晶体学成为测定生物大分子结构的主要方法，生命科学领域的很多重要发现几乎都伴随着蛋白质结构的阐明。即使到今天，X 射线晶体学依旧是使用最成熟、最广泛的生物大分子结构测定方法。目前通过 X 射线晶体学的方法获得的蛋白质结构已将近 16 万个，在 PDB 数据库中占 88%，仅 2020 年一年在 PDB 中提交的晶体数据就超过 10000 个，平均每天有约 28 个蛋白质晶体结构得到解析（图 3-1）。

X 射线晶体学最大的优势在于分辨率高、对生物大分子分子量限制较小、数据收集速度快以及结构解析过程程式化等。X 射线晶体学技术的局限性在于需要生物大分子形成晶体，然而一些蛋白质结晶困难，因而不能使用 X 射线晶体学进行研究。生物大分子纯度越高、刚性越强，均一性越好，就越有可能得到高质量的晶体。

二、X 射线晶体学技术的一般步骤

简单来说，X 射线晶体学技术的一般步骤包括靶蛋白的表达、靶蛋白的纯化、结晶筛选、X 射线衍射数据收集和结构解析等步骤（图 3-2）。

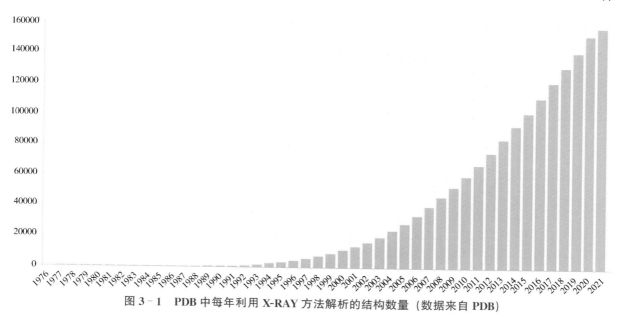

图 3 - 1　PDB 中每年利用 X-RAY 方法解析的结构数量（数据来自 PDB）

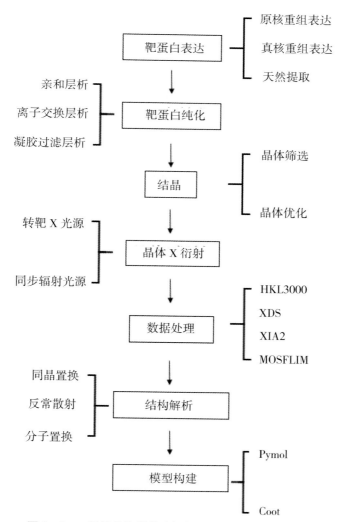

图 3 - 2　X 射线晶体学技术解析蛋白质结构的一般流程

（一）靶蛋白的表达

获得足量且纯度高和均一性好的生物大分子是结晶学中最为关键的一步。一般来说，结构生物学研究的蛋白质需要较高的浓度和纯度。靶蛋白通常可通过原核或真核重组表达的方法获得，也有极少的生物大分子是通过天然提取获得。各个表达系统都有自己的优缺点（表3-1），下面对几个表达系统进行详细的介绍。

表 3-1　　　　　　　　　　　　　　　不同重组表达系统的比较

	原核重组表达	真核重组表达		
		酵母表达系统	昆虫表达系统	哺乳动物表达系统
常用宿主	大肠埃希菌	毕赤酵母	sf9、sf21 和 high-5 细胞	CHO 细胞和 HEK293 细胞
常用载体	PET、pMAL、pEGX 等	pPIC 等	pfastbac 等	pcDNA、pCHO 等
优点	繁殖快、成本低、表达量高、表达产物容易纯化、稳定性好、抗污染能力强以及适用范围广等	使用简单、外源蛋白基因遗传稳定、繁殖快、培养成本低、可对表达的蛋白进行简单翻译后的加工和修饰	可以高效的、大量表达外源蛋白，能对表达产物进行糖基化、磷酸化等修饰，所生产的蛋白大多具有生物活性和免疫原性	对重组蛋白进行复杂的翻译后修饰（N-糖基化和准确的 O-糖基化等多种翻译功能），能够指导蛋白质的正确折叠
缺点	不能对蛋白进行翻译后修饰	对外源蛋白只能进行甘露醇修饰，且经常出现过度糖基化的情况，这可能会影响某些外源蛋白的生物活性	成本较高，操作程序比较复杂，生产周期较长，且与哺乳动物细胞相比，其糖基化修饰较为简单，所表达的部分蛋白与其天然结构仍然存在着差异	培养基成分复杂且成本昂贵、操作技术要求高、表达产量不大、产率低，且有时会导致病毒感染

1. 原核重组表达　结构生物学中最常用的原核表达系统是大肠埃希菌表达系统。在 PDB 中解析的超过 17 万个结构中，有超过 70% 的蛋白是通过大肠埃希菌系统表达获得的。大肠埃希菌系统由于其遗传学、生物化学和分子生物学方面已充分被人们了解而成为表达许多异源蛋白质的首选表达系统。大肠埃希菌表达系统优点在于遗传背景清楚、繁殖快、成本低、表达量高、表达产物容易纯化、稳定性好、抗污染能力强以及适用范围广等。大肠埃希菌表达系统主要由宿主菌、外源基因和表达载体构成。外源基因通过基因重组的手段构建至表达载体中，表达载体转化宿主菌后进行外源蛋白的表达。

大肠埃希菌中的表达载体主要包括融合型和非融合型表达载体两种。结构生物学中常用的是融合型表达载体。融合型表达载体是指将目的基因和标签蛋白的开放阅读框架按一定顺序连接在一起，融合阅读框架的表达产物是一个带有标签的融合蛋白，其中标签可以位于目的蛋白的氨基端或者羧基端。标签蛋白的存在可以简化靶蛋白的标记与分离，也可以改善靶蛋白的溶解性，防止形成不溶性包涵体。常用的融合标签有 His 标签、GST 标签和 MBP 标签等（表 3-2）。

表 3-2　　　　　　　　　　　　　　　　常用原核表达载体

载体系统	表达系统	融合蛋白	亲和培基
PET 系列	原核表达系统	多聚组氨酸标签蛋白	固化 Ni^{2+} 或者 Zn^{2+}
pEGX 系列	原核表达系统	谷胱甘肽-S-转移酶	谷胱甘肽
pMAL 系列	原核表达系统	麦芽糖结合蛋白	交联直链淀粉
pPIC 系列	酵母表达系统	分泌信号肽	
pFASTBAC 系列	昆虫细胞表达系统	多聚组氨酸标签蛋白、谷胱甘肽-S-转移酶等	固化 Ni^{2+} 或者 Zn^{2+}、谷胱甘肽等
pcDNA 系列	哺乳动物 HKE293 细胞		
pCHO 系列	哺乳动物 CHO 细胞		

大肠埃希菌系统表达外源蛋白的一般步骤：

（1）构建含靶蛋白编码序列的重组表达载体：通过 PCR 的手段获得靶蛋白的 DNA 序列，利用双酶切或者同源重组等方法将靶蛋白基因序列与表达载体连接。

（2）转化：通过热激等方法将重组质粒转入感受态细胞中，将转化体铺于含特异性抗性的 LB 平板中，于 37 ℃过夜培养。

（3）鉴定：通过 PCR 等方法筛选带有靶蛋白 DNA 片段的转化体。

（4）诱导靶蛋白表达：将重组质粒转入表达宿主感受态细胞中，培养到一定浓度后加入诱导剂，诱导靶蛋白的表达。

2. 真核重组表达 虽然原核表达系统的技术路线发展得很成熟，但是大肠杆菌也并非万能的宿主，有些蛋白必须经过翻译后修饰（如糖基化等）才能具备生物活性。另外，有些蛋白在原核表达系统中不可溶表达。这时可以选择真核表达系统来表达这类蛋白质。真核表达系统中比较常用的是酵母表达系统、昆虫细胞表达系统和哺乳动物细胞表达系统。

（1）酵母表达系统：其中毕赤酵母表达系统使用最为广泛。毕赤酵母表达系统具有使用简单、外源蛋白基因遗传稳定、繁殖快、培养成本低、可对表达的蛋白进行简单的翻译后修饰等优点。其缺点是对外源蛋白只能进行甘露醇修饰，且经常出现过度糖基化的情况，这可能影响某些外源蛋白的生物活性。

毕赤酵母体内本身并无稳定的附加质粒，表达质粒需要整合到宿主菌染色体上以实现外源基因的表达。表达载体一般包含 AOX 启动子、AOX 终止子、多克隆位点、选择标志以及可以诱导基因发生重组的同源序列。这些表达载体多为穿梭质粒，可以在大肠埃希菌中复制、扩增，然后用质粒转染酵母细胞，质粒重组至酵母染色体中并表达靶蛋白。一些酵母表达载体在 AOX 启动子后携带分泌信号肽序列，重组蛋白和信号肽融合表达。融合表达信号肽的外源蛋白可以分泌到细胞外培养基中，而毕赤酵母所分泌的自身蛋白很少，因此大大降低了靶蛋白的纯化难度。

毕赤酵母表达系统表达靶蛋白的一般步骤：

1）将目的基因克隆至毕赤酵母表达载体，获得阳性重组表达质粒。

2）用适当的限制性内切酶消化阳性重组质粒，使之线性化。

3）将线性化的重组质粒转染人巴斯德毕赤酵母菌株（如 GS115，KM71）。

4）将转化物接种 HIS4 缺陷平板进行第一轮筛选，再用不同浓度的 G418 平板进行第二轮筛选。

5）挑选 10～20 个克隆进行小规模诱导培养，鉴定外源基因的表达量。

6）挑选高水平表达菌株并进行大规模诱导培养，以制备外源基因的表达蛋白质。

（2）昆虫细胞表达系统：因其应用的载体为杆状病毒载体，也称为杆状病毒表达系统。昆虫细胞表达系统可以高效、大量地表达外源蛋白，并能对表达产物进行糖基化、磷酸化等修饰，所生产的蛋白大多具有生物活性和免疫原性。但是昆虫细胞表达系统缺点也很明显，其成本较高，操作程序比较复杂，生产周期长，且与哺乳动物细胞相比，其糖基化修饰较为简单，所表达的部分蛋白与其天然结构仍然存在着差异。

Bac-to-Bac 昆虫杆状病毒表达系统是 Luckow 等在 1993 年所创建的一种昆虫杆状病毒表达系统，该系统能够快速有效地产生大量的重组杆状病毒，因而被广泛使用。Bac-to-Bac 指从细菌（Bacterium）到杆状病毒（Baculovirus），利用细菌转座子的原理，将改造后的重组病毒基因转入能在大肠埃希菌中增殖的杆状病毒穿梭载体（Bacmid，杆粒）上，通过抗性和蓝白斑筛选得到重组的杆粒，提取杆粒并转染昆虫细胞，得到的子代病毒即为重组病毒。用病毒上清液感染昆虫细胞（常用的为 sf9，sf21 和 high-5 细胞），即可表达重组蛋白。

昆虫细胞表达系统表达外源蛋白的一般步骤：

1）将目的基因克隆至昆虫细胞表达载体，获得阳性重组表达质粒。

2）转化。将重组质粒转化感受态细胞，然后平铺于三抗 LB 平板上，37 ℃孵箱中生长 48 小时，挑选白色菌斑，在新的三抗 LB 平板上划线，37 ℃孵箱中生长 48 小时后挑取白色菌落加入 LB 培养基，

37 ℃摇床生长 16 小时。

3）利用质粒提取试剂盒提取杆粒。

4）利用转染试剂盒将杆粒转入处于对数生长期的昆虫细胞中。

5）病毒的分离和扩增：转染昆虫细胞后，病毒在细胞中复制，得到 P1 病毒，收获 P1 病毒后转入新的细胞中，病毒进行第二次扩增。每次扩增，病毒的滴度增长约一个数量级，一般扩增 3 次，得到 P3 病毒。

6）将 P3 病毒感染昆虫细胞，表达重组蛋白。

（3）哺乳动物细胞表达系统：相较于其他表达系统，哺乳动物细胞表达系统的巨大优势是能对重组蛋白进行复杂的翻译后修饰（N-糖基化和准确的 O-糖基化等多种翻译功能），指导蛋白质的正确折叠。哺乳动物细胞中翻译后修饰的外源蛋白质在活性方面远胜于原核表达系统及酵母、昆虫细胞等真核表达系统，更接近于天然蛋白质。市场上的生物制药产品大多是由哺乳动物细胞表达系统生产。但是哺乳动物细胞表达系统培养基成分复杂且成本昂贵、操作技术要求高、表达产量不高且有时会导致病毒感染等缺点。

一般来说，根据目的蛋白表达的时空差异，可将哺乳动物细胞表达系统分为瞬时、稳定和诱导表达系统。目前，实验室使用较多的是瞬时表达。瞬时表达系统是指宿主细胞在导入表达载体后不经选择培养，载体 DNA 随细胞分裂而逐渐丢失，目的蛋白的表达时限短暂。瞬时表达系统的优点是简捷，实验周期短。哺乳动物细胞表达系统中常用的表达载体包括 pCHO、pcDNA 等。宿主细胞常用的有 CHO 细胞系和 HEK293 细胞系等。表达载体转染主要有磷酸钙共沉淀法、电击法、脂质体法、基因枪法和病毒颗粒感染法等。现在有很多商业化的转染试剂盒，如 Invitrogen、life、sigma 等公司开发的试剂盒能有效的进行表达载体的转染。

哺乳动物细胞表达系统表达外源蛋白的一般步骤：

1）构建含靶蛋白基因序列的重组表达载体：通过 PCR 的手段获得靶蛋白 DNA 序列，利用双酶切或者同源重组的方法将靶蛋白基因序列与表达载体连接。

2）鉴定得到阳性重组子。

3）转化：通过转染试剂等方法将阳性重组子转入哺乳动物细胞中。

4）靶蛋白表达：培养哺乳动物细胞，表达靶蛋白。

3. 天然提取　X 射线晶体学所需的蛋白量比较大，所以天然提取的方法只适合丰度较大的蛋白。比如肌红蛋白、血红蛋白等。

（二）靶蛋白的纯化

晶体的生长通常要求生物大分子纯度在 90% 以上，且均一性好。重组蛋白的纯化是 X 射线晶体学研究工作中最基础也是最重要的一步，蛋白质样品的质量直接关系到后续结晶学实验，因此选择适合于所研究蛋白的分离和纯化方法显得尤为关键。蛋白质对于极端温度、氧化、配体和一些离子的存在非常敏感，金属和蛋白酶会导致蛋白的降解。表达在细胞内的蛋白首先需要破裂细胞。这需要考虑缓冲液类型以及破裂细胞的方式，保证蛋白质的稳定并获得最大量的目的蛋白。细胞裂解方式主要包括超声破碎、高压破碎和玻璃珠研磨。而常用的蛋白质分离纯化方法主要包括：亲和层析、离子交换层析、疏水作用层析和凝胶过滤层析。

1. 亲和层析　亲和层析是基于生物分子之间的特异性的相互作用进行分离。重组表达蛋白时通常会携带合适的融合标签蛋白，标签蛋白能与特异性的亲和介质结合，结合特异性的洗脱液能将融合蛋白从亲和介质上洗脱下来（图 3-3）。比较常用的融合标签有 His 标签、谷胱甘肽-S-转移酶标签和麦芽糖结合蛋白等，分别特异性地结合 Ni^{2+}、GST、MBP 亲和介质。现在很多公司可以提供商业化的亲和介质，如 GE 公司、bio rad 公司等。

2. 离子交换层析（Ion Exchange Chromatography，IEC）　以离子交换剂为固定相，依据流动相中的组分离子与交换剂上的平衡离子进行可逆交换时的结合力大小的差别而进行分离的一种层析方法。离子交换层析中，基质是由带有电荷的树脂或纤维素组成。带有正电荷的称为阴离子交换树脂；而带有负电荷的称为阳离子交换树脂。阴离子交换基质结合带有负电荷的蛋白质，而阳离子交换基质结合带有正电荷的蛋白质。不同的蛋白质具有不同的等电点，在不同的 pH 条件下，其带电状况不同，结合离子交换柱的亲和力大小不同，因此可通过提高洗脱液中的盐浓度、pH 等措施，将吸附在柱子上的不同结合能力的蛋白质依次洗脱下来（图 3-4）。

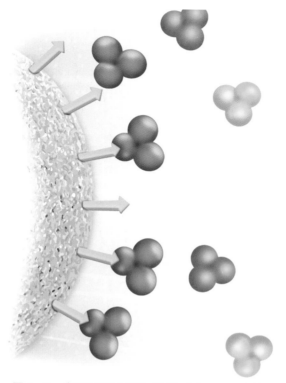

图 3-3　亲和层析示意图（图片来自 cytiva 官网）　　　　图 3-4　离子交换层析示意图（图片来自 GE 官网）

3. 凝胶过滤层析　又称分子筛层析或排阻层析，是依据蛋白质分子量大小进行分离的技术。单个凝胶珠本身像个筛子，不同类型凝胶的筛孔的大小不同。可以将这样的凝胶装入一个足够长的柱子中，制成一个凝胶柱。当含有大小不同的蛋白质样品加到凝胶柱上时，比凝胶珠平均孔径小的蛋白质连续不断地穿入珠子的内部，这样的小分子不但运动路程长，且受到来自凝胶珠内部的阻力也很大，所以分子量越小的蛋白质需要的时间越长。而分子量大的蛋白质则直接通过凝胶珠之间的缝隙首先被洗脱下来（图 3-5）。

除了常用的亲和层析、离子交换层析和凝胶过滤层析纯化方法以外，常用的纯化方法还有疏水层析、反向层析等。通常单独的一种方法并不能获得高纯度的蛋白，要根据靶蛋白的性质交替运用多种层析方法。

（三）结晶

当 X 射线照射晶体时，可以获得晶体中电子密度的分布情况，再从中分析获得原子的位置信息，即晶体结构。虽然单个生物大分子就可以在 X 射线照射下产生散射，但是这种散射非常弱，难以与来自空气或溶剂水分子的噪音散射相区分。当生物大分子堆积起来形成晶体后，它们的散射在某些特殊方向就可以叠加而放大，从而可以被当作有效的信号记录下来。因此，获得高质量的生物大分子的晶体是 X 射线晶体学研究中非常关键的步骤（图 3-6）。

向生物大分子溶液中加入沉淀剂，如盐、PEG 等时，由于沉淀剂的水化作用，能够大量夺取蛋白质溶液中的水，从而将原平衡状态打破，使得溶液中的溶质生物大分子变得过饱和而从溶液中析出形成微小晶核，随着生物大分子慢慢的在晶核上堆积，晶体会逐渐长大，直到再次达到平衡。生物大分子晶

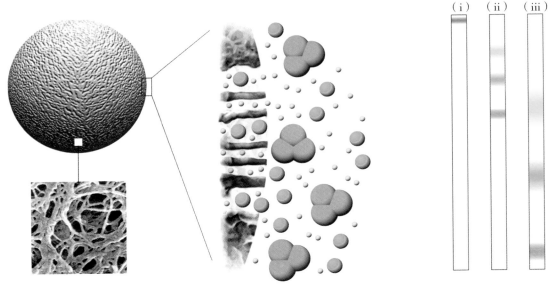

图 3 - 5　凝胶过滤层析示意图（图片来自 cytiva 官网）

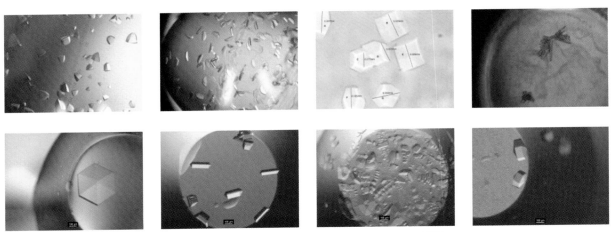

图 3 - 6　不同形状的晶体（图片来自 Hampton 官网）

体生长过程中，溶液经历了从不饱和或者接近饱和的状态到过饱和的状态，随着溶质蛋白分子不断析出再次达到饱和状态（图 3 - 7）。

1. 常用结晶方法　X 射线晶体学发展至今已有将近 60 年的历史，通过研究人员的不断摸索和积累，蛋白质结晶方法已发展得比较成熟。常用的结晶方法包括整批结晶法（batch crystallization）、液液扩散法（liquid-liquid diffusion）、气相扩散法（vapor diffusion）和透析法（dialysis）。

（1）整批结晶法是最早应用的方法，其原理是将沉淀剂瞬间加入蛋白质溶液中，使溶液突然达到高饱和状态，在适当的条件下，溶液将达到过饱和而形成晶核，然后逐渐长出晶体。

（2）液-液扩散法：通过扩散法让晶体在限定的空间内进行生长。在小孔毛细管中依次注入等体积的蛋白质溶液和含有沉淀剂的溶液使二者液面结合，但不混合，然后密封。分子的扩散作用使蛋白质溶液逐渐达到过饱和而长出晶体。这种方式生长的晶体不需要像其他方法那样将晶体捞出，可以直接对毛细管中的晶体进行数据收集。

（3）气相扩散法：将蛋白质液滴（drop）与沉淀剂溶液按一定比例混合后，与更大体积的沉淀剂溶液共同放置在一密闭的小孔内，两者不相互接触。由于池液中的沉淀剂浓度高，蛋白质液滴中的水分会以水蒸气的形式向池液中迁移，蛋白溶液渐渐达到过饱和而长出晶体。气相扩散法是目前最常用的晶体生长方法。根据蛋白质液滴的放置方式，又可以分为悬滴法和坐滴法。

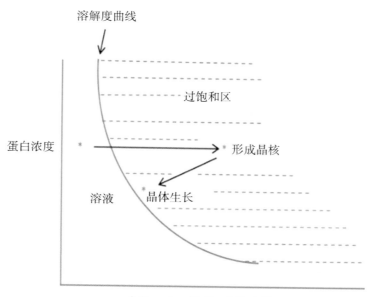

图 3-7　蛋白质结晶的相图

1）悬滴法（hanging drop method）：在硅化过的盖玻片上滴加等体积的蛋白溶液与沉淀剂溶液混匀，然后将盖玻片倒扣在已加入了沉淀剂溶液的小孔孔口上，并用密封硅脂进行密封。

2）坐滴法（sitting drop method）：与悬滴法基本类似，但是蛋白液滴不是悬挂在池液的上方，而是位于池液槽边上的一个小孔内。通常某种方法如果不能达到理想的效果，可以尝试改变坐滴或者悬滴来看看效果。

（4）透析法：透析法的原理是利用半透膜对小分子和蛋白质大分子的不同通透性来实现。适合的半透膜能够让小分子盐、PEG 等透过，而蛋白质分子不能透过。在盐或 PEG 向蛋白质溶液单向扩散的过程中，蛋白质溶液逐渐达到过饱和状态最终长出晶体。所示为透析法常用的两种装置。

2. 影响结晶的生长条件　晶体的生长受到诸多因素的影响，如生物大分子的纯度和均一性、温度，沉淀剂种类以及浓度，缓冲液类型，pH 值等也都影响结晶生长。生物大分子一般只在适合的条件下结晶，通常需要对结晶条件进行大量的筛选。不同生物大分子性质不同，其结晶的条件也不同。通常在拿到蛋白后，会选择对蛋白进行晶体筛选，筛选出适合目的蛋白结晶的结晶条件。结晶条件包括 pH、沉淀剂、盐离子等，每一组分都有很多种选择，逐一手动筛选是不现实的。现在有很多商业化的筛选试剂盒，包含成千上万种结晶条件。另外还有专门的结晶筛选机器人（图 3-8），筛选 96 个条件通常只需要几分钟。初筛得到的晶体往往衍射能力比较差，为了获得单一的，衍射好的晶体，还需要进一步优化结晶条件。

（1）蛋白质纯度和浓度的优化：如上所述，影响蛋白质结晶的因素有很多，但最关键的是蛋白质的纯度。在结晶蛋白溶液中主要存在两种杂质：小分子杂质和大分子杂质。小分子杂质主要包括盐离子和沉淀剂。大分子主要包括各种杂蛋白。这些杂质的存在会干扰蛋白分子的有序排列，从而影响晶体的生长。另外，杂质也可能和蛋白质形成络合物，变成无序结合的沉淀物，造成假结晶现象。这可能也是晶体实验重复性差的重要原因。蛋白质浓度是一个重要的制约因素，如果要长出较好的晶体，蛋白质的浓度不能太高。浓度过高蛋白容易沉淀，过低则可能不长出晶体。

（2）离子强度和离子的优化：在溶液中每个蛋白质分子表面都带有多种电荷，分子间的相互作用或相互结合的点很多，而可能形成有序排列的关键结合点和几何匹配位置又很少，因此溶液中的离子强度对蛋白质的影响很大。溶液中离子强度的高低会影响蛋白质分子的溶解度，也会通过离子本身产生的电荷屏蔽效应影响蛋白组分子间的静电相互作用，影响晶体的长大。另外金属离子也可能加速晶体的形成过程，特别是有些二价金属会促进晶核长大。如在硫酸铵溶液中进行铁蛋白结晶，加入少量的锡离子能

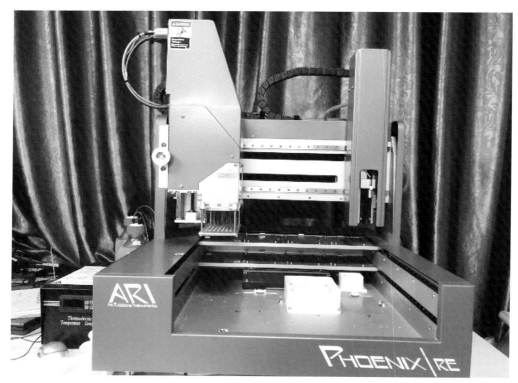

图 3-8 筛选晶体所用的晶体机器人

形成菱形晶体。

（3）沉淀剂的优化：对于蛋白质结晶而言，沉淀剂的作用主要在于对溶剂水的影响而非对蛋白质分子的影响，沉淀剂主要分为两大类，即盐类和有机类。有机类比较复杂，包括简单有机溶剂类、高分子直链聚合物、小分子多醇类等。两种沉淀剂对蛋白质的结晶作用机理完全不同。盐类沉淀剂破坏蛋白质的水化层，减小蛋白质与水的结合能力，增大蛋白质与蛋白质的结合。有机类沉淀剂可以降低溶质的介电常数使它们之间的静电斥力与极性减弱，增大蛋白质间的吸引力。选用哪种类型的沉淀剂应根据不同蛋白而定，目前没有太多的规律可循。沉淀剂浓度也是一个重要的制约因素，在蛋白质浓度不变的情况下，选择合适的沉淀剂浓度至关重要。沉淀剂浓度过高，会使溶液处于成核区，甚至直接进入沉淀区，即使蛋白质刚刚达到过饱和，高沉淀剂浓度依然使其直接生成很少的沉淀。

（4）温度和 pH 的影响：温度的变化会引起蛋白质溶解度的改变，一般来说，在低离子强度下通常是随温度的增加蛋白质溶解度增大，在高离子强度下蛋白质的溶解度随温度的增加反而减小。蛋白质为两性物质，结晶体系 pH 值的变化对其结晶行为有着重要影响。大多数蛋白质对结晶的 pH 值非常敏感，调节 pH 值可以改变晶体的大小和形状。一般情况下，溶液的 pH 值在蛋白的等电点附近时，有利于晶体析出，远离等电点不利于结晶形成。一般来讲，越靠近最佳 pH 值，晶型越单一，所得晶体质量越高。

蛋白结晶条件的选择没有任何规律可言，很多情况下还是只能靠"运气"。对那些很难培养又一定要得到的蛋白，只能是海量筛选，使用各种沉淀剂、添加剂、不同的缓冲液去摸索和尝试，或许能得到理想的晶体。

（四）晶体 X 射线衍射

获得高质量的蛋白质晶体后，接下来就是利用 X 射线照射晶体，收集晶体的衍射数据。X 射线是一种波长短、能量高的电磁辐射，其波长介于 0.01～100 Å 之间。X 射线最早由德国物理学家 W. K. 伦琴发现，因此又被称为伦琴射线。最早，X 射线仅用来解析小分子晶体结构。晶体是由分子中的原子按一定规则排列成的晶胞构成，这些规则排列的原子间距离与 X 射线波长相近，当满足劳厄条件时，由晶体散射的 X 射线就会相互干涉，在空间上某些特殊方向产生叠加现象，从而被记录下来。

随着 X 射线的研究不断深入以及 X 射线发射光源的发展，人们意识到同样能够利用 X 射线来解析生物大分子的结构。蛋白质大分子晶体衍射主要的光源有实验室转靶 X 光源（X 射线管）和同步辐射光源两种。转靶光源是由高压场加速产生的电子轰击金属阳极靶面产生的 X 射线。此类光源产生的射线波长与金属种类相关，通常称为该金属的特征波长。转靶光源通过高速旋转金属阳极降低了高能电子流对金属靶的损伤，同时也有效提高了散热的效果，从而能够达到更高的能量级别，产生更强的 X 射线。实验室转靶光源通常用于晶体初筛以及晶体优化时的质量评估。如果在晶体质量足够的情况下，也可以利用转靶光源对晶体进行数据收集（图 3-9）。

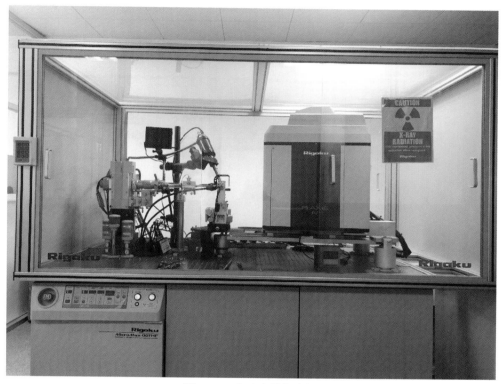

图 3-9　实验室转靶光源

目前蛋白质晶体数据收集常用的光源是同步辐射光源。带电粒子在磁场的作用下，进行高速曲线运动时沿轨道切线方向产生电磁辐射，由于这种物理现象是在电子同步加速器上首次观察到，人们称这种由接近光速的带电粒子在磁场中运动时产生的电磁辐射称为同步辐射（synchrotron radiation）。与传统转靶光源相比，同步辐射光源具有波长短、强度高、准直性好等优点。我国的第一代同步辐射光源以"北京正负电子对撞机"为代表，"合肥光源"是我国的第二代同步辐射光源。我国目前已建成的最先进光源是"上海光源"，它属于第三代同步辐射光源。在上海光源同步辐射中心收集一套晶体数据往往只需要几分钟，而使用传统转靶光源可能需要十几小时（图 3-10）。

近年来，在同步辐射的基础上发展出了第四代同步辐射光源，又称自由电子激光（X free electron laser，XFEL）。与同步辐射使用弯道加速器不一样的是，XFEL 利用的是超长波荡器产生 X 射线的直线式光源。这种直线式加速器产生的 X 射线强度比同步辐射有更大的提高，同时脉冲更短，且完全相干。理论上，可利用 XFEL 直接解析蛋白质单分子的三维结构，而无需对大分子进行结晶。目前，这项技术还在探索和发展中。

（五）数据处理

X 光照射晶体时，探测器收集到的只是衍射光强度，需要运用一系列的算法和软件进行处理，将不同强度的衍射点从背景中识别出来，并处理成晶胞的结构因子（图 3-11）。

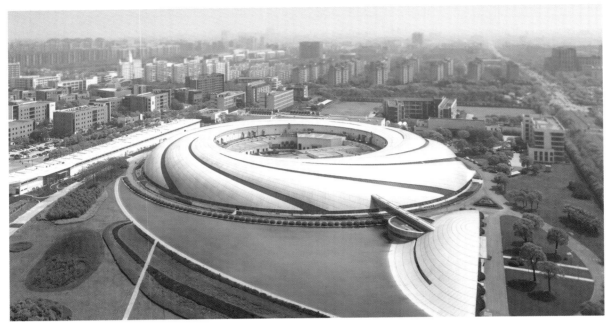

图 3-10　"上海光源"

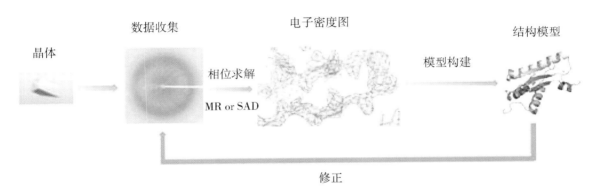

图 3-11　晶体结构解析过程

　　这个过程中常用的软件包括 HKL2000，HKL3000，XDS，XIA2 以及 Mosfilm 等程序。现在上海同步辐射光源收集数据时，系统会自动对数据进行处理，很大程度上降低了数据处理的难度。图 3-12 为采用 HKL3000 软件处理 X 射线晶体衍射数据的一般流程。

　　（六）结构解析

　　相位求解是晶体结构解析中的核心问题。晶体是构成分子中的原子按照一定的周期在空间上重复排列构成。晶胞是晶体中重复的最小单元，晶胞内的原子分布可以看成是不同电子云密度的分布。试想，如果能够将晶胞中每一点的电子密度计算出来，那么就可以绘制出一张晶胞电子密度云的分布图。根据电子密度云中峰值所处的位置，就可以知道原子的位置，从而可以得出每个原子的位置信息。

　　X 射线发展至今已经非常成熟，目前有多种相位求解的方法被广泛地应用在蛋白质晶体结构解析中。这些方法包括同晶置换法（单对同晶置换与多对同晶置换）、反常散射法（多波长反常散射与单波长反常散射）以及分子置换法。

　　1. 同晶置换法　　这是蛋白质晶体结构解析中最原始的方法，同晶置换法又包括单对同晶置换（single isomorphous replacement，SIR）和多对同晶置换（multiple isomorphous replacement，MIR）。该方法需要获得蛋白质晶体以后，往晶体中泡入重金属原子作为标识原子，先确定重原子的散射波在各衍射点的相角，再推导出晶胞中其他原子散射的次声波在各级衍射中的相角。

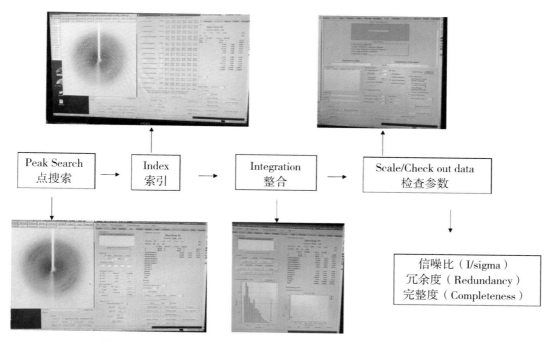

图 3-12 采用 HKL3000 软件处理 X 射线晶体衍射数据的一般流程

2. 反常散射法 对于特定种类的原子，当 X 射线的波长靠近该原子的吸收边，也就是说 X 射线的能量达到电子从被束缚的原子轨道发生跃迁的能量时，共振效应使得电子加速增强，此时电子对 X 射线的吸收增强并扰乱了正常散射，这种情况下产生的散射称为反常散射。为了收集晶体的反常衍射数据，通常的做法是在表达蛋白质时，将具有较强反常散射能力的原子，如硒原子等引入蛋白序列。如果蛋白本身具有结合金属离子 Zn^{2+}、Fe^{2+}、Cu^{2+} 等，可以利用这些原子的反常散射求解相位。此外，也可以像同晶置换的方法那样，在获得的蛋白晶体中泡入重原子。与单晶置换不同的是，反常散射法不需要收集多颗晶体的数据，往往只需要对同一颗晶体在不同波长的 X 射线下收集多套数据。

反常散射法包括多波长反常散射法（multiple-wavelength anomalous diffraction，MAD）以及单波长反常散射法（single-wavelength anomalous diffraction，SAD）。通过 SAD 方法求解相位时，也会遇到 SIR 一样的双解问题，不同的是，能通过多种手段对密度进行修饰，从而破解双解获得正确的唯一解。这些方法包括直方图匹配、溶剂平滑、溶剂翻转、非晶体学对称的密度平均等。同样的，多波长反常散射的方法也能够解决双解问题。

3. 分子置换法 分子置换法（molecular replacement，MR）又称帕特森搜索法。其原理是序列上具有同源性的蛋白质，它们在三维空间折叠上往往也有相似之处。利用这一点，可以通过已知的晶体结构来推测未知结构的分子在晶胞中的排列和取向，从而得到初始的结构模型。

一般可以作为搜索模型的结构，其序列与待测结构的蛋白序列一致性在 30% 以上时，能获得较高的成功率。据报道，也有利用三维结构预测的模型以及电镜低分辨率模型作为分子置换的初始模型用于晶体结构的解析。由于 PDB 数据库中已有大量的蛋白质结构，目前，绝大部分晶体结构都能通过分子置换方法得到解析。现在最常用的分子置换软件是 phenix. phaser。

（七）模型构建

获得结构因子的振幅与相位以后，通过傅里叶变换可获得晶胞中每一点的电子密度函数，而后通过电子密度函数绘制出电子密度图。实际的绘制过程是将电子密度中的每个平面上电子密度数值相同的点用线连接起来绘制成等高线图。模型构建的过程就是对电子密度进行解释的过程。也就是通过给定的蛋白序列，辨认出每个氨基酸残基在密度图中的位置。现在常用的模型构建的软件包括 Pymol，Coot 等。

获得最终模型后，根据模型中各氨基酸主链、侧链以及配体分子与电子密度的匹配程度可以粗略的判断模型是否合理。此外还需要结合多方面的指标对模型进行评价。其中包括 B 因子、R 因子、立体化学标准限制等。R 因子和立体化学标准限制是两个最直接的模型评价指标。如上文所述，一个好的最终模型，其 R_{work} 值应该与修正所用到数据的分辨率相接近，同时 R_{free} 值比 R_{work} 略大，但两者之间不能超过 6（％），否则存在过度修正的嫌疑。化学标准包括键长、键角以及二面角等。目前有多个程序可用于对模型进行评价，其中包括 phenix 中的 comprehensive validation 以及 Procheck 等程序。

第三节　磁共振方法

一、磁共振方法概述

磁共振方法（nuclear magnetic resonance，NMR）是指通过对磁共振谱线特征参数的测定来分析物质的分子结构与性质的一门技术。它的研究对象是原子核自旋。自旋核之间的偶极—偶极相互作用和标量耦合相互作用能够分别提供原子核间距或化学键二面角等分子几何信息，从而计算得到结构信息。简单来说，不同的原子核吸收不同的电磁波，因而通过测定和分析受测物质对电磁波的吸收情况就可以判定它含有哪种原子，原子之间的距离有多大，并据此分析出它的三维结构。磁共振技术起源于 1945 年底美籍科学家 Bloch 和 Purcell 首次观测到宏观物质磁共振（NMR）信号。20 世纪 60 年代，磁场超导化和脉冲傅立叶变换（Pulse Fourier transform，PFT）技术的引入使得磁共振技术进入到脉冲傅里叶变换和多维磁共振波谱时代，大大提高了磁共振波谱仪的灵敏度，也为固体磁共振和磁共振成像奠定了基础。1977 年，瑞士科学家 Kurt Wüthrich 将多维磁共振方法引入到生物大分子的三维结构研究，之后同位素标记技术和一系列脉冲技术的发展，使得磁共振成为了研究生物大分子的三维结构和动力学的有力方法。多维磁共振方法可从原子、分子水平上揭示生物大分子的二级、三级结构等是结构生物学重要的手段之一。PDB 中已有超过 1.3 万个（到 2021 年 5 月）蛋白结构通过多维磁共振的方法解析出来（图 3-13）。

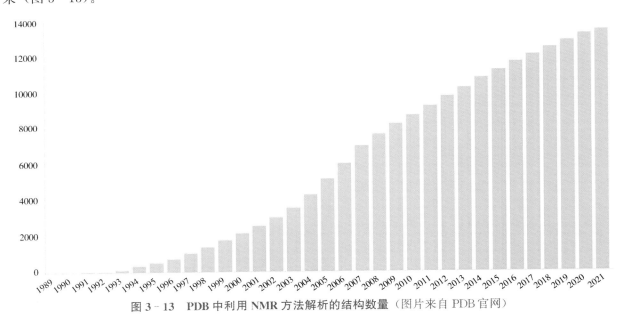

图 3-13　PDB 中利用 NMR 方法解析的结构数量（图片来自 PDB 官网）

多维磁共振方法适合解析分子质量较小的蛋白，一般情况下，该技术不适合分子质量大于 100 ku 的生物大分子。分子质量越大，灵敏度越低，数据处理的过程也越复杂。从结构解析的角度来看，NMR 为研究不适合结晶的生物大分子（包括固有无序的蛋白质和弱复合物）提供了新的手段。通过多维磁共振方法解析的生物大分子结构中，大多数（超过 60％）是没有 X 射线晶体数据的。另外，在物质结构的分析研究中，常常遇到无法溶解的固体样品，或者需要了解样品在固体状态下的结构信息，如高分子链构象、晶体形状、不溶蛋白的结构等，这时就需要用到固体 NMR 方法。很多科学家也利用 NMR 方法来研究蛋白聚集和淀粉样蛋白的形成。除此之外，X 射线晶体学和冷冻电子显微镜，它们提供的大都为静态视图；而 NMR 能够进行生物大分子的动力学研究，即使某个瞬时状态在体系中只有 1％，也能被 NMR 识别出来。因此，多维磁共振方法也常用于生物大分子识别、变构、信号转导和生物大分子组装研究上。但是多维磁共振灵敏度相对较低、图片和数据处理过程比较复杂且需要较长的时间，这些都大大限制了多维磁共振技术的广泛应用。

二、多维磁共振方法的一般步骤

多维磁共振方法主要包括以下几个步骤（图 3 - 14）：

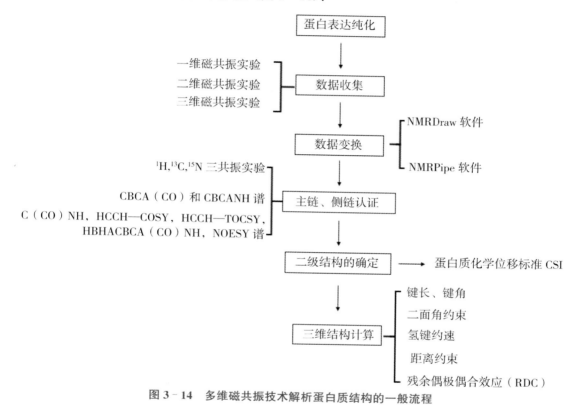

图 3 - 14　多维磁共振技术解析蛋白质结构的一般流程

（一）蛋白表达纯化

磁共振中的生物大分子的获得方法与上述 X 射线衍射基本相同，这里不做具体描述。需要注意的是，如果蛋白质的分子质量大于 10 Ku，需要使用同位素标记。一般选用 ^{13}C 和 ^{15}N 标记，在大量培养表达宿主时，使用 $^{13}C_6H_{12}O_6$ 或者 $[^{13}C_6]$ glucose 等作为唯一碳源，$^{15}NH_4Cl$ 等作为唯一氮源，即可完成标记。现在同位素标记磁共振方法已经发展得很成熟，同位素标记已成为磁共振的常规方法。

（二）样品准备

磁共振一般要求测定的生物大分子样品浓度达到约 1 mM，且特别需要注意溶剂的选择：①样品具有高溶解度；②在所感兴趣的波谱范围内没有溶剂峰；③在做变温实验的温度范围内保持液体状态。现在常用的溶剂是氘代溶剂，氘代溶剂溶剂峰干扰较小，常用 90％ H_2O，10％ D_2O。除此之外，溶液中 pH 值通常不能大于 7，缓冲液中其他成分对蛋白质谱图的干扰要尽量小，无机盐的浓度不能过高且不能含有重金属离子污染，溶液中还需要加入 1 mM NaN_3 以避免样品长霉菌。

（三）磁共振实验及数据收集

现在常用的磁共振波谱仪是 Bruker 公司的磁共振波谱仪（图 3 - 15）。通常在 25 ℃左右的温度进行

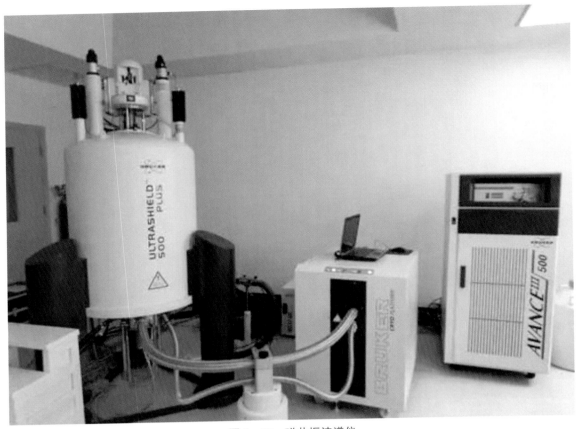

图 3-15　磁共振波谱仪

生物大分子的磁共振波谱测定。

1. 一维磁共振实验　测定 ^{1}HNMR 谱图。用 D^2O 交换以及做 pH、温度的影响实验，以获取化学位移、耦合常数以及有关形成氢键等信息。

2. 二维磁共振实验　二维磁共振实验包括同核和异核实验。同核实验主要有 ^{1}H-^{1}H COSY，TOC-SY，E. COSY，NOESY，ROESY，relay-NOESY 等实验，主要用于自旋体系（残基内部）的谱峰确认，耦合常数的测定，顺序识别，以及由 NOE 交叉峰的强度得出质子间距离约束条件。这也是非标记样品所能进行的主要实验。异核二维实验包括 ^{1}H-^{15}N HSQC，HMQC，^{1}H-^{13}C HSQC，HMQC，用于标记样品中质子与其他核之间的关联和谱峰识别。在核酸结构研究中，^{1}H-^{31}P HETTOCSY 也被广泛采用来作核糖谱峰的识别和序列的顺序识别。

3. 三维磁共振实验　对于较大的蛋白质分子，还需要利用 ^{15}N 或 ^{15}N/^{13}C 标记的样品进行三维实验。这些实验又可大致分为两类，即利用异核编辑技术的三维实验和三共振实验。前者是利用不同残基中 ^{15}N 和 ^{13}C 核的化学位移的差异，将二维 COSY，TOCSY，NOESY 谱中重叠在一个平面内的谱峰按照不同的 ^{15}N 和 ^{13}C 化学位移，分别放入不同的平面内，这样就大大地简化了谱图。这些实验在确定残基的自旋体系和 NOE 相关峰指定时起着重要作用。三维磁共振实验在标记样品的实验中起着非常重要的作用，这类实验完全利用 ^{1}H，^{13}C，^{15}N 核之间的化学键连接来得到磁共振相关信号。与只利用 ^{1}H-^{1}H 耦合常数的实验相比，由于大多数异核之间的耦合常数（^{1}J）都较大，使得它们之间的信号传递较有效；利用异核化学位移使得谱图被大大地简化了；谱图的顺序指认比依赖 NOE 信号的方法更可靠。

（四）数据变换

目前针对 NMR 数据处理的软件有很多种类，包括 NMRPipe、Felix、Azara、PROSA 等。利用数据处理软件将得到谱图的原始数据进行傅立叶变换，才能进行谱峰认证。

（五）主链、侧链认证

蛋白质主链顺序认证主要通过 ^1H，^{13}C，^{15}N 三维共振实验获得。HN 和 N 是蛋白质中化学位移分散得最好的核，一般来说从这些相关谱上可以找到除最 N 端的氨基酸和脯氨酸以外其他每一个残基的一个峰，峰之间的重叠越少，相关的认证工作就越轻松。主链顺序认证主要依赖 CBCA（CO）和 CBCANH 实验，这是一对最为主要的核磁谱，通过 CBCA（CO）和 CBCANH 可进行大部分的主链的顺序认证。完成主链认证后，即确定所有氨基酸残基的 Cα，Cβ，N，Hα 原子的化学位移，就可以以此为基础开始侧链认证。侧链认证的谱主要包括 C（CO）NH，HCCH-COSY，HCCH-TOCSY，HB-HACBCA（CO）NH。侧链认证的目的是尽可能确定残基侧链上的所有原子包括脂肪侧链 Hb，Hg，Hd，He 及芳香环中原子的化学位移。此外，氨基酸的化学位移对顺序认证也很有用。因为每一种氨基酸的 Hα，Cα，Cβ 化学位移都是在一定范围内的，我们可以根据蛋白质的一级序列从所得到的 Hα，Cα，Cβ 化学位移来推测可能的氨基酸类型，这样，几个相连的氨基酸残基往往可以在一级序列中被定位，从而完成顺序认证。

（六）二级结构的确定

通过化学位移标志可判断蛋白质氨基酸序列中 α 螺旋和 β 折叠等二级结构单元。蛋白质化学位移标志（chemical shift index，CSI）现已被广泛用来估测蛋白质分子的二级结构。如果任一测得的氨基酸的 Hα 的化学位移比其对应的 CSI 的化学位移至少大 0.1 ppm，那么就可以定义其 Hα 值为 1；如 Hα 的化学位移比其对应的 CSI 的化学位移至少小 0.1 ppm，那么就可以定义其 Hα 值为－1；如 Hα 的化学位移比其对应的 CSI 的化学位移在±0.1 ppm，那么就可以定义其 Hα 值为 0；连续 3 个或 3 个以上氨基酸 Hα 值为 1，则这组氨基酸具有 β 折叠结构；连续 4 个或 4 个以上氨基酸 Hα 值为 1，则这组氨基酸具有 α 螺旋结构。Hα，Cα，Cβ 等都能用于推断二级结构，将它们的结果综合在一起得到的二级结构更加可靠。

（七）三维结构计算

要得到最终蛋白质的三级结构，不仅需要蛋白质一级结构信息，如共价键的键长、键角的信息，还需要进行相关的磁共振实验获得约束条件，包括二面角约束、距离约束和氢键约束。现在常用的软件是 CNS、CcpNMR 等。

第四节　冷冻电镜三维重构技术

一、冷冻电镜三维重构技术概述

电子冷冻显微技术（cryo-electron microscopy，cryo-EM）简称冷冻电镜，是将生物大分子快速冷冻后，在低温环境下利用透射电子显微镜对生物大分子进行成像，最终经过图像处理和三维重构得到生物大分子的三维结构信息。从 20 世纪 70 年代兴起至今，冷冻电子显微技术已经跨越了 40 多年的发展历史，经历了冷冻制样、单颗粒图像分析和三维重构算法等关键性技术的突破。随着关键技术的突破，冷冻电镜已经在蛋白质结构生物学领域发挥着越来越重要的作用，很多膜蛋白、超大型复合物和不易结晶的蛋白质结构通过冷冻电镜解析出来。2017 年诺贝尔化学奖颁给发明冷冻电镜的 3 位学者：Joachim Frank、Richard Henderson 和 Jacques Dubochet，以表彰他们在冷冻显微技术领域的贡献。"科学发现往往建立在对肉眼看不见的微观世界进行成功显像的基础之上，但是在很长时间里，已有的显微技术无法充分展示分子生命周期全过程，在生物化学图谱上留下很多空白，而低温冷冻电子显微镜将生物化学带入了一个新时代。"诺贝尔奖评选委员会如是说。PDB 数据库中共有超过 6000 个通过 Cryo-EM 解析的结构，特别是在 2013 年以后，Cryo-EM 结构数量呈现爆发式增长，其中仅 2020 年提交的电镜结构就超过了 6000 个（图 3－16）。

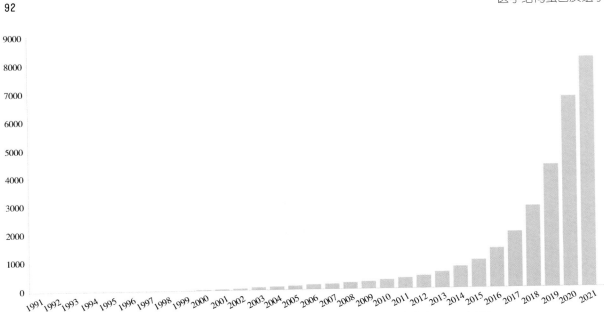

图 3-16 PDB 中利用冷冻电镜解析的结构数量（图片来自 PDB 官网）

与 X 射线晶体学和 NMR 相比，冷冻电镜拥有所需的样品量少、不需要结晶、蛋白处于正常溶液环境中等众多优势。但是冷冻电镜适用于较大分子量的样品，目前冷冻电镜解析的最小分子质量的样品为 60 ku。

二、冷冻电镜三维重构技术一般步骤

冷冻电镜方法的一般流程包括以下几个步骤（图 3-17）：

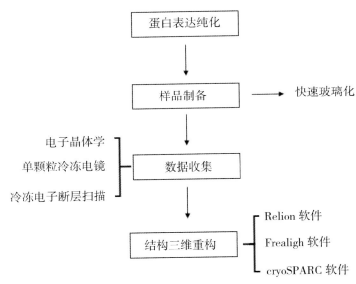

图 3-17 冷冻电镜技术解析蛋白质结构的一般流程

（一）蛋白质表达纯化

蛋白表达纯化步骤同 X 射线衍射部分，这里不再进行说明。

（二）样品制备

在透射电镜中，为了避免空气中的分子影响成像，电子束必须限制在高真空中，所有的电磁样品都必须放在真空中。这对无机材料来说不是问题，但若简单地把一个生物样品放在电子显微镜里，真空引起的脱水会破坏样品的结构完整性，蛋白在真空环境中会变性，丧失三维结构。1981 年 Dubochet 和他的同事们发明了一种骤降冷冻技术，他们将溶液中纯化的蛋白质样本滴到碳膜上，用滤纸将大部分溶液去除，表面张力驱动剩余溶液进入穿过碳膜孔的薄液膜中。将样品极快速放入液氮冷却的液态乙烷中，使其冻结成一层薄薄的无定形冰，蛋白质样本以随机的方向嵌入其中，这种方式得到的并不是晶体，而是无定形的，在电镜下是透明的，像玻璃一样的状态，这个过程也称为快速玻璃化。之后，将冻结样品转移到电子显微镜中，并保持在接近液氮的温度下进行成像（图 3-18），这种方法在现在也被广泛使用，适用于单颗粒冷冻电镜和比较薄的样品。对于一些较厚的样品（如整个细胞）可以采用高压冷冻方法，高压下水的冰点降低，可以达到更深的冷冻，应用高压冷冻技术制备的样品玻璃化深度可以达到 200 μm。现在大部分的冷冻电镜样品通过制样机器人制备。

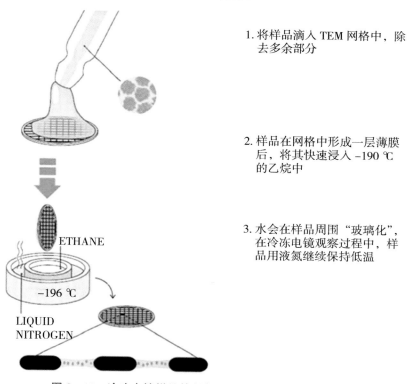

1. 将样品滴入 TEM 网格中，除去多余部分

2. 样品在网格中形成一层薄膜后，将其快速浸入 -190 ℃ 的乙烷中

3. 水会在样品周围"玻璃化"，在冷冻电镜观察过程中，样品用液氮继续保持低温

ETHANE

−196 ℃

LIQUID NITROGEN

图 3-18　冷冻电镜样品的制备（图片来自诺贝尔奖官网）

（三）数据收集

数据收集即通过冷冻电镜观察并采集大量二维投影图数据的过程。一般来说，图片数目越多，得到的三维结构越精确，但是所需时间越长。冷冻电镜技术主要包含三种截然不同但又密切相关的技术：电子晶体学、单颗粒冷冻电镜和冷冻电子断层扫描。

1. 电子晶体学（electron crystallography）　其主要研究对象是二维蛋白质晶体，在非常低的电子剂量下，将许多相同蛋白质的图像平均为二维晶体，这种二维晶体的电子衍射产生了高质量的衍射图案。对图像进行傅里叶变换可以计算出的相位，结合从衍射获得的振幅，可以得出样品的高分辨率投影图。从不同角度倾斜的样本收集的数据，生成一个类似于 X 射线晶体结构密度图的三维重建。利用这种方法，Unwin 和 Henderon 得到了第一个完整膜蛋白——视紫红质蛋白的原子分辨率结构，分辨率约 7 Å，从结构中可清晰的观察到视紫红质蛋白具有 7 次跨膜的结构。接下来，人们利用这种方法陆续解析了几种完整膜蛋白和一种可溶性蛋白的原子分辨率结构，最高分辨率可达到 1.9 Å，但是，电子晶体学需要依赖有序二维晶体，对非二维晶体并不适用，这阻碍了该方法的广泛应用。

2. 单颗粒冷冻电镜（single particle cryo-EM）　该技术是近年来迅速发展起来的新方法。这个方法可用于非二维晶体，不需要蛋白质生长成任何形式的晶体。在这个方法中需利用生化方法制备结构同一性的样品，即生物大分子三维结构一致，使用快速冷冻的方法将生物大分子铺在支持碳膜上，这些生物大分子随机排列在玻璃质冰内，用冷冻电子显微镜扫描单颗粒样本，图像中的分子颗粒可以看成样品从各个角度拍摄到的图像，接下来使用三维重构，便可得到生物大分子的三维信息。为了提高信噪比和提供三维重建所需的所有不同视图，需要大量的图像，一般来说，需要用到 5000 张左右的图片来进行三维重构，耗时一般在 48～120 小时左右。利用单颗粒冷冻电镜，已解析了很多极具挑战性的膜蛋白、蛋白复合物的三维结构，最高分辨率已突破 2 Å，是现在使用最多的方法。

3. 冷冻电子断层扫描（cryo electron tomography） 该技术主要原理是利用投射电子显微镜采集生物样品同一区域多个连续角度下的二维投影图，将不同角度下的二维投影图进行反向重构，最后获得生物大分子的整体三维结构。冷冻电子断层扫描和单颗粒冷冻电镜的主要区别在于二维投影图的收集。单颗粒冷冻电镜中收集的是不同区域的二维投影图，而冷冻电子断层扫描收集的是同一个区域不同角度的二维投影图。因此冷冻电子断层扫描不需要样品颗粒具有结构同一性，在研究不具全同性的非二维晶体生物大分子上有一定优势。除此之外，冷冻电子断层扫描一个重要优势是可以用于细胞结构的研究，可以对细胞体内以及分离出来的细胞器进行三维重构。也就是可以研究自然环境下各种分子机器的结构、在细胞中的空间布局和细胞内精细结构。近年来，通过冷冻电子断层扫描成功解析出线粒体、高尔基体、核孔复合物在细胞环境下的三维结构。利用冷冻电子断层扫描还可以知道细胞骨架在细胞中的三维分布、抗体在细胞中的传递等重要信息。

（四）三维重构

拍摄的电镜照片，可视为样品沿电子入射方向的二维投影，通过这些电镜照片通过一系列的傅里叶变换，可得到不同样品颗粒在三维空间中的位置关系，最后计算得到实空间中样品的三维结构，这个过程就是三维重构技术。现在常用的三维重构软件包括 Relion、Frealign 和 cryoSPARC，前两种需要有初始模型，cryoSPARC 则可以利用电镜数据从头搭建三维结构模型。

冷冻电镜图像三维重构的流程如下：

1. 测定二维投影图的焦值和像散，对每一张二维投影图进行 CTF 校正。

2. 获得初始蛋白结构模板。初始结构可以使用样品同源蛋白的已知结构；如果没有同源蛋白结构，可以通过收集样品的倾斜图像来获得初始结构模板。

3. 把样品颗粒图像从电镜图像中框取出来并按照图像的相似度进行归类，对同一类的图像进行平均，得到类平均图像。

4. 用投影匹配方法获得每个类平均图像的空间取向和中心，投影匹配法需要一个初始结构作为参考模板，首先对这个初始结构的全空间取向投影作为模板，然后将每张类平均图像和这些投影模板用交互相关的方法做相似度比较，每张类平均图像中的颗粒的空间取向被测定为与其相似度最大的投影模板的投影取向。

5. 合并所有的被测定了空间取向和中心位置的类平均图像进行三维重构。重构算法除了上面所说的傅里叶空间值法外，还有反投影法。

6. 在得到了新的三维结构后，将该三维结构作为新的模板，重新匹配所有的颗粒。

7. 循环第（5）（6）步并不断提高重构分辨率最终的有效结构。分辨率通过计算两组独立处理的颗粒图像的重构结果的傅里叶变换的径向相关性来获得。

第五节　人工智能预测蛋白质结构

尽管通过磁共振、X 射线晶体学或冷冻电子显微镜（CryoEM）等实验手段解析蛋白质结构的技术已发展比较成熟，蛋白质结构的实验解析到目前仍然是一项比较有挑战性的工作。采用实验方法解析蛋白质结构往往需要对目的蛋白质进行重组表达和纯化，而一些蛋白质，特别是膜蛋白和复合物的表达纯化困难。尽管开展了数十年的研究攻关，只有 35% 的人类蛋白质映射到蛋白质数据库（PDB）条目。近几年来，随着人工智能技术的不断发展，计算算法在蛋白质结构预测领域取得了重要突破。2020 年谷歌 DeepMind 团队开发的 AlphaFold2 和 2021 年华盛顿大学 David Baker 团队开发的 RoseTTAFold 的人工智能系统可基于氨基酸序列精确地对蛋白质三维结构进行预测。其准确性与磁共振、X 射线晶体学或冷冻电子显微镜（CryoEM）等解析的三维结构相媲美。

一、AlphaFold 2 蛋白质结构预测

蛋白质结构预测是结构生物学一个里程碑式的问题，每两年，国际上会组织一场蛋白质结构预测大赛，即蛋白质结构预测关键评估竞赛（The Critical Assessment of protein Structure Prediction, CASP）。CASP 被誉为该领域的奥林匹克赛，旨在促进研究，监控进展，确立蛋白质结构预测的最新水平，用来衡量预测精度的主要指标是全距离检验（Global distance test，GDT），其范围为 0～100 分。一般而言，GDT 为 70 分左右即可达到了同源建模的精度，90 分则和实验结果相当。

DeepMind 团队一直致力于用人工智能和神经网络技术解决不同场景下的学习问题。继围棋博弈算法 AlphaGo 之后，DeepMind 开发的 AlphaFold 人工智能系统首次在 2018 年举行的 CASP13 中亮相，并取得了优异的成绩（图 3－19）。在这次比赛中，除了累计总分第一外，AlphaFold 算法还成功地在 43 个参赛蛋白中拿到 25 个单项最佳模型；相比之下，累计总分第 2 名的团队仅拿到了 3 个最佳模型。因此，当时的 AlphaFold 在预测精度上已经远超其他团队开发的算法。随后，DeepMind 团队在初代 AlphaFold 系统基础上进行优化，开发了新的深度学习体系结构，打造的第二代系统 AlphaFold 2 技术在 2020 年 CASP14 评估的近 100 个蛋白靶点上的 GDT 总体平均得分为 92.4 分，实现了前所未有的结构预测精度（图 3－19）。这意味着 AlphaFold 2 的预测的平均误差（RMSD）约为 1.6 Å，可与原子的宽度相当。

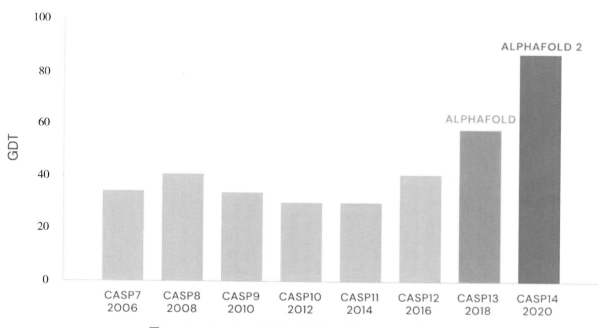

图 3－19　AlphaFold 人工智能系统在历届 CASP 中的表现

AlphaFold 2 用初始氨基酸序列与同源序列进行比对，直接预测蛋白质所有原子的三维坐标（图 3－20）。从模型图中可以看出，输入初始氨基酸序列后，蛋白质的基因信息和结构信息会在数据库中进行比对。多序列比对的目标是使参与比对的序列中有尽可能多的序列具有相同的碱基，这样可以推断出它们在结构和功能上的相似关系。比对后的两组信息会组成一个 48block 的 Evoformer 块，然后得到较为相似的比对序列。比对序列进一步组合 8 blocks 的结构模型，从而直接构建出蛋白质的 3D 结构。最

后两步过程进行 3 次循环，可使预测更加准确。

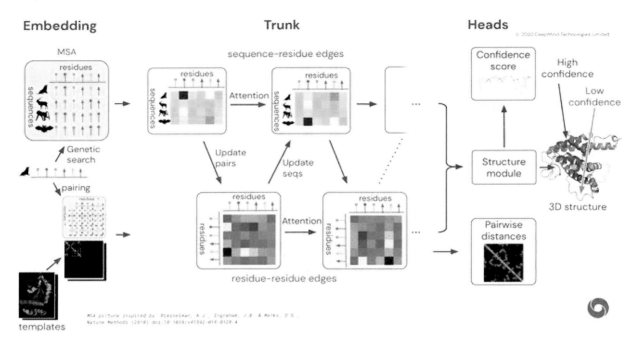

图 3 - 20   **AlphaFold 2 工作流程示意图**

即使对于最困难的蛋白质靶点，也就是最具挑战性的从头预测建模的蛋白质，AlphaFold 2 的中值得分高达 87.0 GDT。甚至有些情况下，已经无法区分两者之间的差别是 AlphaFold 2 的预测错误，还是实验手段产生的假象（图 3 - 21），可以说 AlphaFold 2 破解了困扰人们 50 年之久的蛋白质分子折叠问题，由此该算法的开发被认为是结构生物学革命性的突破、蛋白质研究领域的里程碑。

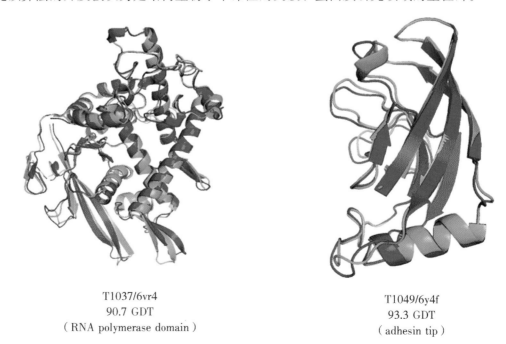

T1037/6vr4
90.7 GDT
（RNA polymerase domain）

T1049/6y4f
93.3 GDT
（adhesin tip）

图 3 - 21   **AlphaFold 2 预测结果与实验结果比较**（绿色，实验结果；蓝色，计算预测结果）

目前，DeepMind 团队利用 AlphaFold 2 对人类蛋白质组（人类基因组编码的所有蛋白质的集合）进行了结构预测，涵盖了人类蛋白质组近 60% 氨基酸的原子坐标。其中，对 35.7% 的结构位置的预测达到了很高的置信度，是实验方法覆盖的结构数量的两倍。在蛋白质水平上，AlphaFold 2 对 43.8% 的蛋白质的至少 3/4 的氨基酸序列给出了可信预测。该预测结果已通过欧洲生物信息研究所（EMBL-EBI）托管的公用数据库免费向公众开放（https：//alphafold. ebi. ac. uk/）。

二、RoseTTAFold 蛋白质结构预测

除了 DeepMind 团队开发的 AlphaFold 系统外，华盛顿大学蛋白质设计研究所 David Baker 教授的团队开发了名为 RoseTTAFold 的结构预测工具。RoseTTAFold 系统基于深度学习，能够根据有限的信息快速准确地预测出目标蛋白质的结构，达到与 AlphaFold 2 不相上下的准确度。不仅如此，RoseTTAFold 所需的计算耗能与计算时间均比 AlphaFold 2 低：仅用一台普通级游戏计算机，在短短 10 分钟内就可以可靠地计算出蛋白质结构。RoseTTAFold 基于"三轨"神经网络（"three-track" neural network），它同时考虑一维蛋白质中的氨基酸序列、二维蛋白质的氨基酸如何相互作用和蛋白质可能的三维结构。在这种架构中，一维、二维和三维信息来回流动，从而使神经网络能够共同推理出蛋白质的化学部分与其折叠结构之间的关系（图 3‐22）。

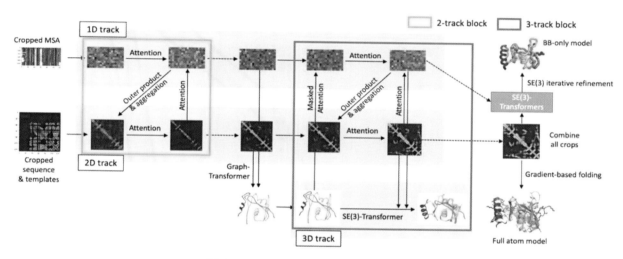

图 3‐22　RoseTTAFold 工作流程示意图

利用 RoseTTAFold 工具，还可以预测由两个或者多个蛋白构成的复合体的结构。研究人员利用 IL-12 和 IL-12 受体（IL-12R）的序列预测的 IL-12/IL-12R 复合体结构与此前用冷冻电子显微镜解析的结构非常类似（图 3‐23）。同时，Baker 团队还搭建了 RoseTTAFold 公共服务器，为提交蛋白质序列预测结构提供免费服务。

三、人工智能生物大分子结构预测未来的发展趋势

基于人工智能的蛋白质结构预测是迄今为止结构生物学和生命科学的重要的进展之一。尽管人工智能在单一蛋白质的结构预测上有着很高的精度（特别是单个蛋白质结构域），跟所有科学研究一样，该领域仍然有着许多问题等待解决。其中包括，并不是每一个预测的结果都是完美的，以及蛋白质-蛋白质复合物结构预测的准确性仍然有待验证。此外，目前人工智能还无法做到蛋白质-小分子，蛋白质-DNA，蛋白质‐RNA 相互作用预测，以及蛋白质动态结构预测等。可以预计，这些将是人工智能在结构预测领域的未来发展趋势。

细胞内 RNA 分子和蛋白质一样，需要折叠成特定的三维结构来执行功能。相对于蛋白质，RNA 的折叠机制更加复杂，很难通过实验方法测定或者通过传统的计算方法来进行预测。最近，由斯坦福大学 Ron Dror 教授团队利用神经网络技术研发的人工智能模型 ARES 在预测 RNA 三维结构上取得突破性进展；然而，距离 RNA 结构的精准预测，如二级结构预测、主链构象预测和结构高精度优化等，

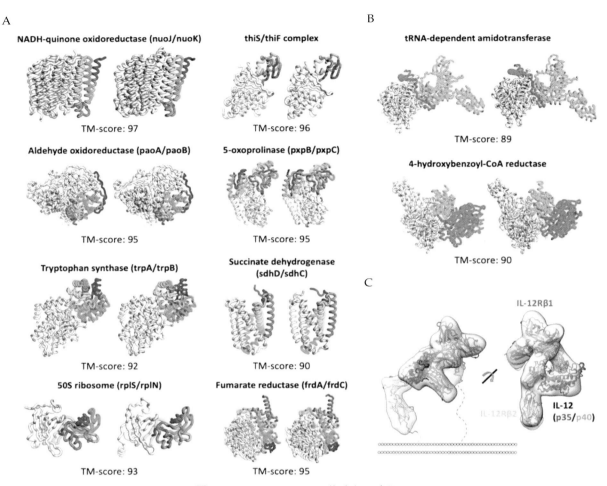

图 3 - 23 AlphaFold 2 工作流程示意图

还有很长的路需要摸索。可以预计，基于人工智能的算法将在这些待解决的问题上再创佳绩。

第六节 蛋白质相互作用的研究方法

　　生命系统的复杂性不仅在于其组成成分的复杂性，更在于各组成成分之间的关系。蛋白质间可以通过相互作用参与各种生理病理过程。例如，在细胞中，大量蛋白质元件组成分子机器，通过蛋白质相互作用执行细胞内多数重要的分子过程，如基因复制、转录和翻译；细胞中的受体蛋白质分子通过识别并结合特定的信号分子，经由蛋白质相互作用，将细胞外部的信号传入内部。这个过程称为信号传递，是许多生化功能的基础，也与许多疾病有关，包括癌症。因此研究蛋白质介导的相互作用一直是生命科学研究的一个重要内容。有很多技术可应用于蛋白质介导的相互作用的定性或定量研究。这些技术有些能用于寻找目的蛋白的相互作用蛋白，有些用于研究两种已知的相互作用蛋白之间定性或定量研究。特别是以结构生物学为手段来研究蛋白质介导的相互作用是一种最直接、最有效的方法。通过解析蛋白质与相互作用对象之间的复合物结构，能直接获得相互作用组分的空间坐标，从而直接观测到介导相互作用的分子力（包括氢键、盐桥、范德华力、疏水作用等）。在这里我们将介绍几种常用的检测蛋白质相互作用的技术。

　　一、结构生物学技术测定蛋白质相互作用

　　结构生物学手段（包括 X 射线晶体学、三维磁共振和冷冻电镜等）是研究蛋白质介导相互作用的强有力手段。通过结构生物学的方法，能获得蛋白质间相互作用的详细信息，如蛋白质相互作用的接触面、参与相互作用的重要氨基酸以及促使蛋白质相互作用的结合力等。这些信息为解释相关生理过程、相关药物的开发提供了理论基础。下面简单介绍几个利用结构生物手段解析蛋白质介导的相互作用的机制。

（一）分析抗原-抗体的相互作用机理

外界环境的抗原多种多样，但是抗体在几个氨基酸序列上的变化就能特异性识别不同的抗原，这种特异性结合取决于抗原表位与抗体之间的相互作用，因此对抗原抗体的相互作用研究是了解疾病病因、开展免疫诊断和检测、研发靶向药物、设计抗体药物的分子基础，具有重要的科学意义。目前人们开发了多种方法用于抗原-抗体相互作用研究，其中，结构生物学方法可以从原子水平分析抗原-抗体复合物结合位点，被认为是鉴定抗原表位，分析相互作用的金标准。下面以 PD-L1 抗体药物的开发为例，简单介绍结构生物学在抗原-抗体相互作用研究中的应用。抗体药物具有靶向性强，副作用小，疗效显著等优点，可广泛用于人类疾病的诊断、治疗和预防。逐渐成为近年来的研究热点。自从 1986 年全球第一个鼠源性单抗药物 Muromonab OKT3 问世，全球已有近 90 个单抗药物上市，随着细胞分子生物学技术的快速发展，抗体药物的开发经历了鼠源抗体、嵌合抗体、人源化抗体以及全人源化抗体等不同的发展阶段，在抗体开发过程中，抗体-抗原复合物的结构生物学研究揭示抗原表位和抗体功能，这些信息可以帮助优化抗体的物理性质，更好的用于临床治疗。PD1/PD-L1 是抗癌药物的明星靶点，现在有多种针对该靶点的单克隆抗体获得药监局的批准上市，可用于治疗多种癌症。PD1/PD-L1 复合物的结构解析阐述了二者相互作用的详细信息，并为设计靶向其相互作用的药物开发提供信息。KN035 是苏州康宁杰瑞生物科技有限公司自主研发的抗 PD-L1 单结构域抗体。在单颗粒抗体的改造过程中，利用结构生物学技术解析了 KN035 与 PD-L1 复合物的结构（图 3-24），KN035 主要通过一个 18 个氨基酸残基的表面环与 PD-1 竞争性结合 PD-L1 上的同一相互作用面。KN035 与 PD-L1 的 Ile54、Tyr56 和 Arg113 等残基形成关键的疏水和离子相互作用，这些残基也参与 PD-1 的结合。这些信息有助于了解 KN035 抗体药物发挥作用的分子机理，并对后期该药物的改造提供理论基础。

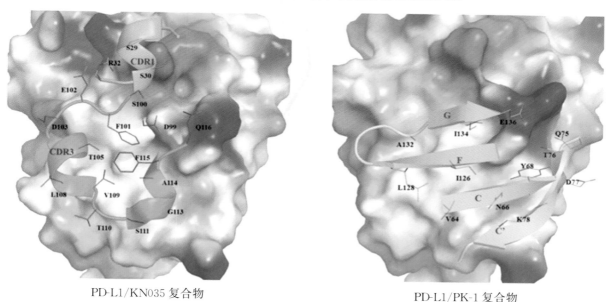

PD-L1/KN035 复合物　　　　　　　　　　PD-L1/PK-1 复合物

图 3-24　抗原-抗体复合物结构指导单克隆抗体的改造

（二）分析转录因子识别 DNA 位点的机制

转录因子（transcription factor）是一群能与特定 DNA 序列的专一性结合，从而保证目的基因以特定的强度在特定的时间与空间表达的蛋白质分子。转录因子如何识别 DNA 是转录调控过程中最基础也是最关键的一个步骤，通过结构生物学技术，能在原子水平解释转录因子与 DNA 的相互作用机制。以

Forkhead 家族转录因子为例，该家族转录因子为一类重要的先驱转录因子，在细胞增殖、免疫、凋亡和代谢等多种生物学功能中发挥重要的调控作用。研究表明，大多数 Forkhead 转录因子以单体的形式结合特定的 DNA 位点，然而随着研究的不断深入，研究人员发现，在 FOXO1（forkhead 转录因子家族中的一员）靶基因中，存在一类全新的结合位点，该位点包含两个串联重复排列的 forkhead 特异性识别元件。这提示 FOXO1 可能以二聚体的方式结合该 DNA 位点。然而，FOXO1 如何结合该位点，它是否通过协同的方式识别这一位点是未知的。

研究人员利用 X 射线晶体学方法解析了 FOXO1 蛋白二聚体与该 DNA 位点的复合物结构（图 3-25），发现 FOXO1 两个单体分子之间存在蛋白-蛋白相互作用。这种相互作用的存在增强了 FOXO1 蛋白与 DNA 分子的亲和力，蛋白-DNA 复合物的稳定性和转录活性。基于该结构，通过对 forkhead 家族不同成员的氨基酸构成分析，发现 FOXO1 二聚体相互界面的氨基酸在 forkhead 家族中并不保守。结合生化实验，证实了不同成员以不用的结合方式结合该 DNA 位点，揭示 forkhead 家族蛋白质识别 DNA 的特异性和选择性的分子机制。

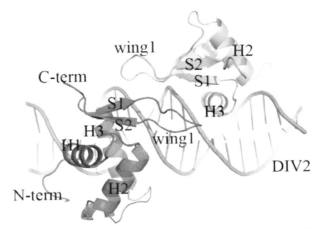

图 3-25　利用结构生物学手段解析的蛋白与核酸的结构示意图

（三）分析复杂分子机器的组装

真核生物的基因表达相比于原核生物，更为复杂也更为精细。这是由于真核细胞内的基因是不连续的，它需要在细胞核内被转录成前体信使 RNA，通过 RNA 剪接，不具有翻译功能的内含子被去除，密码子所在的外显子被连接，从而得到成熟的、可被翻译成蛋白质的信使 RNA。RNA 剪接是真核生物基因表达调控的重要环节之一，而负责执行这一过程的是细胞核内一个巨大的且高度动态变化的分子机器——剪接体（spliceosome）。剪接体在真核生物进化中极为保守，对于真核生物维持正常的生命活动至关重要。一个基因转录出的前体信使 RNA 可以通过 RNA 剪接成若干种信使 RNA，于是极大地丰富了真核生物蛋白质组的多样性。总而言之，转录和翻译构成了基因表达的整个过程，而 RNA 剪接则是这一过程中至关重要的一步。

对剪切体复合物组装机制的研究已经不仅仅是探索自然的好奇心和对生物学意义的追求，更是人类对极限和征服的一种渴望与本能。清华大学施一公教授研究组一直致力于捕捉 RNA 剪接过程中处于不同动态变化的剪接体结构，从而从分子层面阐释 RNA 剪接的工作机制。2015 年，施一公研究组率先突破，在世界上首次报道了裂殖酵母剪接体 3.6 Å 的高分辨率结构，首次展示了剪接体催化中心近原子分辨率的结构（图 3-26）。自 2015 年第一个剪接体结构发表以后，施一公研究组相继解析了 5 种不同状态剪接体复合物的高分辨率结构。这些不同状态的剪接体基本覆盖了整个剪接通路中从预组装到激活、从发生两步转酯反应到剪接体的解聚的关键催化步骤，呈现了迄今为止最为清晰的剪接体不同工作状态下的结构信息，为理解 RNA 剪接的分子机理提供了最清晰、最全面的结构信息，将 RNA 剪接领域的发展推向了新的高度。

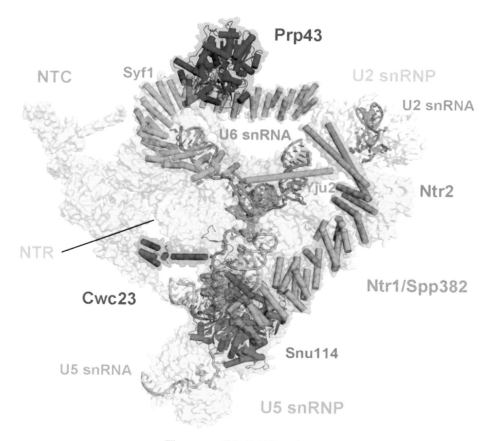

图 3 - 26　剪切体结构示意图

二、其他常用的检测蛋白质相互作用技术

（一）酵母双杂交系统

真核生物中存在一种上游激活序列（upstream activating sequence，UAS），其作用是和激活蛋白结合并大大增加启动子的转录效率，从而在转录水平调控靶基因的表达。真核细胞转录起始需要反式转录激活因子的参与。很多真核生物的位点特异性转录激活因子是组件式的，通常具有两个可分割开的结构域，即 DNA 特异性结合结构域（dna-binding domain，DBD）与转录激活结构域（transcriptional activation domain，TAD）。这两个结构域即使分开时仍各具功能，互不影响。但一个完整的某个特定基因的转录激活因子必须同时含有这两个结构域，否则无法完成转录激活功能。只有将这两部分通过适当的途径在空间上接近才能恢复其激活转录的能力。不同来源的 DBD 与 TAD 结合后特异地激活 DBD 结合基因的表达。基于这一特性，Fields 等以酵母细胞中的转录激活因子 GAL4 蛋白为基础，设计了一个检测蛋白质与蛋白质相互作用的系统。分离 GAL4 蛋白 N 端的 1～147 个氨基酸（DBD）和 C 端的 768～881 个氨基酸（TAD），分别构建重组质粒。如果在 DBD 上连接一个蛋白 X，在 TAD 上连接一个蛋白 Y，然后将这两个质粒共同导入酵母菌中，若 X、Y 蛋白在酵母内发生交互作用，则相当于将 GAL4 的 DBD 和 TAD 又连接在一起，即可以转录激活下游报告基因的表达，然后通过测定报告基因的产物及活性来检测这种交互作用的发生。理论上，任何能在酵母中表达的基因均可作为报告基因，较为常用的是 LacZ，和一些营养缺陷标记，这种报告基因只允许阳性克隆生长，最常用的是 HIS3 和 LEU2（图 3 - 27）。

酵母双杂交技术可研究已知蛋白质间的相互作用、寻找在蛋白质-蛋白质相互作用中起关键作用的结构域、也可以寻找与目的蛋白质相互作用的新蛋白质。随着分子生物学技术的发展与推广，酵母双杂

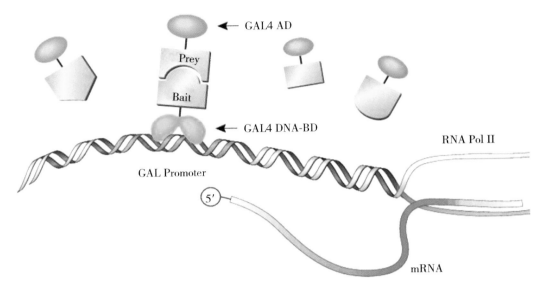

图 3-27 酵母双杂交示意图（图片来自 clontech 官网）

交技术在今后的蛋白质组学研究中将发挥更大的作用。

（二）表面等离子共振技术（SPR）

表面等离子共振技术，是从 20 世纪 90 年代发展起来的一种新技术，是利用 SPR 原理检测生物传感芯片（biosensor chip）上配体与分析物之间的相互作用情况。表面等离子共振是一种光学现象，可被用来实时跟踪在天然状态下生物分子间的相互作用。SPR 技术的基本方法是先将一种生物分子（靶分子）键合在生物传感器表面，再将含有另一种能与靶分子产生相互作用的生物分子（分析物）的溶液注入并流经生物传感器表面。生物分子间的结合引起生物传感器表面质量的增加，导致折射指数按同样的比例增强，生物分子间反应的变化即被观察到（图 3-28）。

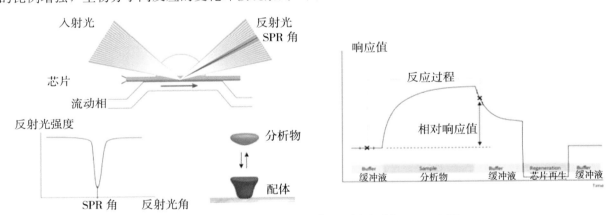

图 3-28 表面等离子共振示意图（图片引自 cytiva 官网）

目前，表面等离子体共振（surface plasmon resonance）技术已成为当今一种全新的研究蛋白质之间相互作用的手段。SPR 技术的特点是测定快速、安全、不需标记物或染料及灵敏度高。SPR 技术的优点是不需标记物或染料，反应过程可实时监控，测定快速且安全。其除了应用于检测蛋白质-蛋白质外，还可检测蛋白质-核酸及其他生物大分子之间的相互作用，并且能对整个反应过程进行实时监测。因此，SPR 技术在检测生物大分子特异性相互作用上比传统的方法更具优势，其对基础理论、医学诊断及治疗等都具有十分重要的意义。

（三）pull down 技术

pull down 技术的基本原理是将一种蛋白质固定于某种基质上（如 sepharose），当细胞抽提液经过该基质时,可与该固定蛋白相互作用的配体蛋白被吸附,而没有被吸附的"杂质"则随洗脱液流出。被吸附的蛋白可以通过改变洗脱液或洗脱条件而回收下来。通过 pull down 技术可以确定已知的蛋白与钓出蛋白或已纯化的相关蛋白间的相互作用关系,从体外转录或翻译体系中检测出蛋白相互作用关系(图3-29)。

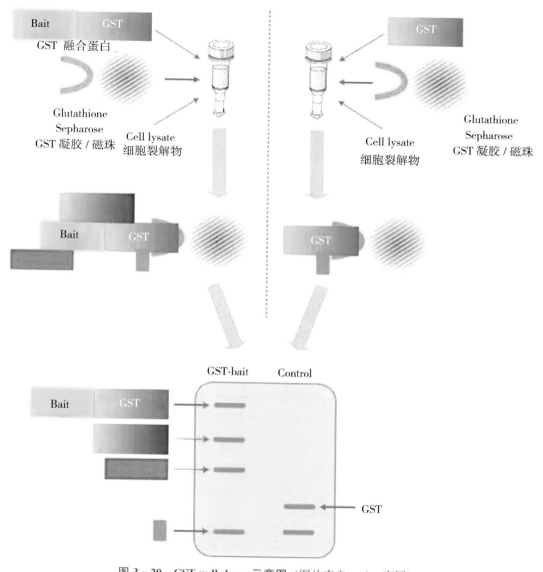

图 3-29 GST pull down 示意图(图片来自 cytiva 官网)

为了更有效地利用 pull down 技术,可以将待纯化的蛋白以融合蛋白的形式表达,即将"诱饵"蛋白与一种易于纯化的配体蛋白相融合。1988 年 Smith 等利用谷胱甘肽-S-转移酶(GST)融合标签从细菌中进一步纯化出 GST 融合蛋白。从此 GST 融合蛋白在蛋白质相互作用研究领域里得到了极大的推广。GST 融合蛋白在经过固定有谷胱甘肽(GSH)的色谱柱时,就可以通过 GST 与 GSH 的相互作用而被吸附。当再有细胞抽提物过柱,就可以得到能够与"诱饵"蛋白相互作用的兴趣蛋白。除了 GST 以外,类似的融合蛋白还有很多,如与葡萄球菌蛋白 A 融合的"诱饵"蛋白可以通过固定有 IgG 的色谱柱进行纯化;与寡聚组氨酸肽段融合的"诱饵"蛋白可以通过结合 Ni^{2+} 的色谱柱进行纯化;与二氢叶酸还原酶融合的"诱饵"蛋白可以通过固定有氨甲蝶呤的色谱柱进行纯化。

pull down 实验一般用于体外转录或翻译体系,如酵母双杂交系统中检测蛋白质之间的相互作用。但并不能真实的反应蛋白质之间的相互作用,因为在体内它们不一定在空间上具有相互作用的条件,所以并不意味着在生理条件下一定结合。

（四）免疫共沉淀（Co-immunoprecipitation，Co-IP）

免疫共沉淀是以抗体和抗原之间的专一性作用为基础的用于研究蛋白质相互作用的经典方法。是确定两种蛋白质在完整细胞内生理性相互作用的有效方法。其基本原理是：细胞裂解液中加入抗体，与抗原形成特异免疫复合物，经过洗脱，收集免疫复合物，然后进行 SDS-PAGE 及 Western blotting 分析。免疫共沉淀既可以用于检验已知的两个蛋白质在体内的相互作用，也可以找出未知的蛋白质相互作用，不管是两者的哪个，其原则都是一样的，都需要用特异性的抗体与其中的一种蛋白质结合，之后通过蛋白质 A 或蛋白质 G 琼脂糖微珠将复合物沉淀下来，然后用 SDS-PAGE 或 WB 鉴定（图 3-30）。

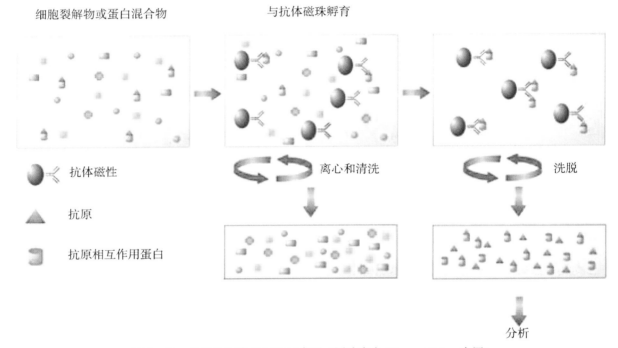

图 3-30　免疫共沉淀 CO-IP 示意图（图片来自 ThermoFisher 官网）

免疫共沉淀是检测蛋白质间相互作用的经典方法，也是较常用的方法。它的优点是：与蛋白亲和色谱一样，检测的产物是粗提物；抗原与相互作用的蛋白以细胞中相类似的浓度存在，避免了过量表达测试蛋白所造成的人为效应；蛋白以翻译后被修饰的天然状态存在；复合物以天然状态存在。其缺点是免疫沉淀蛋白有可能不是直接相互作用的蛋白，而是通过第三者间接相互作用的蛋白，另外，其灵敏度不及蛋白亲和色谱高，因为感兴趣的蛋白浓度不如后者高，这样驱动复合物形成的能力小。此外，该方法通常要求在实验前预测目的蛋白是什么，以选择最后检测的抗体，所以，若预测不正确，实验就得不到结果，方法本身具有冒险性。

（五）等温滴定量热法（isothermal titration calorimetry，ITC）

等温滴定量热法（ITC）即是通过热力学的方法分析蛋白质之间相互作用的方法，也是一种研究生物大分子相互作用的先进技术手段。等温滴定量热技术的优势包括：快速、准确、样品用量小、对反应体系的要求不高（如对体系的透光度、浑浊度、黏滞度要求不高），通过对反应过程中的热动力学检测及相关参数的计算，可以特异性地反映分子间相互作用的程度。

ITC 检测方式与化学反应中的酸碱滴定法相似，在 ITC 测定中，首先将一种反应物置于一个温控样品池中，并通过一个热电偶回路与一个参比池相偶联，样品池和参比池处于相同的外部环境。特定的滴定剂定量滴加到样品池中，当样品与滴定剂发生反应时，样品池和参比池的温度会发生变化，反应变化的能量可以被 ITC 检测仪灵敏地检测出来，并通过正反馈或负反馈触发恒温装置保持温度恒定。在反应过程中涉及的热动力学参数，如结合常数、结合位点数、反应焓变及熵变等，这些热动力学参数可以经等温滴定量热仪自带的软件拟合处理获得，并经过软件处理间接获得吉布斯自由能、恒压摩尔热熔等。通过这些参数，可以获得分子间反应的详细信息（图 3 - 31）。蛋白质、核酸等生物大分子有序空间结构或复合物的形成都是可逆的热驱动过程，使用 ITC 技术可以敏锐检测到生物分子相互作用（包括分子间和分子内部）过程中热量的变化。正是基于此，等温滴定量热技术广泛应用于生物及医药等相关领域。

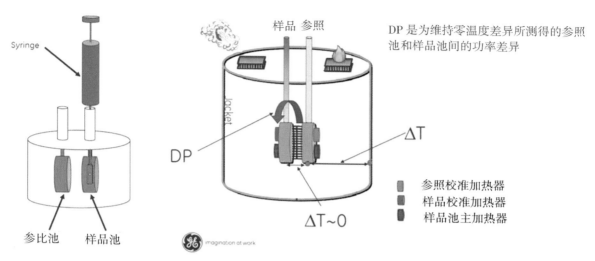

图 3 - 31　等温滴定 ITC 示意图（图片来自 GE 官网）

除上述方法外，还有很多其他鉴定蛋白质介导的相互作用的技术和方法，包括噬菌体展示、蛋白质芯片、荧光共振能量转移技术、凝胶过滤层析、圆二色光谱、拉曼光谱、亲和纯化质谱（AP-MS）等。每种技术都有各自的优点和缺点，这需要根据具体的实验目的及蛋白质的生化性质进行合理的选择。

〔瞿灵芝　代书炎〕

参考文献

［1］　杨铭. 结构生物学与现代药学研究［M］. 北京：科学出版社，2008.

［2］　Ad Bax，G Marius Clore. Protein NMR：Boundless Opportunities［J］. J Magn Reson，2019，306：187 - 191.

［3］　程凌鹏. 生物大分子高分辨率冷冻电镜三维重构技术［J］. 实验技术与管理，2018，35（6）：17 - 22.

［4］　Yifan Cheng. Single particle cryo-EM-how did it get here and where will it go［J］. Science，2018，361（6405）：876 - 880.

［5］　Vincent Breukels，Albert Konijnenberg，Sanne M Nabuurs，et al. Overview on the Use of NMR to Examine Protein Structure［J］. Current Protocols in Protein Science，2011，17（5）：1 - 44.

［6］　Kurt Wüthrich. Protein Structure Determination in Solution by NMR Spectroscopy［J］. Journal of biological chemistry，1990，265（36）：22059 - 22062.

［7］　Yigong Shi. A Glimpse of Structural Biology through X-Ray Crystallography［J］. Cell，2014，159：995 - 1014.

［8］　Kenji Miura. An Overview of Current Methods to Confirm Protein-Protein Interactions［J］. Protein & Peptide Letters，2018，25：728 - 733.

［9］　第二届生物物理学名词审定委员会. 生物物理学名词（第二版）［M］. 北京：科学出版社，2018.

［10］　Laurent Maveyraud and Lionel Mourey. Protein X-ray Crystallography and Drug Discovery［J］. Molecules，2020，25：1030 - 1047.

［11］　Fei Zhang，Hudie Wei，Xiaoxiao Wang，et al. Structural basis of a novel PD-L1 nanobody for immune checkpoint blockade［J］. Cell Discovery，2017，3：17004 - 17015.

［12］ Jun Li，Shuyan Dai，Xiaojuan Chen，et al. Mechanism of forkhead transcription factors binding to a novel palindrom-
     ic DNA site ［J］. Nucleic Acids Res，2021，49（6）：3573－3583.

［13］ Ruixue Wan，Chuangye Yan，Rui Bai，et al. Structure of an Intron Lariat Spliceosome from Saccharomyces cerevisi-
     ae ［J］. Cell，2017，171（1）：120－132.

［14］ Jumper J，Evans R，Pritzel A，et al. Highly accurate protein structure prediction with AlphaFold ［J］. Nature，
     2021，596（7873）：583－589.

［15］ Baek M，Dimaio F，Anishchenko I，et al. Accurate prediction of protein structures and interactions using a three-
     track neural network. Science，2021，373（6557）：871－876.

［16］ Tunyasuvunakool K，Adler J，Wu Z，et al. Highly accurate protein structure prediction for the human proteome
     ［J］. Nature，2021，596（7873）：590－596.

［17］ Townshend RJL，Eismann S，Watkins AM，et al. Geomerric learning of RNA structure ［J］. Science，2021，373
     （6558）：1047－1051.

第四章　肿瘤标志物研究

肿瘤是危害人类健康的重大疾病，由于 90％以上的恶性肿瘤在潜伏期时没有明显症状，一旦出现明显症状就医时大都已是中晚期，错过了最佳治疗时机。因此，如果能将恶性肿瘤扼杀在早期甚至是潜伏期，则能够大大提高患者治愈率及生存率，而准确的诊断是预防和治疗肿瘤的主要依据，早期发现对于肿瘤的诊断和治疗至关重要。

目前常用的肿瘤诊断方法有影像学方法（如超声、CT、MRI、PET 等）、穿刺活检、刮片、液基薄层细胞学检查（thin-prep cytology test，TCT）、肿瘤标志物检测等。相比于其他检查方法，肿瘤标志物检测在对肿瘤进行诊断时是非侵入性取材，甚至可重复取材进行检测，减少了患者的身心负担。此外，用于肿瘤标志物检测的标本较匀质，在一定程度上可有效克服肿瘤的异质性，且肿瘤标志物检测可以更早地发现早期肿瘤，以便更早地进行治疗，减轻患者痛苦及经济负担。因此，肿瘤标志物检测在肿瘤早期发现、鉴别诊断、治疗评估和预后判断中均起到非常重要的作用。

传统的肿瘤标志物筛选方法是通过一系列生化、生理和分子生物学研究比较不同肿瘤中不同基因及其产物的表达水平，以此鉴定出各种肿瘤的特异性标志物。随着蛋白质组学技术、生物信息学技术和其他组学技术的发展，组学技术对筛选和鉴定新的肿瘤特异性标志物产生了革命性影响。将蛋白质组学结合基因组学、转录组学和代谢组学等进行系统研究将有助于筛选到有效可靠的肿瘤标志物。

第一节　肿瘤标志物概述

一、肿瘤标志物的定义和主要特征

肿瘤标志物（tumor markers，TM）是指在肿瘤发生发展过程中由肿瘤组织或肿瘤细胞产生的，或是机体对体内新生物的刺激反应而产生的入血或体液中的明显高于正常参考值的一类物质。肿瘤标志物与肿瘤的形成、发生发展相关，存在于肿瘤细胞的细胞质、细胞核甚至细胞膜，以及患者的体液、组织液和排泄物中，它可以通过免疫学、生物学或化学方法检测。该物质的特异性改变能预测和诊断肿瘤的发生、发展，判断病程预后和评价药物治疗效果等。1978 年 Herberman 在美国国立癌症研究所召开的人类免疫及肿瘤免疫诊断会上提出肿瘤标志物的概念，1979 年在英国第 7 届肿瘤发生生物学和医学会议上，肿瘤标志物被正式确认并开始应用，到目前为止已发现上百种肿瘤标志物。临床上常用的肿瘤标志物有 20 多种，其对于恶性肿瘤的早期诊断、治疗及预后评估具有重要的应用价值。随着免疫学、生物化学、分子生物学、细胞生物学和遗传学等研究的发展，学科间的相互渗透，技术上的快速发展，肿瘤标志物已成为继影像诊断（X 射线、CT、磁共振成像、超声、内镜等）、病理诊断之后的肿瘤诊断领域的新星，对肿瘤的诊断、监测和治疗产生了重大影响，也是目前肿瘤基础和临床研究的热点。

一般认为"理想"的肿瘤标志物应具有下列特征：①特异性好，即肿瘤患者为阳性，非肿瘤患者为阴性，能鉴别肿瘤和非肿瘤患者；②灵敏度高，能早期发现和诊断肿瘤；③具有器官特异性，能对肿瘤进行定位；④血清中浓度与肿瘤大小、临床分期相关，可用以协助判断分期；⑤能进行疗效监测，即肿瘤标志物浓度能反应体内肿瘤的实际状态、动态变化，监测治疗效果、复发和转移；⑥与预后有关；⑦有可靠的预测价值。但至今尚无一种兼备上述特点的理想肿瘤标志物。现今所知的肿瘤标志物中，绝大多数不仅存在于恶性肿瘤中，而且也存在于良性肿瘤、胚胎组织，甚至正常组织中，因此，这些肿瘤标志物并非恶性肿瘤的特异性产物，只是在恶性肿瘤患者中明显增多。另一方面，由于肿瘤基因的复杂性，没有一种肿瘤是单一类型的，如乳腺癌至少有 2 种不同的肿瘤类型，且具有约 20 种亚型。因此，不同类型肿瘤细胞的肿瘤标志物不同，而同一种肿瘤细胞亦可出现不同的肿瘤标志物。尽管大多数标志物还存在特异性不强、灵敏度不高等缺点，但是多年来肿瘤标志物的应用为临床医生提供了大量有价值的信息，成为肿瘤诊疗中不可缺少的检查手段。通过测定标志物的存在或含量的改变，探索肿瘤的存在、性质、来源、分化等，以此辅助诊断肿瘤。虽然很少单独依赖标志物作出明确诊断，但可以根据其含量变化对肿瘤进行筛查、辅助诊断、分析病程、指导治疗、评估疗效、监测复发或转移、判断预后等，因此其具有很大的临床意义和实用价值。

灵敏度和特异性是评价肿瘤标志物最重要的两项指标。灵敏度（sensitivity）是指在某种疾病的患者中出现阳性检测结果的频率，也就是真阳性率，可按下列公式计算：灵敏度＝真阳性数/（真阳性数＋假阴性数）×100％，灵敏度越高，越能早期检出肿瘤患者，灵敏度高的肿瘤标志物可用于肿瘤普查；特异性（specificity）是指在未患某种疾病的人群中出现阴性检测结果的频率，也就是真阴性率，可按下列公式计算：特异性＝真阴性数/（真阴性数＋假阳性数）×100％，有器官特异性，可用于特定肿瘤的诊断和鉴别诊断。反映了灵敏度和特异性连续变量的综合指标为 ROC 曲线（receiver-operating characteristic curve），其揭示了灵敏度和特异性的相互关系，通过用连续变量设定不同临界值，从而计算出一系列敏感性（纵坐标）和特异性（横坐标）绘制成曲线图，曲线下面积（area under curve，AUC）越大，诊断准确性越高。

良好的肿瘤标志物特异性应达到 95％，并以此值来考虑灵敏度，如果几种肿瘤标志物对某一肿瘤具有大致相当的灵敏度，应选择最高特异性的肿瘤标志物。

二、肿瘤标志物的分类

肿瘤标志物由于来源和属性比较复杂，至今尚无公认的统一分类方法。目前最常用的分类方法是根据肿瘤标志物本身的化学性质和免疫学特性来分类，据此肿瘤标志物可以分成以下几类。①胚胎性抗原。发育阶段由胚胎组织产生的正常成分，在胚胎发育后期逐渐减少，胎儿出生后消失或微量表达。当有细胞癌变时，此类抗原又重新合成，可表达于细胞表面，也可分泌或脱落至体液中，如甲胎蛋白（alpha fetoprotein，AFP）、癌胚抗原（carcino-embryonic antigen，CEA）等。②糖类抗原。如癌抗原12-5（cancer antigen 12-5，CA12-5）、癌抗原15-3（cancer antigen 15-3，CA15-3）、糖类抗原19-9（carbohydrate antigen 19-9，CA19-9）等。③激素类标志物。如人绒毛膜促性腺激素（human chorionic gonagotropin，hCG）、儿茶酚胺类物质（catecholamine，CA）等。④酶类标志物。如前列腺特异性抗原（prostatespecificantigen，PSA）、神经元特异性烯醇化酶（neuron-specificenolase，NSE）等。⑤蛋白类标志物。如铁蛋白（ferritin，Fer）、鳞状细胞癌抗原（squamous cell carcinoma antigen，SCCA）、细胞角蛋白（cytokeratin，CK）等。⑥基因类标志物。如 HER-2/nue、p53 等。除了这些传统的肿瘤标志物，一些新兴的肿瘤标志物如 ctDNA、miRNA、lncRNA、circRNA 等在肿瘤的诊断中也有越来越多的应用。

（一）胚胎性抗原

胚胎抗原是指在胚胎发育阶段由胚胎产生的正常成分，在胚胎发育后期逐渐减少，胎儿出生后明显减少甚至消失。但是当细胞发生恶变时，又会重新合成。胚胎抗原虽然与肿瘤组织不一定都具有特定的相关性，但与肿瘤的发生存在着内在的联系，故被作为一种较为常见的肿瘤标志物。临床常用的胚胎抗原标志物有 AFP、CEA、β 癌胚抗原、胰腺癌胚抗原（pancreatic oncofetal antigen，POA）、鳞状细胞抗原、组织多肽抗原等。

1. AFP　AFP 是 1956 年 Bergstrandh 和 Czar 在人类胎儿血清中发现的一种专一性的甲种球蛋白。1963 年 Abelev 首次发现 AFP 主要是由胎盘层合成，其次由卵黄囊合成，胃肠道黏膜和肾脏合成较少。1964 年 Tatarinov 等报道在肝细胞癌患者血清中检测到 AFP，后经大量的研究证实，AFP 是肝细胞癌最重要的标志物之一，可用于肝癌的早期筛查、鉴别诊断、疗效评价和预后监测等方面，至今仍是肝癌最重要的标志物之一。

AFP 是一种在电场中泳动于 α-球蛋白区的单一多聚体肽链的糖蛋白，属于白蛋白家族，分子量约为 70 ku，由 590 个氨基酸组成，分子结构中含有天冬酰胺结合的双链复合糖，其编码基因位于 4q11～q12，基因长约 20 kb，含 15 个外显子和 14 个内含子。妊娠妇女从妊娠 13 周左右血和尿中 AFP 含量会开始上升，至 28～32 周达到峰值，随后下降。新生儿出生后 AFP 合成很快受到抑制，血清中 AFP 浓度降至 50 μg/L 以下，3 个月至周岁时血清 AFP 浓度已接近成人水平（小于 25 μg/L）。AFP 具有很多重要的生理功能，可能在维持妊娠、调节脂肪酸尤其是花生四烯酸进入胎儿及免疫抑制等方面发挥作用。胚胎期 AFP 可通过脐带血进入母体血液循环中，因此妊娠期孕妇体内的 AFP 会呈阳性。AFP 可以通过神经管进入羊水导致羊水中 AFP 水平升高，因此可用于胎儿的产前筛查，如脊柱裂、神经管畸形、无脑儿、胎儿宫内死亡等。成人的 AFP 主要由肝脏产生，目前 AFP 不仅广泛应用于原发性肝癌的普查和诊断中，而且还用于疗效评价和复发转移等方面。

AFP 是原发性肝癌最灵敏、最特异的肿瘤标志物，其在肝癌临床症状出现前 8 个月就开始升高，此时大多数肝癌患者处于早期，肿瘤也较小，经过手术治疗后，大部分患者生存率会得到明显的改善，因此 AFP 检测对早期诊断原发性肝癌具有重要的临床意义。血清 AFP 浓度大于 400 μg/L 是原发性肝癌的诊断阈值。如果血清 AFP 浓度大于 400 μg/L 超过 4 周，或 200～400 μg/L 超过 8 周，同时结合影像学检查如 B 超、CT、MRI 等可做出原发性肝癌诊断。没有活动性肝病证据，但 AFP 血清浓度维持在 50～200 μg/L 超过 8 周，应视为肝癌的高危人群。急、慢性病毒性肝炎和肝硬化患者血清 AFP 水平可以有不同程度升高，一般小于 1000 μg/L，但不会持续很长时间，一般为 2～3 周。肝癌患者血清 AFP 浓度与肿瘤大小及病理分级有一定的相关性，肿瘤体积越小，检测的阳性率越低。肿瘤分级为 I级和IV级者 AFP 浓度相对较低，而III级 AFP 浓度最高。原发性肝癌在进行手术治疗后，如 AFP 浓度保持在正常水平，则提示病情稳定；如果 2 个月内未降至正常水平提示手术不彻底，所以动态监测 AFP 浓度已成为判断是否为根治性手术的方法之一，但 AFP 对转移性肝癌的检测效果较差。除了肝细胞癌，血清 AFP 含量对其他肿瘤的监测也有重要的临床价值，如生殖胚胎性肿瘤、卵巢癌、20% 的胃癌或胰腺癌、5% 的结直肠癌或肺癌患者血清中 AFP 浓度也有不同程度的升高，一般小于 300 μg/L，不超过 2 个月，结合谷丙转氨酶检测结果较容易做出鉴别诊断。

1970 年 Purres 等发现 AFP 存在异质体。所谓异质体是指在不同的生理病理情况下，AFP 含有特异的糖链结构，氨基酸序列相同而糖链亚结构不同的 AFP 称为 AFP 异质体。相较于 AFP，尤其是 AFP 阳性但浓度很低的情况下，AFP 异质体可以更好地应用于良恶性肝病的鉴别诊断。慢性肝病患者血清 AFP 异质体比例很低，而原发性肝癌患者血清 AFP 异质体比例较高。AFP 异质体浓度升高与血清 AFP 值关系不大，只要 AFP 阳性，AFP 异质体浓度就可能升高，且不受 AFP 诊断标准的限制。但 AFP 异质体的灵敏性和特异性也未能达到理想状态，存在一定的假阳性或假阴性，尤其是在急性病毒性肝炎中。

2. CEA CEA 是 1965 年 Gold 和 Freedman 首先在胎儿肠道和结肠肿瘤中发现的，是一种具有人类胚胎抗原特异性决定簇的酸性糖蛋白，属于非器官特异性肿瘤相关抗原。CEA 分子质量为 150～300 ku，由 641 个氨基酸组成，糖的比例占所有分子的 45%～55%。人类编码 CEA 的基因位于 19 号染色体上。一般情况下，CEA 是由胎儿胃肠道上皮组织、胰腺和肝细胞合成，通常在妊娠前 6 个月内 CEA 含量升高，胎儿出生后血清中含量迅速下降，在正常成人的肠道、肝脏和胰腺中因控制合成 CEA 的基因被阻断，因此含量很低（小于 5.2 μg/L）。

正常情况下 CEA 经胃肠道代谢，而发生肿瘤时 CEA 则进入血液和淋巴循环，引起血清 CEA 异常增高。临床上，CEA 浓度大于 60 μg/L 时，提示可能是结直肠癌或来源于内胚层的其他恶性肿瘤，如胰腺癌、肝癌、食管癌、胃癌等，但在一些良性肿瘤及内胚层发生的其他疾病如直肠腺瘤性息肉、溃疡性结肠炎、胰腺炎、肝硬化等中亦可有 10% 检测到 CEA 升高，但升高的程度和阳性率均较低，因此，CEA 不是某一种肿瘤的特异性抗原，而是一种广谱的癌相关抗原。CEA 是目前肿瘤标志物中研究及应用最为广泛的一种标志物，其在恶性肿瘤中的阳性率分别为结肠癌 70％、胃癌 60％、胰腺癌 55％、肺癌 50％、乳腺癌 40％、子宫内膜癌 30％、卵巢癌 30％。除血液外，其他体液，如胰液和胆汁中 CEA 检测可用于诊断胰腺癌或胆道癌，浆液性渗出液的 CEA 检测可作为细胞学检查的辅助手段，膀胱癌患者尿液中 CEA 浓度可作为预后判断的参考，甲状腺髓样癌患者监测血清 CEA 同时结合降钙素的测定，有助于疾病的诊断和复发的评估。同时 CEA 可作为多种肿瘤转移复发的重要标志，一般无转移灶的早期肿瘤患者血清 CEA 含量升高幅度较低，而有远处转移者 CEA 含量急剧升高，比如肺癌、乳腺癌、膀胱癌和卵巢癌患者血清 CEA 水平明显升高时大多显示为肿瘤浸润，其中约 70％发生癌转移。肺癌患者在发生肝转移时血清 CEA 阳性率可达 85％。血清 CEA 含量的监测亦可用于治疗效果的评价和预后判断，一般来说恶性肿瘤手术切除后 4～6 周内血清 CEA 水平恢复正常，否则提示有残存肿瘤，若 CEA 浓度持续不断升高或其数值超过正常 5～6 倍则提示预后不良，因此持续动态监测血清 CEA 水平对于分析疗效、判断预后、监测复发及转移有重要的临床意义。

3. POA　POA 是 1974 年 Banwo 等人从胎儿胰腺抽提出的抗原，1979 年被国际癌症生物学和医学会正式命名。POA 是一种糖蛋白，分子质量 40 ku，在血清中以分子质量 900 ku 的复合形式存在，正常成人血清中含量小于 7 ku/L。胰腺癌的 POA 阳性率为 95％，其血清含量大于 20 ku/L，肝癌、大肠癌、胃癌等恶性肿瘤中 POA 含量也会升高，但阳性率较低。

（二）糖类抗原

糖蛋白抗原是由于细胞膜成分异常糖基化而形成的抗原，这类物质测定大多是用单克隆抗体法，故又称糖类抗原（carbohydrateantigen，CA）。临床常用的糖蛋白抗原可分为两类，一类是高分子黏蛋白抗原，如 CA12-5、CA15-3、CA549、CA27、CA29、DU-PAN-2 等；另一类为血清类抗原，如 CA19-9、CA50、CA724 等。

1. CA12-5　CA12-5 是 1983 年由 Bast 等从上皮性卵巢癌抗原检测得到可被单克隆抗体 OC125 结合的一种糖蛋白，分子质量约 200 ku，正常成人血清中 CA12-5＜35 U/mL，一旦升高至正常水平 2 倍以上则应引起高度重视。

CA12-5 主要存在于女性生殖道上皮细胞表面，属于女性生殖系统肿瘤标志物，包括卵巢上皮癌、子宫内膜癌、宫颈癌、输卵管癌等，是研究最多的上皮性卵巢癌（浆液性）标志物，其诊断卵巢癌的敏感度为 80％左右，临床上广泛应用于卵巢癌的早期筛查、辅助诊断、治疗评估和预后判断。当卵巢癌患者术后复发时，在临床确诊前几个月患者血清 CA12-5 水平可见升高，尤其卵巢癌转移患者的血清 CA12-5 明显高于正常参考值，动态检测血清 CA12-5 浓度有助于卵巢癌的预后评估和治疗评价。经治疗后 CA12-5 水平可明显下降，若不能恢复至正常范围，应考虑有残存肿瘤的可能。但是血清 CA12-5 浓度轻微上升还见于 1％健康妇女，3％～6％良性卵巢疾病患者或非肿瘤患者，包括孕期起始 3 个月、行经期、子宫内膜异位症、子宫纤维变性、急性输卵管炎、肝病、胸腹膜和心包感染等。

2. CA15-3　CA15-3 是 1984 年 Hilkens 和 Kufu 等从人乳腺癌肝转移的肿瘤细胞膜上纯化提取的抗人脂肪球单克隆抗体（15DB 和单克隆抗体 DF3 中鉴定出来的，故被命名为 CA15-3），是一种分子质量为 300～400 ku 的高分子细胞膜黏蛋白（糖蛋白）。CA15-3 广泛分布于乳腺上皮管腔内，是乳腺癌相关抗原，可作为乳腺癌辅助诊断、术后随访和转移复发的首选指标，在乳腺癌的检测中敏感性和特异性均高于 CEA 和 TPA。CA15-3 对早期乳腺癌的敏感度较低，仅为 20％～50％，对转移性乳腺癌的敏感度可达 60％～80％。乳腺癌患者术后血清 CA15-3 下降速度与预后相关，下降速度快者预后好，反之预后较差，据此有助于判断患者预后。术后 CA15-3＞100 U/mL，提示乳腺癌转移或复发的可能，与影像学检测方法相比，CA15-3 可提前数月发现复发及转移，因此 CA15-3 成为观察乳腺癌复发转移的最佳指标。CA15-3 在其他的恶性肿瘤中也有一定的阳性率，如肝癌、肺癌、胰腺癌、卵巢癌等。

3. 糖类抗原 19-9（carbohydrate antigen 19-9，CA19-9）　CA19-9 是 1979 年 Koprowski 等用结肠癌细胞系 SW1116 免疫小鼠与骨髓瘤杂交所得单克隆抗体 NS19-9，分子质量 50 ku。CA19-9 是细胞膜上的一种糖类蛋白，是许多黏膜细胞的组成成分，主要分布于正常人胰腺导管、胆管上皮、肝、肠等处。正常成人血清中 CA19-9＜37 U/mL，当发生肿瘤时，腺癌细胞产生并分泌 CA19-9，导致外周血中 CA19-9 水平升高。CA19-9 在恶性肿瘤中广泛表达，对胰腺癌敏感度最高，达到 65％以上，因此 CA19-9 已经成为胰腺癌诊断的首选检测指标，而且其对监测病情和复发有重要意义。在临床治疗胰腺癌的过程中，术前检测 CA19-9 水平对判断肿瘤预后有一定的指导意义，多数情况下 CA19-9 水平越低，提示预后越好。在根治性手术后，CA19-9 将在 2～4 周内恢复正常，若不能恢复正常水平，则提示手术不彻底或者有肿瘤残留。对于进展或复发的肿瘤，血清 CA19-9 水平也会明显升高，且会早于临床及影像学表现。除了胰腺癌，CA19-9 对胆管癌、胆囊癌及肝癌也有一定的阳性率。

4. 糖类抗原 50（carbohydrate antigen 50，CA50）　CA50 是 1983 年 Lindholm 等从抗人结直肠癌 Colo205 细胞株的一系列单克隆抗体中筛选出来的一种单克隆抗体，但不与骨髓瘤细胞及淋巴细胞反应，所能识别的抗原称为 CA50。CA50 存在于细胞膜，也是一种糖脂抗原，主要成分是唾液酸酯和唾液酸糖蛋白。CA50 广泛存在于胰腺、胆囊、肝脏、胃、肠道、膀胱和子宫中，正常成人血清中 CA50＜24 U/mL，当细胞发生癌变时，细胞内糖基转化酶失活或胚胎期活跃的一些转化酶被激活，使得细胞表面的糖类分子结构发生变化从而进入血液循环，因此它是一种广谱的肿瘤相关抗原，在各类上皮性肿瘤如胆囊癌、肝癌、卵巢癌、胃肠道恶性肿瘤中的阳性率分别为 94.4％、88％、88％、77％，在一些良性疾病如胰腺炎、结肠炎和肺炎患者的血清中也可检测到 CA50 升高，但不会持续很长时间，且随着炎症消除而下降。

5. 糖类抗原 72-4（carbohydrate antigen 72-4，CA72-4）　CA72-4 是 1981 年 Colcher 等通过乳腺癌肝转移的癌细胞膜免疫制备得到的一种肿瘤相关糖蛋白，分子量为 400 ku，属于黏蛋白类胚胎抗原。CA72-4 是胃肠道肿瘤和卵巢癌相关的肿瘤标志物，对胃癌的敏感度为 48％，特异性可达 95％～100％，而且血清 CA72-4 的检测阳性率与肿瘤的进展程度呈正相关，肿瘤体积越大，浸润越深及淋巴结转移范围越大则阳性率越高，因此可以较好地反映出肿瘤的负荷情况。临床上 CA72-4 与 CA19-9 及 CEA 联合检测，可使胃癌的阳性检测率达到 70％以上。CA72-4 与其他肿瘤标志物相比最显著的优点是对于良性疾病的鉴别诊断有极高的特异度，在各种类型的胃良性病变中，阳性率仅为 0.7％。

（三）激素类标志物

激素是一类由特异的内分泌腺体或散在体内的分泌细胞所产生的生物活性物质。激素类标志物分为两类，一类是原来具有激素分泌功能的细胞在癌变后，其分泌的激素量发生异常变化或分泌其他类型的激素，称为正位激素；另一类是指在正常情况下并不分泌激素的细胞，发生癌变后分泌异常激素，称为异位激素。临床常用的激素类标志物有人绒毛膜促性腺激素、甲状腺素、降钙素、儿茶酚胺类、促肾上腺皮质激素、生长激素、催乳素、抗利尿激素、胰高血糖素、转化生长因子、醛固酮等。

1. hCG　hCG 是胎盘滋养层细胞分泌的一种糖蛋白类激素，在正常妊娠妇女血液中可以检测到 hCG。hCG 由 α 和 β 肽链以非共价键的方式结合，其中 α 亚基结构与卵泡刺激素（follicle-stimulating hormone，FSH）和黄体生成素（luteinizing hormone，LH）基本相同；而 β 亚基具有特异性，主要与激素及受体结合，与恶性肿瘤的增殖、分化、转移及肿瘤微环境和免疫耐受相关。hCG 的主要生理作用是延长孕妇黄体期，保证分泌足够的孕酮维持妊娠，同时还可降低淋巴细胞对植物血凝素的反应，抑制免疫反应，使胚胎不被母体作为同种异体抗原而排斥。血清 β-hCG 是目前公认的睾丸肿瘤及胎盘和生殖细胞起源的滋养细胞肿瘤中应用最广泛、最重要的肿瘤标志物。60％睾丸肿瘤患者血清及尿中 hCG 明显升高，绒毛膜癌早期及葡萄胎时 hCG 也明显高于孕早期水平。侵袭性葡萄胎及绒毛膜癌患者经过刮宫或化疗后，如果 hCG 下降不明显，提示治疗效果不佳，如果 hCG 先降低又升高，则提示复发可能。同时 hCG 还可用于辅助诊断非滋养层细胞恶性肿瘤，如乳腺癌、卵巢癌、宫颈癌、子宫内膜癌等，这些肿瘤均可异位分泌 hCG，患者血清或尿液中可检测到 hCG 升高。

2. CA　CA 是结构中都含有儿茶酚又属于胺类的一类物质总称，是由肾上腺髓质中的一些交感神经节纤维末梢终止髓质细胞（又称嗜铬细胞）产生和分泌的，包括肾上腺素（epinephrine，E）、去甲肾上腺素（norepinephrine，NE）、多巴胺（dopamine，DA）等，它们既是激素又是神经递质。

变肾上腺素（metanephrine，MN）是儿茶酚胺的甲氧化代谢产物，由于甲基化是在肝脏内微粒体中进行，而儿茶酚胺是在肾上腺髓质的嗜铬细胞及交感神经末梢处形成，所以检测尿液中变肾上腺素浓度可间接地了解儿茶酚胺的分泌。变肾上腺素是分泌型嗜铬细胞瘤的主要标志物，比儿茶酚胺和香草扁桃酸更稳定。

香草扁桃酸（vanillylmandelic acid，VMA）是肾上腺素和去甲肾上腺素经单胺氧化酶（MAO）和儿茶酚胺-O-甲基转移酶（COMT）作用，甲基化和脱氨基而产生的降解产物，主要以游离的形式从尿中排出，是神经母细胞瘤、神经节瘤和嗜铬细胞瘤的重要标志物。

高香草酸（HVA）是多巴胺的主要代谢产物，由儿茶酚胺在肝脏内经羧化和氨基氧化而成。在神经母细胞瘤、儿童交感神经肿瘤时，尿中高香草酸含量明显升高。

3. 降钙素（calcitonin，CT）　降钙素是由甲状腺滤泡旁细胞合成和分泌的一种单链多肽激素，由32个氨基酸组成，分子质量3.5 ku。降钙素与甲状旁腺素及维生素D协同调节机体钙磷代谢，正常成人血清降钙素小于100 ng/L。甲状腺髓样癌的肿瘤细胞和滤泡旁细胞均可合成和分泌降钙素，且血清降钙素浓度与肿瘤大小呈正相关，因此降钙素可作为甲状腺髓样癌的特异性标志物，并对治疗效果的评估和复发判定有重要的参考价值。此外，肺癌、胃肠道肿瘤、乳腺癌和嗜铬细胞瘤患者可因高血压或异位分泌而使血清降钙素浓度升高。

（四）酶类标志物

酶及同工酶是最早出现和使用的肿瘤标志物之一。肿瘤发生时，机体的酶活力会发生较大变化，一方面是由于肿瘤细胞或组织诱导其他细胞或组织产生异常含量的酶，且肿瘤细胞代谢旺盛，细胞通透性增加，肿瘤细胞内的酶进入血液；另一方面是由于肿瘤导致器官功能不良，使得酶的灭活和排泄发生障碍。酶类标志物的优点是广泛存在于全身各个系统，应用范围较广，组织破坏后进入血液的酶类标志物的敏感性较高；缺点是各个脏器的损伤、炎症和功能的改变都能引起酶的异常，因此酶类标志物的特异性不高。

1. PSA　PSA是1979年由Murphy和Wang等从前列腺肥大症患者的前列腺组织中分离出来的一种丝氨酸蛋白酶，由240个氨基酸组成，分子质量约33 ku。PSA仅存在于前列腺组织中，所以具有器官特异性，是前列腺癌的特异性标志物，也是目前少数器官特异性肿瘤标志物之一。临床上PSA主要用于前列腺癌的早期诊断、鉴别转移性腺癌的来源、监测治疗和预后评估，阳性率为50%～80%。PSA在血液中以两种形式存在，与α1抗糜蛋白酶（α1-antichymotrypsin，α1-ACT）结合的PSA称为结合前列腺特异性抗原（complexed prostate-specific antigen，C-PSA），另一种为游离前列腺特异性抗原（free prostate-specific antigen，F-PSA），C-PSA含量约为85%，F-PSA含量约为15%，F-PSA/C-PSA比值是鉴别前列腺良恶性疾病的有效指标，F-PSA/C-PSA>0.25多为良性疾病，F-PSA/C-PSA<0.1高度提示前列腺癌，C-PSA浓度越高，F-PSA/C-PSA值越小，前列腺癌可能性越大。90%前列腺癌患者术后血清PSA可降至不能检出的痕量水平，若术后血清PSA升高，则提示有残存肿瘤的可能。

2. NSE　NSE是神经源性细胞糖酵解过程中特异性分泌的一种蛋白酶，是烯醇酶的3种二聚体同工酶中的一种，在糖酵解中催化2-磷酸甘油转化成磷酸醇丙酮酸。NSE来源于神经外胚层，主要存在于神经元、神经内分泌细胞的细胞质和感觉细胞内，与肿瘤细胞胺类代谢系统和细胞活动有关。NSE除了在人脑组织有一定的表达外，在来源于神经内分泌细胞的肿瘤组织中也存在异常表达，血清NSE是神经内分泌肿瘤如神经母细胞瘤、甲状腺癌和小细胞肺癌的特异性标志，可用于鉴别诊断、病情监测、疗效评估和复发判定。小细胞肺癌由于存在神经内分泌细胞和胺前体摄取及脱羧（APUD）细胞的特征，可产生大量NSE，水平是其他类型肺癌的5倍以上，因此NSE也成为近年来小细胞肺癌监测、辅助诊断的首选标志物，敏感度为70%左右，特异性可达70%～80%，其有助于鉴别小细胞肺癌和非小细胞肺癌，对治疗效果和复发监测也有重要价值。治疗有效时NSE浓度逐渐降低至正常水平，复发时血清NSE水平升高较临床出现复发症状早1～3个月。

3. α-L-岩藻糖苷酶（alpha-L-fucosidase，AFU）　AFU 是一种溶酶体酸性水解酶，广泛存在于人体各种组织及体液中，主要催化含岩藻糖基的低聚糖、糖蛋白及糖脂等生物活性大分子物质的分解代谢。1984 年 Deugnier 等首先发现原发性肝癌患者血清中 AFU 浓度升高，并提出把 AFU 作为诊断原发性肝癌的一种新的标志物。血清 AFU 活性动态曲线对判断肝癌治疗效果、预后评估和复发监测具有重要的意义，主要作为 AFP 浓度较低甚至是阴性的肝癌患者的补充检测手段。但是 AFU 在乳腺癌、卵巢癌、子宫内膜癌、肺癌等肿瘤患者血清中也有升高，甚至在某些非肿瘤疾病如肝硬化、慢性肝炎、消化道出血等也有轻度升高，因此使用 AFU 与 AFP 同时测定，可提高原发性肝癌的诊断率。

4. 酸性磷酸酶（acid phosphatase，ACP）　ACP 是在酸性条件下（pH<7）可以水解磷酸酯类的磷酸酶，主要存在于细胞的溶酶体中。ACP 有 5 种亚型，其中和人体相关的是 ACP1、ACP2、ACP3 和 ACP5。ACP1 存在于肾脏、肝脏、妊娠期的胎盘组织及红细胞内，在正常子宫颈鳞状上皮几乎不表达，但是当宫颈癌发生时，其水平明显升高，且与疾病的发展呈正相关。ACP3 在前列腺中含量比其他组织高出 100~1000 倍，具有免疫特异性，最早被认为是前列腺癌的特异性肿瘤标志物，在前列腺癌的早期诊断和疗效评估方面具有重要价值。ACP5 是一种耐酒石酸酸性磷酸酶，主要存在于破骨细胞中，如果血清 ACP5 异常升高，则提示肿瘤发生了骨转移。

5. 碱性磷酸酶（alkaline phosphatase，ALP）　ALP 是在碱性条件下（pH 9~10.5）可以催化有机磷酸酯水解的酶，因此称为碱性磷酸酶，其主要存在于肝脏、肾脏、骨骼、小肠及妊娠期的胎盘等组织，目前已发现存在 ALP1-6 共 6 种同工酶，其中 ALP1、ALP2、ALP6 存在于肝脏，ALP3 存在于骨骼，ALP4 产生于妊娠期的胎盘组织，ALP5 来源于小肠组织，其升高主要见于卵巢癌、胃肠道肿瘤、精原细胞瘤和霍奇金淋巴瘤等。ALP 在 pH>7 时将分解成磷酸盐类物质，当骨骼发生病变时成骨细胞合成、分泌 ALP 增加，因此可以作为骨肿瘤及骨转移瘤诊断和疗效监测的指标。

6. γ-谷氨酰转移酶（gamma-glutamyltransferase，G-GT）　G-GT 是一种结合于细胞膜上的糖蛋白，广泛分布于人体肝脏、脾脏、肾脏、胰腺和小肠组织中，催化谷胱甘肽（glutathione，GSH）及其结合物的降解，生成半胱氨酰甘氨酸和 γ-谷氨酰残余物。肝脏患者中血清 G-GT 升高占 60%~90%，与 AFP、AFU 等联合检测，可提高原发性肝癌的早期检出率。

（五）蛋白类标志物

蛋白类肿瘤标志物是最早发现的标志物，检测方法相对比较容易，已成为临床常用检测项目。临床常用的蛋白类标志物有铁蛋白、鳞状细胞癌抗原、细胞角蛋白、$β_2$-微球蛋白、本周蛋白、组织多肽抗原等。

1. Fer　铁蛋白是 1884 年 Schmiedeber 所发现的水溶性铁贮存蛋白，1937 年被 Laufberger 命名为铁蛋白，1965 年由 Richter 等从恶性肿瘤细胞株中分离出来，分子质量约 460 ku，由 24 个非共价键连接成亚单位，亚单位分为 H 和 L 两大类。铁蛋白可参与细胞代谢、细胞增殖和免疫调控，广泛分布于全身各组织和体液中，主要存在于脾脏、肝脏和骨髓，是机体内铁贮存的主要形式，在机体需要时提供铁。在肿瘤病理状态下，铁蛋白可释放到血液中，虽然血清铁蛋白不是肿瘤特异性标志物，但在多种肿瘤患者的血液中铁蛋白都有不同程度的升高，如肝癌、肺癌、胰腺癌、乳腺癌、急性白血病等。单一铁蛋白升高不能作为诊断肿瘤的依据，常与其他肿瘤标志物或影像学诊断相结合，比如肝癌患者在 AFP 测定值较低的情况下，铁蛋白的检测可作为补充参考。

2. SCCA　SCCA 是 1977 年 Kato 和 Torigoe 等从子宫颈鳞状上皮细胞癌组织中提取的肿瘤相关抗原 TA-4 的亚单位之一，分子质量 42~48 ku，与鳞状细胞癌的发生发展紧密相关，主要用于鳞状上皮细胞来源的恶性肿瘤如宫颈癌、头颈部恶性肿瘤、食管癌、肺癌和泌尿生殖道恶性肿瘤的诊断和监测。例如 SCCA 在肺鳞癌中异常升高，但在小细胞肺癌中并不升高，所以检测 SCCA 有助于鉴别小细胞肺癌和肺鳞癌。

3. 细胞角蛋白（cytokeratin，CK）　细胞角蛋白是上皮细胞支架蛋白，存在于所有的正常上皮细胞及上皮性癌细胞中，根据其分子量和等电点不同可分为 20 种不同类型。这些支架蛋白具有不溶性，但是细胞角蛋白 19 片段却可以溶解于血清，因此其可作为上皮肿瘤的标志物。CYFRA21-1 是细胞角蛋白 19 的片段，属于酸性蛋白，分子质量 40 ku。正常情况下，CYFRA21-1 在骨髓、外周血及淋巴结中低表达甚至不表达，而上皮细胞及上皮细胞来源的恶性肿瘤中的肿瘤细胞死亡，会加速细胞角蛋白的降解，释放大量可溶性的 CYFRA21-1 进入血液，使其在组织液和体液中的浓度升高。CYFRA21-1 在肺癌的诊断中有很大的价值，是非小细胞肺癌的首选标志物，尤其是肺鳞癌，对肺鳞癌的敏感度为 60%～70%，且血清 CYFRA21-1 浓度与肿瘤生长趋势有关，可反映肿瘤的进展，对肺癌的临床分期有一定的参考价值，可与临床结合评价，为后续治疗提供依据，以及监测复发和转移。

4. β_2-微球蛋白（β_2-microglobulin，β_2-MG）　β_2-MG 是 1996 年由 Berggard 和 Bearn 从肾脏病患者尿液中分离出来的一种蛋白质，分子质量仅 11.8 ku，由于电泳时在 β_2M 区带显示，所以被命名为 β_2-MG。β_2-MG 表达于大多数有核细胞表面，可从有核细胞中脱落进入血液循环，导致血液中 β_2-MG 浓度升高。多种恶性肿瘤如慢性淋巴细胞白血病、淋巴瘤、肝癌、胃癌、乳腺癌、多发性骨髓瘤发生时，肿瘤患者血清中 β_2-MG 含量异常升高，但是诊断时要排除由于某些炎症性疾病如急慢性肾盂肾炎、肾小管炎症或肾小球滤过功能减低导致的血清 β_2-MG 浓度升高。另外，β_2-MG 水平还可用于骨髓瘤患者分期鉴定。

5. 本周蛋白（Bence-Jonesprotein，BJP）　BJP 是单克隆免疫球蛋白（Ig）游离的轻链，分子质量 22.5 ku，由 213～216 个氨基酸组成，分为 κ 型和 λ 型两类。BJP 分子小，可通过肾脏由尿液排出，正常成人每天约合成 500 mg 轻链，除了与重链形成完整的 Ig 分子外，约 40% 处于游离状态。多发性骨髓瘤是浆细胞增殖形成的恶性肿瘤，骨髓中浆细胞克隆性增殖并聚集，分泌单克隆的免疫球蛋白或限制性 κ/λ 轻链，因此 BJP 是多发性骨髓瘤的特异性肿瘤标志物。

6. 组织多肽抗原（tissue polypeptide antigen，TPA）　TPA 是 1957 年 Bjorklund 从肿瘤组织中分离出来的一种单链多肽，分子质量 17～45 ku。增殖活跃的细胞包括正常细胞和肿瘤细胞都能分泌 TPA，但是肿瘤细胞的增殖速度明显高于正常细胞，因此血清 TPA 浓度可直接反映肿瘤细胞增殖情况，在肺癌、胃癌、乳腺癌、胰腺癌、宫颈癌、前列腺癌及膀胱癌等肿瘤患者血清中 TPA 浓度均升高，是肿瘤增殖的非特异性标志物。

（六）基因类标志物

基因类肿瘤标志物包括癌基因和抑癌基因，癌基因如 Myc、Ras、HER-2 等，抑癌基因有 p53、p16、Rb 等。

1. HER-2/nue　HER-2 又称 c-ErbB2，分子质量 185 ku，位于人染色体 17q23。在许多上皮肿瘤中都存在 HER-2 基因的扩增和过表达，尤其是乳腺癌，20%～40% 乳腺癌患者存在 HER-2 扩增，并且 HER-2 的基因扩增或过表达与患者的预后密切相关，可作为乳腺癌复发转移及疗效评估的重要指标。

2. p53　p53 是人类肿瘤中被发现变异频率最高的抑癌基因，位于 17 号染色体，其转录翻译的野生型 p53 蛋白由 393 个氨基酸组成，分子质量 53 ku。p53 基因分为野生型和突变型，野生型是一种肿瘤抑制蛋白，能与周期蛋白依赖性蛋白激酶结合，抑制 Rb 蛋白的磷酸化，从而使肿瘤细胞周期停止在 S 期；当细胞 DNA 损伤时，野生型 p53 高表达，修复损伤的 DNA，若不能修复，则诱导其凋亡，起到"分子警察"的作用，但野生型 p53 表达水平低，半衰期短，不易检测。突变型 p53 失去"分子警察"的作用，通过干扰细胞程序性死亡，抑制细胞凋亡，同时允许 DNA 损伤的细胞进入细胞周期，这也是很多晚期肿瘤患者产生化、放疗抵抗的原因之一。50% 以上人恶性肿瘤中发生 p53 基因的突变或缺失，如肺癌中 p53 基因的突变率达 50%～70%，结直肠癌中达到 60% 以上，乳腺癌中也有 40% 患者存在 p53 基因突变，因此 p53 基因突变成为许多恶性肿瘤的检测指标之一。

（七）循环核酸类肿瘤标志物

循环核酸类是指存在于外周血循环中的游离 DNA 和 RNA。与传统肿瘤标志物检测相比，循环核酸类作为基因水平的检测，具有敏感性高、特异性强的特点。同时其标本来源方便、无创，可进行动态检测，在肿瘤早期筛查、辅助诊断、疗效观察、病情监测及预后判断等方面有重要的临床价值，为肿瘤基因诊断开辟了新的途径。

1. ctDNA　ctDNA（循环肿瘤 DNA）作为补充或替代组织活检的新方法，可用于肿瘤的筛查、早期诊断、疗效监测、预后评估等多个方面。Amant 等研究表明 ctDNA 检测可在临床症状出现前发现肿瘤相关基因变化，从而早期诊断肿瘤。如 SEPT9 甲基化可用于早期结直肠癌患者的诊断。另有一项研究表明，ctDNA 较 CA153 具有更高的敏感性和特异性，可用于监测乳腺癌患者的转移情况，并据此制定和修改治疗方案。同时，可以通过 ctDNA 检测确定胰腺癌和胆道癌患者的肿瘤基因型，从而为患者提供准确的靶向治疗。ctDNA 也可以用于指导肿瘤患者用药选择与预后监测。ctDNA 浓度与患者的预后呈负相关。目前有研究表明，在预后不良的弥漫性大 B 细胞淋巴瘤患者组织中 LINE1 呈高甲基化状态。ctDNA 在肿瘤病情监测、肿瘤突变类型检测及预后监测等方面，均具有较高的精确度、灵敏度和特异性，同时该技术具有无创性和简便性，为肿瘤精准治疗及预后判断带来一次质的飞跃。

2. miRNA　miRNA（微小 RNA）是一类在真核生物中具有调控功能的内源性非编码小分子 RNA，可作为原癌基因或肿瘤抑制因子参与调控肿瘤细胞分化、增殖及凋亡在内的多个细胞生物学过程，并在血液中稳定表达。miRNA 可作为多种肿瘤检测或潜在诊断的标志物，目前已发现在肝癌中表达水平上调的 miRNA 有 miRNA-21、miRNA-34a、miRNA-221/222、miRNA-101 及 miRNA-224 等；表达显著下调的 miRNA 有 miRNA-122、miRNA-45 和 miRNA-99a 等。miRNA 在肝细胞癌和肝胆管细胞癌中的表达谱存在明显差异，因此可用于肝癌临床表型的检测或作为潜在的分子诊断标志物。miRNA21、miRNA24、miRNA27a 和 miRNA205 常见于宫颈癌或宫颈上皮内癌变的细胞，因此 miRNA 可用于宫颈癌的诊断。同时 miRNA 表达水平还可以用于肿瘤患者的预后判断，在 NSCLC 中，let-7 表达水平与患者生存时间呈正相关，let-7 表达水平高的患者生存时间更长，而 miRNA-17a 表达水平与生存时间呈负相关，miRNA-17a 高表达的患者预后生存较差。miRNA 表达水平检测还可以指导患者选择较敏感的治疗方案，比如 miRNA-155 表达水平高的乳腺癌患者对激素治疗敏感，miRNA-34、miRNA-17 和 let-7a 低表达的患者分别对 5 - 氟尿嘧啶、多柔比星和环磷酰胺更加敏感。综上所述，miRNA 在人类血液中稳定性高，且能够较准确地反映肿瘤的疾病状态，因此肿瘤细胞异常 miRNA 表达水平检测将成为肿瘤临床诊断、选择治疗方案和判断预后的一种新手段。

3. lncRNA　lncRNA（长链非编码 RNA）是一类长度超过 200nt 的非编码 RNA。Ling 等研究发现，CCAT2 lncRNA 在微卫星稳定的结直肠癌组织中呈过表达，并且能够促进肿瘤细胞的生长、转移，并造成染色质不稳定。最近研究发现 MALAT-1 lncRNA 可由肿瘤细胞分泌到外周血，其在血浆中的表达不受冷热酸碱环境影响，证实了循环 lncRNAs 作为标志物用于肿瘤诊断和预测的可行性和可靠性。lncRNAs 在肿瘤发生发展中可能发挥着关键作用，为全面认识肿瘤和发现新标志物提供了新的视角。但有关 lncRNAs 作为肿瘤标志物的研究尚处于初步阶段，我们需要大规模临床研究来验证其临床应用价值。

4. circRNA　circRNA（环状 RNA）是一类广泛存在的内源性非编码 RNA，其分子结构呈闭合环状，比线状 RNA 更加稳定，且不易被核酸外切酶降解，因此其在临床医学应用中具有潜在的意义。Lukiw 研究显示，ciRS-7 是一种在人脑及视网膜中高度表达的 circRNA，而在阿尔茨海默病（alzheimer disease，AD）患者中该酶的表达水平明显降低，导致 miRNA-7 表达水平升高，从而降低 miRNA-7 靶基因的表达。circRNA 具有重要的基因表达调控功能，在多种肿瘤的发生、增殖、侵袭及转移过程中发挥着重要作用，可用于食管癌、胃癌、结直肠癌等消化道肿瘤的诊断和预后判断。有研究表明 hsa-circ-002059 作为胃癌诊断的生物标志物，在胃癌中的表达水平会明显下降，其与胃癌的转移、TNM 分期密切相关。

第二节　肿瘤标志物筛选

近年来组学技术为人类肿瘤的诊断、预后、治疗反应预测和人群筛查打开了发现新的生物标志物的大门。通过在组织样本和体液上应用各种组学技术——基因组学、转录组学、蛋白质组学、代谢组学、肽组学、糖组学、磷酸化蛋白质组学或脂质组学，将大大促进生物标志物的发现和癌症的早期诊断。未来肿瘤标志物筛选技术的发展方向是高通量和高精确度，即通过多组学联合分析找到针对某种肿瘤的特异性和灵敏度均很高的肿瘤标志物，然后通过临床验证，结合已有标志物进行联合诊断，提高肿瘤诊断的检出率和准确率。

一、基因组学在肿瘤标志物发现中的应用

2003年人类基因组计划的完成极大地推动了对肿瘤的认识与治疗水平，2012年国际千人基因组计划完成也对肿瘤相关基因的筛查等研究带来深远影响。相对于传统的表型标志物，越来越多有临床意义的基因组标志物和表观遗传学标志物开始被发现并进入临床应用，而基因组学则在基因组标志物的发现中起着关键作用。基因组标志物包括DNA突变、缺失，DNA多态性、杂合性缺失、染色体重排、非整倍性和微卫星不稳定等，这些核酸序列的异常往往可导致原癌基因的激活、抑癌基因的失活和一些抗癌药物的耐药等。除此之外，随着基因诊断技术的发展，肿瘤突变负荷（tumor mutational burden，TMB）、循环肿瘤DNA（ctDNA）及DNA甲基化等也成为新型的肿瘤标志物。

多项研究通过基因组学或多组学联合检测发现多种肺癌早期诊断较为特异性的血清或分子标志物，其中Yanagita等发现肺癌患者血清中细胞骨架相关蛋白4（CKAP4）表达显著高于健康者，且在肺癌早期血清中即能检测到，敏感性明显高于传统指标，可能成为肺癌早期诊断血清标志物。血液前表面活性蛋白B（pro-SFTPB）及二乙酰精胺（diacetylspermine）也被发现可能成为肺癌的早期诊断标志物。Jiao等对1411个NSCLC标本进行生存分析，结果发现，TP53突变与进展性NSCLC的总生存期呈负相关，且此类患者常伴随EGFR突变。Arbour等研究显示，KRAS突变的肺癌患者中多数伴TP53、STK11以及KEAP1/NFE2L2共同突变，且KRAS与KEAP1/NFE2L2突变是肺癌非独立的预后因素，提示多基因检测及TMB在肺癌预后评估中起着重要的作用。监测患者循环RNA对肺癌的疗效评价及预后评估也有重要作用。Xie等研究显示，肺癌患者组织或者血清中高表达lncRNA SOX_2OT 及ANRIL，且与患者的总生存率显著相关，其中 SOX_2OT 是肺癌患者的独立预后因子。此外，多项研究显示，探索肺癌中常见的表达异常或者突变的基因，能显著提高肺癌早期诊断率及靶向治疗效果。因此，利用基因组学或结合多组学研究探索肿瘤标志物是肿瘤标志物筛选的重要方法之一。

二、转录组学在肿瘤标志物发现中的应用

转录组（transcriptome）是在特定的发育阶段或者生理状态下，细胞中的一套完整的RNA转录产物。转录组学正是以转录组为研究对象，评估基因组的基因平行表达水平。转录组学的主要目标是对所有转录产物进行分析，包括mRNA、microRNA（miRNA）、lncRNA和环状RNA（circRNA），鉴定基因的转录结构，包括其转录起始位点、剪切模式和其他转录后修饰，量化每个转录本在发育过程中或在不同的条件下的表达水平的变化。虽然mRNA的转录水平并不能代表蛋白质的水平，但一般认为，基因表达水平的模式能够反映细胞的生理状态，在肿瘤和正常组织中研究差异表达的基因是筛选、鉴定肿瘤生物标志物最重要的手段。

各类非编码RNA在肿瘤的发生发展中亦扮演重要角色，其中miRNA属于非编码RNA家族成员，长度为17~25 bp，主要作用之一是抑制基因的转录后翻译。Law等报道了一种新的PIWI-互作RNA（piRNA），即piRHep1，其参与了肝脏肿瘤发展，该研究还发现miR-1323在肝细胞癌中大量表达，且miR-1323与肝硬化背景下产生的肿瘤具有独特关联。lncRNA为长链非编码RNA，可通过其独特的机制影响肿瘤发生发展。有研究发现长链非编码RNA CTC-276P9.1可作为肿瘤抑制因子，亦可作为食管鳞状细胞癌新的预后预测因子及治疗靶点。circRNA是一类内源性RNA，主要由反向剪接形成，是没有5′端帽子和3′端多聚腺苷酸尾巴的环状闭合结构。最初认为circRNA是基因剪切的副产物，并无显著功能。Xia等利用SBC-ceRNA阵列在肿瘤中发现了1021个差异表达的circRNA，并通过qRT-

PCR 分析证实了 circ _ 0057558、circ _ 0062019 和 SLC19A1 在细胞株和肿瘤组织中表达。Wilbert 等研究亦证明了差异表达的 circ _ 0062019、circ _ 0057558 和 circ _ 0062019 的宿主基因 SLC19A1 可作为前列腺癌潜在的新型生物标志物。

三、蛋白质组学在肿瘤标志物发现中的应用

蛋白质是生物体生命活动的主要执行者和体现者，近年来基于质谱（mass spectrometry，MS）的高通量和高精度蛋白质组学技术的飞速发展使得蛋白质组学在肿瘤研究中得到广泛应用，尤其是特异性肿瘤标志物筛选方面。

目前常用的蛋白质组学定量技术主要分为非靶向相对定量和靶向绝对定量，在非靶向相对定量中，根据是否进行标记，又分为非标记定量和标记定量技术。常用的非标记定量技术主要包括 Lable-free 定量技术和 DIA/SWATH（data-independent acquisition/sequential window acquisition of all theoretical mass spectra），标记定量技术主要分为同位素标记相对和绝对定量/串联质量标记（isobaric tags for relative and absolute quantification/tandem mass tags，iTRAQ/TMT）技术、同位素亲和标签（isotope-coded affinity tag，ICAT）和稳定同位素标记细胞培养（stable isotope labeling with amino acids in cell culture，SILAC）技术。另外靶向绝对定量技术则主要包括质谱多反应监测/选择反应监测（multiple reaction monitoring/selected reaction monitoring，MRM/SRM）技术、平行反应监测（parallel reaction monitoring，PRM）技术等。不同的定量技术具有不同的优势和适用范围。

考虑肿瘤标志物的临床实用性和可行性，相关研究主要采用容易获得的标本类型，主要包括血液标本、组织标本、细胞标本和尿液标本等。不同的标本类型具有各自的优缺点，如血液标本：创伤小、易收集、成本低，可短时间内重复检测，但是血液蛋白质成分复杂，个体差异大；肿瘤组织标本：可通过手术或常规活检获得，蛋白丰度较高，是最直接最准确的标本类型，但标本收集过程中创伤较大，成本较高；细胞标本：样本新鲜，可研究疾病类型广泛，均一性较好，但是研究成本较高；尿液标本：获取无创，可连续收集、标本量充足、成本低，但是蛋白浓度较低、稳定性差，标本中蛋白浓度易受多种因素影响等。除此之外，针对不同肿瘤的特殊性，其他体液标本正成为方便无创的可能来源，如各种消化液（胰液、胃液、唾液等）、乳头溢液、痰液、泪液、汗液、脑脊液、关节腔液、精液、粪便、肿瘤间质液等。

目前基于 MS 的高通量蛋白质组学技术已在多种肿瘤标志物研究中得到广泛应用，尤其在肿瘤的早期诊断中发挥重要作用。Dai 等基于液相色谱-串联质谱（liquid chromatography-tandem mass spectrometry，LC-MS/MS）技术对非小细胞肺癌（non-small cell lung cancer，NSCLC）患者的血清标本进行分析发现，当 ENO1（alphaenolase1）与 CEA 和 CYFRA 21-1 联合时，对 NSCLC 诊断的敏感性可从 35.1％提高至 84.0％。血清标本中，蛋白质 PON1（paraoxonase/arylesterase 1）和 AACT（alpha-1-antichymotrypsin）联合检测对早期 NSCLC 的诊断敏感度为 94.4％，特异度为 90.2％。另外，Bohnenberger 等首次发现了可以区分原发性肺鳞癌和头颈部鳞癌肺转移癌的蛋白质标志物组合，为来源不明的肺鳞癌诊断提供可靠依据。Yu 等采用基质辅助激光解析电离飞行时间质谱（matrix-assisted laser desorption/ionization time-of-flight mass spectrometry，MALDI-TOF-MS）技术对 127 例结直肠癌患者和 90 例健康对照组的血清标本进行分析，鉴定出候选蛋白标志物 MST1（serine/threonine kinase 4），其联合 CEA 和粪便潜血试验诊断 CRC 的敏感性和特异性高达 92.3％和 100％。同时血清标本中 SETD7（SET domain containing 7）肿瘤标志物对 CRC 也具有很高的诊断价值（AUC＝0.9477），其敏感性和特异性分别达 92.17％和 81.08％，功能实验证实 SETD7 缺失可抑制癌细胞增殖和诱导癌细胞凋亡，提示 SETD7 与肿瘤发生发展密切相关。因单一标志物诊断效能较为有限，Bhardwaj 等提出可用于检测 CRC 的 5 种蛋白标志物组合，包括 MASP1（mannan-binding lectin serine protease 1）、OPN（osteopontin）、PON3（serum paraoxonase lactonase 3）、TR（transferrin receptor protein 1）和 AREG（amphiregulin），其在诊断不同阶段 CRC 时 AUC 为 0.82（95％ CI：0.74～

0.89）。若进一步分析，其对早期 CRC 的诊断优于晚期 CRC，AUC 分别为 0.86（95% CI：0.77～0.92）和 0.76（95% CI：0.64～0.86）。基于高通量蛋白质组学技术，Tyanova 等分析了 40 例雌激素受体阳性（Luminal 型）乳腺癌、HER-2 阳性乳腺癌和三阴性乳腺癌（triplenegative breast cancer，TNBC）的组织标本，蛋白定量深度＞10 000，分析发现 19 种蛋白质组合可以很好地区分 3 种亚型，进而针对不同亚型提供特异性治疗方案。另外，有研究表明，OLFM4（human olfactomedin-4）在乳腺癌组织和乳腺癌血清中的表达水平均显著增高，血清 OLFM4 在区分乳腺癌与健康对照组时 AUC 值为 0.80（95% CI：0.76～0.84），在区分乳管原位癌与健康对照组时 AUC 可达 0.87（95% CI：0.81～0.93），其可能是提高现有乳腺癌筛查手段敏感性的潜在蛋白标志物。这些研究均为实现肿瘤的早期诊断提供重要的参考依据。

基于 LC/MS-MS 分析，Sung 等发现与邻近正常组织相比，肺癌组织中 QSOX1（quiescin sulfhydryl oxidase）蛋白表达水平明显增高，进一步研究发现，敲除 QSOX1 的 Lewis 肺癌细胞在氧化应激下存活能力、迁移和侵袭能力降低，此外，在小鼠模型中也证明了 QSOX1 具有促进肿瘤转移的作用。这表明 QSOX1 可能是肺癌组织的生物标志物，参与肺癌的发生发展，可作为肺癌的潜在治疗靶点。

除了早期诊断和鉴定治疗靶点外，蛋白质组学对发掘具有预测性的肿瘤标志物也有极为重要的作用。通过分析 16 对 NSCLC 和癌旁标本的蛋白质组学研究发现，蛋白质 CALR（calreticulin）和 PDIA3（protein disulfide isomerase family A member 3）的低表达与肺癌患者较差的生存预后呈正相关，提示 CALR 联合 PDIA3 检测是一种有效的生物标志物，可显著提高对 NSCLC 预后的预测效能（P＝0.023）。基于对 44 例 TNBC 原发肿瘤和 10 例相应转移瘤组织的蛋白组学研究发现蛋白 CYPOR（cytochrome P_{450} oxido reductase）高表达是 TNBC 患者预后差的标志物。Zeng 等检测了 23 例乳腺癌患者淋巴结转移灶与其原发肿瘤组织的差异表达蛋白发现，EpCAM（epithelial cell adhesion molecule）和 αB-crystallin（alpha-crystallin β chain）蛋白的表达水平显著影响乳腺癌淋巴结转移及预后。另外，有研究发现，早期乳腺癌组织中，CAPG（macrophage-capping protein）、GIPC1（PDZ domain containing protein GIPC1）和 DOCK4（dedicator of cytokinesis protein 4）高表达与晚期肿瘤骨转移显著相关，同时，这 3 种蛋白高表达提示该患者可能对唑来膦酸的治疗更为敏感。Mori 等利用 iTRAQ 标记蛋白质组学寻找 CRC 淋巴结转移的预测因子，多因素分析表明大肠癌组织中高表达的 Ezrin 蛋白是 CRC 伴淋巴结转移的独立预测因素。Mori 等还提出 HSP47（heat shock protein 47）与 CRC 进展和不良预后密切相关。Gao 等利用 159 对肝细胞癌和癌旁组织，首次对与 HBV 相关肝细胞癌的蛋白基因组学特点进行研究，结果表明依据不同蛋白质组亚群可对患者生存状态进行分层，进一步患者生存分析表明，蛋白质 PYCR2 表达越高，预后越差，ADH1A 表达越低，预后越差，提示其可能是 HCC 潜在的临床预后生物标志物。

四、代谢组学在肿瘤标志物发现中的应用

代谢组学（metabonomics）的概念是 Nicholson 等在 1999 年率先提出的，相对于基因组学、转录组学和蛋白质组学，代谢组学更关注生物体的表型，因此也是肿瘤潜在生物标志物筛选中最有前景的发展方向。代谢组学主要借助于磁共振波谱法（nuclear magnetic，NMR）、质谱结合多种分离手段对生物体在生理或病理状态下所有内源性小分子代谢物的动态变化进行分析，从而描绘出生物体代谢图谱，探索内源性小分子代谢物与疾病发生发展之间的关系。不同于基因组、转录组和蛋白质组学研究，代谢组学反映的是细胞活动的最终产物，所以相对比较稳定。由于细胞在维持功能时时刻都在发生代谢，因此代谢组学分析能反映生物体在一定时间段内的功能和状态。在某种疾病状态下基因和蛋白表达的微小变化会在代谢产物上得到放大，许多不能从这两种物质上体现的变化可以在代谢组学中得到检测。大量研究已经证实肿瘤的发生发展与代谢异常密切相关，因此作为一种新型的研究方法，代谢组学可以分析肿瘤发生发展中产生的所有代谢物，从而筛选到有价值的潜在标志物，为肿瘤的诊断和治疗开辟新的

途径。

可用于代谢组学分析的技术有 NMR、MS、红外光谱、紫外吸收等，其中 NMR 和 MS 是目前最常用的分析技术。NMR 的优势在于能够对样品实现无创性和无偏向的检测，样品处理简单，因此客观性较好，但是 NMR 也存在一定的缺点，如检测灵敏度有限、动态范围小、硬件设备投入较大等。MS 的优势在于普适性、高敏感性和高特异性，其通过与色谱技术联用对小分子化合物进行分离，能有效地降低离子抑制效应，改善代谢物的分析。目前，色谱-质谱联用已成为代谢组学研究的主流技术平台，通过质谱与气相色谱、液相色谱及毛细管电泳等分离方法的联用，实现了对大多数代谢物进行分析。常规的各种色质联用技术各有优缺点，气相色谱-质谱法（GC-MS）的主要优点是对挥发性小分子的分辨率和检测灵敏度高，可定性能力强等，但对于挥发性差、分子量较大的代谢物只能采用衍生化的方法，且处理过程较为繁琐。液相色谱-质谱法（LC-MS）的优点是敏感性高，样本预处理相对简单，代谢物检测的覆盖面大，缺点是对样本预处理的要求比较高，为实现对不同理化特性代谢物的分析，需开发不同的样本预处理方法，同时样品的轻微污染会对数据分析产生较大的影响。

代谢组学通过对肿瘤患者血清、尿液、胆汁、脑脊液等体液中代谢产物的分析能够发现一些异常表达的潜在标志物，其诊断效率显著高于常规的检测项目，且部分标志物与肿瘤的分期分化等密切相关，因此代谢组学分析在肿瘤标志物筛选中具有重要意义。

血液样本是代谢组学研究中最常用的样本，目前已有大量学者通过血液样本的代谢组学研究发现了胃癌、前列腺癌、乳腺癌、肠癌等肿瘤标志物，并发现了它们在肿瘤早期诊断和研究中的优势和价值。Kim SC 等通过 MALDI-TOF-MS 结合 PCA-DA 识别技术对卵巢癌患者和正常人血清进行分析后发现了 2 种有意义的低质量离子（LMI）差异代谢物，通过鉴定后发现这 2 种代谢物质为同型半胱氨酸（L-homocysteic acid，HCA）和溶血磷脂胆碱（lysophosphatidylcholine，LPC），其中 HCA 在卵巢癌中的表达显著高于健康对照组，进一步通过 ELISA 方法验证卵巢癌患者血清中 HCA 的水平后发现：当 cutoff 值设为 10 nmol/mL 时 HCA 的敏感性和特异性分别达到 64.0% 和 96.9%，显著高于常规的血清学检测项目 CA125 和 HE4，对卵巢癌早期诊断有重要价值，因此 Kim SC 认为 HCA 是卵巢癌血清学初筛中一个强有力的潜在肿瘤标志物。同时 HCA 和 LPC 水平还与卵巢癌的分期和组织分型密切相关，因此对卵巢癌的预后等研究也有重要意义。Ashish Gupta 等运用 1H-NMR 与 OPLS-DA 结合的方法分析了 100 例口腔白斑病（癌前病变），100 例口腔鳞状细胞癌及 75 例健康对照血清中的代谢产物，发现了 8 种有意义的代谢产物，其中谷氨酰胺、丙酸、丙酮、胆碱等代谢产物能将 93.5% 的口腔白斑患者与其他两者区分（ROC：0.97），而谷氨酰胺、丙酮、乙酸和胆碱能区分 92.4% 的口腔白斑患者和口腔癌患者（ROC：0.96），因此他们认为基于 NMR 的血清代谢组学分析能准确区分口腔癌发展的不同阶段，为口腔癌的诊治提供了新方向。国内学者 Xie G 等运用 GC-MC 联合 OPLS-DA 对美国康涅狄格州和中国上海各 100 例早期胰腺癌患者及 100 例健康对照者血清进行研究后发现，运用一组包括谷氨酸、胆碱、1,5-脱水葡萄糖醇、三甲铵乙内酯、甲基胍 5 种代谢产物可将两地区早期胰腺癌患者和健康对照显著区分，敏感性和特异性分别高达 97.7%、83.1% 和 77.4%、75.8%。由于胰腺癌早期诊断十分困难且恶性程度高，因此这一结果在胰腺癌早期诊断标志物的筛选和研究中有重要价值。

在尿液代谢物的研究方面，Chan AW 等采用 1H-NMR 结合 PLS-DA 和 OPLS-DA 的方法对 3 组研究对象，包括 43 例胃癌患者、40 例胃部良性病变患者及 40 例健康人的尿液进行检测分析，结果发现了多种在不同组别间有显著差异的代谢产物，其中有 9 种代谢产物包括蔗糖、二甲胺、1-甲基烟酰胺、2-糠酰甘氨酸、N-乙酰羟色胺、反乌头酸、丙氨酸、甲酸和 5-羟色胺等可将胃癌患者和健康人显著区分，有望成为潜在的肿瘤标志物。研究者进一步运用 LASSO-LR 回归分析将 2-羟基异丁酸、3-吲哚硫酸酯、丙氨酸 3 种代谢产物组合，建立了一种区分胃癌患者和健康人的有效方法，其 ROC 曲线下诊断面积 AUC 值高达 0.95。因此他们认为胃癌患者存在差异性尿液代谢谱，将其应用于临床对胃癌的早期诊断潜力巨大。Alberice JV 等通过液相色谱-质谱和毛细管电泳-质谱的方法对 48 例已确诊的膀胱癌患者的尿液进行分析后发现了 27 种差异性代谢物，其中部分代谢物与患者的诊断和分期密切相关，因此这一研究结果对筛选膀胱癌诊断、预后的潜在标志物有重要价值。

代谢组学研究已成为当前肿瘤研究的一个新方向，是继基因组学、转录组学、蛋白质组学后系统生物学的另一重要研究领域，代谢组学整体性、宏观性、高通量、快捷的特点使其在肿瘤代谢产物的检测和生化标志物的筛选方面具有无可比拟的优势，但需要与其他组学及临床数据整合，才能更好地发掘肿瘤发生、发展、演变过程中的标志物。

第三节　肿瘤标志物的临床应用

一、肿瘤的早期诊断、鉴别、分类、分期和定位

肿瘤的早期诊断可发生在肿瘤转移和侵袭至其他组织器官前，各种遗传物质不稳定、异常基因的转录和翻译、蛋白质变异和修饰都会提供肿瘤细胞生成的标志，即各种核酸或蛋白肿瘤标志物，使肿瘤在其发生的初期就被检测出来，实现早发现、早治疗。近年来大量研究发现，肿瘤发生时，外周血液中循环 DNA 及 RNA 含量会增加，还含有由肿瘤细胞凋亡或死亡所释放的特殊 DNA 及 RNA，这些 DNA 及 RNA 包括肿瘤突变基因或异常甲基化片段，如 k-ras、p53 和 FHIT 突变基因，p16、APC、DAPK 基因甲基化片段等，可作为肿瘤分子诊断的标志物。

肿瘤标志物还可用于某些肿瘤的细胞来源诊断及其鉴别诊断，如患者的 PSA 升高可初步诊断为原发性前列腺癌，CEA 和 NSE 可区分胃肠道肿瘤是腺癌还是神经内分泌肿瘤，腺癌的 CEA 为阳性，NSE 为阴性，神经内分泌肿瘤则 CEA 为阴性，NSE 为阳性。肿瘤标志物也具有一定的病理学诊断意义，如有研究表明，CEA 在肺腺癌中明显高于鳞状细胞癌，在非小细胞肺癌中明显高于小细胞肺癌。CA15-3 在肺癌组中的含量明显高于肺良性病变组和健康组，且肺腺癌组中最高具有一定的鉴别诊断意义。

对于原发性肝癌的诊断，AFP 由于来源不同，糖链结构也有所不同，对小扁豆凝集素和刀豆素的结合能力不同，由此分为结合型与非结合型 AFP。此种糖链结构不同的 AFP 称为 AFP 异质体（AFP variants，AFPV），AFPV 的检测有助于鉴别 AFP 升高的原发性肝癌和肝脏非肿瘤性疾病（如急或慢性肝炎、肝硬化等），结合型 AFPV 含量高者为原发性肝癌，非结合型 AFPV 高者则为肝脏非肿瘤性疾病。

二、治疗过程的监测

肿瘤标志物一个最重要的价值就是能明确手术、放射治疗（简称放疗）或化学治疗（简称化疗）是否有效，在治疗过程中进行实时监测。如 Rustin 用 hCG 对绒毛癌治疗过程中的疗效、抗药性进行实时监测，来决定何时停止治疗。有研究者通过检测胃癌患者治疗前和治疗过程中 CEA、CA125 和 CA199 3 种血清肿瘤标志物水平变化来评估联合使用化疗药物替吉奥和奥沙利铂（SOX）与单独使用 SOX 的疗效，来辅助选择合适的化疗药物。

但是应注意，在化疗、放疗或手术后肿瘤标志物的浓度，可能会有短暂的升高，这是由于肿瘤坏死所致。此外，化疗、放疗或手术后肿瘤标志物浓度重新恒定升高，可能表示治疗无效，应尽可能改用其他治疗方式。并不是同一种器官的肿瘤均表达相同的肿瘤标志物，为了确定何种标志物适宜监测疗效，最好在治疗前监测一组标志物，然后选择升高的标志物作为监测指标。少数肿瘤也可采用组合的标志物来进行监测，如 AFP 和 hCG 监测睾丸癌。

三、疗效和预后判断

肿瘤标志物在肿瘤治疗效果的评估和预后判断方面具有重要的价值。术前肿瘤标志物升高，术后下降，表明手术成功；术后略有下降，随即重新升高，提示手术不彻底；术后下降，过段时间后又明显升

高，提示肿瘤复发或转移，这种提示往往早于临床症状出现前数个月。肿瘤患者经治疗后，肿瘤标志物的升降与患者的疗效和预后有良好的相关性。研究发现，CEA、CA12-5、CA15-3、CYFRA21-1 的水平可反映患者的预后，其值越高，1 年生存率可能越低。有研究检测 44 例肺癌患者术后和复发后的肿瘤标志物 CEA、CA12-5、NSE 和 CYFRA21-1 的变化发现，在联合检测中，只要有 3 项或 4 项为阳性者，即可 100％确诊为肺癌术后复发，有两项阳性者确诊率为 70％，一项阳性者确诊率为 43％，因此联合检测肿瘤标志物对肺癌术后复发的诊断具有重要的意义。有学者研究了 137 例 I 期非小细胞肺癌患者，发现 CEA、SCC 和 CYFRA21-1 都与生存相关，CYFRA21-1 是独立的预后因子。目前认为 CEA 是肺癌特别是肺腺癌的病情发展、疗效判断和预后评估良好的肿瘤标志物，40％的小细胞肺癌患者和 60％的非小细胞肺癌患者血清中 CEA 的水平升高。有研究监测了 118 例非小细胞肺癌患者手术前后血清 CEA 水平，Ia～IIb 期患者若术前 CEA 水平高于 10 $\mu g/L$，复发的可能性为 67％，若 CEA 水平低于 10 $\mu g/L$，复发的可能性小于 20％；而术后 CEA 水平超过 5 $\mu g/L$ 和 10 $\mu g/L$ 的患者分别有 55％和 70％会早期复发，所以 CEA 可作为肺癌患者术后疗效和复发的监测指标。

四、肿瘤普查与高危人群筛选

肿瘤普查是指从人群中发现可疑的肿瘤患者或高危患者，常用的筛查方法有子宫颈癌的巴氏涂片、结直肠癌的隐血试验、前列腺癌的肛指检查、食管癌的拉网检查等，但这些检查都存在一定的局限性，而肿瘤标志物因为其无创、可以定量、能动态监测等优点，可作为首选的初筛方法。

目前临床上用于肿瘤普查及高危人群筛选的肿瘤标志物主要包括三大类：广谱类肿瘤标志物、器官特异性肿瘤标志物和基因类标志物。广谱类肿瘤标志物，或称为非特异性肿瘤标志物，是多数肿瘤发生、发展过程中的共有物质，包括脂质唾液酸、组织多肽性抗原、癌胚抗原、乳酸脱氢酶、铁蛋白和碱性磷酸酶等，这些标志物敏感性不一，但在多数肿瘤中都可呈现阳性，对于肿瘤筛查有特殊的价值。近年来新开发的肿瘤标志物，如端粒酶、血管生长因子、细胞表面黏蛋白类等都属于广谱类肿瘤标志物，但是未来的研究趋势是在研究和发现新的敏感的广谱类肿瘤标志物基础上，找出包含 2～3 个标志物的组合，使其对肿瘤筛查的敏感性和特异性大于 70％，同时可对发病率较高的多种肿瘤如胃癌、肺癌、结直肠癌、肝癌、食管癌、乳腺癌等都有较好的敏感性。

器官特异性肿瘤标志物是指利用肿瘤标志物对特定肿瘤进行筛查。如用 AFP 在乙型肝炎患者中进行肝癌的筛查，可提高早期肝癌的检出率和 5 年生存率。日本学者通过检测尿中 3-甲氧-4 羟苦杏仁酸和高香草酸对 6～8 个月婴儿中的神经母细胞瘤进行筛查。美国癌症协会推荐 PSA 用于 50 岁以上男性前列腺癌的筛查，甚至可代替穿刺。

由于一些肿瘤中共有的癌基因或抑癌基因异常表达，因此基因类标志物也可以作为肿瘤筛查的标志物。如 Ras 基因是人类肿瘤中突变频率最高的基因之一，可在肺癌、胰腺癌、结直肠癌和膀胱癌等多种肿瘤中呈阳性。Myc 基因突变也常见于淋巴瘤、白血病、原发性乳腺癌等，p53 基因突变或缺失存在于 50％以上的人类肿瘤中。随着研究的进展和技术的进步，基因类标志物将在肿瘤的普查和高危人群的筛选方面发挥更重要的作用。

五、多种肿瘤标志物联合应用

用测定肿瘤标志物的方法诊断肿瘤在临床上已应用多年，在肿瘤的临床诊断和疗效观察中起到重要作用，但是在应用过程中也存在许多问题，比如特异性不强、敏感度不高等。为了提高肿瘤诊断的敏感性，临床上常将几项相关的标志物组成联合标志物组，应用于某一种肿瘤的检测，同时应用多变量分析的方法，提高临床诊断的准确性。

（一）原发性肝癌的多种肿瘤标志物联合检测

到目前为止，AFP 仍然是肝癌诊断的最主要标志物，但是在原发性肝癌中 AFP 的阳性率仅为 60％～70％，其他 30％～40％的 AFP 阴性患者有赖于其他标志物的辅助诊断，如 G-GT、AFU、

122

GGT-Ⅱ、ALP、β_2-MG 等，在肝癌的检测中，几项标志物协同使用，可以有效提高诊断的阳性率。

（二）肺癌的多种肿瘤标志物联合检测

CEA 是最早用于肺癌诊断的肿瘤标志物，尽管近年来肺癌的标志物研究不少，但至今 CEA 仍然是非小细胞肺癌的一个特异性肿瘤标志物。目前临床上常将 CEA 与总唾液酸蛋白（TSA）联合检测诊断肺癌，敏感性可达 54%，特异性达 95%；或 CEA 与降钙素及 ACTH 联合检测可对治疗效果进行预测。在肺癌的基因检测中，常以 p53 基因和 Rb 基因检测为主。

（三）胰腺癌的多种肿瘤标志物联合检测

胰腺癌的早期诊断比较困难，手术切除率低，CA19-9 是目前最有效的诊断胰腺癌的标志物，但其阳性率与肿瘤的大小相关，早期胰腺癌的阳性率不高，因此需要与其他肿瘤标志物联合检测。比如 CA19-9 与 CA50 联合检测诊断胰腺癌，阳性率可高达 80.3%，CA19-9 与胰腺癌组织抗原（pancreatic tissue carcinoma antigen，PCA）及 RNase-C 联合检测可使胰腺癌诊断的准确率达到 88.9%，Sakamoto 的研究中 CA19-9 与 CA125 联用可以使胰腺癌的诊断灵敏度提高到 95%～97%。

（四）乳腺癌的多种肿瘤标志物联合检测

最早使用的乳腺癌肿瘤标志物有 CEA、hCG、铁蛋白等，近年来，癌抗原物质的出现，特别是 CA153、CA549、CAM26、CAM29 等标志物的检测使乳腺癌的诊断准确率得到提升。在基因检测方面主要是 p53 和 c-ErbB2，另有研究发现易感基因 BRCA1 和 BRCA2 的检测有助于乳腺癌的早期诊断。

（五）卵巢癌的多种肿瘤标志物联合检测

目前卵巢癌的诊断虽然也有一些肿瘤标志物，但多数缺乏特异性，因此联合检测多种肿瘤标志物可以提高诊断的阳性率。例如，Vawhara 用 CEA、hCG、SIEX、CA125、CA19-9 联合检测卵巢癌，阳性率达到 54%。在基因检测方面有 k-ras 癌基因等。

〔付　莹　杨敬儒〕

参考文献

[1] 贾永峰. 常见肿瘤分子诊断研究进展［M］. 北京：科学出版社，2020.

[2] Zhang X，Li L，Wei D，et al. Moving cancer diagnostics from bench to bedside［J］. Trends Biotechnol，2007，25（4）：166-173.

[3] 吴杰，陈文虎，尹沛源，等. 代谢组学分析在肿瘤标志物筛选中的应用进展［J］. 中华全科医学，2016，14（6）：1026-1029.

[4] 冉冰冰，梁楠，孙辉. 基于质谱的高通量蛋白质组学技术探索肿瘤标志物的研究进展［J］. 中国肿瘤临床，2020，47（8）：411-417.

[5] Gingras I，Salgado R，Ignatiadis M. Liquid biopsy：will it be the "magic tool" for monitoring response of solid tumors to anticancer therapies？［J］Curr Opin Oncol，2015，27：560-567.

[6] Vockley J G，Niederhuber JE. Diagnosis and treatment of cancer using genomics［J］. BMJ，2015，350：h1832.

[7] Sawyers C L. The cancer biomarker problem［J］. Nature，2008，452：548-552.

[8] Wu L，Qu X. Cancer biomarker detection：recent achievements and challenges［J］. Chem Soc Rev，2015，44：2963-2997.

第五章　基于蛋白质组学的癌变分子机制

　　恶性肿瘤的发生发展是一个涉及多因素、多基因、多阶段的病理过程。无论何种环境因素（化学、物理、生物）与何种基因变异（突变、表达异常）相互作用所致的癌细胞几乎都表现出增殖失控、浸润生长、侵袭转移等恶性表型。以前对肿瘤发病机制的研究大多集中在基因组和转录组的分析，随着人类基因组计划的完成，肿瘤研究进入"后基因组时代"，肿瘤蛋白质组学应运而生。蛋白质作为基因功能的主要执行者，一方面在肿瘤发生发展过程中扮演重要角色，另一方面在很大程度上决定正常细胞和肿瘤细胞之间的差异（如异型性、恶性特征等）。尽管人类基因组包含了机体的所有遗传信息，但其只是指导蛋白质的合成，而发挥各种功能则主要依赖于蛋白质，蛋白质还是机体不同类型细胞之间差异的决定因素。同样，肿瘤细胞和正常细胞的差异在很大程度上也是由功能基因（组）及其指导合成的蛋白质（组）来决定的。因此，从蛋白质组水平揭示肿瘤的发生发展机制非常重要。肿瘤蛋白质组学（oncoproteomics）已成为生命科学和医学研究的一个新热点，并取得了许多新进展。基于对肿瘤发生发展机制的新理解和新认识，我们认为肿瘤不仅是一种基因病，更是一种蛋白质组病（cancer is a proteomic disease）。在本章中，我们首先从基于差异蛋白质的肿瘤分子机制和基于蛋白质组特征表达谱的肿瘤分子分型两方面来阐明蛋白质组学在肿瘤机制研究中的应用，然后运用蛋白质组学技术探究实体瘤的多阶段演进分子机制，最后通过间质细胞、免疫细胞、血管新生、外泌体蛋白质组学阐明肿瘤与微环境相互作用的分子机制。

第一节　肿瘤差异蛋白质组学

一、基于差异蛋白质的肿瘤分子机制

　　鉴定肿瘤与正常组织细胞之间的差异表达蛋白质并探寻差异蛋白质在肿瘤中的作用机制是肿瘤蛋白质组学研究的主要内容。其经典流程是首先对所有蛋白质进行提取，再利用双向凝胶电泳分离蛋白质，取下凝胶上的差异蛋白质点，在胰蛋白酶（trypsin）作用下进行胶内酶解，最后酶解肽段经液相色谱串联质谱（LC-MS/MS）分析鉴定蛋白质，根据双向凝胶上蛋白质灰度值对蛋白质进行相对定量。shotgun 分析流程为完全提取的蛋白质直接经胰蛋白酶联合胞内蛋白酶（Lys-C）酶解，然后采用稳定同位素进行化学标记，标记肽段用高 pH 液相色谱分离得到馏分，最后各馏分经低 pH 液相色谱串联质谱分析鉴定到差异蛋白质，按照稳定同位素亲和标签的质谱峰面积确定差异蛋白质丰度比值。

　　根据文献报道，肿瘤细胞的蛋白质组与正常细胞存在明显差异，而且肿瘤不同阶段或不同分化程度的细胞蛋白质组也有明显不同，由此表明肿瘤的发生发展过程伴随着肿瘤细胞的蛋白质异常变化。程爱兰等从鼻咽癌组织与鼻咽正常上皮组织中筛选到 36 个鼻咽癌差异表达蛋白质，发现 stathmin，14-3-3σ，annexin I 和 cathepsin D 的表达水平与鼻咽癌 TMN 分期、复发及局部淋巴结转移相关。Hsieh 等分析了肝癌细胞系 Mahlavu 在不同细胞周期内的蛋白质组的动态变化，共发现 2665 个蛋白质，动态变化的蛋白质主要集中在 S/G2，G2/M 和 G1/S 等周期转换时期，通路分析发现一些关键性转录因子 p53 和 SP1（G0/G1），c-Myc（G1/S），c-Myc 和 p53（S），YY1 和 c-Jun（G2/M）在细胞周期中发挥重要作用，影响细胞周期进程和细胞凋亡，从而对肿瘤的发生、发展产生生物学效应。为研究 Ras 介导卵巢癌上皮细胞恶性转化的分子机制，Young 等建立了 SV40 抗原及人端粒酶催化亚单位永生化的卵巢上

皮细胞株和癌基因 Ras 转化的卵巢上皮细胞株，通过二维电泳筛选出 30 多个表达差异的蛋白质，分析发现 Ras 信号通路明显增加了细胞的抗氧化能力，特别是线粒体抗氧化能力的提高可保护肿瘤细胞免受活性氧的损害，这可能是肿瘤细胞抗凋亡的重要机制。抑癌基因 smad4 在 50% 的胰腺癌患者中缺失或突变，用 RNAi 建立胰腺癌 smad4 敲减细胞株，SMAD4 蛋白表达和 TGF-β-Smad4 通路均受到抑制，利用蛋白质组学研究发现敲减 smad4 后有 5 种蛋白表达上调和 7 种蛋白表达下调，其中 10 种蛋白为 TGF-β 新的靶蛋白，涉及细胞骨架装配、细胞周期和氧化应激等。亚细胞结构在细胞的生命活动中与特定的细胞功能相关，鉴定肿瘤不同生理状态下亚细胞蛋白质组表达对了解肿瘤发生发展机制具有重要意义。Qattan 等人用定量蛋白质组学方法研究了乳腺癌 MCF-7 细胞系中 2184 种蛋白在细胞溶质、质膜、内质网和线粒体等多种细胞器的分布情况，发现 481 种蛋白质有唯一的亚细胞定位，454 种蛋白质亚细胞定位没有差别，1249 种蛋白质亚细胞定位表达量出现倍数变化，提示这些蛋白的亚细胞定位时空分布与乳腺癌的发生相关。Leth-Larsen 等采用质膜蛋白质组学方法鉴定出 1919 种乳腺癌膜蛋白，发现其中 13 种表达上调蛋白和 3 种表达下调蛋白与乳腺癌细胞转移相关。经 10 年观察发现，ecto-5'-核苷酸酶（CD73）和整联蛋白 β1 表达上调且预后差，NDRG1、HLA-DRα、HLA-DRβ 和 CD74 与 ER（−）/PR（−）表型密切相关，结果提示这些膜蛋白质表达改变与肿瘤转移相关。不同分化程度的肿瘤除了组织病理学和临床表现及疗效、预后不同外，其蛋白质组表达也有明显差异。Xiao 等对不同分化类型的鼻咽癌蛋白质组学进行了初步研究，得到了 730 个非冗余蛋白质，其中 531 个有定量信息，随鼻咽癌分化程度降低而表达上调的有 141 个，表达下调的有 140 个，呈波动性变化的有 157 个，根据 GO 分类将定量蛋白质按细胞组份、分子功能和生物学过程进行分类，将 3 类不同分化程度的鼻咽癌组织中表达的蛋白质串联成一幅动态变化的图谱，发现随着鼻咽癌分化变差，细胞生长加速、细胞凋亡减少、免疫防御减弱、DNA 修复失效、能量代谢更旺盛。Hou 等运用 iTRAQ 联合 2D-LC-MALDI-TOF MS 技术对两种来源的原发胃癌细胞株和淋巴转移胃癌细胞株的蛋白质进行了鉴定，结果检测出 641 个差异蛋白质，其中转移癌细胞株中有 19 个蛋白质表达上调，34 个蛋白质表达下调，在这些表达失调的蛋白质中，用两种转移来源的细胞系做了蛋白印迹验证，结果表明钙调蛋白表达下降，用 9 对来自原发胃癌和转移胃癌组织进行了免疫组化验证，结果与蛋白质组一致。Chen 等人利用亚硝基胍诱发 Wistar 大鼠胃癌模型，并对正常胃组织、胃癌组织和转移灶进行蛋白质组学分析，发现 25 种差异表达蛋白质，进一步证明 HSP27 在胃癌组织中高表达，揭示了癌变和转移过程中的分子改变。Choong 等人利用 iTRAQ 标记方法分析了乳腺癌演进阶段 4 种不同细胞系蛋白质组表达谱，共发现 1200 多种蛋白质，有 98 种蛋白质在 MCF10AT 乳腺癌模型中出现显著变化，经过生物信息学分析，提示癌细胞能量代谢（如瓦博格效应，Warburg effect）影响乳腺癌演进，随着乳腺细胞、乳腺癌前病变、早期乳腺癌和晚期乳腺癌恶性程度升高，HIST1H2BM 蛋白表达越来越低。Takikawa 等运用蛋白质组学技术分析了 MKN-45-P 细胞株中不同调节蛋白的表达，结果发现两类差异蛋白的存在，其中一类是胃癌细胞中炎症细胞活素类物质，包括干扰素类和 IL-8，这些蛋白在胃癌细胞的转移过程中发挥作用，它们能够粘附到腹膜细胞上产生血管生成因子从而影响细胞的转移能力，另一类是恶性程度更高的胃癌细胞中 CAII、PK 蛋白的低表达和 ts11 细胞周期蛋白的高表达，它们两类蛋白表达失调都能增强胃癌细胞的侵袭和转移能力。

　　通过蛋白质组学研究可以发现多种潜在的肿瘤蛋白标志物，而且这些蛋白标志物往往与肿瘤发生发展和预后相关，这也为肿瘤的发生发展机制研究提供了有力的科学依据。我实验室 Li 等采用血清蛋白质组学方法对人肺鳞癌进行了分析，成功鉴定了 14 种肺鳞癌相关抗原，其中有 6 个抗原蛋白不仅在肺鳞癌组织中高表达，而且可诱发肺鳞癌患者产生自身抗体，强烈提示这 6 种蛋白质极有可能成为人肺鳞癌的分子标志物。我们采用 LCM 方法联合 2D-DIGE 技术进行人原发性肺腺癌转移相关分子的定量蛋白质组学研究，从转移肿瘤中发现 20 个差异蛋白，其中 annexin A1，annexin A2，annexin A3 表达与肺腺癌的淋巴结转移、临床分期、肺腺癌患者的复发和预后相关，其高表达为肺腺癌淋巴结转移、复发的危险因子和独立的预后因子。一系列临床蛋白质组学的研究显示，用于肿瘤诊断的蛋白质组型（pattern）包含许多蛋白质，其中任何一个蛋白用来作为诊断标志物都十分有限，因此多个蛋白质的联用往往能使敏感性和特异性大大提高。如单独采用血清肿瘤相关抗原 CA125 进行卵巢癌诊断，敏感性为 65％，特异性为 52％，而采用血清标志物组（载脂蛋白 A1、间 α 胰蛋白酶抑制物Ⅳ和甲状腺素运载蛋白），联合 CA125 进行卵巢癌诊断的敏感性和特异性分别为 74％和 94％，显著提高了卵巢癌的早期诊断效率。

在肿瘤发生发展过程中，磷酸化、泛素化等翻译后修饰（post-translational modifications，PTMs）使蛋白质结构发生改变，从而引起蛋白质组的变化，在肿瘤发生发展过程中起着重要作用，但翻译后修饰蛋白质在样本中含量低且动态范围广，因此不易检测，亲和富集、多维分离等技术与生物质谱的结合为翻译后修饰蛋白质组学的发展提供了契机。Li 等人在非转移肝癌细胞 Hep3B 和高转移肝癌细胞 HC-CLM 中共鉴定出 247 个酪氨酸磷酸化蛋白，发现与肝癌转移相关的高表达蛋白主要参与细胞运动、细胞迁移、蛋白质自磷酸化和抗细胞凋亡，通过 EGFR 信号途径、细胞因子和趋化因子介导信号转导，通过 PI3K 和 JAK-STAT 级联信号途径参与肝癌的转移。Ruan 等人采用双向凝胶电泳结合 2-D 蛋白质印迹方法鉴定鼻咽癌 EGFR 信号通路中的差异酪氨酸磷酸化蛋白质，结果显示这些差异酪氨酸磷酸化蛋白质参与了细胞凋亡、增殖和细胞代谢等进程，为进一步研究鼻咽癌中 EGFR 调控的磷酸化信号通路蛋白质组和揭示鼻咽癌的发病机制提供了科学依据。Akashi 等人利用磷酸化蛋白质组学方法在 39 种肿瘤细胞系中筛选出 393 种磷酸化蛋白质，发现两种磷酸化蛋白（分子质量分别为 11.6 ku 和 11.8 ku）对磷脂酰肌醇 3-激酶（PI3K）抑制剂 LY294002 具有敏感性，进一步对人肺腺癌细胞系 A549 研究发现，4E-BP1 蛋白是 PI3K/Akt/mTOR 途径的下游分子，PI3K 抑制剂 ZSTK474 能够抑制 4E-BP1 蛋白的 Ser65，Thr70 和 Thr37/46 位点磷酸化，这些磷酸化蛋白和磷酸化位点与肿瘤发生的机制密切相关。Vasilescu 等人利用免疫亲和纯化和质谱的方法鉴定出用蛋白酶体抑制剂 MG132 处理的乳腺癌细胞系 MCF-7 后发生变化的 70 种泛素化蛋白质，这些蛋白质可能参与乳腺癌的进展。Meierhofer 等人利用串联 6 个组氨酸生物素标记泛素化蛋白质组学方法从 HeLa 细胞中鉴定出 669 个泛素化蛋白质和 44 个泛素化位点，结合 SILAC 标记的定量蛋白质组学比较用蛋白酶体抑制剂 MG132 处理的 HeLa 细胞和未处理细胞，发现肿瘤泛素化蛋白质动力学变化与细胞生长条件和细胞应激相关，进而影响肿瘤细胞的生物学功能。

二、基于蛋白质组特征表达谱的肿瘤分子分型

肿瘤是一种分子水平高度异质的复杂疾病，通常肿瘤细胞在基因组和蛋白质组水平均会发生异常改变。1999 年美国国立癌症研究所提出肿瘤分子分型的概念，即通过综合的分子分析技术，使肿瘤的分类基础由形态学转向以分子特征为基础的新的肿瘤分类系统。以肿瘤细胞的分子特征为基础的分型，不仅能够更为客观准确地反映肿瘤发生发展的内在本质，为临床提供更为准确的分型，而且有助于理解肿瘤不同亚型的内在分子机制，从而指导临床用药和预测患者预后。Perou 等在 2000 年提出的分子分型概念可作为乳腺癌个体化综合治疗的依据，该理念开启了基于分子分型的临床研究及临床治疗的新时代。随着蛋白质组学技术的快速发展，以蛋白质组为特征的肿瘤分子分型研究不断涌现。基于蛋白组分型可不依赖于任何基因组信息，体现出作为功能直接执行者的蛋白质在临床研究中所提供信息的重要性和全面性，可以为肿瘤的精准治疗提供直接依据。肿瘤蛋白质组特征谱的建立通常是收集几百例临床病理特征一致的肿瘤组织，经过蛋白质提取后使用胰蛋白酶和胞内蛋白酶进行酶解，然后采用高 pH 的液相色谱对酶解肽段进行组分分离，各组分再运用低 pH 的纳升液相色谱分离后直接进入高分辨的质谱仪进行质谱鉴定（图 5-1），根据 label-free 的方法对所有鉴定到的蛋白质进行半定量分析（MaxQuant），最后结合组织样品的临床特征和鉴定到的蛋白质定量信息进行聚类分析，得出肿瘤的分子分型，对临床治疗进行精准指导。

贺福初院士团队联合北京大学肿瘤医院完成了国际上首个弥漫型胃癌蛋白质组分子分型。当前，广泛使用的 Lauren 分型从形态学上将胃癌分为肠型、弥漫型和混合型，其中弥漫型胃癌被称为"胃癌中

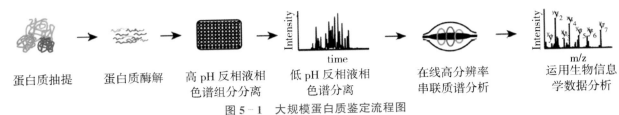

图 5-1　大规模蛋白质鉴定流程图

的胃癌"，目前尚无有效的靶向疗法。他们采用 label-free 方法完成了 84 对胃癌与癌旁组织样品的蛋白质组学鉴定分析，共鉴定出 11340 个蛋白质，这些蛋白质覆盖了肿瘤细胞及肿瘤微环境所有可能表达的蛋白，首次描绘了弥漫型胃癌的蛋白质组全谱。对这些样品的全蛋白表达谱进行聚类分析，可将弥漫型胃癌分为 3 个与生存预后和化疗敏感性密切相关的亚型 PX1、PX2 和 PX3，在此基础上，他们还筛选出 23 个与预后相关的胃癌候选蛋白药物靶标，可以为胃癌患者的精准治疗提供直接依据。谭敏佳研究团队联合军事医学科学院对 103 例临床患者的肺腺癌和癌旁组织进行了蛋白质表达谱和磷酸化翻译后修饰谱的深度解析，最终共鉴定到 11119 个蛋白质和 22564 个磷酸化位点，整合临床信息和基因组特征数据，构建了基于蛋白质组的肺腺癌分子图谱全景。进一步基于蛋白质组表达谱数据将肺腺癌分为 Ⅰ、Ⅱ、Ⅲ 种亚型。Ⅰ型与细胞代谢和肿瘤微环境密切相关，临床信息显示该型主要为临床早期人群，并且预后最好；Ⅲ型与细胞稳态及增殖密切相关，其主要为临床中后期人群，呈现出肿瘤分化程度较低，基因突变负荷较高等特征，并且预后最差；Ⅱ型则是 Ⅰ型和Ⅲ型的过渡状态，这部分人群预后程度介于Ⅰ型和Ⅲ型之间。复旦大学附属中山医院樊嘉院士团队对 59 例乙肝病毒阳性的肝癌和癌旁样本进行外显子组、转录组、蛋白质组、磷酸化蛋白组等多维组学研究，根据蛋白质组数据肝癌患者可分为代谢驱动型（metabolism subgroup，S-Mb）、微环境失调型（microenvironment dysregulated subgroup，S-Me）和增殖驱动型（proliferation subgroup，S-Pf）3 种亚型，并且这 3 种亚型与基因组稳定性、基因突变、TNM 分期、肿瘤大小、癌栓有无、甲胎蛋白（AFP）等都存在显著相关性。贺福初院士团队根据 101 例早期肝细胞癌及配对癌旁组织样本的蛋白质组数据，将目前临床上诊断为早期肝细胞癌的患者，分成 3 种亚型，不同亚型的患者具有不同的预后特征（即术后复发或致死的风险），术后需要对应不同的治疗方案。其中，第一种亚型的患者仅需手术，要防止过度治疗；第二种亚型的患者则需要手术加其他的辅助治疗；而第三种亚型的患者占比 30%，术后发生复发死亡的危险系数最大，是最后的"硬骨头"。研究人员发现在第三种亚型的患者的蛋白质组数据里，胆固醇代谢通路发生了重编程，其中候选药靶胆固醇酯化酶的高表达具有最差的预后风险，进一步通过抑制候选药靶——胆固醇酯化酶 SOAT1，能减少细胞质膜上的胆固醇水平，有效抑制肿瘤细胞的增殖和迁移。

曾嵘研究组联合国内研究团队收集了转移性结直肠癌患者 480 个临床样本，采用全外显子测序、甲基化芯片、定量蛋白质组和磷酸化蛋白质组等多组学研究，首次系统地揭示了中国人结直肠癌与转移的分子特征谱。首先，通过定量蛋白质组数据分析，划分出了 3 个具有显著不同功能偏好的结直肠癌分子亚型，3 种亚型的预后有显著差异，特别的是，基于定量蛋白质组的第三类分型，仅在晚期癌症患者中也能有效区分预后，这为晚期癌症患者的临床决策和及时治疗提供了重要指标。其次，基于原发灶的定量磷酸化蛋白质组数据，能够有效判别结直肠癌患者的转移情况，提示蛋白质磷酸化的异常与肿瘤转移高度相关。研究还发现同一患者转移灶相比于原发灶在基因组水平上并没有明显差异，这与近期 Nature 发表的一项涵盖 2520 例全基因组测序数据的转移性泛癌研究结果一致，提示肿瘤转移灶和原发灶的基因组特征非常相似。更重要的是，转移性结直肠癌的转移灶与原发灶在蛋白质、磷酸化修饰、激酶底物网络水平上却明显不同，表明对于转移性肿瘤的分析需要同时考虑原发灶和转移灶状态。该多组学数据整合研究对加深中国人群转移性结直肠癌的理解提供了丰富的资源。美国太平洋西北国家实验室 Liu 团队对 95 个前瞻性收集的子宫内膜癌（83 个子宫内膜样癌和 12 个浆液性瘤）和 49 个正常子宫组织样本进行了全面蛋白质组学研究。每个样品都经过完整的外显子组、完整的基因组和 miRNA 测序，以及 DNA 甲基化分析。此外，通过使用具有通用参考策略的同位素标记对肿瘤和正常组织样品中蛋白质的相对水平和翻译后修饰（PTM）位点进行定量分析。根据分析结果可将子宫内膜癌分为 4 种基因组亚型：POLE，MSI，CNV 低（又称子宫内膜样）和 CNV 高（又称浆液性），而现有子宫内膜样组织学亚型主要为 POLE，MSI 和 CNV 低亚型，而 CNV 高则由所有浆液性肿瘤和少量子宫内膜样肿瘤组成。亚型蛋白质水平的功能分析表明，CNV 低亚型细胞周期蛋白和磷酸化相对下调，与细胞转运和代谢蛋白的增加相关，此外，与 DNA 双链断裂修复相关的蛋白质的磷酸化水平降低了，而蛋白质水平却没有相应的变化。相反，CNV 高的亚型对参与 ATM 信号传导的蛋白质的磷酸化作用增强，如预期的那样，通常在 POLE、MSI 和 CNV 高亚型中抑制错配修复。这项研究在基因组、转录组和蛋白质组学水平上全面介绍了子宫内膜癌的分子系统，并且证明了不同的子宫内膜癌亚型可以通过其蛋白质组水平和翻译后修饰来进行区分。尽管目前尚不清楚如何最好地利用 TCGA 定义的独特基因组亚型来改善子宫内膜癌患者的结局，但是蛋白质组学检测所提供的信息（包括蛋白质磷酸化和乙酰化）为深入研究提供了理论基础。

范德堡大学 Ingram 癌症中心 Daniel Liebler 博士收集了以往癌症基因组图谱（The Cancer Genome Atlas，TCGA）已确定特征的 95 例人结直肠癌肿瘤样本，然后利用先进的质谱技术进行蛋白质组鉴定，基于蛋白质组特征谱将结直肠癌分成 5 个亚型，其中一个亚型具有不良的预后，该研究也表明蛋白质组学可以帮助鉴别出手术后最能够从化疗中受益的患者。麻省理工学院和哈佛大学的 Steven A. Carr 教授团队对 110 例不同国籍和吸烟状态的肺癌患者的临床组织和 101 例临近的癌旁组织样本开展基因组、表观基因组、蛋白质组、磷酸化组和乙酰化组的多组学研究。蛋白质组、磷酸化修饰组、乙酰化修饰组学的研究结果揭示了包括拷贝数、体细胞突变等基因层面改变的下游生物学功能并鉴定到了与 KRAS、EGFR 以及 ALK 相关的潜在治疗靶标。同时，免疫分型分析揭示了潜在的药物作用靶标 STK11 以及中性粒细胞脱颗粒的潜在免疫抑制作用。Chen-Yu Ju 等运用蛋白基因组学针对中国台湾地区早期女性非吸烟的东亚肺癌临床样本展开研究，通过基因组、蛋白质组和磷酸化修饰组学揭示了肺癌早期的临床特征和发展过程中的分子标志物，并且其中蛋白质组层面的分型能够识别出携带 EGFR 突变的早期患者，该研究对于早期非吸烟的患者诊治具有重要的临床意义。

最近来自 Broad、贝勒医学院和 CPTAC 的研究者对收集到的 122 个未经治疗的原发性乳腺癌样本进行蛋白质组和基因组鉴定，共鉴定出 29647 个体细胞突变位点，23692 个基因水平的拷贝数变异，23121 个基因转录本，10107 个蛋白质，38968 个磷酸化位点和 9869 个乙酰化位点。通过多元组学分析，定义出 4 个 NMF 簇，分别是 NMF LumA-I、NMF Basal-I、NMF LumB-I 和 NMF Her2-I，其中 NMF LumA-I、NMF Basal-I 和传统的肿瘤分类方法 PAM50 所判定的较为一致，而 NMF LumB-I 和 NMF Her2-I 则与 PAM50 亚型分类不一致，对磷酸化蛋白质数据进行分析以鉴定出每种 NMF 亚型中可能的治疗靶点，结果发现之前研究中 PAM50 亚型所富集到的激酶在这个数据集的 NMF 亚型中也能观察到，包括 NMF Basal-I 亚型中 PRKDC、MAP4K4 和 SPEG，NMF HER2-I 亚型中的 ERBB2 和 CDK12 以及 NMF-LumA-I 亚型中的 DCLK1。同时，利用 BlackSheep 方法可将磷酸化激酶异常值与反复出现的体细胞突变相关联。而对核蛋白乙酰化进行无偏差聚类分析发现 NMF Basal-I 亚型肿瘤中存在两个亚组：N-Ac Basal-I C1 和 N-Ac Basal-I C3，其中 N-Ac Basal-I C1 显著高表达多个与 DNA 修复途径相关的蛋白，虽然两者的相应蛋白水平并没有差异，但特定乙酰化位点的修饰水平存在差异。在蛋白质组水平对肿瘤代谢特征进行分析，将差异性表达的代谢相关蛋白进行无偏差聚类，可以分成 4 个簇，且能很好地反映 4 种 NMF 簇的特征。分析蛋白质乙酰化修饰，发现 NMF Basal-I 簇中 TCA 循环和 β-氧化蛋白的乙酰化上调，而 NMF LumB-I 簇中葡萄糖代谢和 IL-1 信号相关蛋白的乙酰化上调。乙酰化水平在细胞不同部位也存在不同，这表明细胞质和线粒体主要的代谢途径在 NMF Basal-I 和 LumB-I 亚型之间存在差异。该研究对 122 例原发性乳腺癌的蛋白质基因组分析提供了临床相关生物学见解，包括细胞周期失调、肿瘤免疫原性、异常代谢和治疗靶点表达的异质性，有助于优化现有的临床乳腺癌分型、提高治疗精准性等，展示了蛋白质基因组学在乳腺癌临床研究中的潜力。

美国费城儿童医院 Adam C. Resnick 团队将蛋白质组学应用到儿童脑瘤的生物学研究中，他们首次进行了大规模综合性的蛋白基因组学分析，对 7 种组织学诊断包括低度神经胶质瘤（LGG）、室管膜瘤（EP）、高度神经胶质瘤（HGG）、髓母细胞瘤（MB）、神经节神经胶质瘤、颅咽管瘤（CP）和非典型性类畸形横纹肌瘤（ATRT）的 199 位患者的 218 个肿瘤样本进行全蛋白质组学、磷酸化蛋白质组学、基因组学和转录组学分析，通过液相色谱和串联质量标记（TMT）的三级质谱对 218 个组织的蛋白质全谱进行鉴定。基于蛋白质组学数据的共识聚类确定了 8 个具有不同存活率、干细胞分数、淋巴细胞增殖指数和信号通路活性的蛋白质组学集群：①Ependy；②Medullo；③Aggressive；④Cranio/LGG-BRAFV600E（C4）；⑤HGG-rich；⑥Ganglio-rich；⑦LGG BRAFWT-rich；⑧LGG BRAFFusion-rich（C8）。其中 C4 颅咽管肿瘤的一部分与携带 BRAFV600E 突变的 LGG 肿瘤相匹配，而其余的颅咽管瘤与富含 LGG BRAFF 的集群 C8 匹配。他们还发现，C4 和 C8 集群在与颅咽管瘤致癌因子 CTNNB1 的突变上没有明显差异，却更类似于成人颅咽管瘤相关的 BRAFV600E 突变诱导模式，尽管儿童颅咽管瘤缺乏 BRAFV600E 突变，但却表现出与 BRAFV600E LGG 肿瘤相似的蛋白质组学变化，由此证明，某些儿童颅咽管瘤可以采用 MEK 抑制剂（MEKi）治疗的策略，该治疗手段在成人颅咽管瘤的临床应用中也显示出良好的应用前景。在对小儿脑肿瘤的免疫浸润研究中，研究人员基于推断细胞比例的共识聚类确定了 5 组具有不同免疫和基质特征的肿瘤：Cold-medullo，Cold-mixed，Neuronal，Epithelial，and Hot，将其与蛋白质组学进行比较分析，发现更具侵略性蛋白质组集群（Aggressive，Medullo，Ependy）的免疫浸润较低，而 LGG BRAFWT-rich，LGG BRAFFFusion-rich 和 Cranio/LGG-BRAFV600E 的免疫浸润较高。Hot 组包含 LGG、HGG 和神经节胶质瘤样本的混合物，其特征在于存在多种类型的免疫细胞，包括巨噬细胞、小胶质细胞和树突状细胞。Neuronal 包含 LGG、HGG 和神经节胶质瘤肿瘤的混合物，但其独特之处在于对谷氨酸受体信号转导、神经元通讯和细胞生长活化所涉及的神经递质转运途径具有上调作用。Epithelial 的特征在于与 EMT、CTLA4 和 PD-1 分子免疫通路相关，所以免疫检查点疗法可能在颅咽管瘤治疗中有效。Cold-medullo，Cold-mixed 显示出转录因子 WNT、b-catenin 复合物对细胞凋亡和蛋白酶体信号传导具有上调作用，该研究在多组学水平和跨越传统组织学边界的小儿脑肿瘤生物学研究中取得了重大进展。

Tyanova 等用 SILAC 标记方法对 40 例雌激素受体阳性（Lumina 型）、HER-2 阳性和三阴性乳腺癌（triplenegative breast cancer，TNBC）的组织标本进行定量蛋白质组学分析，结果发现 19 种蛋白质组合可以很好地区分 3 种亚型，进而针对不同亚型提供特异性治疗方案。上述研究表明基于蛋白质组学数据可以更加准确地对肿瘤进行分型，为揭示肿瘤发生发展的分子机制和精准医疗提供更精确、更可靠的信息。

第二节　癌变多阶段蛋白质组学

正常细胞发展成为肿瘤细胞的过程称为肿瘤发生，肿瘤发生是一个多步骤、多阶段渐进式的过程，涉及多级反应和突变的积累。目前认为肿瘤的发生发展过程大致可分为激发、促进、进展和转移等几个阶段。癌变的这种多阶段性在实验性肿瘤及肿瘤病理演变过程中均得到证实。在此过程中，癌变的细胞越来越不受体内调节机制的控制，并逐渐向正常组织侵染，在细胞发生恶性转变之后，癌细胞继续积累突变，赋予突变细胞新的特性，使癌细胞更具危险性。蛋白质组学技术的诞生和发展给我们有效地研究肿瘤的多阶段演进的分子机制带了崭新的思路和方法。

一、肺癌多阶段蛋白质组学

肺癌是常见的恶性肿瘤之一，根据世界卫生组织统计，肺癌的发病率和死亡率均居全球恶性肿瘤的首位，在我国肺癌是发病率最高的恶性肿瘤之一，且发病率和死亡率逐年上升。肺鳞癌作为肺癌最主要的组织学类型，起源于支气管上皮且其发生发展是一个多因素、多基因参与、多阶段的复杂病变过程。在致癌因素作用下，支气管上皮细胞的癌变过程一般要经过基底细胞增生、鳞状化生，进而在此基础上进展为不典型增生、原位癌，再发展为微浸润癌和浸润癌。吴晓英等率先收集正常支气管上皮、鳞状化生、不典型增生、上皮浸润癌的新鲜组织，经过组织研磨提取蛋白质，二维凝胶电泳分离蛋白质，凝胶经银染显色后建立了分辨率高、重复性好的人支气管上皮癌变各阶段组织蛋白质双向凝胶电泳图谱。结果分析显示正常上皮、鳞状化生、不典型增生和浸润癌4种组织鉴定到的平均蛋白质数量分别为（1189.50±39.89）、（1227.00±37.90）、（1273.00±43.31）、（1326.00±66.63）个。将正常支气管上皮与鳞状化生，鳞状化生与不典型增生，不典型增生与肿瘤组织分别比较，差异表达蛋白质数量分别为（31.50±7.67）、（41.00±9.07）、（56.00±8.96）个。功能分析显示这些差异蛋白质涉及细胞生理活动的各个方面，有的参与细胞增殖、分化、周期调控、信号传导；有的则参与细胞相互作用、细胞功能特化；还有的是癌基因、抑癌基因的产物，与肿瘤的发生、发展等密切相关。采用免疫组织化学（IHC）和蛋白印迹方法在12例正常支气管上皮、12例鳞状化生、12例上皮浸润癌和12例不典裂增生组织样本上对 EGFR、c-Jun、Mdm2、JNK3 等差异蛋白质进行验证，结果与蛋白质组学分析结果一致。该研究鉴定了一些可能与支气管上皮癌发生、进展乃至癌变相关的差异表达蛋白质，这些数据提供了支气管上皮组织恶变过程中蛋白质的变化，提示这些蛋白质可能与肺组织的癌变相关，有助于肺鳞癌发病机制的进一步研究。由于支气管上皮中仅含少量的目的细胞，为了纯化特异的支气管上皮细胞，我实验室曾谷清等采用激光捕获显微切割技术（LCM）纯化人正常支气管上皮组织、鳞状化生、不典型增生、原位癌、浸润性肺鳞癌组织，再用 iTRAQ 标记技术结合二维液相色谱串联质谱（2D LC-MS/MS）鉴定支气管上皮癌变进程中各阶段的差异表达蛋白质，结果共鉴定到1036个蛋白质，筛选出102个与人支气管上皮癌变相关的差异蛋白质，在这些差异蛋白质中，有的在支气管上皮癌变过程中进行性上调，有的在支气管上皮癌变过程中进行性下调，有的呈阶段特异性改变。功能分析显示，这些差异蛋白质涉及代谢、细胞凋亡、增殖、分化、信号传导、转录、翻译、细胞黏附、免疫反应与发育等。聚类分析显示，102个差异表达蛋白质可以聚集成三大群。GO 功能注释显示，第1群差异蛋白质主要涉及发育、凋亡、翻译和代谢等生物学过程；第2群差异蛋白质主要涉及器官发育、凋亡、对生物刺激的应答和肌动蛋白丝束的形成等生物学过程；第3群差异蛋白质主要涉及代谢、细胞凋亡、运输、细胞大分子定位、细胞增殖和体液免疫应答等生物学过程。KEGG 通路分析显示，这三群差异蛋白质涉及与肿瘤相关的一些信号通路，如 MAPK 信号通路、凋亡、细胞周期、p53 信号通路以及 ErbB 信号通路等。同一群差异蛋白质为共同调节蛋白，它们在支气管上皮癌变的过程中可能具有相似的生物学功能，并可能通过这些信号通路发挥作用，从而促使支气管上皮癌变。差异蛋白质 HSPBl 的表达在支气管上皮癌变过程中呈进行性上调，GSTPl 和 CKB 的表达在支气管上皮癌变过程中呈进行性下调。采用蛋白质印迹法检测这3个蛋白质在支气管上皮癌变过程中各阶段组织中的表达，结果与蛋白质组学结果一致。采用免疫组化检测它们在石蜡包埋的正常支气管上皮、鳞状化生、不典型增生、原位癌、浸润癌组织标本中的表达，并且采用 ROC 曲线分析评估它们早期诊断肺鳞癌的能力，结果显示3个蛋白组合判别正常支气管上皮和癌前病变的敏感性和特异性分别为96%和92%，判别正常支气管上皮和肺鳞癌的敏感性和特异性分别为99%和98%，判别癌前病变和肺鳞癌的敏感性和特异性分别为92%和91%，结果表明 HSPBl、GSTPl 和 CKB 联合检测能区分正常支气管上皮、癌前病变和肺鳞癌。进一步的功能实验表明，GSTPl 表达沉默显著增加 HBE 细胞对 B［a］P 诱导细胞转化的敏感性，提示 GSTPl 表达下调参与了支气管上皮的癌变，GSTPl 表达下调有望成为预测吸烟人群对肺鳞癌易感性的指标，且 GSTPl 表达下调在支气管上皮癌变中具有重要作用。姚慧新等采用 LCM 结合 DIGE 技术建立了有转移的肺鳞癌组织和无转移的肺鳞癌组织的荧光差异显示双向凝胶电泳图谱，MALDI-TOF 质谱分析鉴定到14个差异表达的蛋白质，其中10个蛋白质在有转移肺鳞癌组织中表达上调，4个蛋白质表达下调。应用蛋白质印迹及免疫组化技术证实差异蛋白质 Annexin II 和 Cathepsin D 的表达水平在有转移的肺鳞癌中较无转移的肺鳞癌中更高，为研究肺鳞癌转移机制提供了科学依据。Chang 等利用 2-DE 技术比较恶性肺支气管上皮细胞与正常支气管上皮细胞，发现过氧化物还原酶 I（peroxiredoxin I）在肺肿瘤组织中过表达。Park 等亦通过 2-DE 技术对肺癌组织与正常肺组织进行比较研究，发现过氧化物还原酶 I、过氧化物还原酶

Ⅲ及硫氧还原蛋白（thioredoxin）在肺癌组织中高表达，这些表达上调的蛋白是肿瘤抗凋亡的重要原因，这对肺癌发病机制的研究亦提供了非常有价值的信息。Zhukov 等联合 LCM 和 SELDI 技术，研究了正常肺组织、肺不典型腺瘤样增生（AAH）组织和肺癌组织的上皮细胞，结果发现在肿瘤细胞组有 3 种蛋白质表达明显增加，其中相对分子质量为 17.25×10^3 的蛋白质在正常细胞组中未发现，在 AAH 组中呈低表达，研究认为通过该技术发现的蛋白质标记物可以发现早期肺癌和癌前病变。我们采用激光捕获显微切割技术对无转移肺腺癌组织和有转移肺腺癌组织中的癌细胞进行纯化，再利用荧光差异凝胶电泳技术（2D-DIGE）分离两组肺腺癌细胞总蛋白，通过 Decyder 软件分析两组差异表达的蛋白质点，通过质谱对差异表达的蛋白质点进行鉴定，共鉴定到 20 个非冗余差异蛋白质，其中 annexin A3 在有转移肺腺癌组中较无转移肺腺癌组表达显著上调，蛋白质印迹法验证分析显示，差异蛋白 annexin A3 表达水平在有转移肺腺癌中较无转移肺腺癌升高，免疫组化证实 annexin A3 在有转移的肺腺癌中较无转移的肺腺癌中表达上调，因此 annexin A3 可能成为肺腺癌转移潜在的生物标志物。

二、结直肠癌多阶段蛋白质组学

结（直）肠癌是最主要的恶性肿瘤之一，其发病率在男性中排名第 3 位，仅次于肺癌和前列腺癌，在女性中排名第 2 位，仅次于乳腺癌，其死亡率位居第 3 位。最新统计数据表明，在全球范围内，每年有超过 120 万个新发病例，2008 年就有 608700 死亡病例，晚期结肠癌 1 年生存率仅为 12%。结肠癌早期临床症状不明显，大部分患者因为出现临床症状才就诊，基本上已经处于中晚期，20% 的患者在初次发现时已有远处转移。近年来，结肠癌出现发病率不断攀升和发病低龄化的特点，严重影响了人类生命健康。结肠癌癌变多阶段的基因组研究结果揭示了人结肠癌的发生发展过程中的分子事件，为理解癌基因与抑癌基因的协同作用提供了一个很重要的模型，由于结肠肿瘤演变具有明显的形态学时相，就可能确定这种类型的肿瘤中基因突变发生的顺序。正常的结肠黏膜最初由上皮增生发展成为良性的腺瘤Ⅰ、Ⅱ、Ⅲ级，再由腺瘤发展成为转移癌。Vogelstein 等研究了无癌变和有癌变的腺瘤以及结肠癌标本中抑癌基因和癌基因变化，发现腺瘤中有 Ras 基因突变和抑癌基因 APC 及 DCC 丢失，在癌中有 Ras 基因突变和抑癌基因 APC、DCC 与 p53 丢失，结肠肿瘤的发生似乎是由于抑癌基因 APC 的杂合性丢失而开始的，APC 的缺失发生于生殖细胞或体细胞会导致良性腺瘤逐渐增大，在良性腺瘤中常常因其中一个细胞发生 Ras 基因突变而导致进一步的克隆性发展，随后发生的抑癌基因 DCC 和 p53 缺失促进了从良性到恶性的发展过程。从腺瘤到癌的演进过程通常还伴有 DNA 损伤修复基因的突变以及 DNA 甲基化状态的改变，因此，结肠癌癌变过程是一个多基因参与、多步骤的过程。

肿瘤发生发展的多阶段过程中每一步都直接或间接地涉及蛋白质组的改变。Habermann 等人对结肠癌的不同演进阶段进行了基因组、转录组和蛋白质组研究，发现随着恶性程度增高，有 9 种蛋白质表达水平越来越低，32 种蛋白质表达水平越来越高，且涉及细胞周期调控、信号传导和细胞凋亡等功能，从而调控结肠癌的发生发展（图 5-2）。彭佳远等以 Wistar 大鼠为模型，通过化学诱导结直肠癌肝转移模型，收集大鼠正常黏膜组、腺瘤组、腺癌组、肝转移组织标本，提取蛋白质，二维凝胶电泳分离蛋白质，对有显著差异的蛋白斑点进行质谱分析，鉴定出 10 个差异蛋白质，最后蛋白质印迹和免疫组化证实差异蛋白质的表达，结果发现 Transgelin 自正常黏膜发展到肝转移的过程中表达逐步降低，提示其可能是一种结直肠癌癌变进展相关蛋白，为揭示结直肠癌癌变机制提供了新的实验证据。Lay-Chin 等通过双向凝胶电泳分析了 26 例结直肠癌样本及癌旁正常组织样本，结果发现癌组织中存在多个差异性表达的水溶性蛋白和膜相关蛋白，结合质谱技术鉴定出其中与结直肠癌关系较为密切的 6 个膜相关蛋白（如 GST-P）和 6 个水溶性相关蛋白（如 PDI），它们与结直肠癌癌变进展相关。我们采用激光捕获显微切割技术纯化结肠癌不同癌变阶段的上皮细胞，采用同位素标记相对和绝对定量（iTRAQ）方法联合纳升液相色谱和串联质谱技术鉴定结肠癌癌变过程中的差异表达蛋白质，结果共鉴定到 433 个差异表达蛋白质，其中在腺瘤与正常组比较中，有 141 个蛋白质在腺瘤组中上调，132 个蛋白质下调；在原位癌与腺瘤组比较中，有 133 个蛋白质在原位癌中上调，201 个蛋白质下调；在浸润癌与原位癌比较组中，

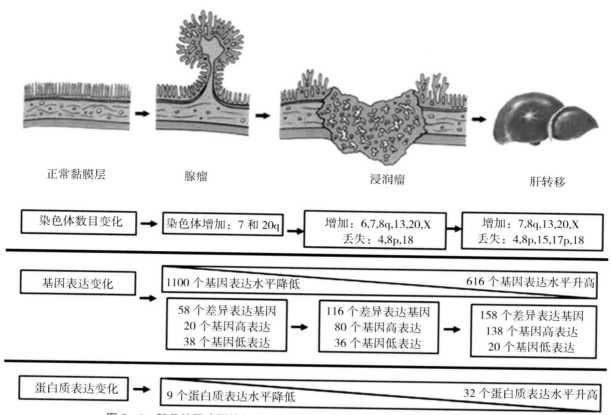

正常黏膜层　　　　腺瘤　　　　　　　　浸润瘤　　　　　　　肝转移

| 染色体数目变化 | → | 染色体增加：7 和 20q | 增加：6,7,8q,13,20,X
丢失：4,8p,18 | 增加：7,8q,13,20,X
丢失：4,8p,15,17p,18 |

| 基因表达变化 | → | 1100 个基因表达水平降低 | 616 个基因表达水平升高 |

| 58 个差异表达基因
20 个基因高表达
38 个基因低表达 | → | 116 个差异表达基因
80 个基因高表达
36 个基因低表达 | → | 158 个差异表达基因
138 个基因高表达
20 个基因低表达 |

| 蛋白质表达变化 | → | 9 个蛋白质表达水平降低 | 32 个蛋白质表达水平升高 |

图 5 - 2　随着结肠癌恶性程度增加，基因组、转录组和蛋白质组变化示意图

有 192 个蛋白质在浸润癌中上调，137 个蛋白质下调。差异蛋白 GO 分析结果显示，它们主要参与细胞通讯、发育、免疫、运输、应激反应、细胞黏附、细胞周期、凋亡、结合等生物学过程。信号通路分析显示这些蛋白质主要涉及整合素信号通路、炎症趋化因子和细胞因子等信号转导通路。蛋白质印迹和免疫组化对差异蛋白 MYH9 和 PDCD4 在结肠癌癌变各阶段组织中的表达进行验证，其结果与质谱定量分析的结果一致。该研究首次报道了 MYH9 表达水平在结肠癌癌变过程中的逐渐上升趋势，且与结肠癌的淋巴结转移和临床分期相关，为结肠癌癌变分子机制研究奠定了基础。彭娅等收集了结肠癌 TNMI-Ⅵ 期组织标本、癌旁远端自身正常对照标本各 5 例，采用荧光差异双向电泳分离组织蛋白，通过全自动分析及统计系统进行差异分析，匹配到 4863 个蛋白质斑点，其中在肿瘤中表达上调有 67 个、表达下调有 114 个、在不同临床分期中表达高于或低于正常组织的有 18 个，构建不同临床分期蛋白质 2D 电泳差异表达图谱，运用 MALDI-TOF 质谱分析鉴定出 40 个差异表达蛋白，其中上调 10 个，下调 27 个，在不同临床分期中上调或下调蛋白质 3 个。蛋白质印迹和免疫组化实验验证 5 个差异蛋白质的表达变化情况与 2D-DIGE 实验结果一致。结合患者临床资料，运用 GRP78、ALDOA、CA1 和 PPIA 蛋白质表达分子模式能对结肠癌Ⅰ～Ⅳ期预后判断（准确率 74％），GRP78、ALDOA 和 CA1 的蛋白质表达分子模式可对结肠癌Ⅲ～Ⅳ期预后判断（准确率 76.9％）。研究显示这些差异蛋白质在结肠癌癌变进展中发挥重要作用，并能以它们的表达准确预测结肠癌的演变进程。

第三节　肿瘤微环境蛋白质组学

21 世纪初，肿瘤一直被认为是仅由肿瘤细胞内基因突变导致的体细胞遗传病。随着研究的深入，肿瘤微环境（tumor microenvironment，TME）在肿瘤发生中所起的作用逐渐被人们发现并引起重视。肿瘤细胞与肿瘤微环境之间存在复杂的、动态的相互作用，这贯穿了肿瘤的发展全过程。目前观点认为"肿瘤不仅仅是一种不受控制的细胞增殖疾病"，也是微环境失调导致的疾病。在肿瘤进展的各个阶段均能发现肿瘤微环境参与肿瘤重塑的"踪迹"。肿瘤微环境是肿瘤细胞赖以生存和发展的复杂环境，微环境的改变会影响肿瘤的发生和发展。肿瘤微环境由细胞成分和非细胞成分组成，其中细胞成分包括肿瘤细胞本身、间充质细胞（mesenchymal cells）、免疫细胞（immunocytes）、炎症细胞、内皮细胞（endothelial cells，ECs）、基质细胞以及与肿瘤相关的成纤维细胞等，非细胞成分主要包含细胞因子、趋化因子等，共同构成复杂的肿瘤微环境，细胞成分和非细胞成分共同为肿瘤生长起到支撑作用。肿瘤和基质细胞间存在大量的相互作用，从而产生肿瘤微环境以促进肿瘤的发生。而免疫细胞、间充质细胞和内皮细胞可分泌多种细胞因子直接作用于肿瘤细胞，如肿瘤坏死因子-α（tumor necrosis factor-α，TNF-α）和转化生长因子-β（transforming growth factor-β，TGF-β），它们相互调控，共同形成抑制性免疫分子网络，使肿瘤细胞能够躲避机体免疫系统的攻击，实现免疫逃逸，有关肿瘤微环境的动态网络如图5-3所示。

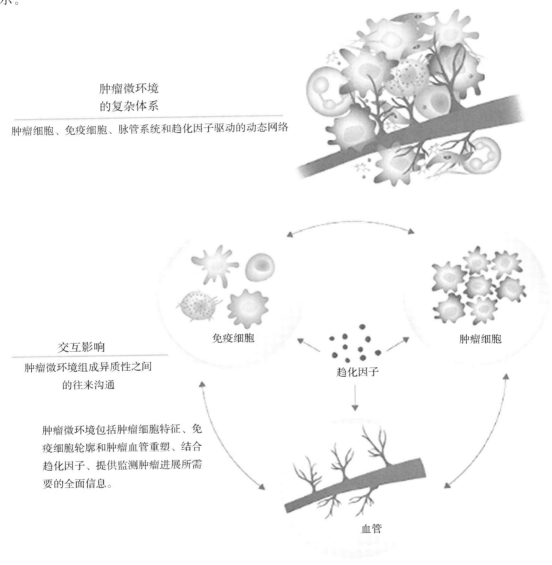

图5-3　肿瘤微环境的动态网络示意图

一、肿瘤间质蛋白质组学

正常细胞与其周围的组织环境之间存在动态平衡，两者共同作用可以调控细胞活性，决定细胞增殖、分化、凋亡以及细胞表面相关因子的分泌和表达。肿瘤微环境是肿瘤在其发生发展过程中所处的内环境，由肿瘤细胞本身、间质细胞、微血管、组织液及少量浸润细胞等共同组成。肿瘤形成可以认为是组织细胞体系之间的一种病理性失衡，肿瘤的发生发展并非由上皮或间质单方面决定，而是由两者相互作用所构成的肿瘤-宿主微环境的平衡状态所决定。目前关于肿瘤和间质关系的研究主要集中在以下 3 个方面：①肿瘤细胞与其周围间质中的功能相关的各型细胞如何共同作用促进肿瘤侵袭和转移；②肿瘤细胞与间质细胞之间双向和动态的关系；③在肿瘤的起始和进展过程中肿瘤细胞与其周围间质之间的相互作用。间质是维持上皮形态、结构和功能所必需的，当上皮细胞恶变时间质不可避免地要随之发生改变，而且间质的改变有可能先于上皮的改变。间质细胞基因的特异表达一方面为肿瘤不断提供能源物质，另一方面则参与肿瘤的转移。研究表明肿瘤细胞和周围间质细胞之间的交叉对话（cross talk）在肿瘤发生发展过程中起着关键作用，可促进肿瘤的形成和发展，在肿瘤间质中特异表达的蛋白与肿瘤的发生密切相关。肿瘤既是一种多基因疾病，同时也是一种蛋白质组疾病。蛋白质组学的出现及其理论和技术的发展和完善为蛋白质研究提供了新思路，为我们探讨肿瘤发生发展过程中蛋白质组分的改变提供了全新的手段。

李美香博士首次从蛋白质组水平探讨间质细胞在肿瘤发生发展过程中的作用及其机制，首先采用激光捕获显微切割技术分别从活检的鼻咽癌组织和正常鼻咽粘膜组织中切割纯化间质和间质细胞，应用荧光差异双向凝胶电泳（2D-DIGE），结合质谱技术鉴定间质相关蛋白，建立了间质和间质蛋白的荧光差异蛋白表达图谱，质谱鉴定得到 20 个差异间质蛋白，进一步采用蛋白质印迹法验证了其中部分差异蛋白 Periostin、S100A9、CapG 和 L-plastin 在鼻咽癌组织和正常鼻咽粘膜组织中的表达水平，证实了蛋白质组学结果的可靠性。随后采用 IHC 染色检测部分差异蛋白质在 30 例石蜡包埋的正常鼻咽黏膜上皮组织和 66 例原发及 20 例颈淋巴结转移组织中的表达，统计学分析差异蛋白质表达水平与临床病理特征的相关性，结果显示 Periostin、S100A9 和 CapG 上调及 L-plastin 下调与鼻咽癌组织学分化及临床分期相关，Periostin 和 S100A9 上调还与淋巴结转移密切相关。通过脂质体转染的方法将 Periostin 转染至低转移潜能的鼻咽癌细胞系 6～10 B 中，细胞功能实验表明 Periostin 高表达可促进鼻咽癌的侵袭和转移，它可能通过与鼻咽癌细胞膜上的 integrinαvβ5 受体结合发挥其功能，同时 Periostin 促进鼻咽癌转移与其影响 MMPs 的活性相关。

穆仪冰等采用激光捕获显微切割技术纯化结肠癌间质及配对正常结肠间质细胞，抽提细胞蛋白后进行酶解，酶解肽段运用同位素相对和绝对定量（iTRAQ）技术标记，二维液相色谱串联质谱（LC-MS/MS）结合生物信息学鉴定结肠癌间质和正常结肠黏膜间质的差异表达蛋白质。GO 分析差异蛋白质的细胞成分、生物学途径和分子功能，通过 Ingenuity Pathway Analysis（IPA）对差异表达蛋白质之间的相互关系及相关的信号通路进行分析，结果成功鉴定出 70 个差异表达蛋白质，其中 37 个蛋白质在结肠癌间质中高表达，33 个蛋白质在结肠癌间质中低表达，发现了 51 个经典通路，建立了 4 个确信度高的通路网络，筛选出 56 个网络相关蛋白质，蛋白印迹验证了 8 个蛋白质在结肠癌间质和正常结肠间质的表达，IHC 检测了 DCN、FN1、PKM2 和 HSP90B1 在结肠癌及正常结肠黏膜间质组织中的表达情况，结果和蛋白质组学分析结果一致。研究结果为揭示结肠癌发生发展的分子机制提供了新线索。彭芳等运用激光捕获显微切割技术纯化结肠上皮癌变过程中的 4 个阶段（正常结肠上皮、腺瘤、原位癌和浸润癌）间质组织细胞，抽提间质蛋白，胰蛋白酶酶解后，iTRAQ 标记肽段，二维液相色谱串联质谱鉴定 4 个阶段组织间质表达差异蛋白质，共鉴定出 222 个差异蛋白质，对其中两个差异蛋白 TNC、S100A9 用 IHC 进行临床样本验证，统计学分析显示它们在结肠癌变多阶段过程中间质的表达变化规律与定量蛋白质组学实验结果一致，且其表达水平与临床病理分期及淋巴结转移相关。实验结果提示 TNC 和 S100A9 可能参与结肠癌发生发展过程，并在结肠癌淋巴结转移过程中发挥重要作用。超滤离心的方法富集细胞培养上清中分泌蛋白质，蛋白印迹检测发现，高转移的结肠癌细胞系 SW620 的分泌蛋白中 TNC 的表达明显高于低转移的结肠癌细胞系 SW48，提示 TNC 可能通过自分泌途径参与结肠癌转移过程。免疫共沉淀结合质谱技术鉴定到 63 个可能与 TNC 相互作用的蛋白，生物信息学分析及免疫共沉淀结合蛋白质印迹实验发现结肠癌中可能存在 TNC/FN1/ANXA2 相互作用组。该研究从肿瘤微环境途径出发，为阐明结肠上皮癌变及转移机制提供了重要实验依据。Karkampouna 等应用转录组学和 TMT（tandem mass tag labeling）标记结合质谱鉴定方法对人前列腺癌裸鼠异种移植瘤模型（PDXs）的转移前后间质组织进行差异分析，结果发现受体内雄激素水平调控，在去势抵抗 LAPC9 PDX 间质中 Tenascin C 高表达，原发性前列腺癌样本（n＝210）的组织芯片结果显示 TNC 是临床进展到复发或转移的阴性预后标志物，同时研究显示有 50 个基因间质标记，与 Gleason 评分、转移进展和无进展生存呈线性相关，这些研究结果提示在雄激素敏感性方面不同的转移性前列腺癌 PDXs 能触发不同的基质反应。徐学清等用改良 HE 染色法对临床浸润性导管内原位癌患者的石蜡包埋样本进行染色，然后用激光捕获显微切割技术（LCM）纯化分离癌变的乳腺上皮细胞和其周围间质，最后分别进行质谱鉴定，总共鉴定到 431 种蛋白质，上皮细胞和间质中分别鉴定到 384 种和 298 种蛋白质，251 种共同表达的蛋白质中，69 种间质蛋白的表达高于上皮细胞，60 种低于上皮细胞，蛋白质组学检测到的蛋白质在上皮细胞和间质定位及表达水平和它们在肿瘤发生、发展过程中的作用一致，在上皮细胞和间质中差异表达的蛋白质可能成为肿瘤的筛选、诊断和预后判断的标志物。孙等功构建了原代前列腺上皮/间质细胞的共培养模型，并通过稳定同位素 iTRAQ 标记技术，结合以质谱为基础的 2D-HPLC-MS/MS 蛋白质组学技术，在有/无间质细胞共培养条件下，鉴定到前列腺上皮细胞差异表达蛋白 564 个，在有/无上皮细胞共培养条件下，鉴定到前列腺上皮细胞差异表达蛋白 563 个。生物信息学综合分析上皮/间质细胞蛋白网络的调控方式，包括蛋白网络图、蛋白定位、蛋白修饰、蛋白功能等，并对重要差异表达的候选蛋白进行功能验证，结果显示 Periostin 是前列腺癌潜在的治疗靶标，观察它们的表达被阻断或者上调后细胞内信号调控和相互作用网络的变化及对疾病的影响，提出它们在前列腺疾病中的可能作用模式。伍石华等采用激光捕获显微切割技术获取新鲜正常胃黏膜组织和胃腺癌组织中的间质，提取蛋白并酶解后，iTRAQ 标记，联合二维液相色谱联用质谱（2D-LC-MS/MS）技术鉴定正常胃黏膜组织和胃腺癌组织间质的差异表达蛋白质，共鉴定到 123 个差异蛋白，其中胃腺癌间质表达上调 56 个，下调 67 个，运用蛋白质印迹和免疫组化方法验证发现，EMILIN1 和 COL1A1 在胃腺癌间质中低表达，而 MCL1 和 FN1 则在胃腺癌间质中高表达，MCL1 和 FN1 在胃癌中高表达，与胃癌分化程度、肿块大小、淋巴结转移及 TNM 分期呈正相关，与 EMILIN1 和 COL1A1 表达则呈负相关。进一步研究发现 mi R-125b 可抑制 MCL1 基因表达，活化 Caspase-3 信号通路，降低 MGC803 细胞增殖与侵袭能力，该研究为揭示微环境在胃癌发生发展过程中的作用提供了实验依据。黄琳等人采用激光捕获显微切割技术纯化了正常胃黏膜组织和胃黏膜非典型增生组织的间质，提取间质蛋白后经胰蛋白酶酶解后，iTRAQ 标记肽段，二维液相色谱联用质谱技术鉴定正常胃黏膜组织和胃黏膜非典型增生组织的间质之间的差异表达蛋白质，共鉴定到 165 个差异蛋白，其中在胃黏膜非典型增生间质中表达上调有 99 个，表达下调有 66 个。差异蛋白质验证显示，SOD3 在胃黏膜非典型增生间质中低表达，而 S100A6 在胃黏膜非典型增生间质中高表达，本研究为微环境在胃癌早期发病过程中的作用机制提供实验依据。

二、肿瘤免疫细胞蛋白质组学

肿瘤微环境由肿瘤细胞及其周围的免疫细胞、成纤维细胞、内皮细胞、血管、信号分子及胞外基质等组成。肿瘤细胞与其周围的微环境间存在着密切的联系。肿瘤细胞可通过自分泌和旁分泌的方式释放多种功能分子，进而促进其自身发生发展及微环境的稳态平衡状态。免疫细胞作为免疫系统的重要组成部分，一直以来是免疫研究的重点，而蛋白质组学能够直接研究不同样本间的蛋白质组学差异，在免疫细胞研究中同样被广泛运用。

（一）T 细胞蛋白质组学

在适应性免疫过程中，位于胸腺中的 T 细胞存在两种状态，一种是静息状态，一种是激活状态，两种状态之间的转变受到复杂而精细的调控。抗原的刺激是比较常见的一种调控，在抗原刺激时，T 细胞表面的 T 细胞受体 TCR 可触发一系列信号级联反应，最终导致白细胞介素 2（IL-2）和细胞表面受体的积累，促进细胞生长和增殖，并最终分化成效应细胞。已有研究表明，线粒体的氧化磷酸化可促进

T 细胞激活，而 T 细胞激活后又会上调线粒体的氧化磷酸化，进而影响线粒体的功能，进一步导致 T 细胞的增殖受到影响。美国 St. Jude 儿童研究医院迟洪波教授等通过构建 TCR 刺激的小鼠模型，选择未刺激和 TCR 刺激 2 h、8 h 和 16 h 的 T 细胞作为实验样本，同步进行基于高通量的蛋白质组学和磷酸化修饰组学研究，分别鉴定到 8431 个蛋白质和 13755 个磷酸化肽段。为了验证组学结果，进一步采用蛋白质印迹方法检测了 TXNIP 和 PDCD4 的表达及 PDHA-1 和 CAD 的磷酸化变化情况，发现其与组学结果保持高度一致。他们对鉴定到的 8431 个蛋白质进行了 ANOVA 差异表达分析，共找到 1712 个差异表达蛋白质，再将行使相似生物学功能和调控机制的高度相关的差异表达蛋白质依据共表达聚类 WGCNA 分析，可分为 6 个大类，分别是 WPC1-6，分析得到了每一类中与 T 细胞激活密切相关的调控通路，功能注释分析显示 IL-2 和 TNFα 信号通路在其中起着关键的作用。磷酸化蛋白质组学鉴定到 3280 个差异磷酸化肽段，7 个共表达聚类 PPC1-7，34 个激活的激酶，并通过 IKAP 推断激酶活性，重构了激酶信号网络，这些研究结果表明，TCR 刺激 T 细胞后，AKT-mTOR 和 GSK3 分别作为 T 细胞激活的正、负调节剂在磷酸化蛋白质组的动态重构中发挥着关键调控作用。他们整合蛋白质组和转录组数据发现了 56 个与激活相关的转录因子，通过蛋白质组和磷酸化组学的数据验证得到了 30 个激活转录因子，再依据公共数据库中已知的转录因子和激酶关系网络筛选得到 19 个激酶，最终构建了 T 细胞激活过程中包含 30 个激酶和 19 个转录因子的网络。作者进一步通过突变其中的关键因子 Raptor，然后选择突变前后的细胞进行与上述一样的蛋白质组和磷酸化组学分析，共鉴定到 9178 个蛋白质和 10159 个磷酸化多肽，结合一系列相似的生物信息学分析，最终发现 mTORC1 在该过程中是一个关键的负调控因子，可以在 TCR 刺激 T 细胞后在转录、翻译和翻译后修饰水平上通过激活线粒体的功能代谢来调控相关的免疫和代谢通路。最后结合免疫荧光、流式细胞及一些生化指标的测定，分别确认了线粒体上的核糖体、COX10（一种有利于复合物 IV 表达和组装的辅助因子，在 T 细胞激活中发生上调）、HK2（糖酵解过程中的关键限速酶）3 种分子在 T 细胞激活过程中的关键作用，发现 TCR 刺激 T 细胞后，COX10 是初始 T 细胞进入细胞周期，增殖并长期存活的关键。进一步通过敲除 COX10 的小鼠，发现 COX10 是 TCR 刺激 T 细胞后，T 细胞增殖分化形成 Th1 细胞并参与抗细菌免疫反应的关键。

祝颖慧等首先利用结肠癌细胞 CT26 的培养基成功诱导小鼠巨噬细胞系 Ana-1 成为肿瘤相关巨噬细胞（ATMs），结合细胞形态观察，Real-Time PCR 检测 M1/M2 相关基因的表达进行评估，结果显示通过体外诱导得到的 ATMs 为"M1/M2"混合型。随后，提取对照巨噬细胞（Ana-1）和 ATMs 细胞全蛋白，结合 iTRAQ 标记的方法进行定量蛋白质组学的鉴定，结果鉴定到 136 个差异蛋白质，其中 49 个表达上调，87 个表达下调。通过 GO 对差异蛋白的功能进行分析，发现差异蛋白的功能主要集中在小分子如脂类、氨基酸、核酸和碳水化合物的代谢及分子转运、细胞死亡、细胞周期、细胞免疫反应等过程。通过 IPA 通路分析，发现参与 GR 信号通路的差异蛋白表达水平均上调，蛋白质印迹、细胞免疫荧光实验均证明在 ATMs 中 GR 的细胞核累积增加，结合 GR 下游靶基因表达水平的检测结果推测 GR 的细胞核累积可能是导致 GR 信号通路激活的原因。在结肠癌细胞培养基诱导 Ana-1 细胞转变为 ATMs 时，某种因素诱发 GR 复合体入核，使得 GR 信号激活，并调控下游抑炎基因转录，进而使得 ATMs 细胞表现为炎症抑制表型。

（二）巨噬细胞蛋白质组学

巨噬细胞（macrophages）是一种位于组织内的白细胞，源自单核细胞，而单核细胞又来源于骨髓中的前体细胞。巨噬细胞和单核细胞皆为吞噬细胞，在脊椎动物体内参与非特异性防卫（先天性免疫）和特异性防卫（细胞免疫）。它们的主要功能是以固定细胞或游离细胞的形式对细胞残片及病原体进行噬菌作用（即吞噬以及消化），并激活淋巴细胞或其他免疫细胞，令其对病原体作出反应。巨噬细胞属于免疫细胞，有多种功能，是研究细胞吞噬、细胞免疫和分子免疫学的重要对象。肿瘤相关巨噬细胞（tumor associated macrophages，ATMs）作为占实体肿瘤体积近 50% 的免疫细胞，是肿瘤炎性反应的主要调节者，在肿瘤微环境中发挥重要作用，是肿瘤微环境的一个重要的组成部分，它已被广泛报道可通过释放多种炎性细胞因子、蛋白酶及生长因子等调节肿瘤细胞的增殖、血管生成及抑制适应性免疫反应。

　　Gottharat 等首先分离出了人和鼠巨噬细胞系（U937 和 J774）的吞噬体，并通过双向电泳和免疫印迹来鉴定所包含的蛋白质，同时又对比分析了田鼠和鼠肾细胞系（分别为 BHK 和 NRK）分离出的吞噬体。该研究仅鉴定出了部分吞噬体蛋白质，但是发现了吞噬体的保守蛋白质，并且通过分析 0～24 小时之间的吞噬体中蛋白质的强弱变化，揭示了吞噬体蛋白质组在这个过程中的动态变化。Garin 等使用了相同的吞噬体提取方法提取了 0～24 小时之间的吞噬体，并结合了 2D 电泳和质谱的方法来分析，鉴定出 140 多种蛋白质，这些蛋白质包括细胞膜表面蛋白、ATP 酶、GTP 酶，水解酶和其他溶酶体蛋白质，内含体和体外标记蛋白，一些细胞骨架蛋白、内质网和线粒体蛋白质。同时，他们还发现水解酶连续不断地传递到吞噬体中，证明吞噬体和溶酶体有多重的相互作用。Burlak 等使用人的中性粒细胞来研究其吞噬体，运用 LC-MS/MS 方法鉴定出 198 种蛋白质。Jutras 等利用定量蛋白质组学方法分析了用干扰素-γ 调节前后吞噬体的蛋白质组，发现大多数已知的吞噬体标志蛋白表达上调，比如溶酶体水解酶、vATP 酶、几种 Rabs 和 SNAREs 家族成员。以上研究已经基本确定吞噬体成熟是一个复杂过程，在不同的成熟阶段，吞噬体的蛋白质组发生着动态变化。Reardon 等采用流式细胞仪，分离收集不同模型小鼠的腹膜巨噬细胞作为样本，利用 label-free 蛋白质组学分析比较不同饮食条件下小鼠巨噬细胞蛋白组改变，通过靶向蛋白质组学技术 PRM 靶向检测小鼠主动脉巨噬细胞 MAM 中 APOE 和 MFGE8 的丰度，该研究发现 IFNγ 是肥胖/IR 诱导的 MSRN 失调和巨噬细胞胆固醇积累增加的中介物质，并表明 IR 诱导肥胖的 T 细胞增加 IFNγ 的产生。因此，骨髓干扰素 γ 受体的特异性删除（Ifngr1－/－）恢复了 MSRN 蛋白质，降低巨噬细胞胆固醇积累和减少动脉粥样化形成，并强劲解开血胆固醇过多（Ifngr1－/－）IR 诱导肥胖小鼠的高胰岛素血和主动脉根病变大小之间的关系。该蛋白质组学研究发现 IFNγ-巨噬细胞通路是肥胖/IR 和动脉粥样硬化加速之间的机制联系。陈南鹏等应用稳定同位素标记细胞培养 SILAC 定量蛋白质组学方法，分别用轻重链赖氨酸标记驯化前后的巨噬细胞，流式细胞术检测和细胞因子检测巨噬细胞类型，提取胞内蛋白酶解成肽段，使用 TTQ-Obitrap XL 质谱仪鉴定差异表达蛋白质，共鉴定到 1296 个蛋白质，差异比大于 1.5 倍的差异蛋白质有 384 个，其中 253 个蛋白质在巨噬细胞中表达上调，131 个蛋白质表达下调。生物信息学分析信号网络，提示巨噬细胞表达的 cathepsins 可能参与了肿瘤的侵袭转移过程，本研究为巨噬细胞促进肿瘤生长和转移的分子机制提供了实验依据。

　　（三）树突状细胞蛋白质组学

　　树突状细胞（DC）是先天免疫与适应性免疫之间交流的关键，树突状细胞由多种亚群构成，不同亚群的树突状细胞在免疫反应中发挥特定的作用，而蛋白丰度的差异可能解释不同 DC 亚群产生功能性差异的原因。高通量蛋白质组学技术的运用，能够帮助阐释 DC 亚群功能性分离的分子机制。Luber 等根据细胞表面分子的表达情况，利用流式细胞仪收集不同亚群的 cDC（常规树突细胞）和 pDC（浆样树突细胞），取 $2.5×10^6$ 个细胞进行 label-free 蛋白质组学分析，鉴定出 5780 个鼠脾脏 cDC（常规树突细胞）蛋白质和 6664 个 pDC（浆样树突细胞）蛋白质，并分析了 2 个亚群蛋白丰度，揭示了多种亚群特异性表达的病毒识别模式通路。

　　（四）B 细胞蛋白质组学

　　慢性淋巴细胞白血病（CLL）是西方最常见的成人白血病，是一种 CD5+ B 细胞肿瘤。B 细胞受体（BCR）信号在 CLL 的发病机制中起着重要作用，靶向这一途径的药物正在改变 CLL 治疗。Johnston 等选取 Trisomy 12、CD38+、未突变 IGHV、NOTCH1 突变和 SF3B1 突变病例外周血 B 细胞和健康人 B 细胞 14 个实验样本，利用 TMT-10 标记的定量蛋白质组学分析不同样本的蛋白质组变化，共鉴定出 8694 个蛋白质，其中 6000 个蛋白质有相对定量信息，与正常健康人 B 细胞相比，544 个蛋白质高表达，通过生物信息学分析不同亚型 CLL 的差异蛋白质，蛋白质印迹法验证差异表达蛋白质发现剪接小体成分一致过度表达（$p=1.3×10^{-21}$），提示 CLL 异常调节，独立于 SF3B1 突变。这项研究强调了蛋白质组学在鉴定公认的 CLL 治疗靶点方面的潜力，并揭示了 CLL 中亚型独立的蛋白表达特征。

（五）NK 细胞蛋白质组学

天然杀伤细胞（NK）是一种大型粒状淋巴细胞，提供了第一道先天免疫防御。它们能够杀死病毒感染的细胞，并释放细胞因子和趋化因子来激活其他适应性免疫细胞。Scheiter 等按照细胞表面分子的表达情况，利用流式细胞术从健康的人捐献的血液中分离收集不同时期的 NK 细胞作为研究样本，利用 iTRAQ 标记技术分析不同时期 NK 细胞的蛋白质丰度改变，共鉴定到 3400 个蛋白质，生物信息学分析不同时期 NK 细胞差异蛋白质发现 11 个发育阶段特异性调控蛋白有助于 NK 细胞的发育，并可能阐明 NK 细胞效应功能的分子来源。选择 S100A4（calvasculin）和 S100A6（calcyclin）蛋白，研究其动态亚细胞定位发现 NK 细胞激活后，这两种蛋白都被招募到免疫突触（NKIS）中，并与肌球蛋白 Ⅱa 共定位。

三、肿瘤血管新生蛋白质组学

血管新生（angiogenesis）是指从已经存在的毛细血管网上再大量生成新生血管的过程，包括血管基膜生成和血管外基质的降解，内皮芽孢的生成、增殖和迁移，以及血管管腔的形成和动静脉分化，最后形成毛细血管的过程。在病理情况下，如在肿瘤进程中，当肿瘤体积增长到一定程度时，即 2～3 mm，肿瘤内部就会有新生血管的生成。大量文献表明，持续的血管新生是肿瘤的基本特征之一，增殖活跃的肿瘤倾向于激活血管新生表型，以满足其对氧气和营养物质的需求。此外，新生的内皮细胞还为肿瘤组织生长提供促进因子，如血管内皮生长因子（VEGF）和成纤维生长因子（FGF）等。同时，新生血管结构和功能的不完整，更为肿瘤细胞广泛浸润、转移和复发提供了便利。1971 年 Folkman 等提出了肿瘤生长依赖于血管生成的假说，当肿瘤直径达到一定大小时，就会启动"血管生成开关"，促进新的血管生成，以保证肿瘤生长的血供需求。肝脏内主要有两种不同的微血管结构：一种是具有完整的血管结构，由连续的血管内皮细胞排列在基底膜管腔构成，如门静脉血管；另一种结构被称为肝血窦，它是由不连续的血窦内皮细胞构成，该血窦内皮细胞上有很多窗孔，肝血窦的特殊结构有利于肝脏内物质交换和肝功能实现。只有当肝血窦内皮细胞增殖、血管新生形成肝窦结构以后，再生的肝细胞岛才逐渐具有正常组织结构。肝脏因此成为一个很好的研究血管新生起始和抑制的器官模型。肝再生过程中，肝血窦的重构涉及血管内皮细胞及其他细胞的分裂增殖，从内皮细胞的增殖、迁移、粘着、排列以至最后形成完整的肝血窦的过程必定涉及肝窦内皮细胞质膜蛋白质的变化。邓火保等以肝大部切除术制备大鼠肝脏再生模型，运用蛋白质组学的方法观察肝脏再生过程中肝窦内皮细胞质膜蛋白质组学的动态变化。他们对肝大部切除术后 3 天组和假手术组的大鼠肝脏进行活体硅胶灌注，分离质膜，高倍电镜分析表明硅胶可以分离肝窦状隙内皮细胞质膜。提取质膜蛋白进行 16BAC/SDS-PAGE 电泳系统分离，将差异表达蛋白进行胶内消化，LC-MS/MS 质谱系统鉴定差异蛋白。发现 11 个表达上调的质膜蛋白，8 个下调的质膜蛋白。这些质膜蛋白质的表达异常响应了肝窦状隙中正在发生的变化，该研究结果为研究肝窦内皮细胞血管新生提供了实验基础。许晓晖等以正常培养的人脐带静脉内皮细胞（HUVEC）为对照组，实验组为人脐带静脉内皮细胞加药处理，添加 NO 释放剂对细胞创造 NO 胁迫环境，NO 可经细胞膜扩散进入细胞，利用蛋白组学方法对两组细胞总蛋白进行亚硝基化修饰位点分析。在正常对照组中，鉴定到 92 种亚硝基化蛋白和 111 个亚硝基化位点，在加药处理组中，鉴定到 241 种亚硝基化蛋白和 309 个亚硝基化位点，其中 212 个亚硝基化位点是加药处理组即氧化应激处理下所特有的。该研究为揭示氧化应激损伤内皮细胞过程中亚硝基化修饰的作用机制提供实验基础。

肿瘤血管生成是一个极其复杂的过程，受多种血管生成因子的调控。因此，抑制血管生成过程中关键步骤，阻断肿瘤血管生成，成为近年来肺癌治疗的新策略。李爱玲等用可诱发明显血管新生的乳腺癌细胞系 MDA-MB-231、MCF7 和神经母细胞瘤细胞系 SK-N-MC，收集肿瘤条件培养液并作用于人脐静脉内皮细胞（HUVEC），在观察肿瘤细胞条件培养液对人脐静脉内皮细胞增殖、凋亡和细胞周期等细胞生物学行为的影响，运用蛋白质组学技术对 MDA-MB-231 条件培养液作用前后的内皮细胞蛋白质表达进行鉴定。结果发现肿瘤细胞条件培养液可明显促进人脐静脉内皮细胞增殖，导致细胞周期进程加快，SDS 和双向电泳蛋白质图谱显示，MDA-MB-231 条件培养液使细胞内总蛋白和碱性蛋白增多，提示细胞内蛋白质合成水平较高，反映了内皮细胞增殖活力提高。调节叶酸代谢的 FR-β 表达下降、促进脂质转运的 PLTP 和调控糖代谢的丙酮酸激酶表达增加，为细胞代谢、分裂和 DNA、蛋白质的合成提供所需的物质和能量，在促进细胞增殖中可能发挥作用。Zhuo 等首先从肺癌临床组织进行内皮细胞分离并分成 4 组，TECA（癌组织分离血管内皮细胞）、PECA（癌旁组织分离血管内皮细胞）、TEC-S（鳞状细胞癌组织分离血管内皮细胞）及 NECA（正常组织分离血管内皮细胞），采用免疫荧光染色和流式细胞分析对所获取的内皮细胞进行鉴定。抽提内皮细胞蛋白质后，胰蛋白酶解后，iTRAQ 标记酶解肽段，2D-LC-MS/MS 技术鉴定差异蛋白质，结合生物信息学分析共鉴定到 1820 个差异蛋白质。差异蛋白 GO 及 KEGG 富集分析发现，81 个蛋白质可能参与转录调控、蛋白组装、NF-κB 转录调控及过氧化氢分解代谢等生物学过程。对 TECA 及 TECs 组共有差异蛋白质进行富集分析，并挑选出差异显著性最大的 15 个蛋白质运用蛋白质印迹法进行差异验证，验证结果显示在肺腺癌（ADC）及肺鳞癌（SCC）中差异蛋白表达趋势相同。经免疫组化验证最终确认血管钙黏蛋白 Cadherin-2（CDH2）在肺癌中显著上调。通过构建 CDH 过表达及干扰对 CDH2 促血管生成功能进行研究，结合临床数据分析显示 CDH2 的高表达与 ADC 的肿瘤分期、肺胸膜转移和 ADC 患者的总生存期降低有显著相关性，而在 SCC 中无相关性。实验证明了 CDH2 在血管生成中的重要性，阐述了其在抗血管生成治疗中的作用及作为 ADC 候选预后标志物的潜力。该研究数据为证实 CDH2 在血管生成中的重要作用及机制调控提供理论依据。Jin 等采用免疫磁分离方法从皮下成瘤肺癌小鼠模型的 0.5 cm 肿块中纯化了高纯度的（98%）正常内皮细胞和肿瘤来源的 CD105（+）肿瘤内皮细胞，通过基于二维凝胶电泳结合银染的蛋白质组学方法，ImageMaster 2D 软件图像分析出灰度值比大于 1.5 倍的蛋白质点，胶内酶解，MALDI TOF/TOF 质谱分析，鉴定出 48 个蛋白质，其中 28 个蛋白质在肿瘤内皮细胞中表达上调，20 个表达下调。GO 分析发现这些蛋白参与代谢、能量通路、蛋白质折叠、细胞生长和/或作为细胞骨架的结构成分。热休克蛋白 60（HSPD1）和 Transgelin-2（Tagln2）在肿瘤来源的 CD105（+）肿瘤内皮细胞中高表达，在 30 例肺癌患者配对组织的免疫组化中表达上调，在癌旁组织和肿瘤组织的微血管内皮细胞中，Hspd1、Tagln2 的表达水平高于配对的正常组织，且 Tagln2 表达与临床分期、肿瘤大小和组织学神经浸润相关，肺癌患者血清 Hspd1 含量较高，Tagln2 含量较低，Pearson 相关分析显示，血清 Hspd1 与 Tagln2 水平呈正相关。该研究表明，较高的 Tagln2 水平与肺癌的发展、淋巴结转移和神经侵犯有关，是肺癌血管生成的潜在生物标志物。

四、肿瘤外泌体蛋白质组学

20 世纪 80 年代，Johnstone 等发现网织红细胞在成熟过程中分泌的小囊泡可以传递转铁蛋白，并首次将这种囊泡亚型命名为外泌体（exosome）。外泌体是细胞进化过程中内出芽形成的多泡体释放的一类直径为 30～100 nm 的脂质双层膜的小囊泡。外泌体携带着大量的细胞特异的生物活性分子，如核酸、蛋白质、脂类和糖类等，这些物质经过亲代细胞选择和特殊包装而进入外泌体，是激发信号转导机制的关键，在肿瘤发生发展过程中发挥着重要的作用。外泌体可由包括肿瘤细胞在内的各种身体组成细胞（血小板、红细胞、巨噬细胞、淋巴细胞、成纤维细胞、神经细胞、间充质干细胞及肿瘤细胞间质细胞）分泌，分布在身体的血液、尿液、唾液、脑脊液、支气管肺泡液及乳汁等几乎所有的体液中。体外培养的细胞也不例外，在培养上清中也可检测到外泌体的存在。外泌体分泌过程一般通过 3 种模式：①向内出芽的内体膜逐渐演变为成熟的多泡体，与质膜融合后释放出外泌体；②通过直接从细胞膜出芽的方式，立即释放外泌体；③通过在细胞内质膜连接隔室中出芽而延迟释放。近年来，以肿瘤来源或与肿瘤相关的外泌体为研究对象，蛋白质组学技术平台为研究工具，在阐明外泌体通过调节免疫、促进血管新生和转移等调控肿瘤发生发展的机制方面取得了一些进步，为肿瘤临床诊疗带来了新的契机。

Melo 等通过超高液相质谱联用发现一种细胞膜锚定蛋白磷脂酰肌醇蛋白聚糖 1（glypican-1，GPC1）在肿瘤细胞分泌的囊泡中特异性高表达，随后在胰腺癌患者血清外泌体中验证了该蛋白质具有极高的特异性和敏感性，将其与常规标志物 CA199 相比，其更能预测术后的生存期及肿瘤负荷，还在转基因小鼠模型中通过该蛋白质预测胰腺癌情况，确定其是早期胰腺癌特异性的生物学标志物。Clark 等分离两种不同非小细胞肺癌细胞系及正常人支气管上皮细胞上清中的外泌体，然后用细胞培养稳定同位素标记技术（SILAC）定量蛋白质组学分析筛出 3 组之间差异蛋白质 721 个，并对其两两比较分析其差异蛋白质的功能，发现肺癌细胞外泌体蛋白质在细胞侵袭、血管生成及增殖中起作用，还可调节受体细胞的增殖能力，揭示了外泌体蛋白质在肺癌进展过程中发挥了重要作用。Li 等人以肝癌细胞系 SMMC-7721 和 SK-Hep1 为样本分离外泌体，发现外泌体蛋白 LOXL4 可通过过氧化氢机制激活 FAK/Src 信号通路，调节细胞基质粘连，并在肿瘤增殖和迁移中扮演重要角色。人脐静脉内皮细胞可在外泌体表面蛋白整合素 $\alpha v \beta 5$ 的调控下特异地摄取人肝癌细胞株 HepG2 分泌的 I 型跨膜外泌体蛋白 VASN，从而改变人脐静脉内皮细胞自身的状态，促进细胞增殖。外泌体所携带的 Golgi 膜蛋白 1 也可通过激活 GSK-3β/MMPs 信号通路，诱导靶细胞的增殖、迁移和侵袭，从而促进肝癌的进展。Hoshino 等通过外泌体蛋白质组学揭示了一种与肝转移相关的外泌体整合素 $\alpha v \beta 5$ 的可能表达模式，可帮助预测器官特异性转移。He 等发现外泌体蛋白 Met、小窝蛋白（Caveolin）和 S100 蛋白家族参与具有转移潜能的 MH-CC97L、HKCI-8 肝癌细胞的转移过程，这些外泌体蛋白被转移至正常肝细胞株 MIHC，激活 PI3K/AKT 和 MAPK 信号通路，加快肝细胞分泌 MMP-2 和 MMP-9 两种基质金属蛋白酶，促进正常肝细胞转化为肝癌细胞。Zhang 等发现，在此过程中小窝蛋白 Caveolin 表达上调，促进肝癌细胞的运动和恶化，黏附的肝癌细胞释放出含有蛋白质 SMAD3 和 mRNA 的外泌体，靶向促进游离肝癌细胞的黏附过程，并在受体肝癌细胞中激活 SMAD3/ROS 信号通路，进而上调相关黏附分子的表达水平，促进黏附以及转移灶的形成。比较研究 LD-1 细胞的 KRAS 野生型 DKs-8 细胞和 K-RAS 突变型细胞 DKO-1 细胞分泌的外泌体蛋白质组表明，DKO-1 外泌体孵育的 DKs-8 细胞不仅明显增殖，而且侵袭能力得以增强。在转染 APC 质粒的 SW480 细胞和 SW480 细胞分泌的外泌体蛋白质组比较研究中发现，结直肠上皮细胞可能通过下调 DKK4 基因启动子甲基化，上调 DKK4 转录和表达，通过外泌体分泌 DKK4 诱导 APC 基因突变、调节 Wnt 信号通路，促使结直肠癌发生发展。

　　无转移能力的膀胱癌 T24 细胞和 SLT4、FL3 细胞株的外泌体蛋白质组比较发现，波形蛋白、肝癌衍生生长因子和酪蛋白激酶 IIα、膜联蛋白 A2 等与上皮间叶细胞移行相关蛋白质只存在于两株具转移能力细胞株外泌体中，揭示恶性肿瘤细胞来源的外泌体发挥着维系肿瘤细胞侵袭能力微环境的功能。前列腺癌 5 种细胞株的外泌体蛋白质组比较显示，四甲基罗丹明染色的具侵袭性前列腺癌 DU145 细胞外泌体分别与 PC-3、VCap、LNCaP、C4-2 和 RWPE-1 细胞孵育过夜，共聚焦显微镜下观察发现，DU145 外泌体不断靠近上述细胞的细胞膜并进入细胞质，有趣的是细胞核周围外泌体浓度最大的是 RWPE-1 细胞株，表明恶性肿瘤细胞外泌体可直接参与肿瘤细胞侵袭，促进肿瘤发展。外泌体蛋白质组学表明卵巢癌细胞外泌体富含与卵巢癌肿瘤发生发展相关的整合素通路、EGF 受体通路、Wnt 信号通路、PI3K 激酶通路、FGF 受体信号、Ras、P53 和血管新生通路等蛋白，包括大量磷酸化、乙酰化蛋白，而这些磷酸化、乙酰化蛋白在调节细胞与基质之间的通讯方面起着重要作用。Gonzales 等证明尿液囊泡中有 14 种磷酸化蛋白。在囊泡中目前证实的 PTM 还有泛素化、类泛素化、甲基化、氧化、亚硝基化、棕榈酰化、豆蔻酰化、法尼基化等，只是这些 PTM 在外泌体中的功能和蛋白质分选中的作用还有待进一步研究。Escrevente 等通过凝集素印迹、正相高效液相色谱法（NPHPLC）和质谱方法分析卵巢癌细胞外泌体的糖基化现象，发现半乳凝集素 3 结合蛋白在卵巢癌细胞外泌体中高表达，聚合物和高甘露聚糖也都在外泌体中被发现。

　　来源于恶性肿瘤的细胞培养液或与恶性肿瘤相关的体液中分离的外泌体蛋白质组学研究表明，肿瘤细胞来源或与之相关的外泌体在形成和维持肿瘤细胞存活、增殖和转移侵袭的微环境，诱导肿瘤细胞增殖等方面发挥着重要作用。然而恶性肿瘤外泌体蛋白质组学研究还处于起步阶段，仍有很大的研究空间。

〔张鹏飞〕

参考文献

［1］曾益新. 肿瘤学［M］. 北京：人民卫生出版社，2003.

［2］陈主初，梁宋平. 肿瘤蛋白质组学［M］. 长沙：湖南科学技术出版社，2002.

［3］李国庆，肖哲锋，刘健平等. 肿瘤：一种蛋白质组病［J］. 中国科学：生命科学，2010，40：788-794.

［4］Zhang Z，Bast RC Jr，Yu Y，et al. Three biomarkers identified from serum proteomic analysis for the detection of early stage ovarian cancer［J］. Cancer Res，2004，64（16）：5882-5890.

［5］Kim MS，Pinto SM，Getnet D，et al. A draft map of the human proteome［J］. Nature，2014，509（7502）：575-581.

［6］Ge S，Xia X，Ding C，et al. A proteomic landscape of diffuse-type gastric cancer［J］. Nat Commun，2018，9（1）：1012.

［7］Xu JY，Zhang C，Wang X，et al. Integrative Proteomic Characterization of Human Lung Adenocarcinoma［J］. Cell，2020，182（1）：245-261.

［8］Gao Q，Zhu H，Dong L，et al. Integrated Proteogenomic Characterization of HBV-Related Hepatocellular Carcinoma［J］. Cell，2019，179（2）：561-577.

［9］Jiang Y，Sun A，Zhao Y，et al. Proteomics identifies new therapeutic targets of early-stage hepatocellular carcinoma［J］. Nature，2019，567（7747）：257-261.

［10］Li C，Sun YD，Yu GY，et al. Integrated Omics of Metastatic Colorectal Cancer［J］. Cancer Cell，2020，38（5）：734-747.

［11］Dou Y，Kawaler EA，Cui Zhou D，et al. Proteogenomic Characterization of Endometrial Carcinoma［J］. Cell，2020，180（4）：729-748.

［12］Zhang B，Wang J，Wang X，et al. Proteogenomic characterization of human colon and rectal cancer［J］. Nature，2014，513（7518）：382-387.

［13］Gillette MA，Satpathy S，Cao S，et al. Proteogenomic Characterization Reveals Therapeutic Vulnerabilities in Lung Adenocarcinoma［J］. Cell，2020，182（1）：200-225.

［14］Chen YJ，Roumeliotis TI，Chang YH，et al. Proteogenomics of Non-smoking Lung Cancer in East Asia Delineates Molecular Signatures of Pathogenesis and Progression［J］. Cell，2020，182（1）：226-244.

［15］Krug K，Jaehnig EJ，Satpathy S，et al. Proteogenomic Landscape of Breast Cancer Tumorigenesis and Targeted Therapy［J］. Cell，2020，183（5）：1436-1456.

［16］Petralia F，Tignor N，Reva B，et al. Integrated Proteogenomic Characterization across Major Histological Types of Pediatric Brain Cancer［J］. Cell，2020，8674（20）：31451-31453.

［17］Tyanova S，Albrechtsen R，Kronqvist P，et al. Proteomic maps of breast cancer subtypes［J］. Nat Commun.，2016，7：10259.

［18］Habermann JK，Paulsen U，Roblick UJ，et al. Stage-specific alterations of the genome, transcriptome, and proteome during colorectal carcinogenesis［J］. Genes Chromosomes Cancer，2007，46（1）：10-26.

［19］De Palma M，Biziato D，Petrova TV. Microenvironmental regulation of tumour angiogenesis［J］. Nat Rev Cancer，2017，17（8）：457-474.

［20］Reina-Campos M，Moscat J，Diaz-Meco M. Metabolism shapes the tumor microenvironment［J］. Curr Opin Cell Biol，2017，48：47-53.

［21］Hanahan D，Weinberg RA. The hallmarks of cancer［J］. Cell，2000，100（1）：57-70.

［22］Liotta LA，Kohn EC. The microenvironment of the tumour-host interface［J］. Nature，2001，411（6835）：375-379.

［23］Mueller MM，Fusenig NE. Friends or foes -bipolar effects of the tumour stroma in cancer［J］. Nat Rev Cancer，2004，4（11）：839-849.

［24］Tan H，Yang K，Li Y，et al. Integrative Proteomics and Phosphoproteomics Profiling Reveals Dynamic Signaling Networks and Bioenergetics Pathways Underlying T Cell Activation［J］. Immunity，2017，46（3）：488-503.

［25］　Gotthardt D，Warnatz HJ，Henschel O，et al. High-resolution dissection of phagosome maturation reveals distinct membrane trafficking phases ［J］. Mol Biol Cell，2002，13（10）：3508－3520.

［26］　Reardon CA，Lingaraju A，Schoenfelt KQ，et al. Obesity and Insulin Resistance Promote Atherosclerosis through an IFNγ-Regulated Macrophage Protein Network ［J］. Cell Rep，2018，23（10）：3021－3030.

［27］　Luber CA，Cox J，Lauterbach H，et al. Quantitative proteomics reveals subset-specific viral recognition in dendritic cells ［J］. Immunity，2010，32（2）：279－289.

［28］　Johnston HE，Carter MJ，Larrayoz M，et al. Proteomics Profiling of CLL Versus Healthy B-cells Identifies Putative Therapeutic Targets and a Subtype-independent Signature of Spliceosome Dysregulation ［J］. Mol Cell Proteomics，2018，17（4）：776－791.

［29］　Scheiter M，Lau U，van Ham M，et al. Proteome analysis of distinct developmental stages of human natural killer （NK）cells ［J］. Mol Cell Proteomics，2013，12（5）：1099－1114.

［30］　Carmeliet P. Angiogenesis in life，disease and medicine ［J］. Nature，2005，438（7070）：932－936.

［31］　Folkman J. Angiogenesis in cancer，vascular，rheumatoid and other disease ［J］. Nat Med，1995，1（1）：27－31.

［32］　Folkman J. Tumor angiogenesis：therapeutic implications ［J］. N Engl J Med，1971，285（21）：1182－1186.

［33］　Kalluri R. Basement membranes：structure，assembly and role in tumour angiogenesis ［J］. Nat Rev Cancer，2003，3（6）：422－433.

［34］　Zhuo H，Zhao Y，Cheng X，et al. Tumor endothelial cell-derived cadherin-2 promotes angiogenesis and has prognostic significance for lung adenocarcinoma ［J］. Mol Cancer，2019，18（1）：34.

［35］　Boelens MC，Wu TJ，Nabet BY，et al. Exosome transfer from stromal to breast cancer cells regulates therapy resistance pathways ［J］. Cell，2014，159（3）：499－513.

［36］　Melo SA，Luecke LB，Kahlert C，et al. Glypican-1 identifies cancer exosomes and detects early pancreatic cancer ［J］. Nature，2015，523（7559）：177－182.

［37］　Li R，Wang Y，Zhang X，Feng M，et al. Exosome-mediated secretion of LOXL4 promotes hepatocellular carcinoma cell invasion and metastasis ［J］. Mol Cancer，2019，18（1）：18.

［38］　Gai XC，Tang BF，Liu FM，et al. mTOR/miR-145-regulated exosomal GOLM1promotes hepatocellular carcinoma throughaugmented GSK-3β/MMPs ［J］ J Genet Genomics，2019，46（5）：235－245.

［39］　Hoshino A，Costa-Silva B，Shen TL，et al. Tumourexosome integrins determine organotropicmetastasis ［J］. Nature，2015，527（7578）：329－335.

［40］　Fu QH，Zhang Q，Lou Y，et al. Primarytumor-derived exosomes facilitate metastasis byregulating adhesion of circulating tumor cells viaSMAD3 in liver cancer ［J］. Oncogene，2018，37（47）：6105－6118.

［41］　Demory Beckler M，Higginbotham JN，Franklin JL，et al. Proteomic analysis of exosomes from mutant KRAS colon cancer cells identifies intercellular transfer of mutant KRAS ［J］. Mol Cell Proteomics，2013，12（2）：343－355.

［42］　Gonzales PA，Pisitkun T，Hoffert JD，et al. Large-scale proteomics and phosphoproteomics of urinary exosomes ［J］. J Am Soc Nephrol，2009，20（2）：363－379.

［43］　Moreno-Gonzalo O，Villarroya-Beltri C，Sánchez-Madrid F. Posttranslationalmodifications of exosomal proteins ［J］. Front Immunol，2014，5：383.

第六章　蛋白质三维结构与肿瘤发生

蛋白质的结构决定了其在生命活动中发挥的功能。从原子水平研究蛋白质的三维结构及动态特征，为深入理解其如何参与生命过程，其功能异常时如何导致疾病的发生提供了关键信息，也为寻找新的药物靶点及基于结构的药物设计提供了重要的理论基础。对癌基因和抑癌基因的结构研究，不仅使我们对肿瘤发生机制的认识提高到了新的层次，并且直接推动了目前已用于临床的多种肿瘤靶向药物的开发。对抗癌药物靶点的结构生物学研究，还能帮助我们更深刻地理解基因突变引起的耐药，为研发新的抗耐药突变药物设计提供关键信息。本章将重点从蛋白质的结构与功能的关系，特别是突变体蛋白结构改变与非突变蛋白的构象改变两方面来阐述蛋白质与肿瘤发生的关系。

第一节　突变体蛋白与肿瘤发生

一、概述

（一）癌症的遗传基础

癌症遗传学认为癌症是一种遗传性疾病，是由特定基因的驱动突变引起的。癌症驱动基因通常可分为癌基因和抑癌基因，是在细胞中行使正常功能，机体生长发育必不可少的基因。当发生特定突变时，突变的驱动基因会导致细胞不受控制的生长和分裂，使正常细胞转化为肿瘤细胞。自遗传学建立以来，癌症研究的主要目标之一就是发现这些驱动基因，并研究其与肿瘤的关系。鉴定肿瘤驱动基因促进了靶向抗癌治疗方式的发展，更广泛地说，也有助于寻找预后和治疗反应的基因组生物标志物。

20 世纪 40 年代到 80 年代，伴随着生物化学和分子遗传学的兴起与发展，促进了最早的癌症驱动基因的鉴定。起初人们认为癌基因来源于病毒，最早被鉴定的癌基因是来源于禽类 Rous 肉瘤病毒的 *v-SRC* 基因。可随后不久人们又在正常鸡的基因组中发现了与病毒 *v-SRC* 高度同源的 *c-SRC* 基因。SRC 是一种蛋白激酶，C 端突变的 *c-SRC* 基因和 *v-SRC* 一样都能使正常细胞转化为肿瘤细胞。之后在人类肿瘤中也鉴定出第一个人类癌基因 *RAS*，并证明了基因序列中的单核苷酸突变便足以使细胞获得转化能力。

对癌基因而言，尽管细胞中存在正常的等位基因，但引入突变的癌基因足以使细胞转化，因此它是以显性方式发挥作用的。可随后的研究中发现，在恶性肿瘤中可能存在另一类抑制肿瘤恶性生长的基因。例如对视网膜母细胞瘤发病率的分析中发现，必须是其致病基因 *RB* 的两个等位基因全部失活才会导致发病，这显然和癌基因的显性致病机制是矛盾的。与癌基因不同，细胞转化是由抑癌基因失活引起的，这通常要求基因的两个等位基因都失去活性。抑癌基因的发现也为家族性癌症病例提供了很好的解释：遗传突变已经使肿瘤抑制因子的一个等位基因失活，只要发生第二次体细胞突变，就会导致两个等位基因全部失活，从而增加了发生肿瘤的可能性。

从 20 世纪 80 年代到 21 世纪的早期，鉴定了大量的癌症驱动基因。例如癌基因 *MYC*、*RET*、血小板衍生生长因子受体-α（*PDGFRA*）、*MET*、*KIT*、*FMS* 样酪氨酸激酶 3（*FLT3*）、表皮生长因子受体（*EGFR*）和 *BRAF*，以及肿瘤抑制因子，如 *TP*53、转化生长因子受体 β2（*TGFRB2*）、*RB1*、*PTEN*、细胞周期蛋白依赖性激酶抑制剂 2A（*CDKN2A*）、*BRCA1*、*BRCA2* 和腺瘤性息肉病大肠埃希菌（*APC*）。这些癌驱动基因的研究为癌症遗传学理论提供了坚实的实验基础并极大的推动了肿瘤生物学的研究进展。

（二）癌症驱动基因的体细胞突变特征

21 世纪初，随着 DNA 测序技术的改进和人类基因组的迅速发展，让人们从整体上认识肿瘤体细胞突变成为可能，也为发现更多的驱动基因提供了机会。然而通过对比大量的肿瘤基因组研究，目前对于肿瘤发生的一致观点是：绝大多数肿瘤中的突变基因根本不会参与肿瘤的发生，只有少数影响癌症驱动基因的突变是恶性肿瘤的起源。癌症驱动基因具有明显的突变特征，比如在不同类型的肿瘤中，占主导地位的癌症驱动基因是不一样的；对于同一驱动基因，在不同组织来源的肿瘤中的热点突变位点和频率也不完全一样。

肿瘤研究的一个重要内容就是阐明驱动基因的突变特征与其致瘤功能的关系。在胶质母细胞瘤中，EGFR 的错义突变倾向于聚集在其蛋白的胞外配体结合域。这些突变使其获得性功能改变，可能通过稳定受体的激活构象，在缺乏配体的情况下刺激其自身磷酸化。而在肺腺癌中，错义突变倾向于聚集在 EGFR 蛋白胞内的酪氨酸激酶域，改变其“开-关”平衡并以降低对 ATP 的亲和力为代价增加其活性。p53 基因是研究最广泛深入的抑癌基因，人类肿瘤中约 50％ 以上都有 p53 基因突变。p53 的突变主要发生在其 DNA 结合域，大多是引起蛋白功能异常的错义突变，少数是无义突变或移码突变。p53 点突变常见于上皮源性的癌组织中，而在肉瘤中则以重排、插入突变为主。86％ 以上的点突变位于 p53 的 DNA 结合域，主要有 4 个突变热点区：132～143，174～179，236～248 和 272～281 区段。不同组织类型的肿瘤突变位点分布和频率具有明显的特征性，如肺癌主要突变位点为 273 位（精氨酸），结肠癌为 175 位（精氨酸），而肝癌则多数集中于 249 位（精氨酸）。除了以上举例之外，大多数的癌症驱动基因都会有类似的突变分布特征，研究这些突变特征的内在机制对理解肿瘤发生和开发新的诊断、治疗方法有着重要的理论价值。

（三）驱动基因突变的结构与功能

癌症驱动基因由于遗传突变引起的功能异常通常包括癌基因的异常激活以及抑癌基因的失活。基因突变如错义突变、缺失或插入突变，都将引起蛋白三级结构上的变化，导致功能过度激活、失活或获得新的功能。许多癌基因的突变导致其功能过度激活或产生新的功能。如激酶的激活突变导致酶维持在活性构象，而持续激活下游信号通路；发生在 IDH1 底物结合上的氨基酸突变导致调节段的构象改变，产生新的肿瘤代谢产物。抑癌基因 p53 突变除了导致功能失活外，在部分肿瘤中还会获得新功能，促进肿瘤生长。接下来我们将重点从结构生物学角度，用具体的范例详细阐述基因突变对癌症驱动基因功能以及肿瘤发生的影响。

二、癌基因活化与肿瘤发生的结构基础

癌基因的活化与肿瘤发生发展密切相关，蛋白质结构的变化是癌基因活化的关键因素，本小节我们以激酶、RAS 蛋白和 IDH1 为例阐述癌基因活化与肿瘤发生的结构基础。

（一）激酶

激酶（kinase）属于磷酸转移酶大家族，参与底物磷酸化的过程，把磷酸基团转移到特定靶分子（如蛋白质、脂质、糖、氨基酸和核苷等）上。目前在人体中发现的激酶有 518 种。激酶家族中最大的族是蛋白激酶，可将 ATP 末端的 γ-磷酸基团转移到底物蛋白质的特定氨基酸上，催化特定底物蛋白的磷酸化，影响底物的结构和活性，进而参与了一系列细胞信号传导和调节过程。蛋白激酶主要分为丝氨酸/苏氨酸激酶和酪氨酸激酶。丝氨酸/苏氨酸激酶包含 TKL、STE、CK1、AGC、CAMK 和 CMGC 六个亚家族。酪氨酸激酶（tyrosine kinases，TK）根据其是否存在于细胞表面，分为受体型酪氨酸激酶（receptor tyrosine kinase，RTKs）和非受体型酪氨酸激酶（non receptor tyrosine kinase，NTKs）。

蛋白激酶基因改变引起其表达蛋白的突变、易位、失调和过表达等，与众多疾病的发病机制密切相关，特别是肿瘤。激酶的持续性激活可能赋予正常细胞致癌特性，并触发激酶诱导的癌变。5 种主要机制导致人类癌症中激酶的持续性激活：功能获得性突变、基因扩增、染色体重排、激酶域重复和/或自

分泌激活（图 6 - 1）。下面我们以受体酪氨酸激酶表皮生长因子受体（EGFR）和非受体酪氨酸激酶 SRC 为代表，讨论癌基因活化与肿瘤发生的结构基础。

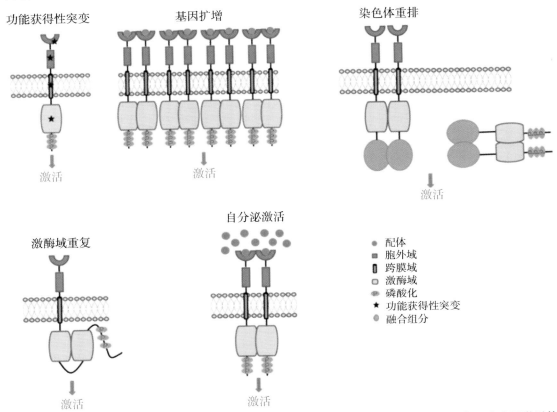

图 6 - 1　致癌性 RTK 激活的机制（包括功能获得突变、基因扩增、染色体重排、激酶域重复、自分泌激活等机制）

1. EGFR 活化与肿瘤发生的结构基础　EGFR 属于 ErbB 家族，它的全长结构由胞外配体结合域、短的跨膜域和胞内酪氨酸激酶结构域组成。分泌的表皮生长因子（epidermal growth factor，EGR）结合 EGFR 的胞外配体结合域，诱导受体同二聚化或异二聚化而激活，胞内酪氨酸激酶结构域中的酪氨酸残基磷酸化。磷酸化的 EGFR 招募特定的伴侣蛋白来触发细胞内信号通路，包括磷脂酰肌醇-3 激酶（PI3K）和丝裂原活化蛋白激酶（MAPK）信号级联。

EGFR 的过度表达、配体 EGF 分泌和伴随的受体激活与肿瘤细胞增殖、存活、血管生成、侵袭和转移等相关。EGFR 的高表达引起下游信号传导的增强；突变型 EGFR 受体或配体表达的增加导致 EGFR 的持续活化；自分泌环的作用增强等，这些机制导致肿瘤的发生发展。许多肿瘤中有 EGFR 突变存在，现已发现许多种 EGFR 突变型。

EGFR 基因的激活突变发生在 $10\%\sim20\%$ 的白种人和至少 50% 的亚洲非小细胞肺癌（NSCLC）患者中。其中两种突变，即外显子 19 的缺失（Ex19Del）和外显子 21 中的单一氨基酸取代 L858R，通常被称为"经典"EGFR 激活突变，占 NSCLC 中 EGFR 突变的 88%（图 6 - 2），并对第一代 EGFR 酪氨酸激酶抑制剂产生耐药性。了解 EGFR 激酶域的具体结构有助于理解 EGFR 的激活突变产生的结构效应。

EGFR 的激酶结构域包含 N-lobe 和 C-lobe，及中间的 ATP 结合口袋。N-lobe 主要由 β-片层和调节性 αC-螺旋组成；C-lobe 主要是 α-螺旋结构，并含有激活环（A-loop）。野生型 EGFR 的非激活状态的特征是 αC-螺旋向外旋转，向外旋转的 αC-螺旋通过与 A-loop 的 N-末端螺旋转弯的残基相互作用而稳定（图 6 - 3 左）。这种构象阻止了 Lys745 和 Glu762 之间的盐桥相互作用，Lys745 和 Glu762 都位于 N-lobe，Glu762 位于 αC-螺旋上。Lys745 和 Glu762 的结合通过分别与 ATP 的 α 和 β 磷酸形成相互作用来定向 ATP。

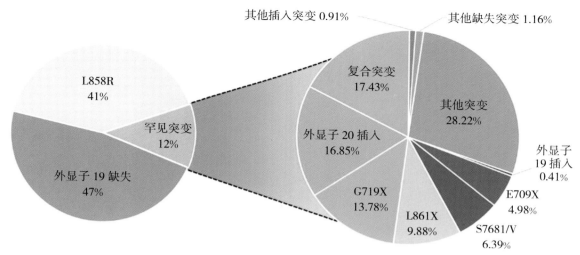

图 6-2　NSCLC 中 EGFR 突变频率的饼图（数据来自 COSMIC 数据库，只包含腺癌的突变）

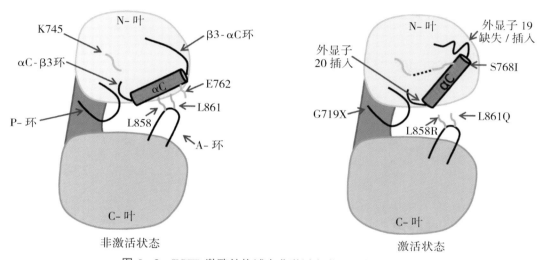

图 6-3　EGFR 激酶结构域在非激活和激活构象中的结构

左图为非激活状态的构象，标记了重要的残基和结构特征；右图为激活状态的构象，标记了 NSCLC 中报告的突变的大致位置。虚线表示盐桥相互作用

L858R 和 Ex19Del 破坏了受体的非激活状态，导致受体二聚化和活性增加。Leu858 位于 A-loop 的螺旋圈内，当受体处于非激活状态的构象时，Leu858 与 N-lobe 残基形成疏水相互作用；当 Leu858 突变成精氨酸后，由于精氨酸的侧链比亮氨酸大得多，精氨酸与非激活状态不相容，因此将激酶结构域"锁定"在组成型活性构象中（图 6-3 右）。当处于激活状态的构象时，带正电荷的 Arg858 被一簇带负电荷的残基（Glu758、Asp855 和 Asp 837）包围，进一步稳定了这种结构（图 6-4）。Ex19Del 可以通过缩短 β3-αC 环阻止 αC 螺旋向外旋转来破坏非激活状态构象的稳定性，从而使激酶处于持续激活的构象中（图 6-3 右）。

2. SRC 活化与肿瘤发生的结构基础　SRC 是一种 NTKs，是第一个被报道的原癌基因。它在脊椎动物细胞中广泛表达，特别是在大脑、破骨细胞和血小板中高表达。SRC 虽然没有细胞外受体结构域，但它通过激酶活性的改变和细胞内定位的改变，对许多受体介导的信号作出反应。信号介导是双向的，质膜上的 EGFR、ErbB2、c-Met、PDGFR、FGFR 等 RTKs 与 SRC 的相互作用，受体影响 SRC 活性，反之亦然（图 6-5）。除了蛋白酪氨酸激酶外，SRC 还受整合素受体、G 蛋白偶联受体、抗原性 Fc 偶联受体、细胞因子受体和甾体激素受体控制。

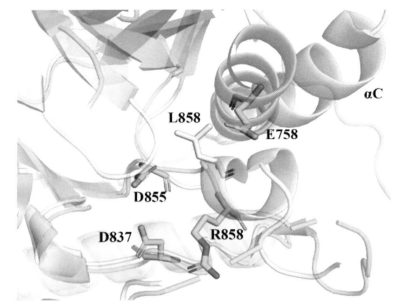

图 6-4 野生型 EGFR 和 L858R 突变体激酶结构域的叠加结构

灰色为非激活状态的野生型 EGFR（PDB ID：1xkk），αC 螺旋向外旋转；青色为激活状态的 L858R 突变体（PDB ID：2itx）

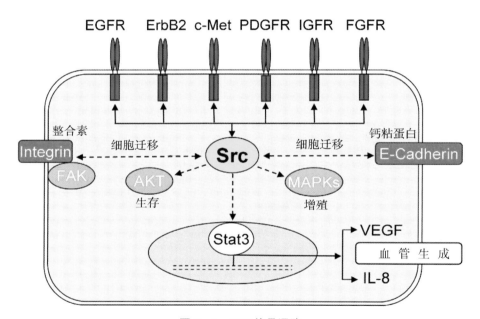

图 6-5 SRC 信号通路

　　SRC 全长：含一个由 14 个碳组成的肉豆蔻酰基（myristoyl group）、1 个 unique 的结构域、1 个 SH3 结构域、1 个 SH2 激酶连接体、1 个蛋白酪氨酸激酶结构域 SH1 和 1 个 C-末端调节片段（图 6-6）。人 *SRC* 基因编码 536 个氨基酸残基，鸡 *SRC* 基因编码 533 个氨基酸残基。人和鸡 SRC 蛋白具有 99.6% 的同源性，大部分差异发生在 N 端附近，故常用鸡 SRC 蛋白的研究成果反映人 SRC。

　　SRC 的 SH3 结构域（约 60 个氨基酸）是一个由 5 个反平行链和两个称为 RT 和 n-SRC 的突出环组成的。由芳香残基和疏水残基构成的带有 PxxP 基序的蛋白质序列能与 SH3 相互作用，序列中的脯氨酸与 SH3 表面的芳香侧链相互作用。例如，SH2 结构域和 SH3 结构域之间 Link 中的 Pro249 与 SH3 结构域的 Asn138 和 Tyr139 相互作用（图 6-7 左）。SH2 结构域（约 100 个氨基酸）由一个 β-片层中心及两侧的螺旋组成（α1 和 α2）。SH2 结构域有两个识别口袋可以用于底物结合：一个口袋结合磷酸

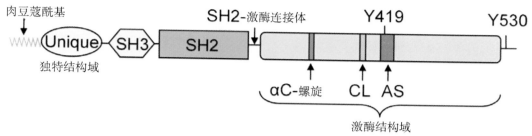

图 6 - 6　人全长 SRC 的结构示意图
CL：催化环；AS：活化段

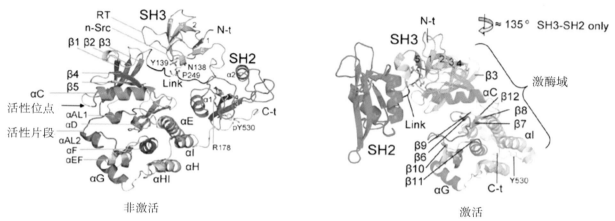

图 6 - 7　非激活和激活状态的全长 SRC 晶体结构
　　左：非激活状态 SRC（PDB-ID：2src）；右：激活状态 SRC（PDB-ID：3dwq）。SH3 结构域为青色，SH2 结构域为紫红色。C-t：C-末端；N-t：N-末端

化的酪氨酸，另一个口袋结合 Y+3 残基（如 YEEI）。磷酸酪氨酸结合口袋含有一个保守的精氨酸残基（人 SRC 中是 Arg178）（图 6 - 7 左）。人 SRC 的 SH2 结构域与 C-末端 pTry530 分子结合，导致蛋白激酶活性的抑制。然而 pTry530 所在的分子内位点的序列是 pYQPG，是一个非最优 SH2 结合序列，很容易被能够导致酶激活的更优化的磷酸序列取代。Try530 是 SRC 中最重要的调节性磷酸化位点之一，在体内，90%～95% 的 SRC 在 Try530 处磷酸化，其与 SH2 结构域分子内结合。Try530 突变成苯丙氨酸（Y530F）后，不再与 SH2 结构域相互作用使 SRC 活性更强，可以在体外诱导非锚定生长和体内肿瘤。相反，SRC 活化环上 Tyr419 被另一个 SRC 分子催化的分子间自磷酸化，促进了激酶的活性。

　　总体来说，SH2 和 SH3 结构域有 4 个重要功能。第一，它们通过分子内相互作用来限制酶的活性。第二，含有 SH2 或 SH3 结合特征的蛋白质可以与 SRC 的 SH2 或 SH3 结构域相互作用，并吸引这些蛋白质到特定的位置。第三，替换分子内的 SH2 或 SH3 结构域，会导致 SRC 激活。第四，含有 SH2 或 SH3 结合特征的蛋白质可以优先作为 SRC 的底物。

　　SRC 激酶域 SH1 的 N-lobe 由 5 个反向平行 β-片层（1～5）和一个调节性 αC-螺旋组成（图 6 - 7 左）。SH1 的活性位点（active site）在 N-lobe 和 C-lobe 之间的缝隙中。SH1 的 C-lobe 主要是 α-螺旋结构，有 6 个保守片段（αD-αI）。活性状态的 SRC 激酶域 C-lobe 含 7 条短链（β6～β12）（图 6 - 7 右）。活化片段（activation segment）前的 β6 与活化段 β9 相互作用。β7 与 β8 相互作用，其一级结构发生在活性位点和活化片段之间。β10 与靠近 αF-螺旋的 β11 相互作用。在铰链残基之后，β12 出现在 C-lobe 的初始部分，并与 β7 相互作用。

　　控制 SRC 活性有 3 个组件：闩锁（latch）、夹钳（clamp）和开关（switch）。SH2 与激酶域的 C 端尾部 pTry530 结合形成闩锁，从而稳定 SH2 与激酶域的 C-lobe 连接（图 6 - 8）。鸟类中 SRC 的致癌形式是其 C 端尾部的酪氨酸发生突变（Y530F），导致 SRC 被持续性激活。SH3 与激酶域的 N-lobe 接触。

SH2 和激酶结构域之间的连接体在 249 位含有脯氨酸，脯氨酸是结合到 SH3 并将 SH3 连接到激酶域 N-lobe 的基序的一部分（图 6 - 7 左）。连接体不具有经典的 PxxP 特征，但这段残基很容易形成一个左旋螺旋。夹钳是激酶域后面的 SH2 和 SH3 的组合（图 6 - 8）。由于 SH2 和 SH3 被夹持到激酶结构域，导致 αC 螺旋及其关键的 Glu313 移位，从而产生一种自抑制构象。开关是指激酶结构域活化片段，在另一个 SRC 分子的催化下，活化片段在 Try419 处自磷酸化后可使 SRC 从非活性构象转换为活性构象。

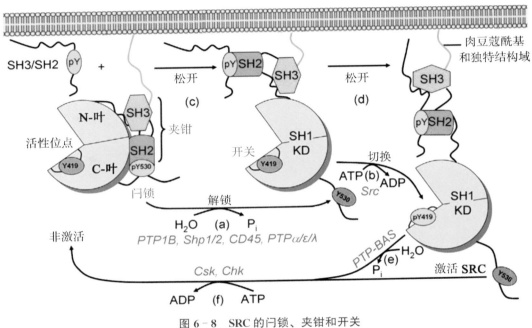

图 6 - 8 SRC 的闩锁、夹钳和开关
解锁、松开和切换形成激活状态的 SRC

pTry530 结合或者不结合 SH2 让休眠状态的 SRC 处于抑制/激活的平衡状态，当然 pTry530 对束缚态更偏好。当 pTry530 从 SH2 结合囊中移位时解开蛋白质，不再将催化结构域锁定在不活跃的构象中。解离的 pTry530 可被多种蛋白酪氨酸磷酸酶去磷酸化，从而解锁和激活 SRC（图 6 - 8）。pTry530 磷酸酶包括细胞质 PTP1B、Shp1 和 Shp2 以及跨膜酶，如 CD45、PTPα、PTPα。当 SRC 解锁后，Try419 被另一个 SRC 分子自磷酸化，这一过程称为切换（图 6 - 8）。Try419 自磷酸化后，酶稳定在其活性状态。可以在多个层次上调节 SRC 的激活，包括分子内和分子外结合伙伴之间的竞争。分子内的相互作用保持一种非活化的状态，而分子外的相互作用促进了活性状态，比如与 SH2 或 SH3 结合的蛋白质可以破坏夹钳，激活激酶（图 6 - 8）。

3. 激酶与耐药 激酶的遗传或获得性的突变与肿瘤密切相关。突变的激酶经常作为癌基因，促进肿瘤细胞的生存、增殖或基因组不稳定、血管生成或转移过程中的细胞迁移。激酶作为细胞信号传导的关键节点，已成为第二大药物靶点家族，多种激酶抑制剂药物已获批，100 多个化合物在临床试验中。然而，激酶抑制剂的一个重要挑战是耐药性的发展，因为许多激酶在细胞代谢、生存和功能中起关键作用，细胞承受着巨大的选择压力，会补偿重要激酶功能的丧失。再者，激酶与调控亚基或配体存在复杂的分子内和分子间相互作用，支配着激活所需的广泛结构变化。它们的许多相互作用界面和构象动力学为突变或其他机制提供了多个干扰点，降低与激酶抑制剂药物的结合或作用，同时保持足够的 ATP 结合和催化以恢复激酶功能。在接受激酶抑制剂治疗的患者中，可通过各种细胞外在和内在机制导致耐药性的产生。

临床上最重要的耐药机制是靶向激酶的耐药突变等位基因的积累。例如，携带耐药突变的 BCR-ABL 是 CML 患者伊马替尼（imatinib）耐药的主要原因。另一个比较典型的例子是 EGFR。EGFR 是

NSCLC 治疗中最有效的药物靶点之一。FDA 批准了第一代酪氨酸激酶抑制剂吉非替尼（gefitinib）和厄洛替尼（erlotinib）用于 EGFR 激活突变阳性的 NSCLC 患者，使肿瘤体积快速缩小。然而，患者通常在用药大约 12 个月后出现 T790M 守门员突变的耐药性，接着第二代不可逆抑制剂阿法替尼（afatinib）用于治疗 EGFR（T790M）突变的患者。第二代不可逆抑制剂与 EGFR 的 ATP 口袋中的 Cys797 形成共价键，但药物治疗窗口较窄，且临床使用过程中出现 C797S 的耐药突变。目前，正在研发第三代 EGFR 抑制剂，旨在提高抑制剂对 T790M 和野生型的选择性及针对 C797S 的突变体，旨在有效处理 T790M 和 C797S 相关的耐药性。

激酶不只有等位基因突变导致的耐药机制，一些临床前研究已经揭示了许多其他的耐药机制。近 10 年来，激酶抑制剂耐药已成为影响多种癌症、靶向激酶和药物的常见临床反应。随着激酶抑制剂覆盖大量患者人群，适应证不断扩大，耐药性可能因此成为限制这类药物治疗的主要问题。

（二）RAS 蛋白

1. RAS 的分类及功能　RAS 基因是从 Harvery 和 Kirsten 两株大鼠肉瘤病毒（rat sarcoma virus）中克隆发现的瘤基因。它包括 3 个成员 *H-ras*，*N-ras*，*k-ras*，分别编码 4 种蛋白 HRAS、NRAS、KRAS4A 和 KRAS4B，后两种 KRAS 异构体是可变剪接引起的。RAS 蛋白属于鸟嘌呤核苷酸酶（GTPase），在促进活化的鸟嘌呤核苷酸交换因子（RASGEFs）和通过催化 GTP 水解使 RAS 失活的 GTPase 激活蛋白（RASGAPs）的帮助下，RAS 在 GDP 结合的非活性状态（RAS-GDP）和 GTP 结合的活性状态（RAS-GTP）之间循环（图 6 - 9）。活化的 RAS-GTP 结合并激活一系列具有不同催化功能的下游效应器。

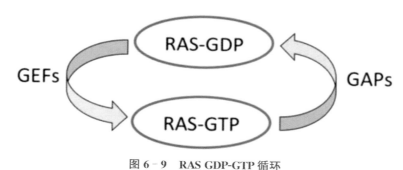

图 6 - 9　RAS GDP-GTP 循环

GEFs：鸟嘌呤核苷酸交换因子；GAPs：GTPase 激活蛋白

2. RAS 的结构　RAS 蛋白由 2 个 lobe 组成，即包含开关Ⅰ（switch Ⅰ）和开关Ⅱ（switch Ⅱ）的 N-lobe（残基 1~86）和包含螺旋 3（helix 3）的 C-lobe（残基 87~171）（图 6 - 10）。N-lobe 也称为效应器 lobe，因为它包含与效应器相互作用的所有 RAS 组件。C-lobe 是变构 lobe，它与膜相互作用，并表现出所有异构体特异性差异。

负载 GTP 代表 RAS 激活，这个过程包括开关Ⅰ和开关Ⅱ中的构象变化以及与膜有关的重定位，促进与效应蛋白的结合。RAS 激活时发生无序—有序转变，螺旋 3/loop 7 远离开关Ⅱ，该无序—有序转变使催化残基 Gln61 在远程变构位点与酸性基团结合进入活性中心（图 6 - 11）。RAS 突变体水解 GTP 的能力受损导致其致癌，如 RAS 活性部位 Gly12、Gly13 和 Gln61 残基产生的热点突变。因此，了解这些残基在促进催化中的关键作用是很重要的。

3. RAS 水解的活性位点构象及关键氨基酸突变效应　结合了 GAP 的 RAS 结构在 GDP 和 AlF3 存在下模拟了水解反应的过渡状态，AlF3 取代了 γ-磷酸，它的一边是亲核水分子，另一边是 GDP 基团。这种结构的一个显著特征是插入 RAS 活性位点间隙的精氨酸酯，它提供正电荷以稳定水解反应过程中积累的负电荷（图 6 - 12）。精氨酸酯与 Gly12 的 Ca 原子通过范德华力相互作用，在这个位置上没有任何空间给其他侧链。因此，Gly12 处的突变体不会与 GAPs 形成过渡态复合体，如 G12D、G12P 和 G12V。从 RAS/RASGAP 结构可以看出，Gly13 突变成任何侧链也会在一定程度上与 GAP 中的精氨酸酯发生冲突。但在这个位置的小侧链，如 G13A 和 G13V，能够与 GAP 形成过渡态复合体，而较大的侧链，如 G13R 则不能。

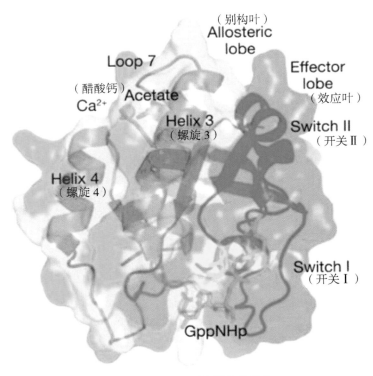

图 6-10　RAS 蛋白的整体结构

效应叶用绿色表示，别构叶用灰色表示。RAS 蛋白 3 种亚型中不完全相同的残基呈红色，完全存在于别构叶中。残基 12、13 和 61 显示为黄色，GppNHp 显示为橙色。醋酸钙与别构位点结合

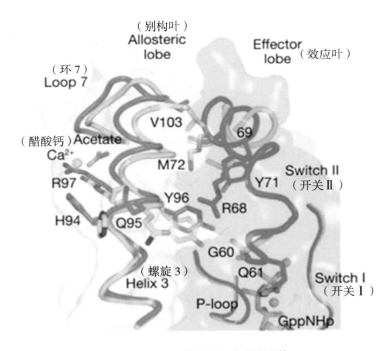

图 6-11　变构开关中的关键残基

开关 Ⅱ 无序的变构状态显示为黄色（PDB ID：2rge），无序残基 61～68 从模型中移除。在变构位点与醋酸钙结合并与 R97 相互作用的结构显示为绿色（PDB ID：3k8y），开关 Ⅱ 按此结构是有序的。核苷酸用橙色表示

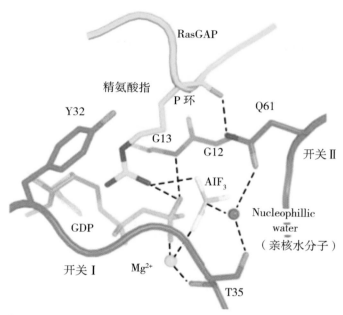

图 6 - 12　RAS/RASGAP 复合体中的活性位点（PDB ID：1wq1）

间隙残基显示为黄色，精氨酸酯显示为棍棒形式。RAS 残基为绿色，包括橙色的磷酸盐基团 GDP。AlF3 显示为灰色的铝原子和青色的氟原子。G12、G13、Y32、T35 和 Q61 显示为棍棒形式。Mg^{+2} 离子为一个黄色球体，亲核水分子显示为红色球体

　　除了催化残基外，GAP 通过使开关Ⅱ有序并将 Gln 61 置于活性中心来提高水解速率。同时，它也促进了螺旋 3/loop 7 的位移，类似于上述的变构开关。Gln61 侧链上的酰胺基与 GAP 精氨酸酯的羰基形成氢键，有助于将其定位在活性中心，而其侧链羰基则接受亲核水分子的氢键（图 6 - 12）。因此，Q61L 突变体虽然能够以与野生型相似的亲和力结合 GAP，但它不能形成过渡态复合物，并且其水解速率不会因相互作用而增强。

　　与水解相关的 RAS 活性位点构象也被 12、13 和 61 位的致癌突变体所破坏（图 6 - 13）。在 GAP 存在下的固有水解中，通过变构机制使开关Ⅱ有序，保守的开关Ⅰ残基 Try32 部分与间隙精氨酸酯结合的位置重叠，其羟基通过桥连水分子桥接到 GTP 的 γ-磷酸，桥连水分子也与催化残基 Gln61 相互作用。虽然目前还没有一种类似于该反应过渡状态的结构，但在亲核水活化过程中，质子通过 γ-磷酸转移到桥接水分子，提供部分正电荷，以稳定在反应过程中形成的负电荷。Gly12 和 Gln61 处的突变通过置换桥接水分子和不允许残基 61 的定位而产生类似的效果，如野生型所示（图 6 - 13）。G12D 的结构在活性位点上表现出类似的干扰，但它的一个侧链羧基连接 Try32 和 GTP 的 γ-磷酸时取代桥连水分子的位置，而其另一侧链氧原子通过氢键与 Gln61 侧链相互作用（图 6 - 13）。Gly12（G12P 除外）和 Gln61 的所有突变体都导致 RAS 固有水解率至少降低 10 倍。

　　4. RAS 亚型的热点突变频率　RAS 突变是肿瘤发生和维持的驱动力。RAS 基因亚型在 3 个热点（Gly12、Gly13 和 Gln61）的突变频率上具有显著差异（图 6 - 14）。在所有 KRAS 突变中，Gly12 突变占 83％，其次是 Gly13 突变（14％），而 Gln61 突变很少见（2％）。相比之下，Gln61 是 NRAS 中主要的突变热点，其次是 Gly12 和 Gly13。HRAS 表现为中间型，Gly12、Gly13 和 Gln61 突变频率相当。此外，RAS 亚型内的突变频率在癌症类型之间表现出显著的差异。NRAS 的 Gln61 突变是黑色素瘤（melanoma）中最常见的突变热点，Gly12 突变则很少见，而且 NRAS 的 Gly12 突变在急性髓系白血病（lymphoid）中更受青睐。胰腺导管腺癌（PDAC）的 KRAS 突变以 Gly12 突变为主，而 Gly13 和 Gln61 突变很少。然而，大肠腺癌（CRC）中 Gly13 突变的频率相对较高。因此，不同的 RAS 突变具有不同的功能后果，并且其致癌功能的关键特性因来源组织的不同而不同。

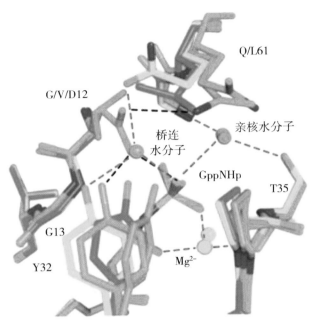

图 6 - 13 RAS 内在水解的活性部位

野生型显示为黄色（PDB ID：3k8y），G12V 为红色（PDB ID：3oiw），G12D 为青色（PDB ID：1agp），Q61L 为绿色（PDB ID：3oiu）。野生型结构包含亲核和桥连水分子。在 G12D 中，D12 的侧链取代了桥接水分子，而在 G12V 和 Q61L 中，Y32 和核苷酸的 γ-磷酸之间有一个直接的氢键。Mg²⁺ 由黄色球体表示，水分子显示为红色球体。野生型结构中的氢键用红色虚线表示，G12D 突变体中的氢键用黑色虚线表示。未显示 G12V 和 Q61L 结构中的氢键

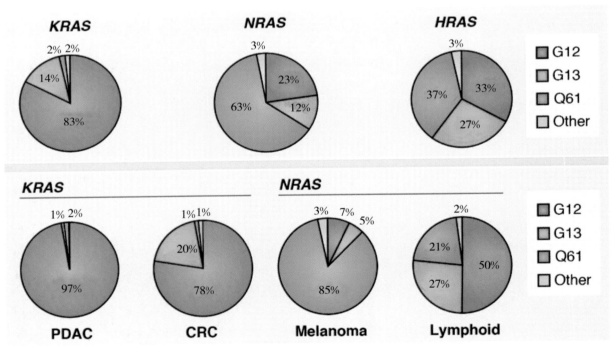

图 6 - 14 癌症中 RAS 的突变频率

PDAC：胰腺导管腺癌；CRC：大肠腺癌；Melanoma：黑色素瘤；Lymphoid：急性髓系白血病

（三）IDH1

1. IDH1 的功能及活性位点突变　异柠檬酸脱氢酶 1（isocitrate dehydrogenase 1，IDH1）是三羧酸循环中催化异柠檬酸盐（isocitrate）氧化脱羧形成 α-酮戊二酸（α-ketoglutarate，αKG）的重要代谢

酶，主要存在于过氧化物酶体和细胞质中。IDH1突变首次发现在结直肠癌中，随后大量研究报道在低级别胶质瘤、继发性胶质母细胞瘤、T细胞淋巴瘤和白血病中均检测到IDH1突变。与肿瘤相关的IDH1突变最常发生在底物结合氨基酸残基（Arg132）上，导致不产生αKG，而形成和过度积累新的代谢物2-羟戊二酸（D-2-hydroxyglutarate，D2HG），使IDH产生新的获得性功能（图6-15）。

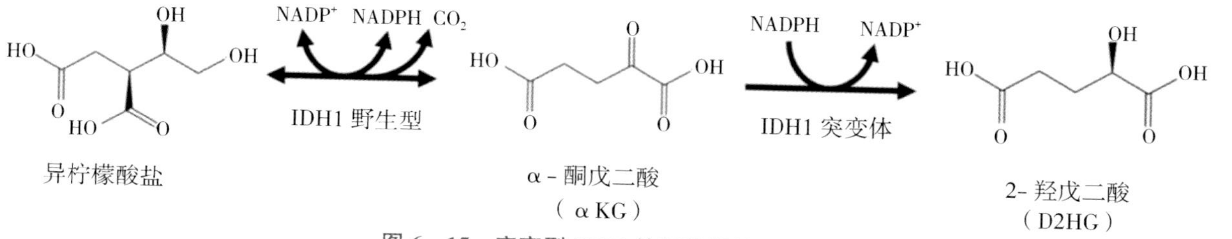

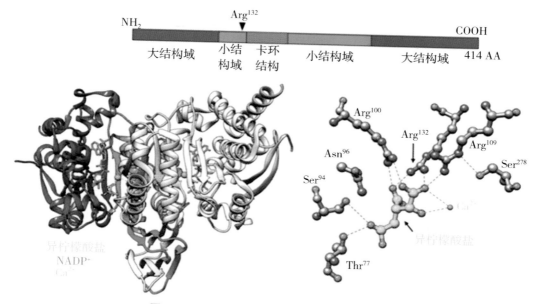

图6-15 突变型IDH1的新获得性酶活性

IDH1催化异柠檬酸的氧化脱羧反应生成αKG，以NADP+为辅因子，产生NADPH和CO_2。IDH1活性位点的突变产生了一种新获得性酶活性，以消耗NADPH的方式催化αKG转化为D2HG

2. **IDH1的结构** IDH1是同二聚体酶，每个二聚体含有2个活性位点。单个IDH1亚单位由一个大结构域（large domain）、一个小结构域（small domain）和一个卡环结构域（clasp domain）组成（图6-16上）。每个活性位点包含NADP（H）、异柠檬酸盐和二价阳离子的结合位点（图6-16下左）。催化过程是通过结合NAPD+辅因子形成非活性开放构象而进行的。这种非活性构象的特征是：一个调节环段通过与IDH1大结构域的Ser94相互作用，阻止异柠檬酸盐与活性位点结合。异柠檬酸结合可以取代调节环，与2个二聚体的残基（包括Ser94和活性位点中的多个保守精氨酸残基）相互作用（图6-16下右）。异柠檬酸盐与催化裂缝的竞争结合取代了调节环，并诱导构象变化到一个封闭的催化活性状态，从而促进异柠檬酸脱羧成αKG。

图6-16 IDH1整体及活性位点关键残基结构

上：IDH1的结构示意图。IDH1由3个不同的结构域组成：大结构域、小结构域和卡环结构域。IDH1上保守的精氨酸残基Arg132对催化至关重要。下左：IDH1同二聚体的晶体结构（PDB ID：1t0l）。其中一个小分子的各结构域颜色同上图中的颜色，另一个小分子整体为灰色。底物结合口袋包含异柠檬酸盐（黄色）、钙离子（青色）和NADP+（紫色）的结合位点。下右：IDH1活性位点关键残基的结构。氢键和亲水相互作用为紫色虚线，在多个精氨酸残基（包括Arg132）和异柠檬酸的羧基之间形成

3. **IDH1活性突变的结构基础** 野生型IDH1为封闭的催化构象，α10调控片段（残基271～286）为有序的α螺旋，会阻断小分子抑制剂结合变构位点。在此催化构象中，α10调控片段的Arg132和

Asn271 之间形成离子相互作用（图 6-17）。相反，R132H 突变体一般为开放的非活性构象，调控片段为部分有序 α 螺旋或处于无序状态，小分子抑制剂会结合变构位点，His132 与 Asn271 不会形成有效的相互作用。Arg132 突变失去 R132：N271 相互作用会破坏 α10 调节片段的稳定性，而这种不稳定性使抑制剂更容易进入突变蛋白的变构位点。这也是针对 IDH1 突变体的抑制剂特异性高而对野生型 IDH 几乎无效果的原因。Arg132 突变还影响 IDH1 酶活性：R132H 突变导致酶的催化效率比野生型低很多，同时对辅因子 Mg^{2+} 的亲和力降低了 3 个数量级。

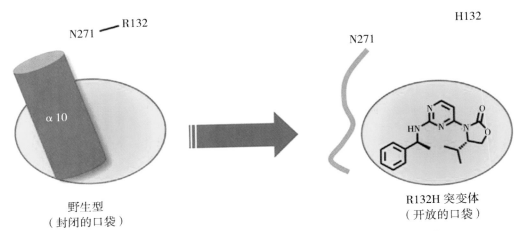

图 6-17 IDH1 野生型和突变体的别构口袋及调控片段的构象变化

野生型 IDH1 的别构口袋被有序的 α10 调控片段阻断，Arg132 和 Asn271 之间形成离子相互作用；R132H 突变体的调控片段成无序状态，小分子抑制剂能进去别构口袋中，且 Arg132 和 Asn271 之间无联系

三、抑癌基因失活与肿瘤发生的结构基础

（一）p53

1. p53 的功能　*P53* 是肿瘤抑制因子 p53 蛋白的编码基因，是人类癌症中最常见的突变基因。具有正常功能的野生型 p53 蛋白在细胞周期调控中起着核心作用，被认为是最重要的肿瘤抑制因子。当细胞发生诸如 DNA 损伤等应激反应时，p53 通过磷酸化、乙酰化及其他翻译后修饰被激活，然后通过促进靶基因表达，调控细胞周期停滞、DNA 修复等细胞过程；而当损伤不可修复时，则通过调控线粒体凋亡途径等方式促进细胞凋亡。此外，p53 还在细胞衰老、血管生成和细胞自噬过程中也发挥着重要作用。多年以来，越来越多的研究揭示了 p53 信号通路的复杂性，已延伸到细胞代谢调节、发育和干细胞生物学等生物过程的方方面面。

细胞在正常条件下，由于受到 MDM2 和 MDMX 的负调控，胞内的 p53 蛋白处于较低水平。一方面，MDM2 作为 E3 泛素连接酶，与同源蛋白 MDMX 形成异源二聚体，使 p53 泛素化并通过蛋白酶体途径降解。另一方面，MDM2 作为 p53 的转录靶点，p53 蛋白的减少会降低 MDM2 的表达，从而减弱 p53 的降解作用。二者通过这种负反馈机制，维持 p53 蛋白在细胞内的动态平衡。而在应激条件下，p53 蛋白通过磷酸化等翻译后修饰解除和 MDM2 的相互作用，在细胞内迅速累积。激活的 p53 蛋白通过多种修饰、四聚化等过程，开始作为一种强大的肿瘤抑制因子发挥功能。几乎所有的肿瘤都存在 p53 功能失活，可能的原因包括 *TP53* 基因突变、与病毒癌蛋白结合、p53 蛋白发生聚集或淀粉样沉淀及 p53 相关信号途径失调等。因此，了解 p53 蛋白的三维结构及其在相关信号通路发挥作用的分子机制，以及它们在不同癌细胞中如何丧失调控功能，对于开发以 p53 为基础的靶向抗癌策略至关重要。

2. p53 的结构基础　p53 蛋白由 393 个氨基酸构成，可分为 5 个结构域，依次为 N 端反式激活域（TAD）、富含脯氨酸（Pro）结构域、DNA 结合域（DBD）、四聚化结构域（TET），以及一个内在紊乱（intrinsic unfolded）的 C 端调节域（CTD）（图 6-18）。p53 的结构组织模式，特别是具有大量内在无序结构，包括 TAD、CTD 和结构域之间的柔性连接序列，使其成为功能多样的转录因子，也赋予了 p53 多种非转录依赖性的生理功能。具有大量无序结构是信号蛋白的典型特征，它使信号蛋白具备更多的构象适应性，不但可以促进与互作蛋白的相互作用，并能够通过多样化的翻译后修饰调节结合亲和力。

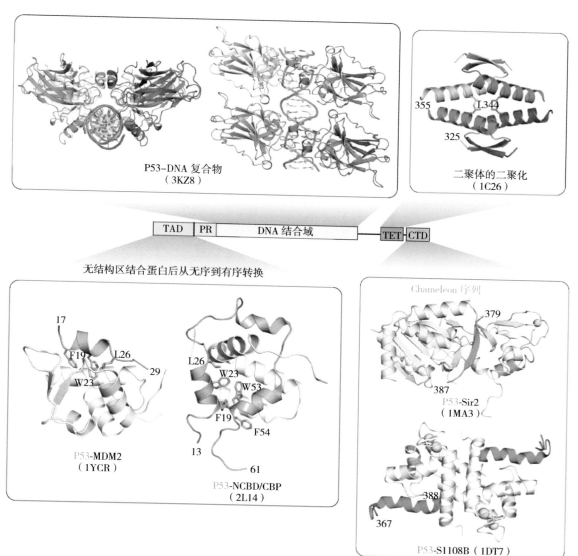

图 6‑18　p53 蛋白的组成及三维结构

（1）p53 四聚体特异性结合 DNA 的结构基础：活化的 p53 通常会形成二聚体‑二聚体形式的同源四聚体构象。p53 四聚体结构域内的单个亚单位（残基 325～355）由一条短的 β‑链和与之反向的一个 α 螺旋组成（图 6‑18 右上）。2 个单体分子通过分子间的反向平行的 β 折叠和反向平行的 α 螺旋形成二聚体。2 个二聚体再通过疏水的螺旋‑螺旋作用面组装成四聚体，从而形成一个 4 个螺旋的簇状结构。

对单个活细胞中 p53 单体、二聚体和四聚体的量化研究表明，在 p53 水平较低的非应激细胞中，3 种寡聚状态的 p53 以不同的比例存在；而在 DNA 损伤等应激条件下，会迅速触发 p53 四聚体的形成。并且在蛋白水平增加之前，p53 就通过招募同源蛋白如 p63，p73 或者翻译后修饰来促进四聚体状态的形成和稳定，进而发挥调控功能。

p53 四聚体以序列特异性的方式与 DNA 响应元件结合，这些元件由两组十个碱基的半位点组成，其一般形式为 RRRCWWGYYY（R＝A，G；W＝A，T；Y＝C，T）。大多数 p53 靶基因的结合位点的半位点之间没有间隔，但也可以间隔若干个碱基。p53 DBD 具有类似免疫球蛋白的三明治式 β-折叠结构，由一个 Loop-Sheet-Helix 结构（包括环 L1）和 2 个 Loop 环（L2 和 L3）组成，并依赖于锌离子维持结构稳定。4 个 DBD 单体相互协同结合到靶 DNA 上，在半位点内和 2 个半位点之间都具有明显的 DBD-DBD 接触面。在 DNA 接触面上，位于 L3 环的 Arg 248 结合于 DNA 小沟，而 Loop-Sheet-Helix 结构内的 Arg280 则与 DNA 大沟中的碱基相互作用。DNA 结合后，DNA 螺旋和 DBD 都会发生一些有趣的结构变化。在一些 p53-DNA 复合物的晶体结构中，每个半位点的中心腺嘌呤-胸腺嘧啶（A-T）采用非经典的 Hoogsteen 几何结构，而不是规范的 Watson-Crick 配对，导致小沟变窄，与 DBD 的静电相互作用增强。在接触半位点内侧重复的两个亚基中，L1 环采用延伸构象，并通过 Lys120 与 DNA 直接相互作用。然而，在有的 p53-DNA 复合物结构中，接触半位点外侧重复的亚基的 L1 环构象有所不同，部分采用延伸的构象，也存在不直接 DNA 接触的凹陷构象。位于 L1 环的 Lys120 乙酰化可以增强 p53 与 DNA 的结合特异性，在 p53 介导的细胞凋亡调节中至关重要。

（2）内在无序区域在调节 P53 功能中的作用：N 端无序的转录激活域可细分为两个松散的区域，即 TAD1（氨基酸残基 1～40 内）和 TAD2（氨基酸残基 40～61）。TAD 是 p53 与许多互作蛋白的结合位点，包括基础转录复合物，共激活因子 p300/CBP，以及参与 p53 负调控的 MDM2/MDMX。TAD 具有新生螺旋结构，在与上述互作蛋白结合后会发生从无序到有序的转变。疏水作用在蛋白结合与 TAD 折叠过程中发挥了主要作用。如果 TAD 的关键疏水残基同时发生突变，如 L22Q/W23S 和 W53Q/F54S，会导致转录激活缺陷表型。TAD1 内的残基在与 MDM2 和 MDMX 的 N 端域和 p300 的 Taz2 域结合后形成 1 个 α 螺旋（图 6-18 左下）。在 p53-MDM2/MDMX 相互作用中，TAD1 螺旋通过 3 个高度保守的疏水残基（Phe19、Trp23 和 Leu26）结合到一个深层的疏水裂隙上，这些残基沿螺旋的一侧排列，并占据不同的口袋。类似地，在 TAD2 与复制蛋白 A 的 RPA70 亚基、基础转录因子 II H（TFIIH）的 Tfb1/p62 亚基和 p300 的 Taz2 域的复合物中，也观察到螺旋结构的形成。p53 的完整 TAD 与 CBP 相互作用的情况下，二者协同折叠，TAD 残基 18-26 和 46-54 采用 α 螺旋构象，上述 p53 与 MDM2 和 p300 的复合物情况十分类似。

磷酸化修饰是调节 p53 功能的一个重要因素。例如，Thr18 的磷酸化会损害 TAD1 与 MDM2 的结合，而 MDMX 的 Tyr99 磷酸化使与 p53TAD 的结合减弱约两个数量级。相反，p53 TAD 中 Thr18 和其他丝氨酸和苏氨酸位点的磷酸化增强了其对 CBP/p300 的亲和力；Ser46 和 Thr55 的磷酸化加强了与 TFIIH 的 Tfb1 和 p62 亚基的结合。因此，磷酸化可以作为快速开启和关闭 p53 功能的开关。

p53 内在紊乱的 C 端调控域（CTD）也受到广泛的翻译后修饰的影响，在 p53 的激活、降解、细胞定位和识别靶位点中具有重要作用。CTD 含有一个高度灵活的结合位点，可与多种调节蛋白相互作用。此位点在结合调节蛋白后会发生无序到有序的转换，并根据两者结构背景、翻译后修饰模式的不同而采用不同的构象。例如，与 S110B 形成复合物时为 α 螺旋构象，与 sirtuin 去乙酰化酶 Sir2 结合时为其 Lys382-乙酰化形式的 β 链构象，而与磷酸-CDK2/环素 A 结合时为无规则二级结构构象（图 6-18 右下）。当与 DNA 损伤反应蛋白 53BP1 相互作用时，可以观察到翻译后修饰诱导的该区域的构象转换。

3. p53 突变的结构基础　p53 在 50% 以上的癌症中因突变而失活，p53 突变的发生率因在不同的癌症类型和肿瘤的发展阶段有显著差异，其中最高的是小细胞肺癌和卵巢癌，突变率分别达到了 80% 和 90%。大多数癌症相关突变位于 p53 DBD，DBD 内有多个突变热点，最常见的是 R175H、Y220C、G245S、R248Q/W、R249S、R273C/H 和 R282W，而 p53 内在紊乱区域的癌症突变比较罕见（图 6-19）。TET 域的突变是一个特例：其在体细胞突变中频率较低，但四聚体化域的突变 R337H 是目前已知的最常见的 p53 生殖系突变。该突变易患多种癌症，但在 30 岁以下的发病率相对较低。

（1）p53 突变体的结构和功能分类：常见的 p53 突变体的结构和功能是多种多样的。与癌症相关的突变分布在整个 DBD 结构中。大体上我们可以将这些突变分成两类，一类是 DNA 相互作用面上的氨基酸突变，此类突变直接影响 p53 和 DNA 的相互作用；另一类是破坏 DBD 结构的突变，此类突变会降低 p53 的动力学和热力学稳定性。大量的 p53-DNA 复合物的结构研究发现，p53-DNA 结合表面的 3 个

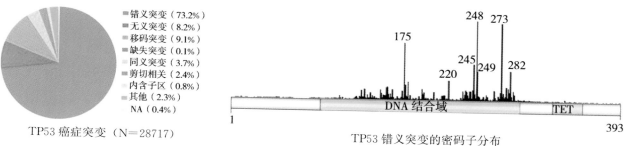

图 6-19　p53 的突变种类和点突变分布

关键精氨酸残基（Arg248、Arg273 或 Arg280）中的任何一个突变都会导致 DNA 特异性结合和转录活性的丧失。例如，R273C 和 R273H 突变使得 p53 失去了与 DNA 骨架形成重要接触的胍基，但对 DBD 的整体结构或稳定性几乎没有影响。而在 R248W 突变时，不仅失去了相互作用的胍基侧链，而且由于引入色氨酸的大疏水侧链直接阻断了 DNA 的结合（图 6-20）。

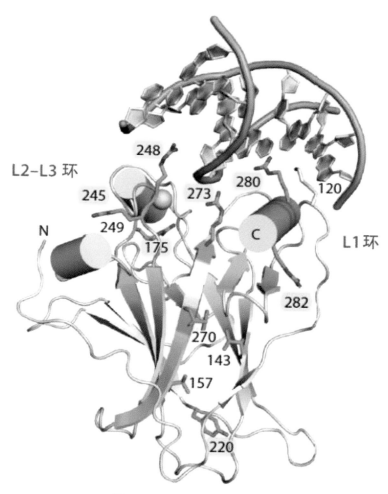

图 6-20　p53 突变的结构分类

结构突变对稳定性和 DNA 结合活性的影响取决于突变的位置和类型。p53 DBD 的内在稳定性较低，Tm 值在 44 ℃～45 ℃附近。许多结构型突变破坏其稳定性使 Tm 值进一步降低，以至在生理温度下导致 p53 结构的展开而失活。例如，在突变体 V143A 和 F270L 中，由于疏水侧链由大变小，在 β-三明治的疏水核心中产生了内部空洞，破坏了结构中该处疏水作用。尽管这些 p53 突变体蛋白的整体折叠状态仍保留了野生型的所有特征，但突变导致蛋白不稳定。Y220C 也是由大到小的侧链取代，形成了

158

一个延伸的表面缝隙，也导致了疏水性相互作用的损失。致癌性 V157F 突变是具有更大侧链的苯丙氨酸残基取代缬氨酸，导致 DBD 的疏水核心在突变位点周围变得不够稳定。R282W 突变则通过破坏 Loop-Sheet-Helix 结构中的相互作用氢键来破坏 DBD 的稳定性。总之，这些结构突变体虽然保留了野生型 DBD 在其折叠状态下的整体结构特征，但是降低了蛋白稳定性，Tm 值降低约 5 ℃～7 ℃。因此，p53 结构突变体通常表现出对温度的敏感性，37 ℃时，由于整体结构展开，p53 无活性，只在低于突变体蛋白的熔化温度时，才表现出转录活性。

DNA 结合表面的许多结构突变不会导致 p53 的温度敏感性，除了破坏蛋白质的稳定性外，它们主要通过诱导局部结构变化，破坏折叠状态下 p53 与 DNA 结合。例如，在结合 DNA 时，p53 L3 环的发夹构象对 DNA 接触残基 Arg248 的正确定位至关重要。在 R249S 突变体中，Arg249 介导的氢键网络被破坏，破坏了 L3 环的发夹构象，进而影响了 p53 与 DNA 的结合。

另一类影响较大的突变，是与锌结合相关的氨基酸突变。p53 的 L2-L3 区域与 DNA 反应元件的小沟相互作用，而锌的结合对该区域的结构完整性至关重要。与锌离子结合有关的氨基酸的突变会导致 p53 DBD 的稳定性降低，并损害 DNA 的结合。这些突变包括直接影响 DBD 与锌离子结合的突变，如 C176F、H179R、C238Y 和 C242S 突变，或紧邻锌配体的残基，如癌症中最常见的 R175H 突变。用组氨酸取代 Arg175 不仅破坏了与 Asp184 的盐桥，而且还扭曲了锌配位球，导致锌结合亲和力急剧下降，使 DBD 在体温下整体结构被打开。对于 R175H 突变，侧链的巨大变化，导致 p53 蛋白变为温度非敏感表型。相比之下，侧链比组氨酸小的氨基酸突变对 p53 功能的损害要小得多。例如 R175A 突变在体外仅有轻度的不稳定作用，与癌症相关的 R175C 突变对 p53 的转录活性仅有中度影响或无影响，说明后者是一种"乘客突变（passenger matation）"而非"驱动突变（driver mutation）"（图 6 - 21）。

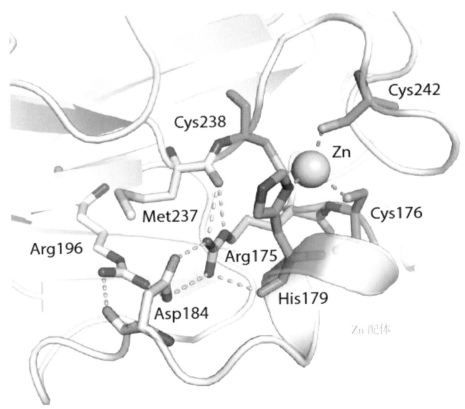

图 6 - 21　Zn²⁺ 与 p53 结构稳定

（2）p53 的聚集突变：还有一类特殊的 p53 结构突变，可能诱导 p53 发生不可逆的聚集。例如在 DBD 中 Ile254 周围有一个容易成核的序列，该序列在展开时变得暴露，能够使野生型 p53，p63 和 p73

聚集成核，并在细胞系中形成淀粉样聚集物。这一方面内容将在本章第二节详细阐述。

（二）PTEN

1. PTEN 的功能　PTEN 基因（phosphatase and tensin homolog）是人类癌症中最常发生突变的抑癌基因之一。PTEN 基因在 1997 年鉴定为抑癌基因，起初人们认为其产物 PTEN 蛋白是一种蛋白磷酸酶，但随着研究的深入，发现 PTEN 蛋白同时具有磷脂分子和蛋白磷酸酶双重活性。最早鉴定的 PTEN 底物是细胞重要信号分子磷脂酰肌醇 PIP3，PTEN 通过去磷酸化 PIP3，负调控 PI3K-AKT-mTOR 通路，参与对细胞周期的调控。除了磷酸酶依赖性功能以外，PTEN 也可以作为支架蛋白，通过磷酸酶非依赖性信号途径发挥抑癌作用（图 6 - 22）。

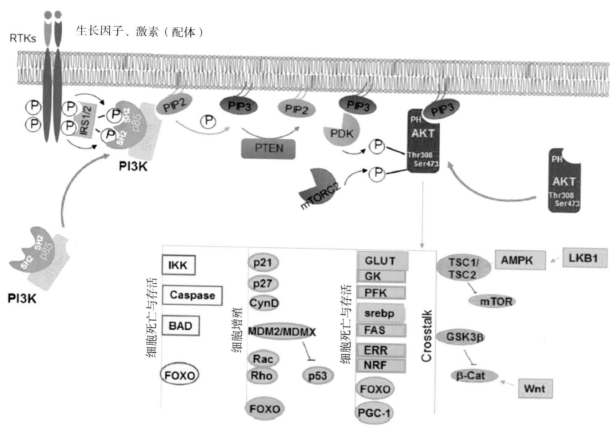

图 6 - 22　PTEN 与 PI3K 信号通路

尽管具有潜在的酪氨酸和丝氨酸/苏氨酸蛋白磷酸酶的活性，PTEN 抑制肿瘤的活性仍主要归因于其脂质磷酸酶的活性。PI3K 激酶磷酸化 PIP2 进而激活 PI3K-AKT-mTOR 通路，是调节细胞周期的重要信号通路，细胞周期阻滞，增殖和衰老直接相关。PTEN 特异性去磷酸化 PIP3 生成 PIP2，是 PI3K 的拮抗因子，直接负调控信号通路。PTEN 的底物除了脂质分子以外，还可以催化酪氨酸和丝氨酸/苏氨酸蛋白酶的磷酸化，如焦点黏附激酶 1（FAK），cAMP -响应元素-结合蛋白 1（CREB1），SRC，胰岛素受体底物 1（IRS1）等。

PTEN 在细胞中广泛存在，包括细胞质，细胞器如高尔基体和线粒体，以及细胞核中都发现 PTEN 存在。PTEN 需要被招募到膜上才能发挥水解 PIP3 的功能。PTEN 的 C 端存在一段与含 PDZ 域（PDZ-domain）蛋白互作的序列，通过与位于膜上的 MAGI1/2/3 互作来调节与膜的关联；PTEN 与 Bazooka 的 PDZ 域相互作用对于 PAR/aPKC 细胞极性蛋白复合物的形成也很重要。PAR/aPKC 复合物是分离顶端和基底侧质膜域、细胞命运决定因子的不对称定位以及有丝分裂纺锤体的正确定向所必需的。在细胞质中，PTEN 还能使 FAK 去磷酸化从而抑制细胞黏附。胞质 PTEN 还具有支架蛋白的功能，通过促进靶蛋白的降解来调节其稳定性，包括雄激素受体（AR）、黑色素皮质素-1受体（MC1R）以及乳腺癌中的扩增因子1（AIB1）。PTEN在细胞核中主要也是作为支架蛋白发挥作用。具体功能包括通过相互作用调节转录因子的活性：如p53、SMAD3、MTF-1；或与miRNA加工相关：如与RNH1互作、干扰Drosha复合物的形成、促进pAKT的降解等。

2. PTEN的结构生物学基础　PTEN蛋白分子可大致分为4个结构域：依次为PIP2结合域（PBD）、负责催化功能的磷酸酶结构域、脂质或膜结合结构域（C2）以及C端结构域，其中C Tail包含一段含PEST（Pro，Glu，Ser，和Thr）的特征序列以及I类PDZ结合基序。

（1）PTEN的核心区结构：PTEN的晶体结构显示，它的核心区主要由一个磷酸酶域和一个C2域组成：磷酸酶域包含活性位点，执行蛋白质的酶促功能，而C2域则与磷脂膜结合（图6-23）。PTEN的活性位点由3个环路组成，即TI环路、P环路和WPD环路，都是沿用PTPB1的命名方式来命名的，它们共同形成了一个异常深而宽的口袋，使PTEN能够容纳体积庞大的磷脂酰肌醇3,4,5-三磷酸底物。PTEN的去磷酸化反应机制被认为是通过一个磷酸酶中间体，在活性位点半胱氨酸Cys124上形成一个磷酸二酯键。因此PTEN通过其磷酸酶和C2域同时结合膜，将活性位点带到膜结合的PIP3上使其脱磷。

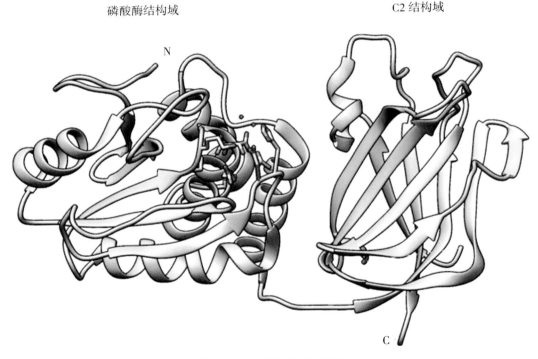

磷酸酶结构域　　　　　　　　　　　　　　　　　　　　　C2结构域

图6-23　PTEN的晶体结构

（2）PTEN的无结构区：PTEN磷酸酶域的N端是一个短的由10个氨基酸组成的非结构化区域（氨基酸6～15），称为PIP2结合域（PBD）或PIP2结合基序（PBM），该区域通过与PIP2或与阴离子脂质结合，增加PTEN对质膜的亲和力（图6-23）。内在无序的C端区域也不能在晶体结构中观察到（CTR）（氨基酸353～403）。CTR的多个位点被磷酸化后，影响PTEN的各个方面，包括它与脂质膜结合的能力。

（3）PTEN的二聚化：PTEN在质膜上的同源二聚化是其完全激活的关键步骤。同源二聚化的PTEN处于活化的构象，具有更高的PIP3脂质磷酸酶活性。催化缺陷型的PTEN突变体与野生型PTEN形成异源二聚体，通过显性负调控的模式抑制其在细胞内的正常催化功能（图6-24）。PTEN的C端尾部参与二聚体的稳定，尾部的磷酸化与封闭构象有关，抑制了PTEN二聚体的形成。

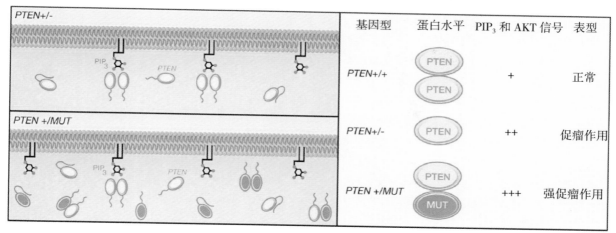

图 6-24 PTEN 二聚体对功能的影响

3. PTEN 在肿瘤中突变失活的结构基础 在多种人类肿瘤中都存在 PTEN 突变，特别是子宫内膜癌、胶质母细胞瘤和前列腺癌中，经常观察到 PTEN 的单等位基因或完全缺失。大样本的序列分析表明，PTEN 突变存在于 PTEN 的启动子和全部 9 个外显子中（图 6-25）；并且突变类型多种多样，包括错义突变、无义突变、剪切位点变异、基因内缺失和插入以及大面积缺失等。许多错义突变会使得 PTEN 功能失活，并可能以显性负调控的形式抑制野生型 PTEN 催化活性。

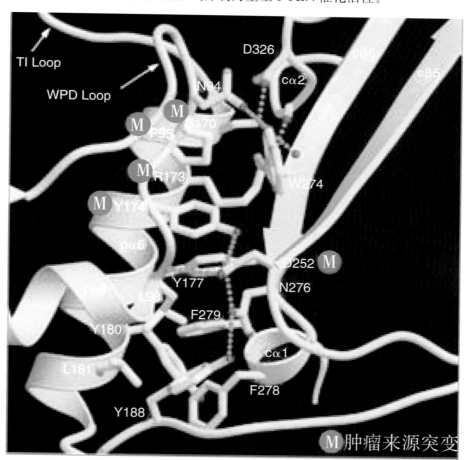

图 6-25 PTEN 磷酸酶结构域与 C2 结构域相互作用面上的肿瘤相关突变

大多数发生在基因的编码序列的突变，会导致磷酸酶活性的失活。通过对大量肿瘤样本的测序分析发现，绝大多数该区域的点突变都会完全丧失（81%），或大大降低（10%）磷酸酶的活性。此外，在大多数在散发性肿瘤中的突变，以及相关的遗传性疾病中的 PTEN 突变，也都属于直接干扰酶活性的突变。发生在磷酸酶/C2 域催化单元的截短或移码突变会破坏磷酸酶活性。G129E 和 Y138L 是两种典型的 PTEN 突变，其脂质和蛋白磷酸酶活性被选择性地废除。

部分肿瘤来源的 PTEN 突变保留了部分或完整的催化功能。Lys289 突变改变了 PTEN 亚细胞定位导致其功能异常。C 端约 50 个氨基酸的 C 端尾巴并不是催化活性所需的，该区域内的突变并不直接影响酶的活性，但由于该区域含有磷酸化位点，参与介导了 PTEN 与其他蛋白的相互作用，且该区域的突变会影响蛋白质的稳定性和靶向性。还有一些 C 端突变体可能已经失去了调节细胞 PIP3 水平，进而失去调节 PKB/Akt 的能力。这些结果表明，大多数 PTEN 突变会导致 PTEN 功能的完全丧失，而 C 端尾部的突变只造成部分功能的损失。根据统计，PTEN 的 C 端尾部突变在胶质母细胞瘤中发生频率较高，但在子宫内膜癌及 Cowden 病例中则相对较低。N 端的 10 个氨基酸，是 PTEN 与脂质分子结合的必要条件，同时也与 PKB/Akt 的调控，及 PTEN 生物活性相关，但在肿瘤中 N 端结构域的突变频率相对较低。

（三）VHL

1. VHL 的功能　抑癌基因 VHL 的名字来源于 Von Hippel-Lindau（VHL）综合征。VHL 综合征是一种遗传性常染色体显性的肿瘤相关疾病，与多种肿瘤类型有关，包括透明细胞肾细胞癌 ccRCCs、中枢神经系统（CNS）和视网膜血管母细胞瘤、梭形细胞瘤（PCCs）和胰腺神经内分泌肿瘤。但早期并没引起足够的重视，直到 1993 年，科学家在患者的 3 号染色体上成功鉴定和克隆到了抑癌基因，并将其命名为 VHL。

VHL 基因编码的蛋白称为 pVHL，是 cullin 依赖性的泛素连接酶的底物识别亚基。与 elongin B、elongin C 和 cullin-2 形成 VBC 复合物，具有 E3 泛素连接酶活性。VHL 直接识别靶蛋白，导致特定靶蛋白泛素化降解。VHL 靶点中研究最多的是缺氧诱导因子 1α（HIF1α）；RNA 聚合酶 II 亚单位 POLR2G/RPB7 也是 VHL 的靶点之一。

HIF1α 是一种转录因子，在调节基因表达以应对 O_2 水平的变化方面起着核心作用，能诱导多种血管生成相关因子的表达。在正常条件下，HIF1α 通过 2 个羟基化的脯氨酸残基与 pVHL 结合，并被 pVHL 多泛素化（图 6 - 26），这导致其通过蛋白酶体降解。而在缺氧条件下，脯氨酸残基没有被羟基化，pVHL 不能结合 HIF1α，导致含有缺氧反应元件的基因的转录。在 VHL 疾病中，基因突变导致

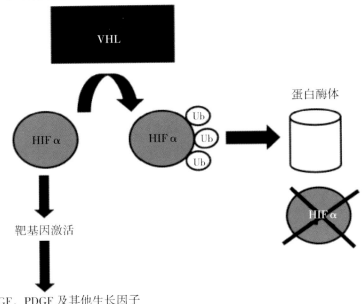

图 6 - 26　VHL 与 HIFα 信号通路

pVHL 蛋白的 HIF1α 结合位点的改变。HIFs 是肿瘤生长所必需的，因为大多数癌症需要高代谢活动，而能量只能由结构或功能不足的血管供应。HIFs 的激活使血管生成增强，进而使葡萄糖吸收增加。虽然 HIFs 大多在缺氧条件下活跃，但 VHL 缺陷的肾癌细胞即使在含氧环境下也表现出 HIF 的组成性激活。HIF 还与 mTOR 有关，mTOR 是生长决定的中央控制器，而 HIF 的激活可以使 mTOR 失活。

VHL 蛋白还可以与微管蛋白结合，维持微血管的动态稳定性。这一功能在有丝分裂过程中起到了关键作用。VHL 的缺失会导致有丝分裂过程中方向错误和旋转的纺锤体急剧增加。VHL 还增加了纺锤体检查点关键蛋白 MAD2 的浓度。因此，VHL 的丧失会导致检查点的削弱，进而导致染色体的错配和非整倍体形成。

2. pVHL 结构生物学基础 *VHL* 是 VHL 蛋白（pVHL）的编码基因。pVHL 有 2 种亚型：一种全长 213 个氨基酸，30 ku（$pVHL_{30}$）；另一种全长 160 个氨基酸，19 ku（$pVHL_{19}$）。与 $pVHL_{30}$ 相比，$pVHL_{19}$ 缺少了其 N 端 53 个氨基酸的氨基末端戊酸重复域。两种亚型在不同的组织中占主导地位不同。研究表明这两种亚型功能相仿，并且在体内都具有肿瘤抑制活性。

pVHL 的晶体结构表明，pVHL 由 2 个紧密偶联的结构域，α 和 β 组成。α 结构域由 3 个 α 螺旋组成，直接与 elongin C 互作。β 结构域由 2 个 β 折叠组成，呈三明治状排列，顶部是一个 α 螺旋（图 6-27）。VCB 复合物再与 cullin 2（CUL2）和 RING finger 蛋白 RBX1 进而形成 VCB-CR 复合物，发挥功能。

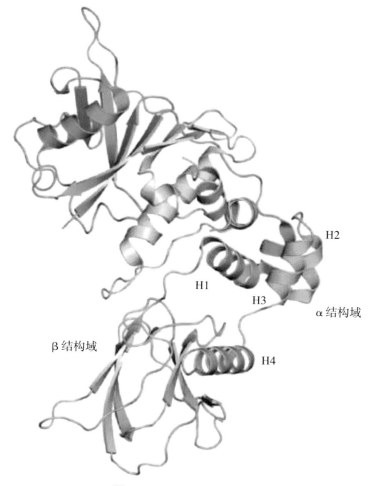

图 6-27 VHL 的晶体结构

总的说来就是 elongin B 和 elongin C 作为适配器，将 VCB-CR 复合物的识别亚基（pVHL，通过其 β 域与底物结合）与 CUL2 和 RBX1 以异源二聚体的形式连接在一起，pVHL 通过与 elongin B 和 C 的联结而稳定，反过来，elongin B 和 C 通过其相互作用和与 pVHL 结合而稳定。因此，整个 VCB 复合物对蛋白酶体降解具有抗性。相比之下，破坏 elongin 结合的 pVHLs 突变，使 pVHL 变得极不稳定，会迅速被蛋白酶体降解。pVHL 和 elongin C、elongin B 形成三元复合物称为 VCB 复合物，对 pVHL 的功能至关重要。结构上，VCB-CR 复合物类似于酵母 Skp1-Cdc53-F-box 蛋白（SCF）泛素连接酶；在功能上，VCB-CR 复合物和 SCF 复合物都具有泛素连接酶的活性，并且能够靶向蛋白酶体降解。近 20 年的研究也发现了包括 HIF 在内的多个与肿瘤发生密切相关的 VHL 靶蛋白，为 VHL 的抑癌功能研究提供了大量令人信服的证据。

　　3. 肿瘤中 VHL 突变失活的结构基础　　VHL 根据不同的突变类型可以分为两大类：大多数有截短突变或外显子缺失的患者为 1 型 VHL 疾病；通常具有错义突变的患者，为 2 型 VHL 疾病（图 6 - 28）。移码和无义突变极有可能导致 pVHL 功能的丧失，而错义突变的影响更为复杂多样。错义突变对 pVHL 的完整性和 HIFα 的稳定有不同的影响；部分突变的 pVHL 亚型与野生型 pVHL 在 HIFα 稳定化方面表现相似。对于错义突变的 pVHL，结构分析表明，蛋白质表面的氨基酸替代比深埋在蛋白质核心的氨基酸替代具有更高的患癌风险。

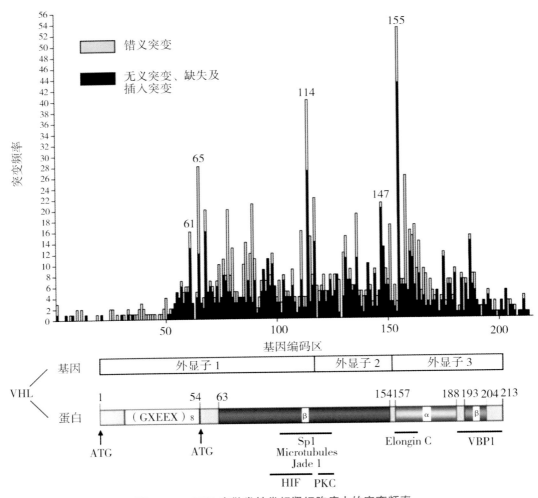

图 6 - 28　VHL 在散发性常规肾细胞癌中的突变频率

　　VHL 突变会导致 VHL 识别靶蛋白的能力减弱（图 6 - 29）。不同亚型 VHL 疾病相关的 pVHL 突变的体外模型表明，发生血管母细胞瘤或 ccRCC 的风险与突变的 pVHL 削弱 HIFα 活性的能力相关。1 型 VHL 和 2B 型 VHL 疾病突变在 HIF 调控方面存在严重缺陷，而 2A 型突变在 HIF1α 调控方面的损害要小得多。2C 型 VHL 疾病突变保留了下调 HIF1α 的能力，表明在 VHL 相关 PCC 的发病机制中存在 HIF 非依赖机制。此外，多项研究表明，无义突变和移码突变的患者发生 ccRCC 和血管母细胞瘤的风险高于错义突变的患者。

在 ccRCC 透明细胞肾细胞癌中，编码 elongin C 的 TCEBl 基因突变也会促进肿瘤发生，说明 VHL 突变如果导致 VCB 复合物的整体功能障碍，也有促癌作用。

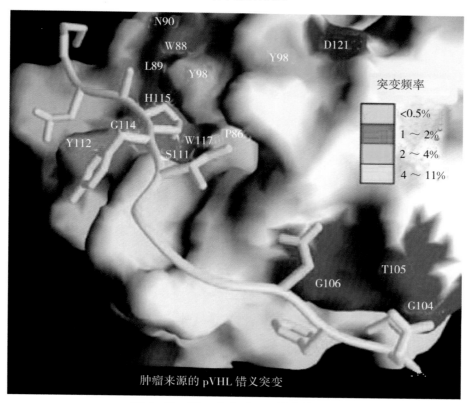

图 6 - 29　VHL 突变对 HIF 结合的影响

第二节　蛋白质构象改变与疾病

一、蛋白质构象与构象病

生命的遗传信息在核内从 DNA 转录成 RNA，在细胞质的核糖体上翻译成多肽链的氨基酸序列，新生肽链经历一系列复杂的化学修饰等加工过程，然后进行卷曲折叠，形成一定的复杂的空间结构，才能行使其生物学功能。蛋白质的空间结构又称三维结构或构象（conformation），特定的空间构象是蛋白质发挥其各种功能的结构基础。蛋白质正确的三维空间结构，对其生物活性是至关重要的。当蛋白质分子的氨基酸序列不改变，但组织中特定蛋白质承受空间结构或构象变化（即蛋白质的错误折叠），进而产生沉淀所引起的疾病称为蛋白质构象病（protein conformational disease）。

研究蛋白质的折叠是生命科学的前沿课题之一。天然构象的蛋白质主要由 α-螺旋和无规则卷曲组成，β-折叠的含量较少，而当蛋白质错误折叠时其构象中则富含 β-折叠结构。淀粉样蛋白的形成是一个多步骤的过程，从最初单一蛋白的异常折叠，随后形成低聚物，再生成纤维，之后原纤维结合形成由非分支的扭曲纤维组成的，呈 β-pleated 片状且较稳定的淀粉样蛋白结构。近两年来随着生物学技术的进步，多种技术如电子显微镜、X 射线衍射、傅立叶变换红外（FTIR）光谱、动态光散射（DLS）、细胞活力测定和抗淀粉样蛋白免疫测定等，都可以用来准确地确定蛋白质构象其潜在的物理机制。通过低温电子显微镜和固态磁共振波谱运用，科学家们得到了淀粉样蛋白原纤维的第一个近原子分辨率

（near-atomic resolution）结构。淀粉样纤维有一个共同的基础架构，每个原丝中的 β-strands 对齐的垂直于纤维长轴，称为 cross-β 淀粉样蛋白折叠，其特点为约 4.7～4.8 Å 沿原纤维轴重复运行。这种结构强度很高，由于其结构简单、易于形成，也被认为是一种潜在的原始生命结构。淀粉样蛋白在细菌、真菌和高等真核生物可以是有功能性的，也可以是与疾病相关的。淀粉样蛋白有共同的成核生长机制，单体蛋白前体先聚集形成寡聚体，寡聚体是动态的、瞬态的、不均匀的、结构未知且可能变化的；寡聚体可以进一步结合产生更高阶的物质，这些物质是淀粉样原纤维的必要前体。在自组装的某个节点，每一个前体经历结构转变，形成富含 β-strand 二级结构，一旦纤维的 cross-β 结构形成，它们可以片段化，产生新的原纤维并招募单体，使原纤维指数增长，最终形成成熟的淀粉样纤维结构。

蛋白质折叠组装过程由哪些方面控制呢？20 世纪 60 年代，Anfinsen 提出了多肽链的氨基酸序列包含了形成其热力学上稳定的天然构象所必需的全部信息的"自组装学说"，它从热力学的角度揭示了蛋白质的天然结构可能处于总体自由能的最低点。之后 Levinthal 和 Wetlaufe 提出，蛋白质的折叠过程是由动力学控制的。蛋白质折叠的过程是折叠中间态的正确途径与错误途径相互竞争的过程，其间一旦出错就可能会导致蛋白质生物活性的降低、丧失，甚至导致疾病的发生。为了提高蛋白质生物合成的效率，存在某种蛋白以帮助正确途径的竞争机制，分子伴侣就是这样一类蛋白，它通过与靶蛋白质在装配过程中暴露的反应表面结合，从而阻止这些反应表面与其他区域作用产生不正确的构型。因此在蛋白质正确折叠实现过程中分子伴侣起到了关键作用。除分子伴侣之外，具有酶活力的几种折叠酶也具有这类功能。

（一）分子伴侣

分子伴侣是一类与其他蛋白质的不稳定构象相结合并使之稳定的蛋白质，它们通过控制结合和释放来帮助被结合多肽在体内的折叠、组装、转运或降解等。它们只帮助含多肽结构的物质在体内进行正确的非共价的组装，但并不构成被帮助的蛋白质的组成部分，也不包含控制蛋白质正确折叠所需要的信息。分子伴侣在蛋白质折叠过程中的作用主要有以下几个方面：在新生肽的折叠和组装过程中，分子伴侣能识别与稳定多肽链的部分折叠的构象，从而参与新生肽链的折叠与装配；在蛋白跨膜运送过程中，分子伴侣会先解开细胞质内前体蛋白折叠的结构域，牵拉多肽链穿膜而过，然后再帮助已进入基质的肽链重新折叠；与一些依赖 ATP 的蛋白水解酶一起，负责对正在折叠的肽链或折叠好的蛋白质进行监控，清除折叠错误的或损伤的无可救药的蛋白质。迄今发现的大多数分子伴侣都属于 Hsp 蛋白，主要有：Hsp28 家族；Hsp40（DnaJ）家族；Hsp60（GroEL）家族（包括 Hsp60）；Hsp70（DnaK）家族（包括 Hsp 70、Hsc70、P75、BIP 以及 GRP78）；Hsp90（HtpG）家族（包括 Hsp90、Grp94 和 Grp96）；Hspl00（Clp）家族（包括 Hspl00 和 Hspl04 等）。

（二）折叠酶

某些蛋白质折叠的限速步骤需要相应的酶催化。折叠酶帮助蛋白质折叠并催化与蛋白质折叠直接有关的、对形成功能构象所必需的共价键变化。目前已经确定有两种酶为折叠酶，即：二硫键异构酶（protein disulphide isomerase，PDI）和肽酰基脯氨酰顺反异构酶（peptldyl-pro-linyl cis/trans isomer-ase，PPI）。PDI 可以催化巯基与二硫键的交换反应，从而促进蛋白质二硫键的形成、异构化或还原，而不需要其他分子伴侣的帮助；PPI 能催化蛋白质折叠的起始过程及其寡聚体的重排过程，主要是通过非共价键方式稳定扭曲的酰胺过渡态而催化肽酰基脯氨酰基（x-Pro）间的顺式与反式旋转体的相互转变。

二、触发蛋白质构象变化的相关机制

事实上在极端化学条件下所有的蛋白质都可能形成淀粉样蛋白结构，然而在生理条件下，人体只有一小部分的蛋白质会产生淀粉样变性。体外研究中，淀粉样聚集发生的动力学开始时非常缓慢，并有一个延长的滞后期，但一旦种子或病灶形成，即热力学发生了改变就会急剧加速；体内研究则复杂得多，需要蛋白酶、伴侣蛋白和一些纤维稳定因子的帮助，如细胞外基质成分和其他蛋白质，这些蛋白将会被整合到淀粉样蛋白聚集中。淀粉样蛋白聚集的产生或加速可能源于野生型淀粉样蛋白的过量产生、野生型蛋白分解成淀粉样蛋白片段、遗传性或获得性突变改变了蛋白质序列等。

（一）分子伴侣帮助折叠发生异常

蛋白质的正确折叠与聚集是发挥正常功能的前提，错误折叠在很大程度上会影响其生物学功能其至产生有害的低聚体，这与细胞内翻译过程中分子伴侣和蛋白酶的结合密切相关。分子伴侣可通过与伸展的多肽链结合而帮助多肽链进行正确的折叠，PDI 可使错配的多肽链二硫键进行重配，PPI 可促进多肽链进入正确的折叠途径。蛋白质分子特定的空间构象由复杂而精确的质量控制系统维持，包括两方面：一个是通过分子伴侣与错误折叠的蛋白质上暴露的疏水面结合，防止聚合，促进蛋白质的折叠和组装；另一个是通过能量依赖的蛋白酶，清除被不可逆损伤的蛋白质，以维持细胞的正常功能。如果保护机制发生障碍，例如错误折叠的蛋白质所暴露的表面不能被分子伴侣或蛋白酶所识别，或形成聚合的速度大于被分子伴侣、蛋白酶识别的速度，那些未被分子伴侣保护又未被蛋白酶降解的错误折叠分子就可能发生聚合，形成淀粉样沉积从而引起蛋白质构象病。

（二）关键蛋白发生突变

不同疾病的关键蛋白质发生构象变化而导致该关键蛋白病理性聚合，形成淀粉样沉积，并最终导致疾病的产生，是构象病的统一发病机制。各种构象病对应的天然蛋白质的基因突变是错误折叠形成淀粉样沉积最常见的原因。例如，Aβ 前体蛋白的突变，使其容易被切割而形成淀粉样基链，增加患阿尔茨海默病的可能性；又如帕金森病，正常情况下的 α-Synuclein 蛋白具有非常柔性的、无结构的构象，与其他蛋白质作用后形成比较刚性的构象，但少数遗传性的帕金森病患者在 α-Synuclein 基因上有突变，A53T 突变破坏了 α-synuclein 的 α 螺旋结构，而易于形成 β 片层结构，β 折叠结构会在不同程度上参与到蛋白质的自身聚集过程并形成淀粉样结构，产生斑块和纤维缠结，从而引发相关疾病的产生。

p53 是生物体内重要的抑癌基因。正常情况下细胞被损伤或是显示癌变的倾向时，p53 能使细胞内的自修复系统和谐地工作导致细胞凋亡。在肿瘤细胞中这些突变降低了 p53 的稳定性，当 p53 非常不稳定时便不能行使正常功能，细胞将无限增殖导致肿瘤发生。

（三）环境等其他因素

多肽链似乎普遍地具有形成淀粉样纤维的能力，但不同氨基酸序列的多肽链形成淀粉样纤维的倾向性不同。多肽链在核糖体合成后所呈现的状态取决于不同环境下的热力学与动力学因素。溶液环境如 Zn 浓度、pH 值、温度和压力的改变，可导致侧链间的相互作用不稳定，原有结构的折叠可能会被打开并在另一种状况下组成新的结构或聚合体。一般认为，开始很可能是轻度的构象改变导致了错误折叠中间体的形成，由于疏水基团暴露使中间体很难溶于水性环境，这种不稳定的中间体的疏水基团之间可以相互作用，亦可与其他分子的疏水基团相互作用，形成比较稳定的小的亚聚体，进一步的发展则可导致蛋白质错误折叠的聚集体的形成或淀粉样纤维沉积的形成。

三、常见构象病

蛋白质可以像传染源一样传播疾病，这一发现是生物学的一个重要里程碑。在几十年前首次提出朊病毒假说后至今，错误折叠的蛋白质聚集物已涉及 20 多种人类疾病，表 6-1 列举了部分相关疾病。

表 6-1　　　　　　　　　　　部分发生错误折叠的蛋白质及其对应疾病

疾　病	蛋　白	位　置
高脂血症	低密度脂蛋白受体	内质网
囊性纤维化	囊性纤维化跨膜受体	内质网
苯丙酮尿症	苯丙氨酸氢氧化物酶	胞质
亨廷顿病	亨廷顿蛋白	胞质

续表

疾 病	蛋 白	位 置
马方综合征	纤维蛋白	内质网
成骨发育不全	原骨胶原	内质网
镰状细胞贫血	血红蛋白	胞质
α1-抗胰蛋白酶缺乏症	α1-抗胰蛋白酶	内质网
戴萨克斯症	β氨基己糖苷酶	内质网
坏血症	胶原蛋白	内质网
阿尔茨海默症	β-淀粉样沉淀/早老素	内质网
帕金森症	α-突触核蛋白	胞质
羊瘙痒症/克-雅病	朊蛋白	胞质
家族性淀粉样变性	甲状腺素蛋白	内质网
色素性视网膜炎	视网膜紫质	内质网
白内障	晶状体蛋白	胞质
肿瘤	p53	胞质

（一）朊蛋白病（prion）

20 世纪 80 年代早期，Stanley Prusiner 提出了朊病毒假说来解释罕见疾病——传染性海绵状脑病（TSEs）的惊人传播机制。TSEs 是由传染性蛋白质致病因子朊蛋白或朊粒（prionprotein，PrP）引起的一类致死性的神经系统退行性疾病，包括人类的库鲁（Kuru）病、克-雅（Creuzfeldt-Jacob）病、脑软化病和致死性家族性失眠症，牛的海绵状脑病（即疯牛病）和羊的瘙痒病。其共同病理特征是中枢神经系统中有神经元空泡形成和异常的抗蛋白酶解的朊蛋白聚集，传染性强，死亡率高。PrP 是一种由糖基磷脂酰基醇（GPI）与细胞膜表面相连的一种糖蛋白，分子量为 27～30 ku。宿主细胞存在两种形式的 PrP，正常型的 PrP^c 和异常型的 PrP^{Sc}，二者由同一基因编码，氨基酸顺序相同但构象不同。PrP^c 以 α-螺旋结构为主，β-折叠仅占 3%，若 PrP^c 中的构象发生转换后变成以 β-折叠为主的构象，则成为异常型的 PrP^{Sc}。PrP^{Sc} 中 β-折叠占 43%，易于聚集形成具有细胞毒性的高分子量的不溶性复合物沉积而引起病变。并且 TSEs 中错误折叠的 PrP^{Sc}，可胁迫其他正常蛋白 PrP^c 转化为 PrP^{Sc}，结构和功能变异后的 PrP^{Sc} 蛋白类似病毒，可直接在细胞内和细胞间传播，也可在相同和不同物种的动物之间传播疾病，因此又被称作朊病毒。朊病毒与传统的感染性微生物（如细菌或病毒）有明显的区别，但却有传染性病原体的典型特征，即：在适当的宿主体内成倍繁殖，通过食源性和血源性等各种途径在个体之间传播，具有抗生物清除机制，能够穿透生物膜屏障，通过结构变化形成不同菌株的"突变"，并由物种屏障控制传播。朊病毒复制只需暴露存在少量 PrP^{Sc} 的感染物质中，就能触发宿主 PrP^c 向 PrP^{Sc} 的自催化转化。这一过程遵循一个类似结晶的模型，其中感染颗粒（一个小的 PrP^{Sc} 聚集体）作为一个核，将单体 PrP^c 招募到正在生长的 PrP^{Sc} 聚合物中。朊病毒复制的一个关键步骤是大的 PrP^{Sc} 聚合体分裂变成许多较小的具有播种能力的聚合物，从而放大朊病毒的复制过程，导致 PrP^{Sc} 的指数级积累（图 6-30）。这种播种核来完成朊病毒传播的机制已在体外培养成功，并验证了其传染性。但朊病毒仍需要进一步的研究来阐明朊病毒在体内复制所需的精确机制和细胞因子，以及朊病毒蛋白感染性折叠的详细结构。

内源性的正常朊蛋白 PrP^c 在遇到各种不同形式的蛋白质时被转化为致病形式 PrP^{Sc}。PrP^{Sc} 可能自发地出现在脑组织中，特别是当该蛋白存在突变形式时，或者它可能源自食物中摄入的错误折叠的朊病毒，最终进入脑组织。

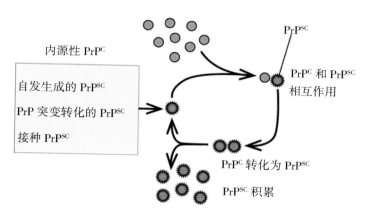
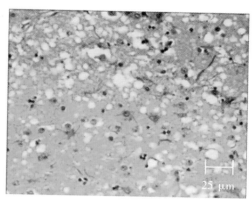

图 6-30 朊蛋白病的发生机制

内源性的正常朊蛋白（PrP^c）在遇到各种不同形式的蛋白质时被转化为致病形式（PrP^sc）。PrPsc 可能自发地出现在脑组织中，特别是当该蛋白存在突变形式时，或者它可能源自食物中摄入的错误折叠的朊病毒，最终进入脑组织

（二）蛋白质错误折叠疾病（protein misfolding disease，PMD）

天然折叠的蛋白质转变成一种错误折叠的有毒形式导致组织损伤和疾病，这并不是朊病毒疾病独有的机制。近十年朊病毒概念已经扩展到其他多个领域。蛋白质错误折叠疾病（protein misfolding disease，PMD）指因某些蛋白质错误折叠和聚集形成纤维沉积，从而影响中枢神经系统或周围器官功能的一大类退行性疾病。如肌萎缩性脊髓侧索硬化症（amyotrophic lateral sclerosis，ALS）、亨廷顿病（Huntington's diseases）、帕金森病（Parkinson's diseases，PD）和阿尔茨海默病（Alzheimer's diseases，AD）等，虽然这些疾病的病理和临床表现中涉及的蛋白质各不相同，但蛋白质错误折叠的分子机制惊人地相似。PMD 相关的关键蛋白，如 AD 中的淀粉样蛋白-β（amyloid-β）和 tau、PD 中的 α-突触核蛋白（α-synuclein）、ALS 中的超氧化物歧化酶 1（SOD1）和 TAR DNA 结合蛋白 43（TDP43）尽管对它们的分子基础有广泛了解，但触发蛋白质错误折叠和引发疾病病理的因素仍然未知。与朊蛋白相似，这些与 PMDs 发病机制相关的蛋白发生构象变化，产生部分抵抗蛋白水解的富含 β 片的低聚物，并具有形成淀粉样聚集物的高度倾向。大量证据表明，PMDs 中的错误折叠和聚集过程也遵循种子-成核机制，是由蛋白质单体之间缓慢的相互作用形成稳定的低聚核（或种子）开始，随后在其周围发生较快的聚合伸长。与 PrP^sc 一样，PMDs 中涉及的蛋白质的低聚结构能够加速正常折叠的单体蛋白的错误折叠和聚集，这些传播蛋白在动物和细胞培养物中传播，最终导致毒性功能获得而使细胞死亡。

（三）肿瘤

近年来以一些肿瘤相关基因的研究证据提出，恶性肿瘤也可能是一种朊蛋白样疾病。p53 作为重要的肿瘤抑制因子，在 50% 以上的人类癌症都能检测到突变。早在 20 世纪 90 年代就有文献报道在 p53 突变的肿瘤细胞中发现累积的 p53，且 p53 的几种突变体其蛋白稳定性低于野生型蛋白。之后，在乳腺癌、肺癌组织和恶性皮肤肿瘤组织中相继也报道能检测到突变型 p53 的淀粉样蛋白聚集物，而在神经母细胞瘤、乳腺癌、结肠癌等肿瘤中野生型 p53 也发现聚集情况。p53 聚集的分子机制和致病机制，以及将聚集作为肿瘤治疗靶点的小分子抑制剂等方面都发展成为肿瘤研究的新观点和新方向。在下一节将作详细探讨。

四、p53 蛋白异常与肿瘤发生

（一）肿瘤相关蛋白聚集研究

P53 是最早被报道存在聚集现象的肿瘤相关蛋白。p53 作为重要的肿瘤抑制因子，其聚集的机制引起了高度关注和深入研究。2003 年，Ishimaru 首次通过体外实验证实了 p53 的核心区域（p53C）能形成丰富的纤维聚集，原子力显微镜和透射电镜图像为 p53C 蛋白在温和变性条件下形成典型纤维状团聚体提供了清晰的证据，这些聚集物对细胞存在毒性，可能与某些类型肿瘤中 p53 功能的丧失有重要关联。其他团队的体外实验发现 p53 的寡聚化域（OD）、转录激活结构域（TAD）也可以形成聚集。2013 年 Forget 团队和 2017 年 Saikat 团队先后报道 p53 聚集后可以像朊蛋白一样在细胞间传递。由此该领域的科学家们提出，肿瘤也可能是一种朊蛋白病。

PTEN 作为肿瘤中突变频率排名第二的肿瘤抑制因子，近期也被报道存在淀粉样聚集行为。计算机分析率先揭示了该蛋白容易聚集的特点，随后体外聚集实验中得到证实。肿瘤细胞培养过程中，应激条件下蛋白质稳态发生严重失调，突变 PTEN 很容易发生淀粉样聚集，同时野生型 PTEN 也会发生聚集。在对子宫肿瘤组织检测时发现超过 25% 的子宫肿瘤组织中 PTEN 存在聚集现象，且 PTEN 聚集状态与生存期负相关。

2013 年 Lucia 报道视网膜母细胞瘤肿瘤抑制因子（the retinoblastoma tumor suppressor，RB）具有类似于 p53 的聚集特性。RB 的亚稳态 A 和 B 亚结构域是折叠和稳定必需的，但 AB 结构域是临界稳定的，温和的扰动会破坏其原生状态的稳定性，导致低聚化和部分折叠态的聚集。Guilherme 在 2015 年的文章中对作为慢性粒细胞白血病标志的 c-Abl 激酶蛋白的每个结构域的错误折叠后产生的影响做了详细的讨论，但是文章并未提到该蛋白的聚集现象。

至今为止，抑癌基因 p53 在肿瘤中的聚集是一个正在发展的基础研究课题。接下来以 p53 聚集的相关研究来探讨肿瘤作为朊蛋白病的特点与进展。

（二）p53 淀粉样聚集的特点和致病机制

p53 突变在肿瘤中极为常见，已有 200 多种不同的单个位点突变被相继报道。其中位于核心区域的 R248、R175、G245、R273、R249 和 R282 被认为是热点突变，负责与 DNA 的相互作用。这些热点突变中 R248Q、R248W 和 R175H 在多种肿瘤样本中检测到 p53 聚集存在，热点突变的区域似乎更容易发生自聚集，特别是 R248Q 发现了更多的自我聚集，同时突变的聚集还受到各种环境因素、pH 值、温度和压力的影响。研究表明，p53 突变体（R248Q）可以成为 p53 聚集的种子，与野生型 p53 一起聚集。p53 聚集物可作为与其他 p53 家族蛋白如 p63 和 p73 等发生凝集的种子，而全长和 N-末端截断蛋白（p53C）聚集物可被细胞内化到细胞质中，并诱导与内源性 p53 蛋白发生凝集，进一步支持 p53 聚集物具有朊蛋白性质的可能性。而且不同突变类型的 p53 聚集后分布位置也不同，在缺乏内源 p53 的骨肉瘤 SaOS-2 细胞系中过表达多种突变型和野生型，发现野生型和接触型位点突变的 p53 主要分布于细胞核，而构象型位点突变的 p53 主要分布于细胞质中。另外更高程度的聚集似乎与更具侵袭性的肿瘤有关。此外，其他体内证据显示，在石蜡包埋的乳腺肿瘤活检切片和基底细胞癌（BCC）癌症样本中，使用淀粉样寡聚体特异性抗体（A11）或纤维素特异性抗体（OC）检测到 p53 聚集物的积累。对活检的乳腺组织进行免疫荧光共聚焦检测，发现 p53 聚集物的沉积，且这种聚集物可以改变和降低 p53 抑制肿瘤功能的正常功能。表 6-2 列举了 p53 聚集相关的各项研究，综合来看，这些结果支持肿瘤作为朊蛋白病的假说。

多个团队针对 p53 各个区域结构的聚集倾向性进行了研究，并通过体外实验证明 p53 的 DBD、OD、TAD 这 3 个功能域都具有形成淀粉样聚集的潜力，但聚集倾向性最高的部分是 DNA 结合区这一核心区域。Jie Xu 在 2011 年的文献中寻找到了 p53 的 DNA 结合区域的疏水中心存在一个聚集成核片段（aggregation-nucleating segment），它跨越了 251~257 的残基，并实验证实了导致 p53 结构上不稳定的一类突变，是通过暴露该聚集成核片段而使 p53 聚集倾向增加，达到 p53 从抑癌基因到癌基因的功能转换过程。Ghosh 等人运用分子动力学（MDs）模拟也证明 251~258 残基易于聚集。同时指出除了突变，细胞内在不稳定性或 Zn^{2+} 的损失会导致该区域的暴露，从而形成自聚集，并且这种自聚集是一个有序的过程，是通过该短的有聚集倾向的序列自组装成非原生状态的 β 结构分子组装物。Saikat 2017 年的研究中，将 251~257 位的氨基酸片段 p8 作为淀粉样蛋白种子，建立"in-cell"模型，成功导致细胞中天然 p53 聚集形成淀粉样蛋白纤维，使天然 p53 功能失活并将其转化为癌蛋白。

表 6 - 2　　　　　　　　　　　　　　**p53 聚集相关的各项研究**

区　域	位　置	体内/体外	条　件	摘　要
转录激活区（TAD）	片段 1～63	体外	酸性环境	聚集物对人类 SH-SY5Y 细胞有毒性
DNA 结合区（DBD）	R248Q	体外	37 ℃，pH 7.2	R248Q 突变聚集物比野生型 p53C 更大
	p53C（AA94～312）R248Q	体外	压力和温度下缓慢变性	聚集，在压力和高温下 p53C 和 R248Q 状态相同
	p53C、R248Q、G245S、H193L、R175H、R273H、Y234C、I195L、WT	体内	表达正常和突变 p53 的乳腺癌组织	肿瘤侵袭性与 p53 聚集有强相关性
	R375H	体外	载脂蛋白 DBD 区（ApoDBD）	ApoDBD 可通过成核-生长过程启动与锌结合的 DBD 的聚集
四聚体区	R337H	体外	高温，pH 4.0	R337H 形成淀粉样原纤维的倾向高于 WTp53
	G224V	体外	生理温度和 pH	G334V 肽通过两步过程形成淀粉样聚集物
	全长、N 端截短（AA93～393）	体外	将体外诱导的聚集物暴露于细胞内	通过大胞饮作用和与细胞 p53 共聚集，聚集体可以渗透细胞

但 Wang Guo Zheng 2017 的体外实验中，通过限制性蛋白水解酶对聚集物的分析以及突变对动力学和团聚产物的影响，认为在体外状态下 p53 并没有一个唯一的聚合序列，而是存在多个不同的团聚位点，认为 p53 聚集的发生不是单独位点的作用而是由多个位点组成的一个协作网络。Stindt 2015 年实验结果也质疑了 Jie Xu 2011 提出的 p53 第 254 位残基异亮氨酸是共聚集的必需位点。但体外 p53 变性状态并不能全面地体现细胞和组织中的真实情况。因此，到底是有占主导作用的核心聚集位点，还是多位点相互作用，每个位点起到的作用大小是否不同，哪些突变能加快聚集及其机制有待进一步的研究证明。

p53 淀粉样聚集影响 p53 的正常功能，聚集现象对于阐述 p53 的致病机制有着重要意义（图 6 - 31）。

1. p53 失去功能（loss-of-function，LOF）　p53 淀粉样聚集存在于多种人类和动物肿瘤组织中，提示 p53 淀粉样聚集的形成可能是 p53 失去功能的潜在原因。而 p53 高频突变、锌的缺乏和蛋白质的异常修饰等其他多种因素都可促进 p53 淀粉样聚集从而导致功能丧失。p53 淀粉样聚集的形成阻碍了 p53 从胞质进入细胞核并且逃脱了蛋白酶体的降解，同时淀粉样 p53 还能隔离其他蛋白，包括其他肿瘤抑制物和 p53 的同源物，使它们失去固有的细胞功能。如果 p53 淀粉样蛋白在细胞核中形成，它便无法结合DNA 序列进行转录，导致下游抗癌基因的下调和一些癌前基因的上调，并且细胞凋亡和细胞周期阻滞的功能也会失去。

2. 获得功能（gain-of-function，GOF）　p53 突变后的功能改变可能与"新"靶基因的功能获得有关。例如最早报道的突变体 R175H，导致了多药耐药基因 1（MDR1）启动子的激活，而 MDR1 并非野生型 p53 的靶点。2013 年，Muller 和 Vousden 提出至少存在 4 种不同类型的机制是 p53 突变体 GOF 活性的基础，可能两种或两种以上机制的组合最终导致了 GOF。其中一种是突变体 p53 与同源物 p63 和 p73 等转录因子的聚集。p53 与其他细胞转录因子的聚集结构可能形成恶性信号，例如突变 p53 与 p63 的相互作用导致 p63 靶向基因的表达增加，或者 p53-p63 复合物与罕见的 DNA 序列结合启动其他基因的表达。而且突变 p53 还能与伴热休克蛋白 70（Hsp70）和乙酰转移酶 p300 发生聚集，p53 聚集还能增加抗凋亡蛋白 Hsp70 的表达。一些研究也证明朊蛋白样行为会导致肿瘤快速增殖、侵袭和转移，如 Mello 团队 2013 年研究发现，与热点突变 G245S 和 p53 缺失等位基因小鼠相比，具有较高的聚集倾

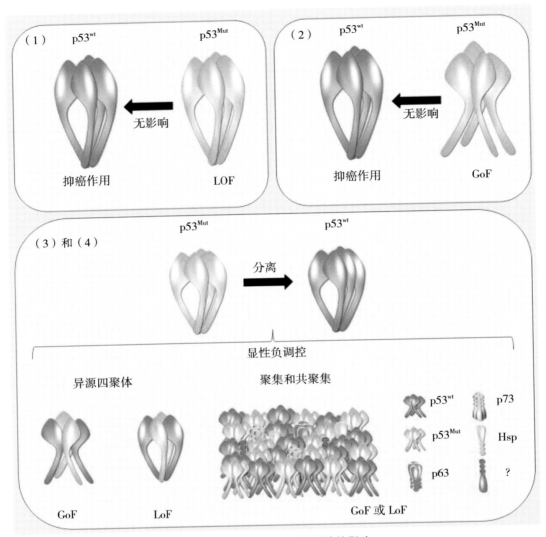

图 6-31 p53 突变对其活性的影响

（1）某些 p53 突变体失去野生型（WT）活性（丧失功能 [LoF]）；（2）在不干扰野生型 p53 活性的情况下获得致癌活性（获得功能 [GoF]）；（3）通过显性负效应 [DN] 抑制野生型 p53 蛋白并显示致癌活性 [GoF]；（4）通过显性负效应抑制野生型 p53 蛋白，但无其他活性 [LoF]。主要的显性负效应机制被举例说明（如异四聚体、聚集或共同聚集）。细胞内与突变 p53 共聚集的蛋白（如野生型 p53、p63、p73、HSPs 和尚未发现的其他蛋白）

向的 R248Q 突变体，能播种野生型 p53，并能使小鼠产生更具侵袭性的肿瘤，Xu 团队也发现 R248Q 突变体更易与 p63 和 p73 共聚集。因此，清楚解析 p53 与其他蛋白共聚集的结构和位点，有助于理解 p53 在癌细胞中的功能。

3. 显性负效应（dominant-negative，DN） p53 以四聚体形式行使功能，通常认为 DN 是由无活性的突变体和野生型 p53 分子结合成混合四聚体中引起的，从而导致细胞中有功能 p53 的浓度降低。p53 聚集现象提供了另一种假说，构象不稳定突变体的 DN 效应是通过突变诱导的共同聚集作用产生的。实验证明突变体 R248Q 的淀粉样蛋白寡聚体与原纤维的混合物如同种子，可以加速野生型 p53 的聚集，聚集不仅隔离了功能性 p53，还有其他的肿瘤抑制因子和 p53 同源物。突变体 p53 与野生型 p53 或 p63/p73 相互联系导致 DN，进一步削弱了细胞对肿瘤的防御能力，导致肿瘤抑制功能受损，致癌性增强。

（三）肿瘤作为朊蛋白病的治疗新方法

p53 作为重要的抑癌基因，其功能失活对多数肿瘤的形成起着重要作用，因此科学家研究多种方法旨在恢复 p53 在肿瘤中的功能。如通过小分子或多肽干扰 p53-MDM2 的结合后降解，使用病毒导入功能性 p53 基因的疗法等。将肿瘤作为 p53 朊蛋白样疾病进行治疗仍处于早期阶段，通过设计化合物阻止 p53 聚集和突变体的朊蛋白样行为，对肿瘤的治疗很有价值。这些化合物可以是小同源双链 DNA、天然或合成的小分子、多肽和核酸适配体，它们能稳定蛋白质并抑制寡聚和/或纤维化。另外阻止聚集蛋白的模板化、扩增和其他细胞扩散也是具有一定前景的治疗手段。

1. 小分子药物　在恢复 p53 正常功能方面，大多数的研究都集中在发现能够重新激活突变 p53 的小分子和开发阻断 p53 聚集的小分子抑制剂上，面临的主要挑战是 p53 存在的大量突变以及无法通过分解成熟的原纤维来恢复 p53 功能。

烷化剂通过与 p53 的 Cys124 和 Cys141 反应而不影响其 DNA 结合活性，导致 p53 结构永久性改变，使 p53 功能恢复，PRIMA-1 和 PRIMA-1Met 是其中最成功的化合物，它们与突变 p53 的巯基发生共价反应，导致细胞凋亡。磺胺嘧啶如 CP-31398，通过 α、β-不饱和双键共价结合 Cys，增加 p53 的热稳定性而恢复突变体 p53 的抑癌功能；新型小分子 MPK-09 具有很强的选择性，对 R175H、R249S、R273H、R273C、R173C 和 E285K 突变体的功能恢复效果显著。在 2004 年，报道 Nutlins 是 p53-MDM2 相互作用的有效且特异的抑制剂。改进后的 Nutlin-2 和 Nutlin-3a 对重组 p53-MDM2 的亲和力最高，一种 Nutlin-3a 衍生物 RG7112 可以稳定 p53，在抑制细胞生长方面的作用是 Nutlin-3a 的 3 倍。有些化合物具有多种激活 p53 功能的作用机制，如 RITA，它通过靶向 R175H、R248W、R273H、R280K，恢复转录活性和诱导细胞凋亡。使用一些具有抗淀粉样蛋白作用的天然多酚是另一种策略，可清除阿尔茨海默病小鼠的 Aβ 斑块的白藜芦醇，被发现能抑制肿瘤发展和依赖 p53 诱导细胞死亡，最近发现其对突变体 p53 有显著的抗淀粉样蛋白作用。

2. 多肽类药物　折叠、部分展开和聚合 3 种形式的 p53 处于一种平衡状态。前面所述恢复 p53 功能的研究主要集中在通过化学修饰或配体结合来稳定正常折叠，使平衡向有活性构象转换。Soragni 等人开发的 ReACp53 是一种基于肽的方法来抑制 p53 突变体聚集和肿瘤生长。ReACp53 在 p53 动态平衡中的聚集阶段起作用，以挽救 p53 的功能。ReACp53 针对 p53 的 252～258 区域，抑制其聚集倾向。通过屏蔽聚集物的这一片段，防止进一步聚合，并将折叠平衡转换到有功能性的、类似于野生型的状态。该药物在体外和体内均表现出 p53 突变聚集抑制和肿瘤抑制。该方法也有其局限性，作者指出如果野生型 p53 部分展开和聚合，设计肽可能也会与之结合。因此，如果这种情况发生在正常细胞中，就会产生系统性毒性效应。GuoZhen Wanga 的文章对多肽的起效原因提出了质疑，肽可能通过多条路径同时工作，他通过细胞和体外实验认为 p53 并不存在某些抗聚合肽的重要靶点，且对它们与 p53 相互作用的可能性也提出质疑。

由于 p53 聚集后 β 结构增加，p53 聚集是通过其 DNA 结合域的多个位点进行，因此阻止一个位点可能不是阻止 p53 聚集的有效策略。Jerson 采用物理、化学和计算策略相结合的方法来获取蛋白质聚集初始步骤的信息，发现 p53 存在独特的前体状态熔球态期。非极性氨基酸侧链碳原子对主干氢键（BHBs）的保护，已被证明是保持蛋白质核心完整，从而保持蛋白质稳定性的关键因素。分子动力学（MD）模拟已被应用于识别潜在缺陷部位，通过 MD 研究可以揭示 p53 结构在药物开发中的动力学和水合作用。这些新的技术和认识都为设计更加合理有效的药物和抑制剂提供了线索和理论依据。

值得思考的是，淀粉样蛋白除了其致病性，在细菌、真菌和高等真核生物中也报道过其功能性。一直以来神经退行性疾病领域主流观点是大规模的蛋白聚集是一种异常并对细胞是有害的，2018 年 Nature 的一篇研究报道，在绝大多数神经退行性疾病的细胞中聚集并认为有害的 TDP-43 蛋白，其聚集物现在却被证明对健康肌肉有益。因此淀粉样结构可能具有有益的作用而不是简单地与疾病相关，这一观点让我们对这些蛋白质聚集物的理解发生了变化。

目前为止，对于肿瘤是否可以归类为朊蛋白病仍存在很大争议，很多问题还需要实验证据的证明。多年来，科学家从许多方面对 p53 这一重要肿瘤抑制因子进行全面的研究，细胞中各种突变 p53 的聚集形式，p53 与大量靶点的相互作用，与其他细胞的信号传递，以及它们对肿瘤发展和进展的影响，代表了一个新兴的领域和新的治疗可能性。聚集 p53 和更多肿瘤相关蛋白的聚集现象和机制研究，作为近年来提出的新观点和肿瘤研究的新方向，在阐明淀粉样蛋白聚集的细胞生物学和结构特点上将是肿瘤生物学重要的主题之一。

〔郭　明　陈小娟　李景之〕

参考文献

[1]　Martinez-Jimenez F，Muinos F，Sentis I，et al. A compendium of mutational cancer driver genes [J]. Nat Rev Cancer，2020，20：555－572.

[2]　Du Z，Lovly CM. Mechanisms of receptor tyrosine kinase activation in cancer [J]. Mol Cancer，2018，17（1）：58－70.

[3]　Harrison PT，Vyse S，Huang PH. Rare epidermal growth factor receptor（EGFR）mutations in non-small cell lung cancer [J]. Semin Cancer Biol，2020，61：167－179.

[4]　Hobbs GA，Der CJ，Rossman KL. RAS isoforms and mutations in cancer at a glance [J]. J Cell Sci，2016，129：1287－1292.

[5]　Manning G，Whyte DB，Martinez R，et al. The protein kinase complement of the human genome [J]. Science，2002，298：1912－1934.

[6]　Munoz-Maldonado C，Zimmer Y，Medova M. A Comparative Analysis of Individual RAS Mutations in Cancer Biology [J]. Front Oncol，2019，9：1088.

[7]　Prior IA，Lewis PD，Mattos C. A comprehensive survey of Ras mutations in cancer [J]. Cancer Res，2012，72：2457－2467.

[8]　Roskoski R Jr. Src protein-tyrosine kinase structure，mechanism，and small molecule inhibitors [J]. Pharmacol Res，2015，94：9－25.

[9]　Waitkus MS，Diplas BH，Yan H. Isocitrate dehydrogenase mutations in gliomas [J]. Neuro Oncol，2016，18：16－26.

[10]　Xie X，Baird D，Bowen K，et al. Allosteric Mutant IDH1 Inhibitors Reveal Mechanisms for IDH1 Mutant and Isoform Selectivity [J]. Structure，2017，25：506－513.

[11]　Joerger AC，Fersht AR. The p53 Pathway：Origins，Inactivation in Cancer，and Emerging Therapeutic Approaches [J]. Annu Rev Biochem，2016，85：375－404.

[12]　Joerger AC，Ang HC，Fersht AR. Structural basis for understanding oncogenic p53 mutations and designing rescue drugs [J]. Proc Natl Acad Sci U S A，2006，103（41）：15056－15061.

[13]　Lee YR，Chen M，Pandolfi PP. The functions and regulation of the PTEN tumour suppressor：new modes and prospects [J]. Nat Rev Mol Cell Biol，2018，19（9）：547－562.

[14]　Lee JO，Yang H，Georgescu MM，et al. Crystal structure of the PTEN tumor suppressor：implications for its phosphoinositide phosphatase activity and membrane association [J]. Cell，1999，99（3）：323－334.

[15]　Leslie NR，den Hertog J. Mutant PTEN in Cancer：Worse Than Nothing [J]. Cell，2014，157（3）：527－529.

[16]　Chen CY，Chen J，He L，et al. PTEN：Tumor Suppressor and Metabolic Regulator [J]. Front Endocrinol（Lausanne），2018，9：338.

[17]　Larkin JM，Eisen T. Renal cell carcinoma and the use of sorafenib [J]. Therapeutics and Clinical Risk Management，2006，2（1）：87－98.

[18]　Gossage L，Eisen T，Maher ER. VHL，the story of a tumour suppressor gene [J]. Nat Rev Cancer，2015，15（1）：55－64.

[19]　Young AC，Craven RA，Cohen D，et al. Analysis of VHL Gene Alterations and their Relationship to Clinical Parameters in Sporadic Conventional Renal Cell Carcinoma [J]. Clinical Cancer Research，2009，15（24）：7582－7592.

[20]　Min JH，Yang H，Ivan M，et al. Structure of an HIF-1alpha -pVHL complex：hydroxyproline recognition in signa-

ling [J]. Science, 2002, 296 (5574): 1886 - 1889.

[21] Chiti F, Dobson CM. Protein misfolding, functional amyloid, and human disease [J]. Annu Rev Biochem, 2006, 75: 333 - 366.

[22] Iadanza MG, Jackson MP, Hewitt EW, et al. A new era for understanding amyloid structures and disease [J]. Nat Rev Mol Cell Biol, 2018, 19 (12): 755 - 773.

[23] Prusiner SB. Novel proteinaceous infectious particles cause scrapie [J]. Science, 1982, 216 (4542): 136 - 144.

[24] Soto C. Transmissible proteins: expanding the prion heresy [J]. Cell, 2012, 149 (5): 968 - 977.

[25] Prives C, Hall PA. The p53 pathway [J]. J Pathol, 1999, 187 (1): 112 - 126.

[26] Ghosh S, Salot S, Sengupta S, et al. p53 amyloid formation leading to its loss of function: implications in cancer pathogenesis [J]. Cell Death Differ, 2017, 24 (10): 1784 - 1798.

[27] Stindt MH, Muller PA, Ludwig RL, et al. Functional interplay between MDM2, p63/p73 and mutant p53 [J]. Oncogene, 2015, 34 (33): 4300 - 4310.

[28] Costa DC, Oliveira GA, Cino EA, et al. Aggregation and Prion-Like Properties of Misfolded Tumor Suppressors: Is Cancer a Prion Disease? [J]. Cold Spring Harb Perspect Biol, 2016, 8 (10): a023614.

[29] Soragni A, Janzen DM, Johnson LM, et al. A Designed Inhibitor of p53 Aggregation Rescues p53 Tumor Suppression in Ovarian Carcinomas [J]. Cancer Cell, 2016, 29 (1): 90 - 103.

第七章　代谢相关蛋白质与肿瘤发生

　　细胞代谢主要指细胞将营养物质和内源性分子转化为维持生命的物质（蛋白质、核酸和脂类）和能量的化学反应。任何一种生命活动都离不开相应的物质和能量基础。癌细胞具备快速增殖、逃避免疫监控、侵袭转移、治疗抵抗等生物学特性，这些活动都需要相应的物质和能量代谢模式支持，例如从高效产能转向生物大分子合成（图7-1）。代谢酶基因在多个肿瘤中存在高频和早期突变，并且许多参与细胞恶性表型转化的原癌、抑癌基因以及信号通路也参与肿瘤代谢调控，这一系列代谢基因、代谢调控基因和代谢途径的改变称为"代谢重编程（metabolic reprogramming）"。越来越多的研究提示代谢重编程可诱导细胞恶性转化、促进肿瘤发生，而不仅仅是被动性适应的结果。代谢异常与细胞持续增殖、逃避生长抑制、抵抗细胞死亡等经典恶性表型被视为肿瘤的标志性特征。

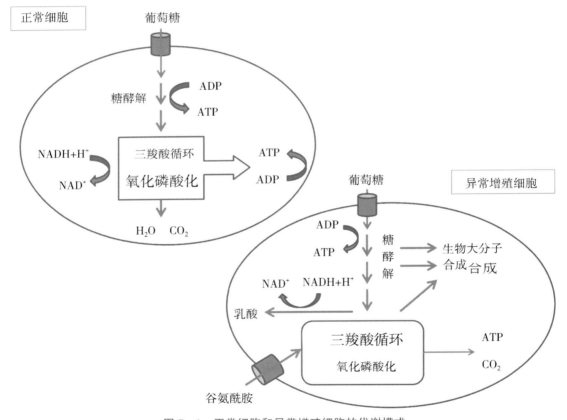

图 7-1　正常细胞和异常增殖细胞的代谢模式

ATP：三磷酸腺苷；ADP：二磷酸腺苷；NADH：还原型辅酶 I；NAD$^+$：氧化型辅酶 I

　　肿瘤代谢属于肿瘤学和生物化学的交叉学科，代谢相关蛋白质主要包括代谢酶和代谢调控因子。主要研究内容涵盖了以酶和底物为基础的一系列生化反应，主要包括：确定参与肿瘤代谢反应的酶与辅因子的结构和功能，对相关酶进行分离、纯化、定性和定量的研究；确定肿瘤代谢途径中的底物、中间代谢物和终产物的结构、名称和反应类型；确定肿瘤代谢途径的调控机制等。

　　该领域常采用生物化学结合肿瘤学以及细胞生物学、分子生物学等学科的研究方法，主要包括：

①示踪法，使用同位素标记的代谢物，将被标记的分子引入细胞，通过追踪它们在生物体内的去向和代谢转变，确定与标记物有关的代谢途径。②代谢抑制剂的使用，比如使用某种酶的抑制剂阻断某个特定的代谢反应。③代谢遗传缺陷型突变体的使用，该方法类似于酶抑制剂的效果。④使用基因扩增或基因敲除技术确定某种酶的功能以及在代谢中发挥的作用。⑤代谢物的测定，包括基于质谱的代谢组学，可对混合的代谢物同时进行定性与定量研究，通过特征峰及标准品标准曲线，识别代谢物，并测定其绝对或相对浓度。

第一节　肿瘤细胞的代谢特点

一、营养获取途径的投机性

不明原因的体重迅速减轻在某些情况下被认为是癌症筛查的指征之一，原因之一可能是癌细胞对营养物质的需求量远高于正常细胞，与正常细胞争夺食物来源的营养补给。体内肿瘤细胞常常面临新生血管的青黄未接和外源性营养物质的供不应求，因此进化出多种投机式营养获取途径。

例如，癌细胞能在其表面产生一些囊泡，通过巨胞饮（macropinocytosis）捕捉附近流动的蛋白质。大量的细胞外液被吸入到巨大的囊泡中，再经溶酶体降解成氨基酸供细胞使用。巨胞饮可由 Ras 和 c-Src 调节的肌动蛋白重塑细胞骨架而形成。细胞自食（entosis）则是通过包封并消化整个外源性活细胞来获得营养物质来源。k-ras 突变的细胞更易发生自食，因此这类细胞可能比相邻的无突变细胞更有营养优势，导致更具攻击性的细胞亚群出现。

缺氧使得细胞内大量需要分子氧作为电子受体的生物合成反应受到抑制，比如不饱和脂肪酸。缺氧的细胞可以从周围环境中摄入单酰基链溶血磷脂以补充不饱和脂肪酸。一些癌细胞可诱导相邻的正常细胞释放储存的脂质。例如，转移性卵巢癌细胞表面长链脂肪酸结合蛋白 FABP4 上调，允许它们直接从大网膜脂肪细胞获取脂肪酸。

在缺乏可利用的细胞外营养物质的情况下，癌细胞也发展出了适应性代谢途径来维持生存能力。比如，癌细胞可以通过大自噬（macroautophagy）进行自我分解忍受长时间的营养剥夺。细胞内大分子或细胞器被双膜结构包裹与溶酶体融合，被蛋白酶和脂肪酶降解后释放游离的氨基酸和脂肪酸。但自噬不能为细胞提供新的原料，难以支持营养匮乏条件下的增殖。

二、葡萄糖和氨基酸摄取失控

除了在严苛的生存环境下对大分子营养物质回收、降解、再利用，癌细胞直接摄取葡萄糖和谷氨酰胺等小分子营养物质能更快速有效地用于生物合成和能量生成。

正常细胞摄取葡萄糖依赖于细胞外信号如胰岛素等生长因子的刺激，但许多类型的肿瘤存在生长因子受体基因及下游通路基因的变异，导致信号通路增强，甚至不再依赖于其细胞外配体而持续激活，细胞获得了利用细胞外营养物质的自主性，允许不受控制地生长。例如表皮生长因子受体（epidermal grouth factor receptor，EGFR）的下游通路 PI3K/AKT 是调控葡萄糖摄取的主要通路，既促进葡萄糖转运蛋白 GLUT1 的转录，又促使 GLUT1 从内膜向细胞表面易位。AKT 可增强糖酵解途径中己糖激酶（hexokinase，HK）和磷酸果糖激酶（phosphofructokinase，PFK）的活性，驱动糖酵解，防止葡萄糖回流到细胞外。PI3K 的负调节因子 PTEN、INPP4B 缺失或功能缺失型突变可导致葡萄糖摄取失控以及恶性代谢表型。除了 PI3K/AKT，RAS 也可上调 GLUT1 的表达，促进葡萄糖摄取。

肿瘤细胞氮源需求增加，氨基酸尤其是谷氨酰胺常被癌细胞过量摄取。MYC 是增殖细胞中促进谷氨酰胺摄取和利用的主要因子，通过诱导谷氨酰胺转运蛋白 ASCT2 和 SN2 以及谷氨酰胺代谢酶的表达，包括谷氨酰胺酶（glutaminase，GLS）、磷酸核糖焦磷酸激酶 2（phosphoribosyl pyrophosphate synthetase 2，PRPS2）、氨基甲酰磷酸合成酶 Ⅱ（carbamoyl-phosphate synthetase 2，CAD）。谷氨酰胺的摄取也受到 Rb 家族成员的负调控。敲除 Rb 可上调 E2F 依赖的 ASCT2 和 GLS1 进而促进谷氨酰胺的摄取和利用。

三、糖酵解和三羧酸循环代谢失控

不受控的细胞增殖是肿瘤的标志性特征之一，细胞一分为二需要复制整个基因组 DNA 以及合成蛋白质、脂质等生物大分子。合成生物大分子需要两个条件，一是提取营养物质的分子骨架，如来自葡萄糖里的碳和谷氨酰胺里的氮；二是提取化学能，如来自 NADPH。生成 NADPH 的代谢步骤除了糖酵解的旁路磷酸戊糖途径，异柠檬酸脱氢酶、谷氨酸脱氢酶、苹果酸酶也能催化生成 NADPH。NADPH 是生物合成的还原等价物供体，需要 NADPH 提供还原力的生物合成途径包括：脂肪酸和胆固醇的生物合成、核苷酸的生物合成和某些神经递质的生物合成；此外，NADPH 也是活性氧簇（reactive oxygen species，ROS）清除剂谷胱甘肽合成途径所必需的。

与癌症发生相关的主要代谢途径包括有氧糖酵解、磷酸戊糖途径、一碳代谢、脂肪酸从头合成代谢及谷氨酰胺分解代谢，都与糖代谢密切相关（图 7-2）。

早在 20 世纪 20 年代，奥托·沃伯格（Otto Warburg）发现与正常细胞相比，肿瘤细胞具有更高的葡萄糖摄取率和增强的糖酵解代谢，并且在氧浓度正常的条件下依然主要由糖酵解途径提供能量，葡萄糖经糖酵解途径生成的丙酮酸大部分被还原成乳酸分泌到细胞外，这一现象被称为有氧糖酵解（aerobic glycolysis）或瓦博格效应（Warburg effect）。对于生长和分裂旺盛的癌细胞为什么更依赖于 ATP 产率低下的糖酵解，有几种不同的解释：一是高通量糖酵解能以更快的速率产生 ATP，可以满足癌细胞的需要；二是旺盛的糖酵解可产生更多有利于癌细胞生长的中间代谢物；三是使得糖酵解中的许多酶可以更好地做兼职，例如己糖激酶可与线粒体膜结合保护癌细胞防止其发生凋亡。肿瘤细胞有氧糖酵解的发生机制涉及一系列癌基因激活和抑癌基因失活，造成从葡萄糖摄取到糖酵解代谢途径的调控异常。

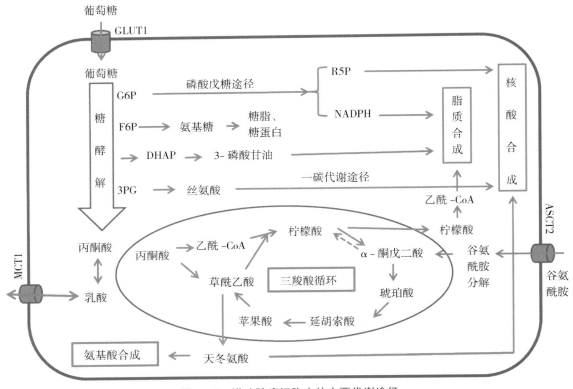

图 7-2　增殖肿瘤细胞中的主要代谢途径

GLUT1：葡萄糖转运蛋白 1；G6P：6-磷酸葡萄糖；F6P：6-磷酸果糖；DHAP：磷酸二羟丙酮；3PG：3-磷酸甘油酸；R5P：5-磷酸核糖；NADPH：还原型辅酶Ⅱ；MCT1：单羧酸转运蛋白 1；ASCT2：谷氨酰胺转运蛋白 2

糖酵解的中间代谢物可离开糖酵解途径，参与生物合成、信号转导和基因表达调控。未转化为乳酸的剩余丙酮酸（90%以上的丙酮酸由乳酸脱氢酶转化为乳酸分泌到细胞外）进入线粒体参与三羧酸循环（tricarboxylic acid cycle，TCA cycle），三羧酸循环中间代谢物从不同步骤中流出，再用于生物合成。糖酵解途径中生成的6-磷酸葡萄糖（glucose-6-phosphate，G6P）可以通过磷酸戊糖途径产生5-磷酸核糖（ribose-5-phosphate，R5P）和NADPH，供核苷酸及其衍生物的合成。肿瘤中磷酸戊糖途径的利用率升高，该通路中的关键酶TKTL1和TALDO在癌症中多为过表达。

6-磷酸葡萄糖在糖酵解途径的下一步异构化生成的6-磷酸果糖（fructose-6-phosphate，F6P）可用作氨基己糖（hexosamine，己糖胺）生物合成的底物，氨基己糖生物合成的第一步是谷氨酰胺果糖-6-磷酸转氨酶1（glutamine-fructose-6-phosphate transaminase 1，GFPT1）催化6-磷酸果糖和谷氨酰胺生成氨基葡萄糖-6-磷酸（glucosamine-6-phosphate，GLcN6P），再由乙酰-CoA提供乙酰基生成N-乙酰氨基葡萄糖-6-磷酸（N-acetylglucosamine-6-phosphate，GlcNAc6P，糖基化的底物前体）。氨基己糖途径为糖基化反应以及合成硫酸乙酰肝素和透明质酸提供底物，并调节受体介导的信号转导。下一个用于生物合成的糖酵解中间代谢物是磷酸二羟丙酮（dihydroxyacetone phosphate，DHAP），NADH+H在胞质3-磷酸甘油脱氢酶（glycerol-3-phosphate dehydrogenase，GPD1）的作用下将DHAP还原成3-磷酸甘油（glycerol-3-phosphate），用于甘油磷脂的生物合成，甘油磷脂是构成生物膜的主要成分。另一个糖酵解中间体3-磷酸甘油酸（3-phosphoglycerate，3PG）是合成丝氨酸的前体，丝氨酸是一碳代谢的底物。一碳代谢（serine-glycine-one-carbon，SGOC）是指含一个碳原子的有机基团经过转移参与生物合成的代谢过程。细胞内的一碳池包括甲基（—CH$_3$）、甲酰基（—CHO）、甲烯基（＝CH$_2$）、亚胺甲基（—CH＝NH）及甲炔基（≡CH）等。研究表明，丝氨酸合成途径中的限速酶3-磷酸甘油酸脱氢酶（3-phosphoglycerate dehydrogenase，PHGDH）在乳腺癌和黑素瘤中高表达。代谢通量研究显示，癌细胞在丝氨酸生物合成及一碳代谢中可能利用高达50%的葡萄糖衍生碳。丝氨酸经一碳代谢途径生成嘌呤、胸苷、s-腺苷甲硫氨酸（s-adenosyl methionine，SAM）以及NADPH。其中SAM是甲基化反应的重要底物。线粒体中参与一碳代谢的亚甲基四氢叶酸脱氢酶（methylenetetrahydrofolate dehydrogenase 2，MTHFD2）是癌症中最常见的过表达代谢酶之一，这表明一碳途径的改变可能是肿瘤的普遍选择。

综上所述，糖酵解途径是增殖细胞利用代谢中间体合成生物大分子的生产线之一，能为增殖细胞提供生长优势。

糖酵解产生的NADH是糖代谢的主要负调控因子：乳酸脱氢酶（lactate dehydrogenase，LDH）将丙酮酸还原成乳酸的同时将NADH重新氧化成NAD+，可阻止胞内NADH的积累，解除负反馈抑制，维持糖酵解通量，并避免过量的NADH抑制线粒体内的TCA循环。另一方面，为避免糖酵解高通量造成线粒体内活性氧（ROS）过度堆积，MYC可以增强乳酸脱氢酶（LDH-A）、单羧酸转运蛋白（monocarboxylate transporter，MCT1）以及丙酮酸脱氢酶激酶（pyruvate dehydrogenase kinase 1，PDK1）的表达，其中MCT1介导乳酸分泌到胞外；PDK1抑制丙酮酸脱氢酶（pyruvate dehydrogenase，PDH），而PDH能将进入线粒体的丙酮酸转化为乙酰-CoA。此外，β-catenin/TCF信号通路能上调MCT1和PDK1的转录；HIF1α会触发LDH-A和PDK1的转录上调。这些调控机制促使糖酵解和氧化磷酸化脱钩，为增殖细胞提供生存优势，因为电子传输链超负荷产生过量ROS可能是癌基因诱导的细胞衰老（即在致癌信号转导的细胞中发生的衰老）现象的基础。

三羧酸循环发生在线粒体，既是糖类、脂质和蛋白质在细胞内最后氧化分解的共同代谢途径，又在合成代谢中发挥枢纽作用。在有氧状态下，丙酮酸进入线粒体基质，被丙酮酸脱氢酶系氧化成乙酰-CoA进入三羧酸循环。尽管进入线粒体的丙酮酸百分比较低，但高通量糖酵解为三羧酸循环提供了充足的丙酮酸供给量；此外，在脂肪酸分解代谢和氨基酸分解代谢中也会生成乙酰-CoA，比如谷氨酰胺分解代谢；从三羧酸循环流出用于生物合成的中间体可通过"回补反应（anaplerosis）"补给。

三羧酸循环中，乙酰-CoA与草酰乙酸发生缩合反应生成柠檬酸；丙酮酸也能在丙酮酸羧化酶以及乙酰-CoA和生物素作为辅酶的催化下生成草酰乙酸。柠檬酸可以从三羧酸循环中流出，从线粒体进入细胞质，转化为异柠檬酸后，可以在胞浆异柠檬酸脱氢酶（isocitrate dehydrogenase 1，IDH1）催化下将 NADP＋还原成 NADPH，同时生成 α-酮戊二酸（α-Ketoglutaric acid，α-KG）；胞浆柠檬酸也可以在 ATP-柠檬酸裂解酶（ATP-citrate lyase，ACL）作用下生成乙酰-CoA 和草酰乙酸；AKT 可以激活 ACL。乙酰-CoA 可用作脂质生物合成和蛋白质乙酰化修饰的前体；而草酰乙酸可以转化为苹果酸，苹果酸或转化为丙酮酸同时生成 NADPH 或回流进入三羧酸循环或氧化脱氢生成草酰乙酸再转氨基生成天冬氨酸，进入核苷酸或氨基酸合成途径。大部分构成细胞膜和胞内脂质池的脂质是从头合成，而不是从细胞外环境中获得；这造成了脂质合成前体持续从三羧酸循环中流出。脂质对促进生物膜形成、支持肿瘤细胞快速分裂、调节功能性脂筏（lipid raft）结构、介导增殖和生长信号转导具有重要意义。脂肪酸链的生物合成始于乙酰-CoA 羧化酶（acetyl CoA carboxylase，ACC）催化胞浆乙酰-CoA 生成丙二酸单酰辅酶 A（malonyl-CoA），再由脂肪酸合成酶（fatty acid synthase，FASN）进一步组装成长脂肪酸链，合成过程需要 NADPH＋H^+ 供氢。参与脂肪酰基链合成的 3 个主要蛋白 ACL、ACC 和 FASN 在恶性转化细胞中常被上调。胆固醇的从头合成也在肿瘤发生中起重要作用。抑制胆固醇合成过程中的限速酶——羟甲基戊二酰基-CoA 还原酶（hydroxy methylglutaryl coenzyme A reductase，HMG-CoA reductase，HMGCR），阻碍胆固醇合成，可以恢复乳腺癌细胞正常腺细胞形态，表明膜组成和流动性的改变可影响组织结构和锚定非依赖性生长。另外，癌细胞的细胞膜还倾向于利用抗氧化损伤的饱和脂肪酸以适应氧化应激。

正常三羧酸循环中，柠檬酸经异构化反应变为异柠檬酸，异柠檬酸在异柠檬酸脱氢酶（IDH3）催化下经氧化脱羧生成 NADH 和 α-酮戊二酸（α-KG）。NADH 可以直接从复合体 I 进入呼吸链彻底氧化，并通过氧化磷酸化产生 ATP。α-KG 再经氧化脱羧生成 NADH 和琥珀酰-CoA，琥珀酰-CoA 经底物水平磷酸化反应生成 GTP 和琥珀酸。琥珀酸在琥珀酸脱氢酶（succinate dehydrogenase，SDH）的催化下生成延胡索酸，延胡索酸由延胡索酸酶（fumarate hydratase，FH）催化生成苹果酸，苹果酸由苹果酸脱氢酶催化生成草酰乙酸。至此，形成了一个完整的三羧酸循环。但由于三羧酸循环中多种代谢中间体流出并作为生物合成的原料被其他代谢途径利用，需要"回补反应"补充消耗的中间物，回补反应主要发生在草酰乙酸、α-酮戊二酸、琥珀酰-CoA 和苹果酸这 4 个节点。在快速增殖的细胞中，谷氨酰胺分解代谢生成 α-酮戊二酸是回补反应的重要组成部分，α-酮戊二酸是连接细胞内碳-氮代谢的关键节点。这部分将在"氮源需求增加"中详述。

四、氮源需求增加与氨基酸代谢异常

快速增殖的肿瘤细胞需要合成大量的嘌呤、嘧啶核苷酸、非必需氨基酸和多胺等含氮物质。谷氨酰胺是血浆中含量最丰富的氨基酸，含有 2 个还原性氮原子，是生物合成代谢的重要氮源，其来源的氮可直接作用于嘌呤和嘧啶的生物合成。癌基因产物 RAS 和 MYC 都可以促进细胞对谷氨酰胺的摄取。谷氨酰胺在谷氨酰胺酶（glutaminase，GLS）的催化下脱氨基生成谷氨酸，谷氨酸在线粒体转氨酶的作用下将氨基转给 α-酮酸（如丙酮酸），生成非必需氨基酸（如丙氨酸）和 α-酮戊二酸；或者谷氨酸在谷氨酸脱氢酶（glutamate dehydrogenase，GDH）的催化下生成 α-酮戊二酸；α-酮戊二酸进入三羧酸循环并生成柠檬酸，是三羧酸循环回补反应的"生力军"。谷氨酰胺也在必需氨基酸的摄取中起重要作用。谷氨酰胺缺乏已被证明对细胞周期进展具有限速作用。

在快速增殖细胞中，进入三羧酸循环的大部分碳被用于生物合成而耗竭（cataplerosis），这将影响三羧酸循环的整体功能，需要回补反应维持，此时谷氨酰胺也是三羧酸循环的候补碳源。尽管正常细胞很少动用谷氨酰胺进行代谢，但增殖细胞却可以持续将谷氨酰胺代谢的中间产物回补进入三羧酸循环。谷氨酰胺参与的回补机制对三羧酸循环和细胞增殖十分重要，这一过程的异常调控可能具有致癌特性。例如，在缺氧或线粒体氧化磷酸化缺陷的细胞中，IDH1（位于胞质和过氧化物酶体）和 IDH2（位于线粒体）可各自将谷氨酰胺衍生的 α-酮戊二酸羧化还原成异柠檬酸，异柠檬酸在转变成柠檬酸后再被裂解成草酰乙酸和乙酰-CoA，乙酰-CoA 可参与脂肪酸合成。依赖 IDH1/2 的还原羧化逆向反应在葡

萄糖衍生的丙酮酸减少进入线粒体时起着特别重要的作用，缺氧状态下的谷氨酰胺分解代谢可能是癌症发生发展的机制之一。而谷氨酰胺有氧分解可以弥补细胞 ATP 的不足，激活谷氨酰胺有氧代谢能抑制葡萄糖缺乏导致的细胞死亡。

细胞选择回补的底物，到底是葡萄糖来源还是谷氨酰胺来源，取决于细胞类型及对环境的适应性。例如，在胶质母细胞瘤和非小细胞肺癌的人类患者和小鼠模型中，跟踪葡萄糖衍生碳表明三羧酸循环中间体的主要来源不是谷氨酰胺而是葡萄糖。葡萄糖衍生碳可以通过丙酮酸羧化酶催化丙酮酸转化为草酰乙酸进入三羧酸循环。在非小细胞肺癌细胞培养中，即使存在大量谷氨酰胺，抑制丙酮酸羧化酶仍可以抑制脂肪酸合成并降低增殖。另有研究发现细胞外乙酸可以被一些癌细胞用于合成乙酰 - CoA，乙酸可在乙酰 - CoA 合成酶 2（acyl-CoA synthetase short-chain family member 2，ACSS2）的催化下转化为乙酰 - CoA。ACSS2 是乳腺癌中常见的扩增靶点。包括原发性胶质母细胞瘤和其他癌组织的脑转移瘤在内的多种脑肿瘤被报道吸收外源性乙酸，并将乙酸衍生的碳回补到从头合成的脂肪酸中。另外，ACSS2 上调可能会促进细胞回收利用组蛋白和其他蛋白在乙酰化循环中释放的乙酸酯用以合成乙酰 - CoA。

作为四个氮原子的载体，精氨酸是多种含氮化合物包括多胺、肌酸、胍基丁胺、5 - 吡咯啉羧酸（pyrroline-5-carboxylate，P5C）的生成前体。精氨酸从头合成是尿素循环的组成部分，精氨基琥珀酸合成酶（argininosuccinate synthetase 1，ASS1）催化瓜氨酸和天冬氨酸合成精氨基琥珀酸（arginino-succinate），是生成精氨酸的限速酶；再由精氨基琥珀酸裂解酶（argininosuccinatelyase，ASL）将精氨基琥珀酸分解为精氨酸和延胡索酸；最后精氨酸经精氨酸酶催化，分解为鸟氨酸和最终产物尿素；鸟氨酸进入线粒体成为瓜氨酸的生成前体。值得注意的是，ASS1 和 ASL 在黑素瘤、肾细胞癌和肝细胞癌中呈现表观遗传学沉默，并且 ASS1 和 ASL 表达降低与预后不良和化疗耐药相关。肿瘤为什么避开精氨酸从头合成而依赖外源性精氨酸呢？一种解释是，ASS1 和 ASL 失活导致鸟氨酸累积，鸟氨酸脱羧是生成多胺的重要步骤。增殖细胞中多胺水平升高，多胺可以抑制细胞凋亡，促进肿瘤生长和侵袭。另一种可能性是，ASS1 失活导致天冬氨酸累积，天冬氨酸可以用于核酸合成。

合成脯氨酸的中间体是 5 - 吡咯啉羧酸，5 - 吡咯啉羧酸还原酶（pyrroline-5-carboxylate reductase 1，P5CR1）以 NAD（P）H 为辅酶将 P5C 还原为脯氨酸并生成 NAD（P）＋。P5CR1 是肿瘤中最常见的过表达代谢酶之一，常被 c-myc 上调。而介导脯氨酸降解的脯氨酸氧化酶（prolineoxidase，POX）是一种抑制增殖和诱导凋亡的线粒体抑癌因子，受 c-myc 的负调控和 p53 的正调控。脯氨酸水平升高可能促进胶原形成和新的细胞外基质的沉积，促进肿瘤侵袭。综上所述，尽管代谢改变对肿瘤的作用仍在积极研究中，但很明显，碳和氮的代谢都在肿瘤中经历了复杂的重编程。

五、代谢物驱动的基因调控异常

代谢活动受遗传学和表观遗传学因素的调控，代谢物反过来也可以影响基因表达。例如，几乎所有表观遗传修饰酶都以代谢物作为底物或辅酶。

其中一个重要的代谢物是乙酰 - CoA，胞浆乙酰 - CoA 是组蛋白和其他蛋白质乙酰化修饰的专用底物。组蛋白乙酰化使染色质结构变得松散，转录复合物更易接近靶基因、更易组装，从而促进相应基因转录。组蛋白乙酰化水平对细胞营养和代谢信号的变化极为敏感。研究表明，戒断-再摄取葡萄糖、或导入致癌的 k-ras 突变体、或 Akt 激活致癌信号，上调组蛋白整体乙酰化水平，促进更广泛的基因表达。胶质母细胞瘤和前列腺肿瘤样本的免疫组化结果显示，Akt 活性与组蛋白整体乙酰化水平密切相关。活化的 Akt 激活 ACL，ACL 将胞浆柠檬酸转化为乙酰 - CoA 和草酰乙酸，从而增加了线粒体外乙酰 - CoA 池。另有研究表明葡萄糖或癌基因驱动的组蛋白泛乙酰化可以通过抑制 ACL 而被阻断。

除了乙酰 - CoA，巴豆酰 - CoA 也可以作为蛋白质巴豆酰化修饰的底物。在组蛋白尾部的特定氨基酸残基加上巴豆酰标记比乙酰化更能激活基因表达。巴豆酰 - CoA 可由赖氨酸、色氨酸、短链脂肪酸丁酸的分解代谢产生。近年鉴定出了一系列新型的组蛋白酰基化修饰，包括甲酰化（formylation）、丙酰化（propionylation）、丁酰化（butyrylation）、琥珀酰化（succinylation）、丙二酰化（malonylation）等，对这些修饰标记的进一步研究有可能发现代谢产物调控基因表达的更多模式。

甲基化修饰也是表观遗传调控基因表达的重要方式之一。组蛋白甲基化、DNA 上的胞嘧啶甲基化以及 RNA 上的腺苷酸甲基化修饰通常由 s-腺苷酰甲硫氨酸（SAM）作为甲基供体。SAM 可由一碳代谢途径以及丝氨酸分解代谢产生，已知组蛋白和 DNA 甲基化状态受 SAM 水平调控。另外，去除乙酰化和甲基化标记也受细胞代谢状态的影响。例如，一类催化去除蛋白质乙酰化标记的去乙酰酶 sirtuins，利用 NAD＋作为辅助因子；而 FAD 是赖氨酸特异性去甲基酶 LSD1 的辅助因子。这些酶对 NAD＋或 FAD 水平变化非常敏感，协同调控翻译后修饰和表观遗传学的整体变化。

另一大类依赖 α-酮戊二酸（α-KG）的双加氧酶可催化多种底物的羟基化反应，包括 Tet 甲基胞嘧啶双加氧酶（TET2）、含 Jumonji 结构域组蛋白去甲基化酶、RNA 去甲基酶 FTO 和 ALKBH5，以及催化 HIF 羟基化的脯氨酰羟化酶（prolyl hydroxylase，PHD）。作为这些双加氧酶的协同底物——α-酮戊二酸在催化反应中氧化成琥珀酸，α-酮戊二酸水平可以直接影响这些酶的活性；双加氧酶还受到琥珀酸和琥珀酸的降解产物延胡索酸的抑制。例如，琥珀酸脱氢酶（SDH）或延胡索酸酶（FH）缺失突变导致琥珀酸或延胡索酸累积，这类肿瘤表现出与双加氧酶被抑制后相似的表型特征，包括 CpG 岛甲基化水平升高以及 HIF1α 增加。另一类调节双加氧酶活性的是异柠檬酸脱氢酶 1（IDH1）和 2（IDH2）功能获得型突变。IDH1/2 突变后可作为一种新酶，催化 α-酮戊二酸转变成痕量的代谢物——D-2-羟基戊二酸（D2HG），D2HG 可通过与 α-酮戊二酸竞争从而抑制双加氧酶的活性。

糖酵解途径的旁支己糖胺通路为糖基化修饰提供底物。葡萄糖高通量会提高肿瘤细胞内 UDP-Glc-NAc 水平和多种转录因子包括 c-myc、p53、β-catenin 和 NF-κB 的 O-糖基化水平，参与肿瘤发生发展。肿瘤细胞葡萄糖摄入升高也可以通过 SCAP 的 N-糖基化修饰促进 SREBP 活性和下游脂质合成。

六、肿瘤代谢和微环境相互作用

细胞代谢的信息不仅影响其自身的长期决策，还影响邻近细胞的命运。事实上，许多基因组稳定的细胞包括肿瘤相关成纤维细胞、内皮细胞，以及先天和适应性免疫系统成员，在肿瘤微环境中呈现特征性的表型改变。癌细胞如何改变微环境以协助肿瘤生长和扩散是一个热门的研究领域。

增殖的癌细胞可以改变细胞外环境中的代谢物组成。癌细胞对葡萄糖和谷氨酰胺的高利用率导致乳酸在微环境中大量堆积，能影响大多数细胞类型。例如，乳酸抑制树突状细胞和 T 细胞的激活以及单核细胞迁移，减弱免疫监控和防御；乳酸刺激巨噬细胞向 M₂ 型转化，M2 型巨噬细胞仅有较弱抗原提呈能力并通过分泌抑制性细胞因子 IL-10 和/或 TGF-β 等下调免疫应答；乳酸还有助于血管生成，乳酸稳定 HIF1α，激活内皮细胞 NF-κB 和 PI3K 信号，并诱导基质细胞分泌促血管内皮生长因子；乳酸也刺激成纤维细胞产生透明质酸，可能有助于肿瘤的侵袭。细胞产生的乳酸和 CO_2 都有助于细胞外酸化。肿瘤微环境酸化刺激基质金属蛋白酶（matrix metalloproteinase，MMP）和组织蛋白酶（cathepsin）的蛋白水解活性，促进细胞外基质降解，有利于肿瘤侵袭。还有一些肿瘤采用一种独特的策略逃避免疫监控。例如，许多实体肿瘤类型过表达吲哚胺-2,3-双加氧酶（IDO1）和色氨酸-2,3-双加氧酶（TDO2），催化必需氨基酸——色氨酸转化为其衍生物犬尿氨酸（kynurenine）。色氨酸缺失的效应 T 细胞发生氨基酸缺失相关的凋亡。此外，积累的 kynurenine 作为芳基烃受体（AhR）的配体，以一种依赖 AhR 的方式上调调节性 T 细胞（Treg）表型，进一步抑制抗肿瘤免疫反应。Kynurenine 还能通过 AhR 增强癌细胞的自分泌信号，促进细胞外基质降解，加强肿瘤侵袭。IDO1 小分子抑制剂目前正在进行临床试验。

反过来，肿瘤微环境塑造了肿瘤代谢。如前所述，肿瘤面临营养供不应求和缺氧的环境，必须发展出各种营养摄取策略来突破这些限制。此外，缺氧妨碍细胞进行氧化磷酸化和其他需氧反应能力，破坏了氧化还原平衡，影响细胞信号通路和转录程序。有研究证据表明，遗传背景高度相似但组织起源不同的肿瘤，其代谢模式具有差异性；遗传背景不同但处于相似微环境中的肿瘤，其代谢模式存在相似性。综上所述，肿瘤细胞与肿瘤微环境之间的相互作用施加了一种筛选压力，进一步塑造了癌细胞的代谢并促成了更具侵略性的表型出现。

七、其他营养物的代谢特点

有些肿瘤可能同时存在上述 6 种特性，而有的仅呈现其中的数种。此外，有关其他分子包括含硫氨基酸如半胱氨酸和蛋氨酸、必需脂肪酸、胆碱、微量金属元素、维生素、无机盐离子等的代谢在多大程度上有助于肿瘤的发生以及如何参与肿瘤发生的相关研究刚刚起步。

有研究表明，硫的代谢在肿瘤中可能经历了重编程。谷氨酰胺经脱氨酸/谷氨酸反向转运蛋白 xCT 以谷氨酸的形式离开细胞，同时与胞外的胱氨酸作交换，胱氨酸进入细胞后迅速还原成半胱氨酸。癌细胞通过上调 xCT 而增加胞内半胱氨酸水平。与正常胰腺相比，半胱氨酸是胰腺肿瘤中第二大消耗的氨基酸。半胱氨酸在增殖细胞中的代谢路径包括生物合成谷胱甘肽和铁硫簇以及硫化氢。作为一种气体递质，硫化氢具有复杂的生理功能，包括避免氧化应激伤害、促进线粒体呼吸、防止细胞凋亡和刺激血管生成。

丝氨酸是一碳代谢的碳源，除了从头合成的丝氨酸外，外源性的丝氨酸输入也可能影响一碳代谢和 SAM 水平。饮食中的丝氨酸和甘氨酸缺乏已被证明会损害小鼠异种移植结肠癌的生长。胆碱及其衍生物甜菜碱是另外两种可以生成 SAM 的膳食化合物。

各种微量元素，包括维生素和微量金属元素对肿瘤生长的影响是一个有前景的研究领域。微量元素被用作多种酶的辅助因子，在调节细胞代谢途径和信号转导方面发挥复杂且不明确的作用。例如，抗坏血酸是依赖 α-酮戊二酸的双加氧酶的辅助因子。抗坏血酸治疗被发现是以一种依赖 TET2 的方式影响胚胎干细胞和小鼠胚胎成纤维细胞的 DNA 甲基化。局部 CpG 岛高甲基化是癌症的特征之一，抗坏血酸可能影响细胞的表观遗传学状态。此外，与正常组织相比，癌细胞中锌和铜等微量金属元素的含量也发生了改变。特别是在乳腺癌、卵巢癌以及白血病中，铜的含量可以升高 2～3 倍。铜最近被证明是黑色素瘤细胞中 $BRAF^{V600E}$ 驱动激活 ERK 所必需的，而铜消耗带来的影响可以被激活的 ERK 修复。微生物群产生的各种代谢物对肿瘤发生和进展的影响也引起了研究人员的注意。

第二节　肿瘤代谢的异常调控

肿瘤代谢重编程受到遗传因素与微环境因素的影响。肿瘤代谢与微环境的相互作用在上一节中有所涉及，这一节侧重于遗传因素的调控。基因的扩增、缺失、突变、表观遗传学改变以及调控癌症标志性特征的信号通路均可参与生化代谢途径。整合信号转导和细胞代谢的机制在正常细胞和癌细胞之间是保守的，区别在于癌细胞获得了代谢自主性。

一、代谢酶基因突变

目前已知的肿瘤中发生突变的代谢酶基因有八个，分别是琥珀酸脱氢酶（SDHA、SDHB、SDHC、SDHD、SDHAF2）、延胡索酸酶（FH）、异柠檬酸脱氢酶 1 和 2（IDH1、IDH2），其中琥珀酸脱氢酶和延胡索酸酶多为遗传性突变，IDH1 和 IDH2 多为体细胞水平的突变。所有这些基因都编码三羧酸循环中的关键酶，通过功能缺失型突变或功能获得型突变影响其编码的代谢酶活性。琥珀酸脱氢酶或其下游延胡索酸酶的功能缺失型突变导致琥珀酸或延胡索酸异常升高，抑制 α-酮戊二酸依赖性双加氧酶活性，引起相应的家族性和散发性癌症或肿瘤，包括家族型副神经节瘤、嗜铬细胞瘤、胃肠道间质瘤、肾细胞癌、遗传型子宫肌瘤，与脯氨酰羟化酶失活、HIF-1 增加以及糖酵解途径增强有关。

IDH 突变主要发生在少数几种肿瘤中，包括二级和三级神经胶质瘤、继发性胶质母细胞瘤、急性髓细胞白血病（acute myelocytic leukemia，AML）、软骨肉瘤、胆管癌。IDH1 和 IDH2 突变的发现是肿瘤代谢研究中最具代表性的突破性进展，也是目前研究得最为透彻的代谢突变基因。IDH1/2突变可能是癌变的起始因素。如前所述，突变后的IDH获得新的酶功能，催化α-酮戊二酸还原生成D2HG，D2HG的结构与α-酮戊二酸相似，竞争性地抑制多种以α-酮戊二酸为底物的双加氧酶的活性。IDH突变驱动的脑胶质瘤、白血病和软骨肉瘤表现出明显的CpG岛高甲基化，与SDH和FH缺失的肿瘤中所见到的高甲基化表型相似。导入突变的IDH基因或外源性D2HG可以诱导DNA和组蛋白高甲基化，并阻止细胞分化；而抑制胶质瘤中突变的IDH1和白血病中突变的IDH2可以显著促进分化。D2HG是一种癌代谢物，可作为IDH突变的标志物。但有些肿瘤即使在没有IDH突变的情况下，D2HG水平也会升高，如乳腺癌中检测到高水平D2HG可能与MYC信号通路有关。综上所述，这八个基因的突变产生了3种癌代谢物，即琥珀酸、延胡索酸和D2HG，指向一个共同的后果，即抑制了依赖α-酮戊二酸的双加氧酶活性，从改变基因组表观遗传学修饰、减弱DNA损伤修复、干扰生物合成和能量代谢进程、协同激活致癌信号通路等多方面促进肿瘤发生发展。

根据基因本体论（gene ontology）数据库的功能注释，超过60%的人类基因参与了"代谢过程（metabolic process）"，但代谢基因的突变并不常见，肿瘤中绝大多数代谢基因的变异方式是拷贝数的变化。一个扩增或缺失的DNA区域通常携带多个基因，代谢基因常同经典致癌驱动基因的拷贝数一起变化。理论上，单个代谢酶变异可以通过同工酶或代谢旁路修复或替补，不足以影响营养物质的摄取或代谢，肿瘤更倾向于代谢的异常调控而非单个代谢途径中单个成分突变来影响代谢。许多代谢途径包括三羧酸循环、磷酸戊糖途径和糖酵解等都含有复杂的信号调控通路。肿瘤代谢重编程的关键效应蛋白有AKT、mTOR、MYC、RAS等，它们不但给细胞施加分裂信号还参与了代谢重编程，从能量代谢和生物合成方面满足肿瘤细胞分裂的需求。

二、PI3K/AKT/mTOR 与代谢调控

PI3K/AKT/mTOR信号通路是一类高度保守、广泛表达的对生长因子应答系统，是有氧糖酵解和生物合成的主要调节信号（图7-3）。PI3K（磷脂酰肌醇3激酶）是由调节亚基p85和催化亚基p110构成的二聚体。生长因子与表面受体（如EGFR）结合后，激活PI3K，引起磷脂酰肌醇磷酸化，进一步引起下游效应物的招募和/或激活，特别是AKT和mTOR的活化。正常细胞中，PI3K通路的活化受到磷酸酶PTEN对磷酸化的磷脂酰肌醇去磷酸化的调控。恶性肿瘤中，这条通路的信号转导分子涵盖了人类肿瘤中最普遍的突变类型，包括PIK3CA、Akt2、PTEN、BCR-ABL、HER2/NEU、EGFR。这些突变或激活PI3K、或遏制负调控、或上调通路中的激活因子。PI3K/AKT/mTOR通路可增强许多支持细胞生物合成的代谢活动；另外，PI3K/AKT通路也是HIF1α表达和功能发挥的调节因素。

具体来说，该通路第一可以促进细胞表面营养物转运蛋白的表达，增加葡萄糖、氨基酸和其他营养物质的摄取。第二，作用于基因表达和酶活性，例如，Akt促进糖酵解和乳酸的产生，足以在癌细胞中诱导Warburg效应。第三，促进大分子的生物合成。Akt促进6-磷酸葡萄糖的生成，刺激更快的磷酸戊糖途径代谢，增加NADPH生成，抵抗氧化应激。PI3K/AKT促进造脂基因包括ACL的表达和脂质合成；还可以通过抑制TSC1-TSC2复合物，释放对RhebGTP的抑制，从而激活mTOR；mTOR是蛋白质合成的关键调节因子。含有mTOR及Raptor等组装因子的mTORC1复合物接收广泛的细胞内信号，如氨基酸水平、生长因子、能量状态、氧水平、Wnt、TNFα信号，通过刺激核糖体S6激酶活性（S6K）和遏制4EBP对eIF4E的抑制，促进蛋白质合成以及细胞的增殖与生长。其中能量缺乏和缺氧抑制mTORC1，其余四类信号均激活mTORC1。能量缺乏信号通过LKB1-AMPK途径激活TSC，降低mTORC1活性，其中AMPK可感知ATP/AMP比值和营养物水平；氨基酸可通过Rag GTPase刺激mTORC1活性。当mTORC1信号通路中的关键蛋白（mTOR、GATOR、PTEN、TSC、LKB、AMPK等）发生变异，可引起mTORC1活性失调，进而导致细胞代谢及增殖紊乱。

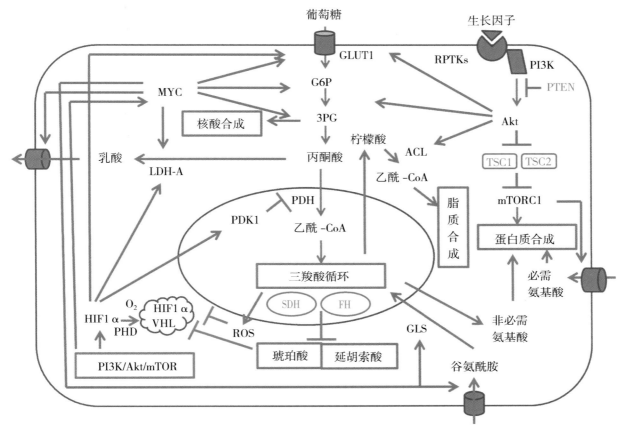

图 7 - 3　增殖肿瘤细胞代谢的部分调控机制

GLUT1：葡萄糖转运蛋白 1；G6P：6 -磷酸葡萄糖；3PG：3 -磷酸甘油酸；ACL：ATP -柠檬酸裂解酶；RPTKs：受体酪氨酸激酶；PI3K：磷脂酰肌醇 3 -激酶；LDH-A：乳酸脱氢酶- A；PDH：丙酮酸脱氢酶；PDK1：丙酮酸脱氢酶激酶- 1；HIF1：低氧诱导因子- 1；ROS：活性氧簇；SDH：琥珀酸脱氢酶；FH：延胡索酸酶；GLS：谷氨酰胺酶。绿色线条：催化激活路径；红色线条：催化抑制路径；蓝色线条：生成路径

三、HIF-1 与代谢调控

　　HIF-1 信号通路调节葡萄糖代谢对缺氧和生长因子的反应。缺氧刺激细胞消耗葡萄糖并产生乳酸。在哺乳动物细胞中，这种应答主要由 HIF-1 转录因子复合体及其调节因子 VHL（von Hippel-Lindau tumor suppressor protein）调控。HIF-1 可激活 100 多个基因的转录，诱导参与低氧稳态反应、调控葡萄糖代谢、细胞增殖和血管形成的蛋白质表达。靶基因包括葡萄糖转运蛋白（GLUT1）、糖酵解酶、乳酸脱氢酶 A（LDH-A）、丙酮酸脱氢酶激酶（PDK1）；乳酸脱氢酶 A 和丙酮酸脱氢酶激酶都减少丙酮酸进入线粒体。HIF-1 是由 HIF-1α 和 HIF-1β 亚基构成的异源二聚体，HIF-1β 在细胞内稳定表达，起结构性作用；HIF-1α 是 HIF-1 的活性亚基，其表达受到缺氧信号和生长因子信号的调控，尤其是 PI3K/Akt/mTOR 信号通路。而 HIF-1 的稳定性则由脯氨酰羟化酶（PHD）调控：HIF-1α 经脯氨酰羟基化修饰，被 VHL 识别，引导 HIF-1α 泛素化和降解。缺氧时，脯氨酰羟化酶被线粒体产生的活性氧（ROS）抑制，HIF-1α 蛋白和 HIF-1 复合物的转录活性得以稳定；而在肿瘤细胞中，VHL 基因失活可以抑制 HIF-1α 降解，造成"假缺氧"现象，即在常氧下 HIF-1 具备高活性。如前所述，脯氨酰羟化酶也可被累积的琥珀酸或延胡索酸抑制，所以琥珀酸脱氢酶或延胡索酸酶突变可以影响 HIF-1α 脯氨酸残基羟基化从而稳定 HIF-1α。尽管 HIF-1 在促进糖酵解中的作用是明确的，但有研究表明它不能促进生物合成。HIF-1 诱导 PDK1 的表达，从而磷酸化并抑制丙酮酸脱氢酶（PDH）。这限制了糖酵解衍生碳进入三羧酸循环，促进丙酮酸向乳酸转化。这种变化可能对缺氧期间细胞存活很重要，但不利于增殖。

常氧下，抑制 HIF-1α 的表达会增加脂质合成、细胞体积和增殖速率。因此，HIF-1 不仅仅是缺氧应答因子，也可以影响细胞内葡萄糖衍生碳的利用途径，协调生长因子调节的中间代谢通量，像线粒体代谢的变阻器，调控碳元素进入三羧酸循环，从而使得三羧酸循环通量与电子传输链容量相匹配，以减少氧化应激。

四、MYC 与代谢调控

细胞增殖和生长的区别在于有无 DNA 复制，所以细胞周期进展和细胞分裂要求完成核苷酸生物合成的通量任务。核酸合成涉及多种代谢底物和途径的协调，包括葡萄糖、谷氨酰胺、几种非必需氨基酸和细胞一碳池。Myc 基因家族作为转录因子，激活参与细胞增殖和代谢多个阶段的 1000 多个基因的转录，常在肿瘤中扩增。正常细胞中，丝裂原刺激导致 G1 期 MYC 表达上调，激活 Cyclins 和 CDK4，进入 S 期。MYC 的靶基因包括糖酵解途径中的大多数酶、葡萄糖转运蛋白 GLUT1、己糖激酶（HK2）、LDH-A 和烯醇酶，也诱导核苷酸合成代谢和一碳代谢的酶表达，包括肌苷 5′单磷酸脱氢酶、丝氨酸羟甲基转移酶、腺苷激酶、腺苷酸激酶 2、磷酸核糖焦磷酸酰基转移酶（PRPPAT）。没有这些酶，细胞不能成功完成 S 期。MYC 上调谷氨酰胺转运蛋白，增强谷氨酰胺酶的表达，促进谷氨酰胺分解代谢。MYC 驱动的肿瘤比其他突变驱动的肿瘤对谷氨酰胺的依赖性更强，MYC 发挥功能需要谷氨酰胺"回补"底物。这可能是因为核苷酸从头合成以谷氨酰胺作为氮源，葡萄糖作为碳源，导致谷氨酰胺衍生碳充足而葡萄糖衍生碳减少，这可能会限制丙酮酸羧化酶在核苷酸生物合成高峰期间利用葡萄糖衍生碳"回补"底物。缺氧时，HIF-1 负调控 MYC，从而限制线粒体的生物合成功能，在不利于细胞增殖的苛刻条件下维持细胞存活。PI3K/AKT/mTOR 通路、HIF-1 以及 MYC 信号通路交互作用、共同调节细胞代谢（图 7‑3）。

五、P53 与代谢调控

P53 是一种常见的抑癌转录因子，通过阻止细胞周期进展或促进携带有害突变的细胞死亡来维持基因组稳定性。面对环境中的营养和能量短缺，AMPK-P53 信号通路激活依赖 P53 的代谢检查点，使癌细胞能够度过能量短缺危机，直到更有利的环境形成。P53 促进 TCA 循环和氧化磷酸化的利用。P53 增强细胞色素 C 氧化酶 2（SCO2）的转录，该酶与细胞色素 C 氧化酶 1（SCO1）一起组装成氧化磷酸化复合体。P53 诱导 TIGAR（TP53-induced glycolysis and apoptosis regulator）基因的转录，TIGAR 的表达降低 2,6‑二磷酸果糖（F-2，6-BP）水平，抑制糖酵解、增强磷酸戊糖途径、降低细胞内活性氧（ROS）。除了促进磷酸戊糖途径产生 NADPH 进而上调还原性谷胱甘肽以降低 ROS，P53 还能促进许多能降低 ROS 负荷的蛋白质的合成。例如，Sestrin。Sestrin 是一类高度保守的应激诱导蛋白，是 ROS 和 mTORC1 信号通路的重要负调控因子。Sestrin1 和 2 在 P53 的调控下可以激活 AMPK。P53/P21/Nrf2 信号通路调节应对氧化还原电位的改变和高水平 ROS 的反应。活化的 P53 通过上调 PTEN、IGF-BP3、TSC-2 和 AMPK β 亚基的转录，抑制 PI3K-AKT 和 mTORC1 通路的活性。P53 还抑制 GLUT1 和 GLUT4 转运蛋白的表达。所有这些活动都会阻碍细胞野蛮生长，减弱 Warburg 效应，降低 HIF-1 水平，从而逆转恶性表型。在某些情况下，P53 导向凋亡和自噬的激活。

六、RAS、SRC 与代谢调控

RAS 是受体酪氨酸激酶（receptor protein tyrosine kinase，RPTK）结合信号分子，分布于质膜胞质一侧，传递来自受体酪氨酸激酶的有丝分裂信号。RAS 蛋白有失活的 GDP 结合和活化的 GTP 结合两种状态。致癌效应常见由点突变导致氨基酸替换引起，异常激活的 RAS 失去了 GTP 与 GDP 之间节制有序的调节，导致功能持续活化。RAS 是促进葡萄糖摄取和增强糖酵解的重要调节因子。根据突变类型的不同，RAS 恶性转化的细胞表现出糖酵解和乳酸生成增加，抗凋亡能力增强；或者磷酸戊糖途径高通量伴随核酸生物合成增加以及三羧酸循环高通量。SRC 家族激酶是一类重要的非受体酪氨酸蛋白激酶，可被多条信号通路激活，包括生长因子受体、G 蛋白偶联受体、ROS 等。活化的 SRC 促进 GDP-RAS 转变为 GTP-RAS。SRC 可以激活 PI3K/Akt、MYC 等多条信号通路。

第三节　肿瘤演进中的代谢重编程

代谢需求和代谢依赖性在肿瘤演进过程中不断变化。例如，肿瘤在早期生长阶段需要营养摄取和生物大分子合成；局部浸润性癌中出现不同亚群选择性的代谢需求；肿瘤晚期则需要协同转移或耐药的代谢重编程。细胞代谢是一个动态变化的网络，使细胞保持稳态并满足各阶段发展的需求。肿瘤细胞在细胞外和细胞内信号的相互作用下获得代谢适应性。虽然研究哪些代谢活动能适应细胞最大限度地生长和增殖仍有意义，但用"动态的、变化的"这一新观点看待肿瘤代谢重编程将更具有临床指导价值。

一、癌前病变中的代谢

正常组织/器官特异性代谢表型是细胞内因和外因综合作用的结果，包括表观遗传学调控的基因表达、细胞种类组成、组织结构，以及在某些情况下共生的微生物种群。了解组织特异性代谢表型是了解癌前病变中代谢的重要基础。肿瘤保留了亲代组织的特征，来自同一器官的肿瘤比不同器官的肿瘤彼此间更相似；影响代谢网络的基因表达特征在同源组织之间更相近；另外，亲代特征影响癌基因以不同的方式执行代谢重编程。例如，人 MYC 在小鼠中激活肺肿瘤的谷氨酰胺分解代谢，而在肝脏肿瘤中促进谷氨酰胺合成。因此，根据肿瘤的驱动因素而不是组织起源对肿瘤进行分类，可能会掩盖亲代组织代谢特征所造成的代谢差异。起源组织和发育环境也决定了潜在的突变是否导致癌症的发生，例如，携带 TP53 遗传突变的肿瘤患者发生肿瘤的组织分布与无遗传突变而携带散发 TP53 突变的肿瘤患者不同；一些代谢酶是肿瘤抑制因子，遗传一个等位基因突变的患者在另一个等位基因丢失后可能患上癌症，但只有特定器官的组织细胞是易感的。研究遗传性癌症综合征有助于了解细胞对基因决定的代谢缺陷作出组织特异性反应的分子机制，以及为什么在某些情况下会发生肿瘤。

一部分肿瘤有明确的经典致癌驱动因子（如 c-Myc、k-Ras 等），使细胞获得自主代谢的能力，包括支持细胞存活、逃避免疫监视和不受控增殖的代谢特性；另一些肿瘤缺乏典型的癌基因和/或抑癌基因突变，但仍具备将其与正常组织区分开来的代谢特征。这类肿瘤可能携带一个未被发现的初始突变，或者在肿瘤变得临床可检测到之前，这种突变已经消失；但另一种可能性是，潜在的代谢干扰从表型上模拟了经典突变产生的影响。例如，一种低级别肾脏肿瘤——透明细胞乳头状肾细胞癌（clear cell papillary renal cell carcinoma，CCPRCC），基因组点突变和拷贝数变异的水平很低，DNA 甲基化模式也类似于正常肾脏。但 CCPRCC 携带的慢性线粒体功能障碍可能模拟 von Hippel-Lindau（VHL）失活的表型。代谢产物在功能失调的线粒体中积累，可以抑制依赖 VHL 的 HIF-1α 泛素化降解，模拟 VHL 缺失的假缺氧状态。

描述癌前病变的代谢特征具有挑战性。首先，因为早期病变在临床上不易被发现，也很难观察到其与亲代组织之间的代谢差异；其次，全身代谢影响患癌风险，可能也影响癌前病变的代谢。许多流行病学研究报道了肥胖与癌症之间的关系，具有高 BMI 指数的癌症患者的癌症死亡率上升超过 50%。癌症与肥胖、糖尿病和其他代谢紊乱的关联机制是多因素的，这些疾病影响全身代谢，引起癌症的特定代谢通路在癌前病变中很难识别。尽管存在这些挑战，仍有一些关于全身代谢诱发肿瘤的机制报道。例如，糖尿病增加了人类胰腺中 k-ras 变异的频率，可能是慢性高血糖影响了核苷酸稳态；此外，高饱和脂肪酸饮食可增强人和小鼠前列腺癌中 c-myc 转录，促进细胞增殖。

有研究报道了癌前病变中代谢特异性变化。在动物模型中，致癌 k-ras 可引起胰腺导管腺癌的癌前病变，即腺泡-导管化生（acinar-to-ductal metaplasia，ADM）。致癌 k-ras 在 ADM 发生前上调了乙酰-CoA 和活性氧（ROS）的水平，抑制这些表型可以阻断 ADM。c-myc 恶性转化的小鼠肝细胞中，代谢重编程先于肝癌发生；在癌前病变的肝脏中，MYC 促进丙酮酸转化为丙氨酸，而在晚期肝癌中，促使

188

丙酮酸转化为乳酸。

代谢重编程可用于发掘早期病变的生物标志物。在肺非典型腺瘤样增生中，癌前病变过度表达钠依赖葡萄糖转运蛋白 2（sodium-dependent glucose transporters 2，SGLT2）。SGLT2 不能运输常见的癌症成像示踪剂[18] 氟-2-脱氧葡萄糖（FDG），因此这类早期病变不适合采用 FDG-PET（正电子发射断层扫描）成像。而另一种示踪剂 Me4FDG 可被 SGLT 摄取并用于肺非典型腺瘤样增生和低级别肺腺癌的早期诊断。白血病的发生对早期代谢重编程是敏感的。IDH 突变产生 D2HG，抑制双加氧酶包括组蛋白去甲基化酶和 DNA 羟甲基化酶，导致组蛋白和 DNA 持续甲基化，干扰细胞分化，诱导急性髓细胞白血病（AML）。IDH 突变抑制剂具有治疗效果。这些研究提示代谢重编程在早期肿瘤中的作用和临床应用。

二、浸润癌中的代谢

经过细胞增殖和突变积累，癌前病变进展为浸润癌。我们对肿瘤代谢的了解大多来自这一阶段，比如 Warburg 效应、大分子生物合成、氧化还原电位调控，这些代谢途径的重编程主要与 PIK3CA、k-ras、p53、c-myc 等基因变异相关。例如，PI3K 信号通路的激活突变，使细胞获得合成代谢的自主激活模式。这些突变将细胞锁定为营养摄取和合成代谢的表型，减少对细胞外生长因子的依赖，促进无限制的生长和增殖。涉及细胞感知营养和能量状态的基因突变也很常见，其中包括编码丝/苏氨酸激酶 LKB1 的 STK11 基因的失活突变。LKB1 激活 AMPK，AMPK 可快速失活脂肪酸和胆固醇合成限速酶——乙酰-CoA 羧化酶（acetyl-CoA carboxylase，ACC）和 HMG-CoA 还原酶（HMG-CoA reductase，HMGCR），从而抑制脂类合成，降低能量消耗；AMPK 也可以抑制 mTORC1，进而抑制核糖体组装和蛋白质合成。mTORC1 活化在原发性浸润性癌中很常见，并对 mTORC1 代谢通路的抑制剂变得敏感。

肿瘤代谢调控能适应不同条件下癌细胞的代谢需求，致癌突变受到代谢环境的影响和支配。例如，在低糖条件下培养野生型细胞，可以筛选出葡萄糖转运蛋白 GLUT1 表达增强的细胞，其中包括自发性 k-ras 突变的克隆。当新生血管跟不上细胞增殖速度而导致营养物质供应不足时，持续表达的 RAS 促进葡萄糖进入大分子合成途径，提供特定的生长竞争优势。

细胞代谢特征在浸润癌阶段发展出显著的代谢异质性。异质性的内在驱动因素包括亲代组织特征以及信号转导和基因转录网络的改变，外在因素包括微环境施加的代谢应激和全身代谢。一些研究通过描绘不同癌细胞系的代谢图谱，试图阐明细胞内在因素所定义的异质性范围。在一项研究中，80 多个肺癌细胞系在相同条件下培养，虽然所有细胞都来自肺癌，但它们的代谢特征却明显不同。某些特征如三羧酸循环的营养利用模式由单一的致癌因子驱动，如突变的 k-ras 或表皮生长因子受体；有的表型是不同基因多个突变协同作用的综合结果而非单一驱动因素导致；还有一些代谢表型难以用基因型来解释。另一项研究也得到了类似的结论，确定了一些基因型和代谢表型的相关性，但未能发现某些常见致癌驱动因子的可预测代谢特征。主因子突变是恶性转化起始所必需的，随后的突变类型包括突变发生的顺序，可以影响肿瘤生物学行为。例如，k-ras 是人肺腺癌中最常见的致癌驱动因子，但 k-ras 驱动的肿瘤行为会被其他基因突变所改变。当 STK11 突变与 k-ras 突变同时发生时，可导致肿瘤细胞某些侵袭性恶性特征包括转移和治疗耐药性，这种特殊的共突变状态也影响代谢倾向，包括对嘧啶代谢和氧化磷酸化的依赖性增强。KRAS-STK11 代谢表型被肿瘤抑制因子 KEAP1（kelch-like ECH associated protein 1）的共突变进一步修饰，KEAP1 编码 NRF2 抗氧化转录程序的负调控因子。这 3 种突变同时发生的趋势表明 k-ras 和 STK11 突变引起的代谢状态更适应 KEAP1 失活导致的抗氧化能力增强。这种抗氧化功能需要谷氨酰胺分解代谢，使得包含这三种突变的肿瘤获得对谷氨酰胺酶抑制剂的高度敏感性。有趣的是，k-ras 和 STK11 同时突变也是胰腺导管腺癌的病因，但机制与肺癌不同。在小鼠胰腺导管腺癌模型中，这些突变协同激活丝氨酸和甲基供体 s-腺苷酰甲硫氨酸（SAM）的合成，导致基因组特定区域高甲基化，促进肿瘤生长。抑制丝氨酸生物合成或抑制 DNA 甲基转移酶可以遏制肿瘤生长。

肿瘤微环境也随着肿瘤进展而演变。微环境可对癌细胞施加一些非细胞自主的压力，包括营养供应、供氧水平、细胞外环境酸化、细胞-基质和细胞之间异常的相互作用。肿瘤发展需要癌细胞承受并适应这些环境压力并继续增殖。癌基因驱动的营养物质转运蛋白的表达、投机摄取营养物质的能力以及癌细胞之间、癌细胞与基质之间的代谢协同性有助于肿瘤细胞适应微环境加载的压力。这些细胞自主因素以及外界因素不仅造成不同肿瘤间的代谢差异，也导致同一肿瘤内部的代谢异质性（图 7 - 4）。肿瘤原发灶的进展涉及优势突变的克隆扩增和克隆进化式生长，产生了具备细胞自主代谢效应的不同突变组合的区域。评估肿瘤代谢异质性表型具有临床意义，因为代谢异质性将限制代谢疗法的效果。

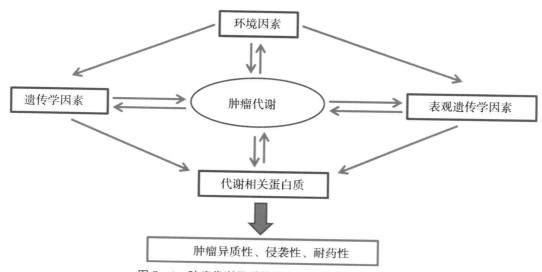

图 7 - 4　肿瘤代谢异质性是多因素共同作用的结果

三、转移癌中的代谢

癌症导致死亡很大程度上是因为转移。肿瘤原发灶可以通过手术切除，而转移癌可引起神经系统损伤、呼吸衰竭、血栓形成和其他潜在的致命并发症。癌细胞转移需要通过一系列的生物学挑战，包括从原发灶逃逸、细胞外基质降解、逃避免疫防御、在外周循环中存活、在远端器官扎根并生长。因此，支持转移的代谢重编程不同于在原发灶中生长的癌细胞的代谢需求。

癌细胞需要增强侵袭自主性以及改变微环境来促进转移。代谢活跃的癌细胞释放 CO_2、乳酸和其他有机酸促使细胞外环境酸化、激活降解细胞外基质（extracellular matrix，ECM）的蛋白水解酶、减弱癌细胞之间的粘附连接、抑制免疫监控和防御，有利于癌细胞逃逸。有的代谢重编程促进上皮-间质转化（epithelial-mesenchymal transition，EMT），增强迁移能力。例如，表皮生长因子受体（EGFR）激活尿苷二磷酸葡萄糖脱氢酶（UDP-Glucose 6-Dehydrogenase，UGDH），UGDH 消耗尿苷二磷酸葡萄糖（UDP -葡萄糖），减弱 UDP -葡萄糖介导的 SNAI1 mRNA 降解，上调 SNAIL（由 SNAI1 编码）表达启动 EMT，促进肿瘤细胞迁移和转移。EMT 相关蛋白含有高比例的天冬酰胺，天冬酰胺合成酶能将天冬氨酸转化为天冬酰胺，故沉默天冬酰胺合成酶或系统性地清除天冬酰胺可减少肺转移。肿瘤微环境中的代谢应激也可影响转移。例如，原发灶中的低氧区域预示转移风险增加，HIF-1 和 HIF-2 下游的转录程序促进低氧环境中的乳腺癌细胞浸润和转移。另外，癌细胞争夺免疫细胞所需的葡萄糖和谷氨酰胺等营养物质，能影响免疫细胞功能，减弱免疫监控和防御，增加癌细胞存活和侵袭的机会。

进入外周循环的癌细胞只有 0.01％能够形成转移灶，转移的主要瓶颈发生在癌细胞脱离原发灶后。逃逸的癌细胞的抗氧化应激有助于转移。培养的乳腺上皮细胞剥离基质后产生氧化应激导致细胞死亡，除非增强磷酸戊糖途径生成 NADPH，NADPH 供氢生成还原型谷胱甘肽，有利于清除 ROS，减轻氧化应激。外周循环中的氧化环境使得癌细胞的抗氧化应激能力成为影响其转移效率的主要因素。动物模型中，抗氧化剂或抗氧化途径的激活有助于抑制氧化应激，促进转移。但并不是所有的肿瘤细胞都对氧化应激敏感，在某些模型中 ROS 可能促进转移。ROS 的确切作用可能取决于肿瘤类型和分期。

远处器官定植是转移的另一个瓶颈。定植包括癌细胞存活并生长，形成转移灶。肝、肺、脑和骨是许多癌症的常见转移部位。一些肿瘤倾向于向特定器官转移，连接远端器官和原发灶的淋巴管和血流会影响哪些器官最易转移，但癌细胞代谢需求与定植器官环境之间的协调也起了作用。例如，小鼠肺间质中丰富的丙酮酸能促进乳腺癌细胞 α-酮戊二酸的合成，依赖 α-酮戊二酸的脯氨酸-4-羟化酶刺激胶原交联，胶原交联提高了乳腺癌转移到肺的能力。与其他营养物质相比，转移性卵巢癌细胞更青睐脂肪酸，或许可以解释为什么卵巢癌经常转移到富含脂质的大网膜脂肪垫。在小鼠中，阻断脂肪酸从邻近的脂肪细胞转运到卵巢癌细胞可以减少转移。一些癌细胞发生淋巴结转移依赖于 Yap（yes-associated protein）激活脂肪酸氧化代谢通路，以适应富含多种脂质的淋巴结微环境，抑制 Yap 或脂肪酸氧化可以减少淋巴结转移。

原发灶癌细胞的代谢异质性可影响肿瘤转移效率和器官趋向性。例如，人口腔癌细胞表达脂质转运蛋白 CD36 的亚群是癌细胞高效转移淋巴结的充分必要条件。在小鼠乳腺癌模型中，癌细胞的代谢异质性影响转移部位，转移到肝脏需要 HIF-1 激活丙酮酸脱氢酶激酶-1（PDK1），促进对缺氧的适应。人黑色素瘤的脑转移灶富含氧化磷酸化相关的基因簇，在小鼠模型中抑制氧化磷酸化可以减少脑转移，但不能减少肺转移，表明特定的代谢适应性促进了黑色素瘤的器官趋向性。

第四节　肿瘤代谢的临床应用

随着肿瘤代谢研究的深入，与肿瘤相关的代谢变化不再被视为是对细胞生长和增殖信号的间接反应，而是达到了标志性的核心地位。肿瘤代谢涉及的许多代谢酶、中间体和代谢产物可能是改善癌症诊断和治疗的契机。如果我们有办法选择性地控制肿瘤细胞的某些代谢途径，就有可能阻断相应的恶性表型。

一、靶向突变的代谢酶基因

如前所述，8 个代谢酶基因突变可能永久性地改变细胞代谢，促进恶性表型。针对突变 IDH1 和 IDH2 的抑制剂的临床疗效已在 AML 患者中得到证实，实体肿瘤的临床试验正在进行中。除了产生表观遗传学效应，D2HG 还抑制某些代谢酶，比如产生谷氨酸的转氨酶，影响谷胱甘肽的生物合成，使 IDH 突变的胶质瘤对谷氨酸耗竭和增强氧化应激的治疗敏感。琥珀酸脱氢酶和延胡索酸酶失活引起 TCA 循环重构并产生许多代谢依赖性，为临床干预提供了机会。除了对 TCA 循环的影响，高水平的琥珀酸和延胡索酸损害同源重组 DNA 修复。这种修复途径需要 α-酮戊二酸依赖的组蛋白脱甲基酶 KDM4A 和 KDM4B，而高浓度的琥珀酸和延胡索酸能抑制 KDM4A 和 KDM4B。在琥珀酸脱氢酶和延胡索酸酶失活的癌细胞中，DNA 修复受损使它们对阻断 DNA 修复的药物敏感。

二、靶向共扩增或共缺失的代谢基因

当一个染色体区域发生扩增时会累及多个基因，代谢基因连同经典致癌驱动基因一起扩增（co-amplification）。这种非随机共变异模式提示代谢基因与致癌驱动因子协同赋予肿瘤细胞生长优势，具有正向选择意义。虽然代谢途径高度保守，很少有代谢活动真正局限于肿瘤，但当癌细胞发展出对这些共扩增基因的依赖性时，治疗机会可能会出现（图 7-5）。

例如，USP13 基因在 29.3% 高恶性级别卵巢癌中与 PIK3CA 基因发生共扩增。USP13 是一种去泛素化酶，维持蛋白质的稳定性，调节信号转导。USP13 促使 ATP-柠檬酸裂解酶和 α-酮戊二酸脱氢酶去泛素化，是调节谷氨酰胺分解代谢和线粒体功能的主要调控因子，与 PIK3CA 共扩增协同促进卵巢癌进展。靶向抑制 USP13 可以抑制肿瘤生长。

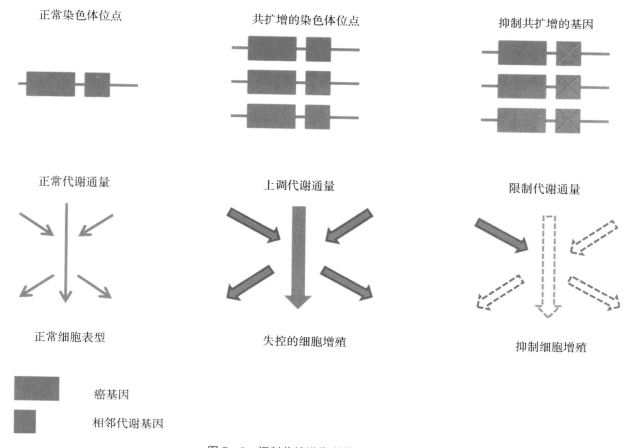

正常染色体位点　　　　共扩增的染色体位点　　　　抑制共扩增的基因

正常代谢通量　　　　　上调代谢通量　　　　　限制代谢通量

正常细胞表型　　　　　失控的细胞增殖　　　　抑制细胞增殖

癌基因

相邻代谢基因

图 7-5　抑制共扩增代谢基因的治疗策略

　　同样，当抑癌基因所在的 DNA 位点缺失时，比如 CDKN2A/2B、PTEN、RB1 的深度缺失，也可能累及邻近的代谢基因，造成共缺失（co-deletion）。代谢基因由于失活突变或缺失造成功能缺失，有时会导致代谢缺陷。这时，细胞通常会利用代偿的代谢基因或代谢途径来弥补不足，因此产生了对代偿基因或途径的依赖性。例如，抑癌基因 CDKN2A 在多种肿瘤中发生纯合性缺失。在它附近约 32 kb 处，有一个代谢酶基因 MTAP 也经常发生共缺失。MTAP 是甲硫腺苷磷酸化酶，参与腺嘌呤和甲硫氨酸的补救合成途径。一般而言，MTAP 缺失对肿瘤的适应性没有多大影响，因为至少有另外两条代偿通路可以弥补。但是当 MTAP 缺失时，如果进一步抑制蛋白精氨酸甲基转移酶 PRMT5 的功能，就会引发协同致死效应。因为当 MTAP 功能缺陷时，其底物 MTA 就会堆积，而 MTA 又是一个蛋白甲基转移酶的抑制因子，其抑制的对象就包括了 PRMT5。因此，在 MTAP 功能缺陷的肿瘤中，PRMT5 的功能就会部分受到抑制，但还不足以产生表型。如果用药物或者其他手段，进一步抑制 PRMT5 的功能，就能特异性地杀伤这类肿瘤（图 7-6）。

三、靶向代谢通路

　　在肿瘤细胞内外因素包括代谢基因表达异常、致癌信号通路激活、特定的微环境、生化环境的共同作用下，代谢重新适应细胞能量和物质需求。肿瘤细胞对代谢通路的依赖性和敏感性提供了一种非直接靶向经典致癌基因或致癌信号通路的治疗方案（图 7-7）。例如，EGFR 是胶质母细胞瘤最主要的驱动因子，但由于血脑屏障的存在，靶向 EGFR 的药物很难顺利到达灶部。而胶质母细胞瘤的生存依赖外源性胆固醇的摄取。在基础实验中，运用一种能穿过血脑屏障的 LXR 激动剂，诱导 LXR 的靶基因表达，比如脂类外向转运蛋白 ABCA1 的表达，可以迫使肿瘤细胞"泵出"胆固醇，产生杀伤效应。

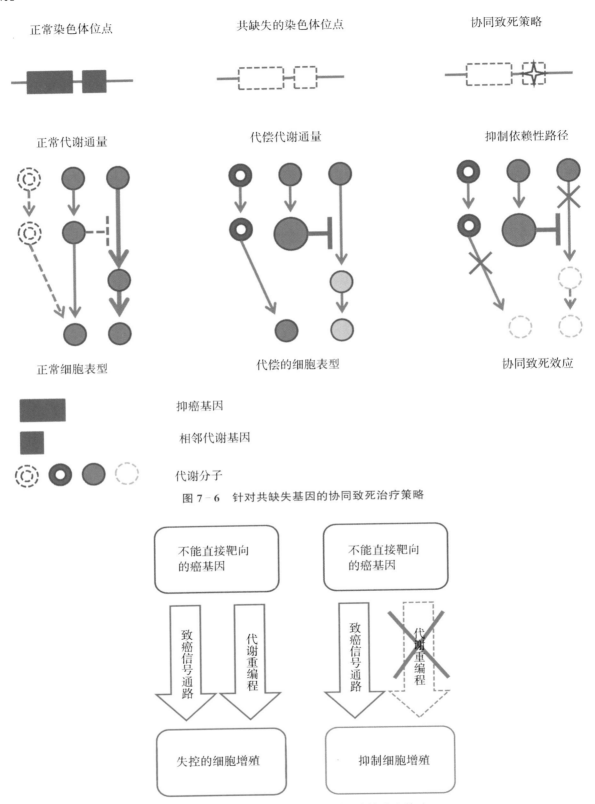

正常染色体位点　　　　共缺失的染色体位点　　　　协同致死策略

正常代谢通量　　　　　代偿代谢通量　　　　　抑制依赖性路径

正常细胞表型　　　　　代偿的细胞表型　　　　　协同致死效应

抑癌基因

相邻代谢基因

代谢分子

图 7‐6　针对共缺失基因的协同致死治疗策略

不能直接靶向
的癌基因

不能直接靶向
的癌基因

致癌信号通路　代谢重编程

致癌信号通路　代谢重编程

失控的细胞增殖

抑制细胞增殖

图 7‐7　干扰肿瘤依赖的代谢通路的治疗策略

　　谷氨酰胺依赖成瘾是癌细胞的一个共同特征，早期研究者曾尝试在体内使用谷氨酰胺类似物 6‐重氮‐5‐氧基‐L‐norleucine（DON）抑制以谷氨酰胺为底物的多种酶。DON 杀死癌细胞的同时对胃肠道等组织也产生毒性，限制了其临床应用。后来发现 DON 类似物 JHU083 是一种在肿瘤微环境中被激活的前体药，能改善治疗窗口。在小鼠模型中，该药显著抑制癌细胞对谷氨酰胺的消耗，抑制癌细胞生长，改善肿瘤微环境，肿瘤微环境中 T 细胞增殖能力增强，抗肿瘤免疫增强，促进肿瘤消退。

四、在肿瘤代谢异质性中寻找治疗靶点

肿瘤代谢的异质性和随肿瘤演进而变化的特征，使得针对一些主流代谢特征的治疗效果忽高忽低。更深入地理解癌症遗传学与生化代谢途径相关联的调控途径，有助于找到治疗靶标和预测疗效的生物标志物。

某些肿瘤细胞亚群比如静止期的肿瘤细胞、慢性淋巴细胞白血病中对维奈托克（BCL-2 抑制剂）产生获得性耐药的癌细胞表现出糖酵解减少、线粒体质量增加、线粒体呼吸成分的表达升高，以及对氧化磷酸化的依赖性。相对于正常细胞及具备代偿氧化磷酸化的其他癌细胞，氧化磷酸化抑制剂对依赖氧化磷酸化的癌细胞表现出更强的毒性。抑制氧化磷酸化可以增加体内/体外癌细胞对维奈托克的敏感性；阿糖胞苷耐药细胞也对氧化磷酸化抑制剂敏感。这种形式的代谢重编程具有一定程度的普遍性，值得进一步研究。

某些耐药细胞可通过可逆的非突变机制在细胞毒性治疗中存活，比如依赖谷胱甘肽过氧化物酶 4（GPX4）。抑制 GPX4 可诱导脂质过氧化反应和耐药细胞死亡，并减少对细胞毒性治疗耐药的再次出现。在某些情况下，癌细胞和微环境之间的代谢相互作用导致治疗耐药性。例如，非小细胞肺癌的代谢表型可以重编程基质细胞，以诱导对 EGFR 抑制剂的耐药性。癌细胞输出的乳酸诱导邻近的成纤维细胞分泌肝细胞生长因子，激活癌细胞上的受体酪氨酸激酶 c-MET。因此，即使存在 EGFR 抑制剂，癌细胞也能维持致癌信号转导。胰腺导管腺癌细胞也利用微环境促进耐药，通过诱导巨噬细胞极化促使巨噬细胞释放脱氧胞苷，脱氧胞苷竞争性地抑制化疗药物吉西他滨，降低其治疗效果。

一些药物引起全身代谢效应，使治疗反应复杂化。PI3K 抑制剂可以抑制肌肉和其他组织摄取葡萄糖，导致给药后血糖升高和胰岛素释放。而胰岛素激增重新激活肿瘤中的 PI3K 信号，限制了 PI3K 抑制剂对遏制肿瘤生长的有效性。给小鼠低碳水化合物和生酮饮食，会减弱伴随 PI3K 抑制剂的高血糖和随后的胰岛素释放，提高了 PI3K 抑制剂对肿瘤生长的遏制效力。

对肿瘤代谢异质性及其与外界环境相互作用的认识扩大了人们对肿瘤代谢敏感性和依赖性认知的范畴。肿瘤代谢表型随着肿瘤的进展而演变，新的代谢依赖性出现在治疗耐药性和肿瘤转移的背景下。未来的研究应该进一步探索这些新出现的代谢薄弱点，用动态的、发展的、个体化的视角制定与肿瘤特异性代谢相匹配的治疗策略。

〔肖哲锋〕

参考文献

［1］ Faubert B，Solmonson A，DeBerardinis RJ. Metabolic reprogramming and cancer progression ［J］. Science，2020，368（6487）：1-10.

［2］ Levine AJ，Puzio-Kuter AM. The Control of the Metabolic Switch in Cancers by Oncogenes and Tumor Suppressor Genes ［J］. Science，2010，330（6009）：1340-1344.

［3］ DeBerardinis RJ，Lum JJ，Hatzivassiliou G，et al. The Biology of Cancer：Metabolic Reprogramming Fuels Cell Growth and Proliferation ［J］. Cell Metab，2008，7（1）：11-20.

［4］ Pavlova NN，Thompson CB. The Emerging Hallmarks of Cancer Metabolism ［J］. Cell Metab，2016，23（1）：27-47.

［5］ Kaelin WG Jr，Thompson CB. Q&A：Cancer：clues from cell metabolism ［J］. Nature，2010，465（7298）：562-564.

［6］ Smolková K，Plecitá-Hlavatá L，Bellance N，et al. Waves of gene regulation suppress and then restore oxidative phosphorylation in cancer cells [J]. Int J Biochem Cell Biol，2011，43（7）：950 - 968.

［7］ Junfeng Bi，Sihan Wu，Wenjing Zhang，et al. Targeting cancer's metabolic co-dependencies：A landscape shaped by genotype and tissue context [J]. Biochim Biophys Acta Rev Cancer，2018，1870（1）：76 - 87.

［8］ 杨荣武. 生物化学原理 [M]. 北京：高等教育出版社，2018.

第八章　　分子伴侣与肿瘤

分子伴侣（molecular chaperone）最早由英国科学家 Lasky 于 1978 年提出，他发现 DNA 和组蛋白在体外生理条件下重组时，必须有细胞内一种酸性核蛋白——核质素（nucleoplasmin）存在才能成功组装成核小体。Laskey 将这类介导核小体有序组装的核质素称为分子伴侣。1993 年，Ellis 对分子伴侣做了更明确的定义：一类在序列上没有相关性但有共同功能的蛋白质，它们能够与其他蛋白质结合并稳定其构象，通过有效的结合和释放，促进新生多肽的折叠、装配及细胞器蛋白的跨膜运输等，但其本身并不是这些蛋白质执行功能时的组成部分。事实上，分子伴侣本身并不包含正确折叠所必需的构象信息，只是通过阻止非天然多肽内部或相互间的不正确作用而发挥效能，正确折叠的生物信息包含在多肽链的氨基酸序列之中。细胞内的分子伴侣在结构上通常具有以下几个特征：①结合蛋白质暴露的疏水中心，帮助蛋白质有效折叠，避免聚集；②分子伴侣的结合会引起靶蛋白的构象变化；③通过 ATP 水解获取能量，有效释放折叠正确的目的蛋白。

分子伴侣的基本功能：①通过有效的结合和释放，促进新生多肽的折叠，帮助蛋白折叠与装配；②参与蛋白质的转运与定位；③参与应激反应；④参与信号转导；⑤参与细胞器及细胞核的结构发生。分子伴侣的这些独特性质与功能使其在生命活动中扮演了重要角色，特别是在细胞压力与肿瘤细胞中发挥了重要作用。

第一节　分子伴侣的种类和生物学特性

细胞内的蛋白质折叠与组装可以发生在胞质、线粒体或内质网等不同细胞器内，因而分子伴侣广泛分布于细胞内的各个部位。从广义上讲，分子伴侣可分为 3 类（表 8-1）：第一类是普遍意义上的分子伴侣，能够帮助正确折叠，阻止和修正不正确折叠的蛋白质；第二类是具有酶活力的分子伴侣，又称折叠酶。目前已经确定两种折叠酶既属于酶类又属于分子伴侣：一种是蛋白质二硫键异构酶（PDI），它催化蛋白质分子中二硫键的形成，不需要其他分子伴侣的帮助。另一类为肽基脯氨酰顺反异构酶（PPI），它催化蛋白质分子中某些稳定的反式肽基脯氨酰键转变成顺式构型。第三类是分子内分子伴侣，有许多前导肽能够辅助蛋白质的折叠和成熟，具有分子伴侣类似的功能，如枯草杆菌素、α-水解蛋白酶、羧肽酶以及米根霉素的酯酶等，在缺乏前导肽的情况下，不能自发形成具有活性的酶。

表 8-1　　　　　　　　　　　　　　　　　分子伴侣的种类及特点

分类依据	种　类		基本功能
普通意义的分子伴侣	核质蛋白		核小体组装与去组装
	热休克蛋白类	HSP70	新生肽链转运与折叠
		HSP90	激素、受体等蛋白折叠
		HSP60	新生肽链转运与折叠
		小 HSPs	辅助伴侣分子
	伴侣素类	GroEL	新生肽链折叠的最后环节，对 α-螺旋和 β 折叠结构更为明显
		TriC	肌动蛋白和微管蛋白
	DNA 分子伴侣	FACT	帮助核小体 DNA 折叠和扭曲

续表

分类依据	种　类	基本功能
折叠酶	二硫键异构酶（PDI）	催化蛋白质分子中二硫键的形成
	肽基脯氨酰顺反异构酶（PPI）	催化蛋白质分子中某些稳定的反式肽基脯氨酰键转变成顺式构型
分子内分子伴侣	前导肽	辅助蛋白质的折叠和成熟

一、核质蛋白家族

核质蛋白（nucleoplasmin，NP）是首个发现的核内分子伴侣。它在非洲爪蟾卵母细胞核中含量最为丰富，大约构成整个核蛋白的 7%～10%。核质蛋白参与核小体的装配、染色质重建以及细胞凋亡中染色质的解聚等重要生命活动。

爪蟾核质蛋白由 200 个氨基酸组成，在溶液中以五聚体形式存在。每个单体由 N 端抗蛋白酶解结构域和 C 端蛋白酶敏感结构域组成。N 端结构域高度保守，含 120 个氨基酸，其中一段短的富含酸性氨基酸的区段 A1 是核心结构域，主要功能是促使 NP 产生寡聚化作用并赋予蛋白极强的稳定性。C 端结构域由 80 个氨基酸组成，含 2 条酸性区带（A2，A3）（图 8-1 上）。NP 五聚体的平均直径 6 nm，高 4 nm，由横侧面、纵侧面和寡聚化作用面 3 个层面构成，外形像一个扁圆形的"花篮"（图 8-1 下左）。在五聚体中，每个单体都折叠成 8 条链的 β 桶形结构，亚基间的分界面含有一个 β 发夹环，赋予侧面构象一定的弹性。每个单体的疏水核心通过亚基接触面相互作用形成连续的环形结构，这很可能是维持五聚体热稳定性的关键结构。C 端尾巴像 5 条彩带飘在"花篮"结构的周围，主要折叠为环和转角，有一定的延展性，这对结构域的可塑性至关重要。

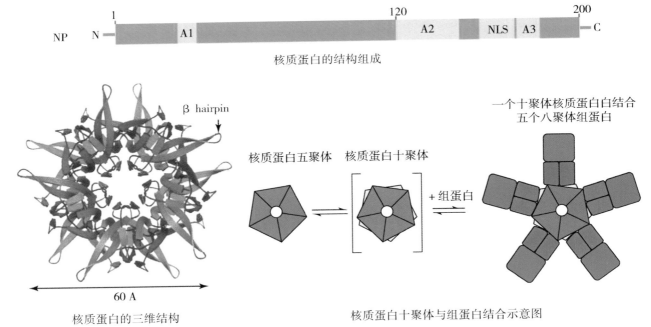

图 8-1　非洲爪蟾核质蛋白的结构

核质蛋白出现在爪蟾的 Ⅱ 期卵母细胞，在卵母细胞成熟为卵细胞过程中以及早期胚胎转变为中胚层时能够检测到。从卵母细胞和卵细胞检测到的 NP 并不同源，它们是彼此独立的基因产物，而不是同一个基因翻译后加工的结果。无论是从爪蟾卵细胞还是卵母细胞中分离的核质蛋白都具有体外装配核小体的生物活性。晶体学分析发现，爪蟾的 2 个 NP 五聚体叠加形成十聚体，呈五角星结构，能结合组蛋白八聚体（图 8-1 下右）。十聚体的横侧面可能是组蛋白结合位点，每个单体的 β 发夹参与调节组蛋白结合。

二、热休克蛋白家族

热休克蛋白（heat shock proteins，HSPs）是人类细胞中含量最为丰富、保守性最高的一类分子伴侣。1962 年意大利遗传学家 Ferruccio Ritossa 在研究果蝇幼虫的唾液腺染色体时发现。当环境温度升高时，果蝇唾液腺出现膨突现象，人们将这种现象称为热休克应答（heat shock response，HSR）。从细菌到哺乳动物普遍存在 HSR 现象，人体细胞的 HSP 在应激条件下（如炎症、缺氧、高温、营养匮乏以及毒性物质等）表达量迅速增加，然而，并不是所有应激蛋白和 HSPs 都是分子伴侣。此外，分子伴侣通常在很多蛋白的帮助下发挥生物学功能，这类帮助分子伴侣的蛋白称为共伴侣（co-chaperone）或者辅助分子伴侣。目前已鉴定的热休克蛋白种类较多，根据其分子质量大小的不同，可分成以下几个家族（表 8-2）：

表 8-2　　　　　　　　　　　　热休克蛋白家族分子伴侣的成员组成

家　族	成员数	重要成员	编码基因	共伴侣	定　位
小 HSPs	11	HSP10	HSPE1	无	线粒体
		HSP27	HSPB1	无	胞质及细胞核
HSP40/DNAJ	49	HSP40	DNAJB1	无	胞质
		Tid1	DNAJA3	无	胞质和线粒体
HSP60	1	HSP60	HSPD1	HSP10	胞质和线粒体，叶绿体
HSP70	13	HSP70	HSPA1A	HSP40，Grpe，Bag1，Bag3，Hip，Hop，CHIP	胞质
		HSP70-2	HSPA1B		细胞表面
		HSC70	HSPA8		胞质
		GRP75/Mortalin	HSPA9		线粒体
		GRP78	HSPA5		内质网
HSP90	5	HSP90A	HSPC1	P23，Aha1，Cyp40，Cdc37，Hop，FKBP51，FKBP52	胞质
		HSP90B	HSPC3		胞质
		GRP94	HSPC4		胞质，内质网
		TRAP1	HSPC5		线粒体
大 HSP	2	HSP110	HSP110	无	胞质
		GRP170	HYOU1	无	内质网

热休克应答受热休克转录因子（heat shock transcription factor，HSF）调控，在哺乳动物细胞中存在 4 种 HSF 因子（HSF1-4），其中 HSF1 是 HSPs 蛋白的主要调节因子。HSF 由 DNA 结合域和转录激活域组成，其 DNA 结合域通过结合 HSPs 基因上游的顺式作用元件调控大多数 HSPs 表达。非应激条件下，HSF1 处于失活状态，与 HSP90 复合物结合；应激条件下，HSF1-HSPs 复合物被破坏，HSF1 形成同源三聚体转移到细胞核中，刺激热休克基因快速转录。

（一）HSP90 家族

HSP90 家族是一类 ATP 依赖的分子伴侣，分子质量约 90 ku，从细菌到人体细胞内均有发现。在人类中，HSP90 是含量最为丰富的分子伴侣，在正常情况下，HSP90 的表达量约占细胞蛋白总量的 $1\% \sim 2\%$；应激条件下，HSP90 的含量可升高到细胞蛋白总量的 $4\% \sim 6\%$。真核生物中存在两种 HSP90 亚型：酵母的细胞浆中含有 Hsc82 和 HSP82，哺乳动物和人类中则为 HSP90α 和 HSP90β，两种不同亚型具有 85% 的同源性；但细菌中仅含有一种 HSP90 亚型。Hsc82 和 HSP90β 亚型是组成型表达，与维持细胞的基本生命活动相关；而 Hsp82 和 HSP90α 亚型在热诱导后表达增加，这对细胞在压力条件下维持细胞的稳态至关重要。此外，根据蛋白表达位置不同，哺乳动物中 HSP90 除 HSP90α 和 Hsp90β 亚型外，还包括位于叶绿体的 HSP90C、位于线粒体的 TRAP1 以及存在于内质网的 Gr994。

HSP90 主要以 α-α 和 β-β 同源二聚体的形式存在于细胞浆内，每个 HSP90 单体由 3 个高度保守的功能域组成：负责 ATP 酶结合的 N-端结构域（NTD），帮助 ATP 水解并介导底物蛋白和辅助分子伴侣结合的中心结构域（MD）以及负责二聚化的 C-端结构域（CTD）。CTD 含有保守的 5 肽序列（MEEVD），可以锚定许多含有三角四肽重复结构域（tetratricopeptide repeat，TPR，一种含有 34 肽的重复序列介导蛋白相互作用的结构域）的共伴侣分子。连接 N 端结构域和中心结构域的是一段构象易变且带电的连接体，其结构不稳定，起到调节 HSP90 的结构并影响其功能作用。HSP90 具有开放和闭合 2 种结构状态：无 ATP 结合时，HSP90 主要以"V"形开放构象存在；当 ATP 与 HSP90 的 N-端结构域结合后，HSP90 通过与辅助分子伴侣相互作用和 ATP 的水解导致 HSP90 的 N-端构象重排，最终 HSP90 的构象转变为"关闭"状态，此时 HSP90 才可以行使其分子伴侣的功能。ATP 水解完成后，N-末端分离，HSP90 又重回起始构象（图 8-2）。

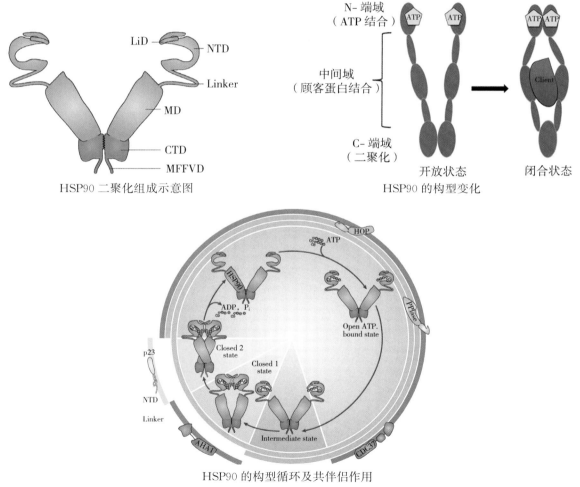

HSP90 二聚化组成示意图

HSP90 的构型变化

HSP90 的构型循环及共伴侣作用

图 8-2 HSP90 的结构组成

HSP90 的构象循环中，许多共伴侣分子与 HSP90 动态结合，我们将 HSP90 与核苷酸、共伴侣以及顾客蛋白相互作用网络称为 HSP90 机器，该"机器"在蛋白质翻译后修饰过程中如阻止蛋白聚集、参与膜转运、促进信号分子的构象成熟等方面发挥重要作用。目前，已有 20 多种 HSP90 的共伴侣分子被鉴定，如 HOP、Cdc37、p23 及 Aha1 等，它们对 HSP90 功能的调控发挥至关重要的作用（表 8-

3）。肿瘤细胞中突变的或者是过表达的 HER2、EGFR、AKT、Raf、p53、v-Src、AR 和 BCR-ABL 都是 HSP90 的顾客蛋白。很多顾客蛋白发挥着促进细胞生长、增殖和存活等重要细胞功能并且在恶性肿瘤中处于过度表达或持续激活状态，与肿瘤的发生发展有着密切的关系。通常情况下，HSP90 会招募一些共伴侣分子以辅助其完成对包括激酶、转录因子及其他类别蛋白质在内的客户蛋白质的识别及结构活化。HSP90 的功能执行过程需要 ATP 的参与。通过 ATP 的结合与水解，HSP90 获得能量，并伴随构象变化，在共伴侣分子的协同作用下，促进客户蛋白正确折叠，形成稳定的构象。ATP 结合和水解所引发的 HSP90 的构象变化对于 HSP90 整个功能的发挥具有至关的重要性。

表 8-3　　　　　　　　　　　　　　　共伴侣分子对 **HSP90** 的功能调控

共伴侣分子	共伴侣分子相互作用域	HSP90 的结合位点	功　　能
HOP	TPR2A，TPR2B	主要为 MEEVD，MD 和 CTD 也有参与	稳定 HSP90 构象，从 HSP70-HSP40 上转移顾客蛋白至 HSP90
CDC37	MD，CTD	NTD，MD	阻止 HSP90 结构中盖子关闭
AHA1	NTD，CTD	NTD，MD	促进 HSP90 AYP 酶活性
CHIP	TPR	MEEVD	E3 泛素连接酶
p23	CS	MEEVD	抑制 HSP90 AYP 酶活性

　　HSP90 的底物主要为一系列的功能蛋白或信号蛋白，包括转录因子、调控激酶及一些特殊功能蛋白。HSP90 的构象具有高度的灵活性，这也决定了其底物的多样性。在真核细胞中，HSP90 主要与 HSC70 共同完成对底物的折叠，故称为双分子伴侣机制。HSC70-HSP90 机制是一个连续的作用过程，HSC70 主要在前期发挥作用，与结构不稳定的受体结合，完成部分折叠，辅助伴侣分子 HOP 将底物由 HSC70 过渡到 HSP90 上，进而在多种辅助因子的协助下形成天然的受体蛋白。

　　（二）HSP70 家族

　　HSP70 家族主要帮助多肽折叠、运输以及寡聚物去组装，具有高度保守的 ATPase 活性。HSP70 广泛存在于原核和真核细胞中，包括细菌中的 Dnak、酵母的 Ssbl-4 和哺乳类的 HSP70。作为分子伴侣，参与所有细胞内蛋白质的从头合成、定位、蛋白质的成熟和错误折叠蛋白的降解等过程。在人类基因组中目前已经鉴定出 13 种 HSP70 同系物，它们分别存在于不同细胞器中，根据细胞需求它们的表达水平也表现明显差异。HSP70 家族成员主要包括细胞质和细胞核中的热休克蛋白 72（HSPA1A）和热休克同源蛋白 70（HSC70/HSPA8）、内质网中的 BiP（Grp78/HSPA5）以及线粒体中的 mtHSP70（Grp75/mortalin/HSPA9）等。尽管它们在功能上有冗余性，但也表现明显的差别。

　　HSP70 家族为单体结构，由两个结构域组成，其 N 端含有高度保守的核苷酸结合域（NBD），具有 ATPase 的功能，C 末端含有一个 25 ku 的底物结合区（SBD）（图 8-3 左上）。N 端包括 4 个亚功能域（ⅠA，ⅠB 和 ⅡA，ⅡB），ⅠA 和 ⅡA 亚功能域通过与己糖激酶、肌动蛋白和甘油激酶有关的结合袋与 ATP 相互作用。C 端包含一个保守的 15 ku 多肽的结合功能域和一个不保守的可变功能区。晶体结构研究表明，HSP70 的 N-端折叠成一个紧密的 β-三明治结构，C-端则由 5 个 α-螺旋形成一个松弛的结构。多肽结合在由 β-三明治结构形成的底物结合通道中，而 α-螺旋部分位于多肽结合单位之上，像一个盖子覆盖在结合通道上面，不与底物直接接触，从而阻止结合底物的逃脱（图 8-3 右、左下）。

　　HSP70 ATP 的水解反应周期包括 5 个步骤：①HSP70 的辅助伴侣 DnaJ 首先与未折叠多肽迅速结合；②DnaK-ATP 与 DnaJ 的 J 功能域相互作用，将蛋白底物转移至打开的 DnaK-ATP 底物结合口袋；③DnaJ 与 DnaK 相互作用促进 ATP 水解，并使未折叠多肽 DnaK-底物复合物处于 ADP 结合状态，然后 DnaJ 从复合物中解离；④核苷酸交换因子 GrpE 与 DnaK-ADP-底物复合物结合，引起 ADP 的释放。⑤ATP 快速与 DnaK 结合，螺旋盖子打开，引起底物和 GrpE 的释放，DnaK 恢复到起始状态。解

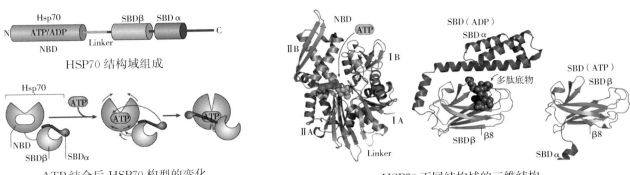

图 8 - 3   HSP70 的结构组成

离的底物将进一步折叠或重新与 DnaJ 和 DnaK 结合或转移到其他的分子伴侣系统,完成最后的折叠。

在体内,存在很多种 HSP70 的共伴侣。体外实验发现,单独的 DanK 和 HSP70 上 ATP 酶对 ATP 的水解速度非常缓慢,但在体内由于共伴侣的存在,HSP70 的 ATP 的水解速度大大增强,使底物更容易与 HSP70 结合。其中与 J 域协同伴侣(JDP)的相互作用最为关键,JDP 和 HSP70 的相互作用,引发 NBD 变构,促进最大限度(高达 15000 倍)的 ATP 水解。

(三)小分子 HSP 家族(sHSP)

sHSP 的分子质量通常在 12~43 ku 之间,广泛存在于各种动物、植物和微生物中。人眼球 α-晶状体蛋白是最早被发现,也是目前研究最清楚的一种 sHSP。sHSP 单体相对较小,在正常状态下经常以 12~48 个亚基组成寡聚体来发挥功能。sHSP 的分子结构具有高度保守性,所有 sHSP 都含有核心的 α-晶状蛋白域(ACD),并由具有相似的 N 端域以及 C 端域组成。在哺乳动物中,ACD 通常含有一个由 7 个或 8 个反向平行的 β-折叠片层形成的高度保守的 β-三明治结构,由 β3~β9 七条链组成,在三明治结构边缘有一个由 β4/β8 链形成的口袋结构。细长的 β6-β7 链位于 sHSP 二聚体的表面。ACD 可与发散序列的 N 端臂以及灵活的 C 端延伸序列相结合,而且这些 C 端延伸部分都含有 I/L-X-I/L 基序。

sHSP 并不是以一种固定不变的形式来行使其功能,在结构上表现出一定程度的多样性。目前,在哺乳类已经鉴定出 10 个成员(HSPB1-HSPB10),可分为 2 类,Ⅰ类是广泛分布于各种组织中,对细胞的生存是必需的,如 HSP27;Ⅱ类 sHSP 组织特异性表达,参与组织形成与分化,如 HSP40。

sHSP 具有分子伴侣功能,在发挥功能时,通过识别变性蛋白的疏水表面而定向保护变性蛋白,进而防止其发生不可逆的聚集。同时,sHSP 在识别变性蛋白之后,会发生一系列的结构变化。除分子伴侣功能以外,sHSP 还具有抑制细胞衰老的功能。正因为 sHSP 具有多种重要功能,其功能异常通常会导致多种人类疾病的发生,如神经退行性疾病、癌症、白内障等。

三、伴侣素家族

伴侣素(companionins,Cpn)家族由 2 个环构成,每个环由 7~9 个亚基组成寡聚蛋白,它们以 ATP 依赖的方式促进蛋白质折叠。当新合成的多肽链从核糖体中释放后,经过触发因子和 DnaK 的介导,会过渡到有双环结构的伴侣素中,进一步完成折叠。伴侣素是一类特殊的分子伴侣,位于折叠途径的最下游,通过把底物包裹在内部的空腔内阻止底物与其他多肽发生作用,最终使得底物在密闭空间中完成折叠。

Cpn 可分为 GroEL(HSP60)家族和 TriC 家族。GroEL 型的 Cpns 存在于细菌、线粒体和叶绿体中,由 7 个亚基组成的双层圆环组成,每个亚基分子质量约 60 ku。每个亚基包括赤道端 ATP 酶结构域、中间铰链结构域和顶端结构域。其中,顶端结构域构成了内部口腔的出口,并通过其疏水残基与非天然蛋白进行结合。GroEL 不能包裹新生多肽,只能在折叠的后期对紧促的非天然中间体进行包裹,且对 α-螺旋和 β 折叠结构的包裹作用更为明显。大肠埃希菌 GroEL 在体内与辅助伴侣分子因子 GroES

（HSP10）协同作用以帮助蛋白质折叠。GroEL-GroES 系统发挥作用需要经过多个复杂的结合-释放循环，该过程主要受 ATP 调控而发生别构效应。当 ATP 结合到 GroEL 的一个环上时，会引发一系列的构象变化，而使另一个环的 GroES 从 GroEL-GroES 系统中解离下来，此时，底物会从顶端结构域的结合位点进入由高度亲水性内壁及 GroES 包围的中间腔内，底物蛋白在该封闭环境中发生折叠，此过程伴随着 ATP 的水解，而当 ATP 与 GroEL 的另一个环结合时，同样引起的构象变化使 GroES 和底物解离下来，完成一个折叠循环，而仍未完成折叠的多肽会重新与 GroEL 结合。

TRiC 型存在于古细菌和真核细胞质中，由双层 8 元环或 9 元环组成，亚基分子质量约 55 ku。这种 Cpn 没有类似 GroES 的辅助因子，而且只有古细菌中的成员有应急诱导性。TRiC 的作用机制与 GroEL 相似，在 ATP 的调控下，TRiC 利用顶端结构域的突出片段将底物进行包裹，经过几次循环完成折叠。该循环的速度要比 GroEL 更慢，使得 TRiC 中蛋白的包裹和折叠时间会更长，更利于较为复杂的蛋白完成折叠。相比 GroEL，TRiC 可以直接与新生肽链结合，同时可以作用于更大范围的底物蛋白，其底物主要包括肌动蛋白和微管蛋白。

四、DNA 分子伴侣

DNA 分子伴侣（DNA chaperones）是与 DNA 相结合并帮助 DNA 折叠的蛋白质。DNA 分子伴侣对 DNA 的转录、复制以及重组十分重要，如在核小体中，DNA 分子伴侣对 DNA 的包装是必需的。DNA 在溶液中的结构有相当的刚性，必须克服能障（又称能量壁垒，energy barrier）才能转变成它在蛋白复合物中的结构。DNA 分子伴侣的作用就是帮助 DNA 分子进行折叠和扭曲，从而把 DNA 稳定在一个适合于蛋白结合的特定构型中，这种结合是协同的、可逆的，在形成复合物之后便解离下来。

FACT（facilitates chromatin transcription）是一类至关重要的 DNA 分子伴侣，它将基因组 DNA 组装成核小体，广泛地影响真核生物中 DNA 复制、基因转录、核小体的解聚与重建等所有与 DNA 相关过程。FACT 可以通过自身捆绑组蛋白和 DNA 去促进核小体装配，同时通过其 C 末端结构域与 DNA 竞争 H2A-H2B 二聚体去促进核小体解聚。FACT 蛋白由 SPT16 和 SSRP11 亚基组成，SPT16 结合核小体 DNA，并通过它的 C 末端结构域与 H2A-H2B 连接在一起；SSRP1 通过两种构象帮助 DNA 结合，其构象取决于是否存在第二个 H2A-H2B 二聚体。FACT 蛋白与核小体 DNA 和所有组蛋白发生广泛的相互作用。FACT 蛋白上的大 DNA 结合表面似乎受到它的两个亚基 SPT16 和 SSRP11 的 C 末端结构域的保护，FACT 蛋白与 H2A-H2B 之间的相互作用可解除这种保护作用，从而允许 FACT-H2A-H2B 停靠在（H3-H4）2-DNA 复合物上。SPT16 结合核小体 DNA，并通过它的 C 末端结构域与 H2A-H2B 连接在一起。

第二节　肿瘤中的分子伴侣

分子伴侣是蛋白质质控系统的重要组成部分，对维持细胞中蛋白构象的动态平衡起关键作用。特别是在各种细胞压力条件下，能够对错误折叠或变性的蛋白质再折叠，减少蛋白聚集，以保证生命活动的正常进行。恶性肿瘤细胞为了满足自身的生长需要，面临着一系列来源于胞内和胞外的压力，包括对大分子的损害，如蛋白质、脂质和核酸；对营养物质的限制；对生物合成过程的需求增加；接触毒素以及免疫细胞的攻击等。这些细胞压力通常最终表现为各种蛋白毒性压力，导致蛋白错误折叠，蛋白功能异常或聚集。为了适应蛋白毒性压力，癌细胞通过增加分子伴侣的表达和活性来对抗蛋白质的错误折叠，利用在正常细胞中的保护机制来维持自己的生长、生存和恶性进展。因此，分子伴侣与肿瘤的发生发展紧密相关。

一、分子伴侣在肿瘤中的异常表达

与正常细胞相比，癌细胞蛋白质合成速度和代谢需求大，大量的基因突变也会产生正常细胞无法正确折叠的突变蛋白。为平衡癌细胞中由此产生的蛋白质错误折叠，热休克反应被激活以保护细胞蛋白免受损伤或聚集，因此，HSPs 高表达是人类癌症包括实体瘤和血液瘤的普遍特征，这种高表达促进了肿瘤的发生。在生理水平，肿瘤细胞中大量表达的 HSPs，是肿瘤细胞对缺氧、营养匮乏以及活性氧等应激反应的一个基本特征；在分子水平，高的分子伴侣活性可以促使肿瘤细胞的凋亡信号通路受损，帮助肿瘤细胞逃避凋亡，进而促进肿瘤转化。

不同肿瘤组织中存在不同亚型、不同程度的分子伴侣表达，这种异常表达与致癌性、耐药性以及肿瘤的预后密切相关。HSP90 在细胞内发挥分子伴侣的作用，但研究发现分泌到细胞外的 HSP90 存在于多种类型的肿瘤细胞表面，细胞表面的 HSP90 可能诱导机体免疫反应，也作为分子伴侣激活肿瘤侵袭性相关的蛋白，进而促进肿瘤侵袭和发展。相反，在神经退行性疾病中，分子伴侣的表达下调，这意味着蛋白质折叠能力的丧失，从而引起蛋白质的错误折叠和大量聚集形成。

除在肿瘤组织中高表达外，异常的 HSPs 翻译后修饰在肿瘤中也普遍存在。例如在肺癌和骨髓瘤中观察到 HSP60 的乙酰化，被乙酰化的 HSP60 会抑制与 p53 的相互作用。HSP70 的甲基化修饰发生在多种肿瘤细胞中，这种修饰不仅发生在 HSP70 基因的启动子部位，HSP70 蛋白本身也发现赖氨酸甲基化现象。HSP90 在肿瘤细胞中存在不同的修饰类型，例如磷酸化修饰减少了它的 ATP 酶的活性，甲基化修饰则促进了肿瘤的侵袭和转移。

二、分子伴侣在肿瘤发生中的分子机制

（一）稳定癌蛋白及激酶构象

在肿瘤组织中很多高表达的癌蛋白和激酶都是 HSPs 的顾客蛋白。例如，存在于 NSCLC 中的突变 EGFR、乳腺癌中的 HER2、慢性髓性白血病中的融合蛋白 BCR-ABL 等肿瘤特异性蛋白均是 HSP90 的顾客蛋白，它们构象与功能的维持和调控需要 HSP90 的参与。因此，HSP90 和这些顾客蛋白在多种肿瘤中呈现高表达。正常生理条件下，分子伴侣与顾客蛋白的相互作用以亲和力较低的动态方式结合，使它们维持一种潜在的可被活化的状态。然而，一旦顾客蛋白发生致癌突变，这种突变引发了蛋白质的不稳定性，需要多种分子伴侣以更加高效的方式帮助稳定蛋白构象。一个典型的例子是酪氨酸激酶 SRC。正常生理状态下，野生型 SRC 通过 C 端的自抑制作用使激酶维持在非激活状态。而在肿瘤细胞中，SRC 的 C 端具有关键调控作用的酪氨酸突变或整段的缺失，将导致其自抑制功能丧失，使激酶持续性的激活，从而促进细胞持续增殖。但这种突变体激酶本身的构象并不稳定，需要 HSP90 的帮助才能维持其正常的构象与功能，并且与野生型 SRC 相比，其 C 端缺失突变体与 HSP90 具有更强的物理相互作用。

（二）稳定抑癌基因突变体蛋白构象

HSP90 蛋白与 p53 蛋白是分子伴侣与抑癌蛋白互作改变影响肿瘤细胞的一个典型例子。p53 是重要的抑癌基因，在人类 50% 以上的肿瘤组织中发现 p53 突变，同时 p53 也是 HSP90 的底物蛋白。在正常生理条件下，野生型的 p53 与 HSP90 分子伴侣复合物相互作用持续时间较短，仅维持 p53 活性并介导其泛素化降解，从而维持 p53 在细胞中的蛋白水平及构象的动态平衡。同时，与 HSP90 的相互作用，对 p53 行使生理功能也是非常重要的。有研究表明在室温下（25 ℃），p53 不需要分子伴侣的帮助就能维持 DNA 结合活性，但在生理和热休克温度下需要 HSP90 才能维持活性稳定。当 p53 发生突变时，由于蛋白构象发生了变化，其调控细胞周期的功能也遭到破坏。这种构象变化会导致 p53 突变体与 HSP90 分子伴侣复合物更强的相互作用和更长的互作时间，进而抑制 p53 蛋白的降解。因此在细胞内积累了大量失去抑癌功能的 p53 蛋白，除了本身缺失正常功能外，还可以与未发生突变的野生型 p53 蛋白形成异源二聚体，进一步削弱野生型 p53 蛋白在细胞中的正常功能。

（三）分子伴侣 HSP70 和 HSP90 对 p53 构象和活性调节起着相反作用

生理温度下，HSP70-HSP40 和 ATP 的共同作用导致 p53-DBD 蛋白构象向去折叠状态转换，去折叠的 p53-DBD 蛋白构象不稳定继而导致细胞内 p53 活性丧失，而 HSP90 和 HOP 则在 ATP 水解后将

p53 折叠成天然构象。p53-DBD 与 HSP70-HSP40 复合体的形成阻碍了 DNA 的空间结合或者使分子伴侣捕获了去折叠的 p53 使得其无法结合 DNA。HOP 负责同时结合 HSP70 和 HSP90 促进蛋白从 HSP70 向 HSP90 转移。在 HSP70-HSP40-p53-DBD 复合体的反应体系中添加 HOP 和/或 HSP90，可恢复 p53-DBD 50% 以上的 DNA 结合活力，而 Bag-1（核苷酸交换因子）与 HOP-HSP90 互作则促进 p53-DBD 重新恢复到折叠态构象（图 8-4）。

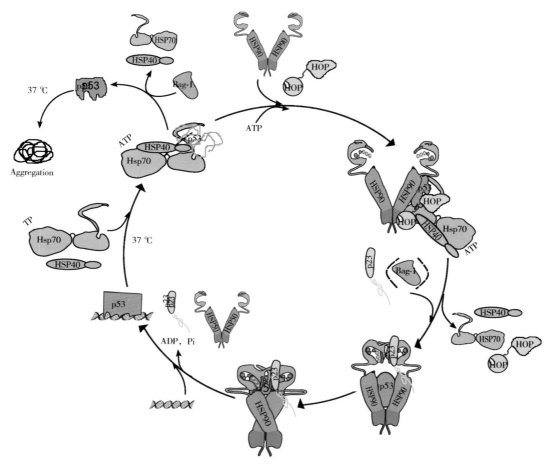

图 8-4　HSP70 和 HSP90 调控 p53 的机制

三、分子伴侣组与肿瘤

为了更好地理解分子伴侣网络发挥功能的整体性和综合性，人们提出了分子伴侣组（chaperome）这一概念。与基因组、蛋白质组的概念类似，分子伴侣组指的是包含分子伴侣、共伴侣、折叠酶、异构酶等所有执行细胞分子伴侣功能的蛋白质的总和。分子伴侣组最早在 2006 年提出，随后对人类伴侣组的生物信息学研究确定了 332 个预测的成员：包括 HSP90s、HSP70s、HSP60s、HSP110s、HSP40s、HSP10、小热休克蛋白、辅助伴侣、脯氨酸异构酶、二硫键异构酶，以及 TPR 蛋白。分子伴侣的数量庞大且功能十分复杂。它可以作为一个保护系统，确保新合成的蛋白质的正确折叠，防止错误的折叠和折叠的蛋白质的聚集，并促进蛋白质的分解；也可以作为辅助分子和互作平台，协助客户蛋白形成具有重要生理功能的复合物。

分子伴侣组在行使功能时具有高度的协同性，从而保证了细胞内各种活动能够顺利进行。分子伴侣的协同作用主要有两种模式：①分子伴侣共同参与调节新生多肽的结合、释放等循环反应，保证多肽链的正确折叠。在这个模式中，分子伴侣之间的偶联性作用可以有效减少非天然折叠中间体的产生。同时，底物可在不同类别的分子伴侣作用下相互转运。②分子网络模式，其作用的严格程度较低，分子伴侣可以与底物竞争性结合，分子伴侣与底物蛋白间的结合不存在序列特异性。例如，在热休克下 HSP90 和 HSP70 协同作用增强，共同维持 p53 活性。

当把分子伴侣组理解为一个分子网络时，可以把伴侣组当作一个灵活和多功能的连接器。这种灵活性是通过伴侣组成员之间相互作用的高度动态性实现的。在正常细胞条件下，每个伴侣组机器通过使用单独的分子伴侣和共伴侣分子来执行某种专门功能。在细胞暴露于急性和慢性应激时，分子伴侣组间的动态灵活性也可使其快速重构伴侣组网络，以实现细胞的稳定和功能。简言之，分子伴侣网络的互作强度与细胞所受到环境压力密切相关，细胞压力越大，分子伴侣组的联系就越强，其根本原因就是利用这种分子网络机制增强细胞适应外界压力环境的能力。特别在肿瘤细胞中，分子伴侣蛋白的占比极高，例如在 Hela 宫颈癌细胞中，伴侣类蛋白比非伴侣蛋白高近 20 倍，使得这种连接与网络作用更为复杂。

四、大型分子伴侣复合物与肿瘤

大型分子伴侣复合物（epichaperome）由 Rodina 团队于 2016 年发现并命名，是指伴侣蛋白组在应激状态下形成的紧密且稳定的蛋白复合体。正常细胞中的分子伴侣蛋白通过形成相互作用网络，发挥重要的生物学功能。这些相互作用网络是高度动态的，形成的复合物是瞬时的，网络中大多蛋白依然是一个单独的功能单位，或以小的复合体形式存在；但是在 50% 以上的肿瘤中，以 HSP90 和 HSP70 为核心的蛋白作用网络不再处于动态状态，而是与 sHSPs、HSP60、AHA1、CDC37 等数十种蛋白聚合在一起，形成一个稳定的整体——epichaperome。由于没有了空间距离的限制，epichaperome 中分子伴侣失去了折叠和降解的功能，促使蛋白相互作用更加高效，进而帮助肿瘤细胞应对各种应激环境，促进肿瘤细胞的生存。

（一）Epichaperome 在肿瘤诊断和治疗中的意义

1. Epichaperome 可以成为理想的临床药物靶点。作为理想的癌症治疗靶标，非常重要的一点就是在大多数癌细胞中存在，但在正常细胞中不存在。在正常细胞中，分子伴侣多以单独形式或者有限复合体形式存在。在 60% ~ 70% 的乳腺癌、胰腺癌、肺癌、白血病和其他癌症的细胞系中存在 epichaperome，但 epichaperome 的存在并不局限于某个基因或蛋白表达造成的癌症亚型。因此，epichaperome 有望成为广谱的抗癌靶点。

2. Epichaperome 对于发现其他大型癌症特异性蛋白复合物具有指导意义。许多细胞程序由依赖于大量蛋白质的信号传导途径组成，这些蛋白可以像 epichaperome 一样，形成稳定的复合物。例如，内质网中的分子伴侣机器可形成大的蛋白复合物，并且在应激条件下内质网伴侣机器的活力对癌细胞的存活起到关键作用，这对设计新的癌症治疗策略具有重要意义。

3. Epichaperome 有利于评估肿瘤的发展阶段并区分不同类型的肿瘤。不同肿瘤类型，甚至同种肿瘤类型中，epichaperome 的形成都具有明显差异。在肿瘤转移程度高的细胞与初始原发性肿瘤细胞中，epichaperome 的组成具有明显差异，外周血循环肿瘤细胞的"液体活检"可用于评估转移细胞中的 epichaperome。在癌症早期阶段，检测迁移到骨髓的肿瘤细胞或循环肿瘤细胞，也是一种早期诊断肿瘤迁移的方法。

（二）根据 epichaperome 定义 I 型和 II 型肿瘤

HSP90 是人类细胞中最为丰富的分子伴侣，通过非变性等电聚焦（Native IEF）电泳发现，正常细胞中 HSP90 主要以 pI＝4.9 的单一类型存在，而在肿瘤细胞中，以一种复合体的形式存在，pI 为 4.5~6。通过检测所有细胞发现，所有肿瘤细胞中均有 pI＜4.9 的复合物存在，部分肿瘤细胞还存在 pI ＞5.0 的 HSP90 蛋白复合物。Rodina 等人将同时含有 pI＜4.9 和 pI＞5.0 复合物的细胞归类为 I 型肿瘤细胞，而将只含有 pI＜4.9 复合物的肿瘤细胞归类为 II 型肿瘤细胞。

I 型肿瘤细胞和 II 型肿瘤细胞的分离方法和复合物组成具有显著差别，主要体现在 3 个方面：①在 II 型肿瘤细胞样品中，通过结构识别技术，可以将 HSP90 分离出来；然而，I 型肿瘤细胞样本中，却无法通过结构识别技术来将 HSP90 分离出来，这可能是因为 HSP 与其他蛋白形成了蛋白复合体。②Ⅰ型细胞中，HSP90 与数十种其他蛋白质，包括参与调控蛋白折叠的支架和衔接蛋白结合在一起，形成 epichaperome；相比之下，在Ⅱ型和非癌细胞中，HSP90 仅与一小组蛋白质联系在一起，并且大多数 HSP 独立存在，或结合成小的复合体。③HSP90 抑制剂 PU-H71 对Ⅰ型的阳性肿瘤杀伤效果更强，对Ⅱ型的阴性肿瘤则几乎没有效果。作为 HSP90 的抑制剂，PU-H171 能与 HSP90 的 ATP 结合位点相结合，从而阻断 HSP90 发挥作用（图 8-5）。与独立存在的 HSP90 相比，PU-H171 与 epichaperome 中的 HSP90 的结合更为紧密，且仅在Ⅰ型癌细胞特异性富集，杀伤作用也明显强于Ⅱ型癌细胞或正常细胞。Ⅰ型肿瘤中以 HSP90 和 HSP70 为核心的蛋白作用网络联系更紧密，如同多米诺骨牌，当其中一个核心环节断裂，会导致整个网络的崩塌。

MYC 是 epichaperome 形成的重要调节因素，而且可以促进Ⅱ型细胞向Ⅰ型细胞转换。Ⅰ型癌细胞中，转录因子 MYC 具有非常高的转录活性，相应的靶基因也在Ⅰ型细胞中广泛富集。当 MYC 下调时，epichaperome 消失。Ⅱ型癌细胞中过表达 MYC 会诱导 epichaperome 形成（图 8-5）。

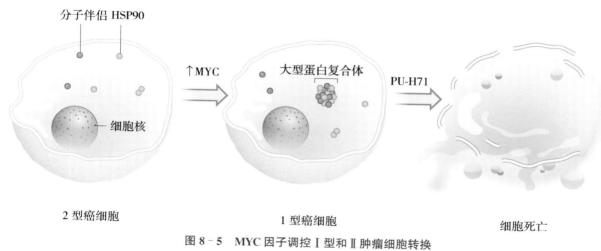

图 8-5　MYC 因子调控Ⅰ型和Ⅱ肿瘤细胞转换

第三节　分子伴侣与肿瘤靶向治疗

一、分子伴侣与肿瘤耐药

随着对肿瘤分子靶向治疗的深入研究，针对肿瘤成瘾性癌基因抑制剂的研发取得了显著进展，但是随着药物的应用，耐药性的产生严重影响药物的使用。肿瘤耐药是多种机制共同作用的结果，HSPs 可通过阻碍肿瘤细胞内药物转运、改变肿瘤细胞代谢、多药耐药和再生耐药等机制造成肿瘤细胞耐药。

（一）HSP90 与肿瘤耐药

HSP90 维持癌细胞正常蛋白的构象稳定，导致癌细胞耐药性的突变蛋白更加依赖 HSP90 的功能来维持其构象的稳定性，因此，含有耐药突变的细胞对 HSP90 抑制剂会更加敏感。例如 HSP90 抑制剂 17-DMAG 对多种非小细胞肺癌（NSCLC）细胞株具有抗增殖效应，并且可以拮抗 EGFR 由于 T790M 突变产生的耐药。HSP90 抑制剂 Ganetespib 对表达 k-ras 突变体的 NSCLC 细胞具有明显的抑制效果。抑制 HSP90 会影响 k-ras 突变介导的信号转导，进而逆转由 k-ras 突变引发的耐药。

HSP90 抑制剂可以引起顾客蛋白及其下游信号分子的降解，从而逆转肿瘤细胞的耐药。原癌基因 HER2 在 20%～30%乳腺癌中呈现高表达，多数耐药的肿瘤也表现出 HER2 信号通路持续过度的激活。HER2 引起的耐药机制有多种，包括 HER2 胞外域与抗体结合区域的缺失、HER2 与其他 RTKs 形成二聚体并激活，肿瘤抑制因子如 PTEN 的失活或下调以及 PI3K 变导致的异常激活，从而对 HER2 单抗 Hereptin（赫赛汀）产生耐受，而在 HSP90 抑制剂的作用下这些耐药性都可得到逆转。

（二）HSP70 与肿瘤耐药

HSP70 可以抑制足叶乙苷、cAMP 引起的 MYC 介导的肿瘤细胞凋亡，使肿瘤细胞对肿瘤药物耐受，促进肿瘤发生。慢性粒细胞白血病中，BCR-ABL 融合基因通过调控 HSP70 启动子区的 GATA 反应元件诱导 HSP70 的表达，抑制细胞的凋亡，抵抗紫杉醇的治疗。当 EGFR-TKI 敏感型 NSCLC 细胞接受药物治疗后，引发 HSP70 蛋白降解，进而使 HSP70 介导的 BER 途径的修复能力减弱，增加了基因突变率，尤其是增加了用药后 EGFR 发生 T790M 抗性突变的概率。在药物治疗过程中，这些表达耐药性 EGFR 突变体的肿瘤细胞被保留下来，将最终形成耐药的肿瘤。

二、分子伴侣抑制剂

（一）HSP90 抑制剂

HSPs 家族核心成员 HSP90 被视作极具前景的新型药物靶标和肿瘤生物标志物。根据来源不同，HSP90 抑制剂可分为天然抑制剂和人工设计合成的抑制剂。HSP90 ATPase 区域与细胞内其他蛋白激酶的 ATPase 区域的蛋白序列具有很大差别，根据这个特点已经设计了很多具有高度选择性的 HSP90 小分子抑制剂。目前已知的 HSP90 抑制剂主要有四大类（图 8-6）：格尔德霉素（geldanamycin，GA）及其衍生物、根赤壳菌素（Radicicol）、新生霉素（Novobiocin）以及一类以嘌呤结构（Purine analogs）为基础的化合物。

1. 格尔德霉素（geldanamycin，GA） GA 是第一个被发现并进行深入研究的 HSP90 抑制剂，最初从吸水链霉菌发酵液中分离得到。GA 可以特异性结合 HSP90，通过竞争性结合 HSP90 N-末端 ATP/ADP 的结合位点，改变 HSP90 构象，特异性抑制 HSP90 所需的 ATP 酶的活性，并使其不能与效应蛋白及其他小分子蛋白形成复合体，从而抑制其行使正常分子伴侣功能。GA 具有较强的抗肿瘤活性，但由于溶解性低、体内稳定性差、肝脏毒性大，未进入临床试验。17-DMAG 是第二代格尔德霉素衍生物，其水溶性和生物利用度有所增加，已进入临床 I 期试验阶段。研究证明，17-DMAG 在多种白血病和实体肿瘤上具有可耐受的毒性，其毒副作用也具有剂量和疗程依赖性。

2. 根赤壳菌素（Radicicol，RD） RD 是一种大环内酰胺类抗生素，具有强大的抗肿瘤特性。但 RD 在体内不稳定，因而在肿瘤异种移植模型中活性显著降低。针对这一缺陷，研究者设计了间苯二酚的吡唑及异噁唑抑制剂，与 RD 相比，新设计的药物具有更好的溶解度，并在体内具有更高的药物活性。此外，研究者还获得了根赤壳菌素的肟衍生物及环丙烷衍生物，这类 RD 化合物在体内具有更高的生物活性。

3. 嘌呤类化合物 嘌呤类化合物是根据 HSP90 的 N 末端独特的核苷酸连接口袋设计而成，它对 HSP90 的 ATP 酶活性有较好的抑制作用。最初合成的这类化合物是 PU 系列，如 PU-H71 和 PU-DZ8。与正常组织相比，PU-H71 能优先在淋巴瘤细胞中聚集，在体内以 HSP90 靶标蛋白 BCL-6 依赖的方式特异性抑制淋巴瘤细胞的生长。CNF-2024 是另一种嘌呤结构的口服制剂，能通过抑制 NF-κB 信号通路诱导霍奇金淋巴瘤细胞的死亡。

4. 新生霉素 新生霉素是从几种链霉菌的发酵液中分离得到的一种香豆素类抗生素，具有抗革兰氏阳性菌的作用。新生霉素能通过与 NTD 中的 ATP/ADP 结合位点结合，阻断 HSP90 的二聚化。以新生霉素为代表的香豆素类抗生素毒副作用小，有望成为广泛应用的 HSP90 抑制剂。

除了直接作用于 HSP90 自身结合口袋的抑制剂以外，还有一类特异性作用于 HSP90 与其辅助伴侣分子互作的抑制剂。细胞分裂周期蛋白 37（Cdc37）是一种重要的辅助伴侣分子，可以特异性地识别蛋白激酶，通过 HSP90-Cdc37-激酶体系稳定蛋白激酶的催化域结构并调控其成熟过程。与传统的 HSP90 ATPase 竞争型抑制剂相比，阻断 HSP90-Cdc37 相互作用可以选择性地影响特定的蛋白激酶类客户蛋白，而非全部的 HSP90 客户蛋白，以此来避免并克服 HSP90 ATPase 竞争型抑制剂在临床上表现出的毒副作用。因此，HSP90-Cdc37 蛋白-蛋白相互作用可能成为一种新型且有效的癌症治疗靶标。

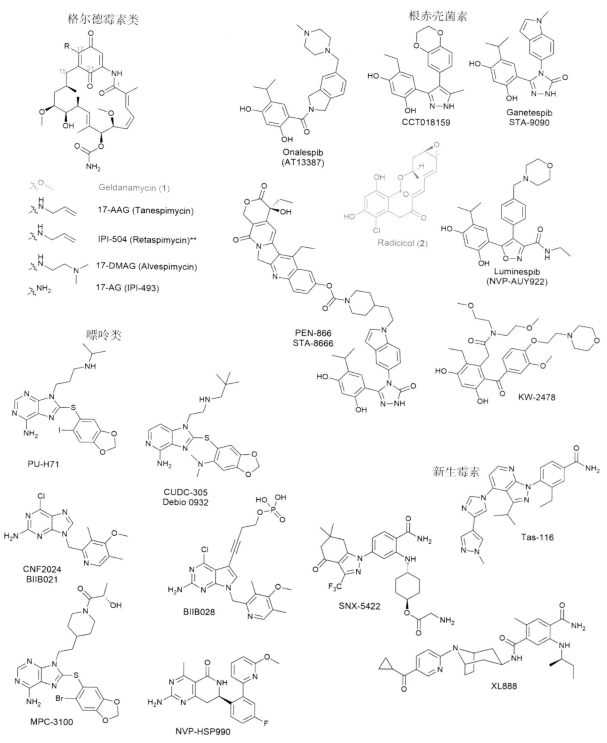

图 8 - 6　HSP90 的小分子抑制剂

（二）HSP70 抑制剂

HSP70 由 N 端核苷酸结合域（NBD）和 C 端底物结合域（SBD）组成。按照结合部位的不同，其抑制剂也被分为两类：NBD 抑制剂与 SBD 抑制剂（图 8 - 7）。

1. 作用于 NBD 的 HSP70 抑制剂　已有的 NBD 抑制剂主要包括 ATP 类似物、二羟嘧啶类化合物、苯乙基磺酰胺、儿茶素以及 MKT-077。

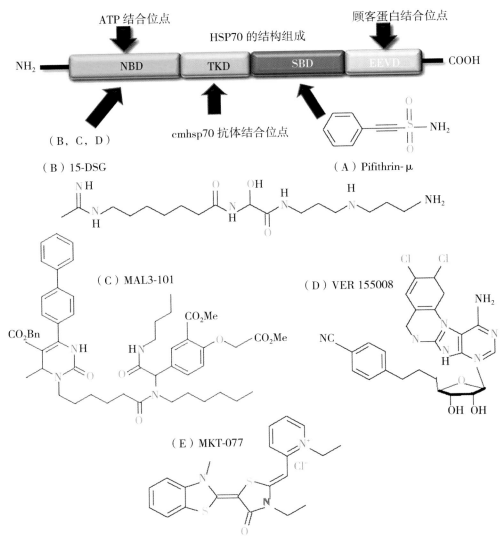

图 8 - 7　HSP70 的小分子抑制

VER-155008 是最大的 HSP70 抑制剂，属于 ATP 类似物，能够特异性抑制 HSP70 ATPase 活性。VER-155008 对其他的 HSP70 异构体如 Hsc70 和 Grp78 均具有抑制效果，在各种癌细胞中均显示较好的抑癌活性。NSC 630668-R/1 和 MAL3-101 是二羟嘧啶类 HSP70 类抑制剂，它们通过结合 HSP70/HSP40 复合物的相互作用位点来抑制 HSP70 活性。

2. 作用于 SBD 的 HSP70 抑制剂　目前已报道的 SBD 抑制剂主要有格埃林（spergualin）类似物、噻吩-2-酰胺、苯基乙炔磺酰胺、酰基苯甲酰胺以及部分多肽类药物。此外，也有作用于 HSP70 的协同伴侣抑制剂报道，如 J 蛋白底物类似物和 TPR 结构域蛋白抑制剂等。

综上所述，HSP70 和 HSP90 在癌细胞应激过程中起到关键作用，且与肿瘤的分化、迁移、凋亡以及耐药过程密切相关。自首个 HSP70 和 HSP90 抑制剂出现以来，目前已有多种 HSP70 抑制剂或 HSP90 抑制剂进入临床研究阶段，但仍存在多方面问题，如毒副作用较大、来源有限、稳定性差等。因此，开发新一代分子伴侣抑制剂，提高它们的成药性仍十分必要。由于 HSP70 抑制剂或 HSP90 抑制剂对靶向药物治疗产生的耐药性，特别是肿瘤成瘾性癌基因突变引起的耐药具有非常好的治疗效果，而且将分子伴侣抑制剂与靶向药物联用，可以减少用量并有效降低自身的毒副作用，因此设计靶向药物与HSP70 抑制剂或 HSP90 抑制剂联合治疗是具有光明前景的研究方向。

〔李　俊　张　扬〕

参考文献

[1] Wu J，Liu T，Rios Z，et al. Heat Shock Proteins and Cancer [J]. Trends Pharmacol Science，2017，38（3）：226 - 256.

[2] Rodina A，Wang T，Yan P，et al. The epichaperome is an integrated chaperome network that facilitates tumour survival [J]. Nature，2016，538（7625）：397 - 401.

[3] Schopf FH，Biebl MM，Buchner J. The HSP90 chaperone machinery [J]. Nat Rev Mol Cell Biol，2017，18（6）：345 - 360.

[4] Rosenzweig R，Nillegoda NB，Mayer MP，et al. The Hsp70 chaperone network [J]. Nat Rev Mol Cell Biol，2019，20（11）：665 - 680.

[5] Pillarsetty N，Jhaveri K，Taldone T，et al. Paradigms for Precision Medicine in Epichaperome Cancer Therapy [J]. Cancer Cell，2019，36（5）：559 - 573.

[6] Bickel D，Gohlke H. C-terminal modulators of heat shock protein of 90 kDa（HSP90）：State of development and modes of action [J]. Bioorg Med Chem.，2019，27（21）：115080.

[7] 翟睿，龚晓云，熊行创等. 热休克蛋白 90 的分子伴侣调控与癌症研究进展 [J]. 分析化学评述与进展，2017，3（46）：301 - 310.

[8] 何静子，许静洪. 热休克蛋白和肿瘤关系研究进展 [J]. 陕西医学杂志，2014，43（11）：1558 - 1560.

[9] Ellis RJ. Molecular chaperones：assisting assembly in addition to folding [J]. Trends Biochem Sci，2006，31（7）：395 - 401.

[10] 王琪琳，刘相国. 分子伴侣 HSP90 在肿瘤发生中的作用机制 [J]. 山东医药，2011，51（35）：113 - 114.

[11] Liu Y，Zhou K，Zhang N，et al. FACT caught in the act of manipulating the nucleosome [J]. Nature，2020，577：426 - 431.

[12] Dahiya V，Agam G，Lawatscheck J，et al. Coordinated Conformational Processing of the Tumor Suppressor Protein p53 by the Hsp70 and Hsp90 Chaperone Machineries [J]. Mol Cell，2019，74（4）：816 - 830.

[13] Moradi-Marjaneh R，Paseban M，Moradi Marjaneh M. Hsp70 inhibitors：Implications for the treatment of colorectal cancer [J]. IUBMB Life，2019，71（12）：1834 - 1845.

[14] Hayer-Hartl M，Bracher A，Hartl FU. The GroEL-GroEs chaperonin Machine：A Nano-cage for protein folding [J]. Trends Biochem Science，2016，41（1）：62 - 76.

第九章　生物信息与肿瘤研究

第一节　肿瘤相关的数据库

生物信息学是涉及统计学、计算科学与生物科学的交叉学科。由于高通量生物实验产生的数据越来越庞大且复杂，生物信息学数据库及分析工具在生物医学研究中的应用也越来越广泛。本章将介绍一些与肿瘤研究，特别是肿瘤蛋白质组与结构生物学研究相关的数据库和分析工具。

一、肿瘤基因组与蛋白质组数据库

（一）癌症基因组图谱（TCGA）数据库

尽管经过了多年的研究，许多肿瘤的发生机制仍然是未知的。近些年，高通量 DNA 测序技术的发展为肿瘤研究带来了重大的改变。由美国国家癌症研究所（National Cancer Institute，NCI）和国家人类基因组研究所（National Human Genome Research Institute，NHGRI）建立的癌症基因组图谱（TCGA）数据库全面地记录了 30 余种肿瘤，11000 多个肿瘤样本的基因组图谱（表 9-1），其主要目的在于编目和发现导致癌症发生的关键基因组改变。TCGA 数据库中的数据已经在众多肿瘤研究中得到应用，极大地促进了研究者对肿瘤分子机制的认识。如何有效地利用 TCGA 数据库对于相关研究人员具有重要的意义。为此，本小节系统地介绍 TCGA 数据库中数据的类型、获取及应用。此外，本小节也会介绍一些常用的分析 TCGA 数据库的工具。

表 9-1　　　　　　　　　　　　　　　　TCGA 数据库肿瘤类型

肿瘤类型	样本数目
Acute Myeloid Leukemia	200
Adrenocortical Carcinoma	92
Bladder Urothelial Carcinoma	412
Breast Ductal Carcinoma	778
Breast Lobular Carcinoma	201
Cervical Carcinoma	307
Cholangiocarcinoma	51
Colorectal Adenocarcinoma	633
Esophageal Carcinoma	185
Gastric Adenocarcinoma	443
Glioblastoma Multiforme	617
Head and Neck Squamous Cell Carcinoma	528
Hepatocellular Carcinoma	377
Kidney Chromophobe Carcinoma	113
Kidney Clear Cell Carcinoma	537

续表

肿瘤类型	样本数目
Kidney Papillary Cell Carcinoma	291
Lower Grade Glioma	516
Lung Adenocarcinoma	585
Lung Squamous Cell Carcinoma	504
Mesothelioma	74
Ovarian Serous Adenocarcinoma	608
Pancreatic Ductal Adenocarcinoma	185
Paraganglioma & Pheochromocytoma	179
Prostate Adenocarcinoma	500
Sarcoma	261
Skin Cutaneous Melanoma	470
Testicular Germ Cell Cancer	150
Thymoma	124
Thyroid Papillary Carcinoma	507
Uterine Carcinosarcoma	57
Uterine Corpus Endometrioid Carcinoma	560
Uveal Melanoma	80

* 数据来自基因组数据共享平台网站（https：//portal. gdc. cancer. gov/）

1. **TCGA 数据库中的数据类型**　TCGA 数据库选择的研究样本包括癌变组织和其对应的正常组织（血液肿瘤除外）。通过高效、标准化的分析流程，TCGA 数据库获取了高质量的数据，且样本数目能够保证足够统计学效力。TCGA 数据库包含以下类型的数据：体突变、DNA 甲基化、DNA 拷贝数变化、基因表达、microRNA 表达、反向蛋白质相阵列及临床数据等。同一类型的数据可能由不同的实验平台产生。例如，基因表达可以通过 Illumina 等测序平台进行 RNA 测序产生，也可以由基因表达芯片产生。

由于 TCGA 数据库包括多个平台产生的多种类型的数据，为了便于研究者利用和重新分析这些数据，TCGA 数据库将数据分为 4 个数据水平。level1 是单个样本的原始数据。level2 是根据不同平台的数据特征进行整理过程中产生的中间数据。level3 是经过各种预处理之后能够直接用于统计分析的数据。level4 是进行了一些综合分析和量化关联分析的数据。同时，为了降低样本来源参与者的隐私泄露风险，TCGA 数据库中的数据有 2 个访问层次。开放数据层（level3 和 level4 的数据）可以自由地获取，包括临床数据、基因表达数据、基因组拷贝数的变化数据、表观遗传学数据等。而限制数据层需要用户认证才能获取，主要包括原始的序列数据如 level1 和 level2 的数据。对于临床肿瘤研究者来说，一般只需要能够开放获取的 level3 和 level4 的数据就可以进行分析和研究。

2. **TCGA 数据库中数据的获取**　目前，TCGA 数据库的所有数据都转入了基因组数据共享平台（genomic data commons GDC，https：//gdc. cancer. gov/）供研究者下载。研究者可以通过癌症类型、数据类型等条件来进行搜索所需要的数据，搜索结果也可以进行更精细的筛选。如果需要下载少量数据，可以在 GDC 网站选择数据库后直接下载。

如果需要下载大量的数据，则需要通过 GDC 提供的数据传输工具（data transfer tool，https：//gdc. cancer. gov/access-data/gdc-data-transfer-tool）进行批量下载。GDC 数据传输工具是一种高性能的下

载工具，在需要大量数据时非常有用。如何从 GDC 下载和使用数据传输工具可以访问 https：//gdc. cancer. gov/accessdata/查看说明。目前这个工具支持 Linux（Ubuntu）、Windows 和 Mac OS 操作系统。对于 Windows，数据传输工具是一个可执行文件（gdc-client. exe）。该工具的基本用法相对简单明了。如同小批量数据下载一样，先选择感兴趣的数据文件到购物车并选择下载，这时选择下载清单（manifest）的子选项。这个清单包括了之前选择并加入购物车的数据信息，并可以作为文本文件下载。这个文本文件用来指定数据传输工具需要下载的数据文件。使用 GDC 数据传输工具下载时还需要安全令牌（security token），安全令牌可以从同一个站点下载。在准备好 gdc-client. exe 程序，下载清单和安全令牌之后，可以在 Windows 的命令提示符窗口（cmd）键入如下命令：`gdc-client download -token-file < security_ token_ file> - - manifest < manifest_ file>`，尖括号中是相应的安全令牌文件和下载清单文件的名称。这些文件名称中应当包括对应的文件路径。在命令提示符窗口键入 `gdc-client download -help` 命令，则可以进一步获得 GDC 数据传输工具的其他选项和帮助。

此外，一些编程语言如 R 也提供了程序包，如 TCGA2STAT 等下载 TCGA 数据。结合其他 R 软件包，研究者可以构建自动数据分析流程。此外，还有其他一些国内外研究者开发的软件及网站提供了 TCGA 数据下载，读者可以使用搜索引擎获取相关信息。

3. 基于网页的 TCGA 数据分析工具 研究者可以通过多种方法分析 TCGA 数据。例如，如果研究者熟悉 R 语言编程，则可以通过各种 R 包来完成 TCGA 的数据分析和挖掘。然而，对多数生物或临床专业的研究者而言，基于网页的分析工具无疑更为便捷。下面将简要介绍一些基于网页的 TCGA 数据分析工具。

Broad GDAC Firehose（http：//gdac. broadinstitute. org/）是一个自动分析 TCGA 数据的门户网站。这里提供了各种 TCGA 数据处理分析后的结果。研究者可以在这里查询肿瘤中与临床数据显著相关的基因突变、基因表达等信息。另一个可以查询 TCGA 数据中组学数据和临床数据关联的工具是 TCGA Clinical Explorer。TCGA Clinical Explorer 还可以验证二次突变假说。

癌症蛋白质组图谱（TCPA）提供了 TCGA 数据中包含的蛋白质组数据的分析结果。研究者可以分析蛋白的表达和磷酸化与临床信息的关联。此外，TCPA 还提供了一些肿瘤细胞系中的数据，这些数据可以用来验证 TCGA 中反向蛋白质相阵列的结果。

KMplotter（http：//kmplot. com/analysis/index. php? p＝service）是一个绘制生存曲线的在线工具。它使用的数据不但包括 TCGA 数据库，还包括从 Gene Expression Omnibus（GEO）和 European Genome-phenome Archive（EGA）中下载的肿瘤相关的基因表达数据。

长链非编码 RNA（long non-coding RNA，lncRNA）是长度大于 200 个核苷酸的非编码 RNA，其在肿瘤中的调控作用越来越受到研究者重视。TANRIC 是专门研究 lncRNA 的功能及其与肿瘤临床特征关联的工具。TANRIC 以 lncRNA 在肿瘤患者中的表达谱为特征，分析了 lncRNA 与其他分子或临床数据的关联，是研究肿瘤中 lncRNA 的功能的有力工具。

除了这里提到的几种在线工具，还有许多的其他网站或工具能够用以分析 TCGA 数据。这些工具的具体使用方法可以在其网站的帮助文档中查阅。通过分析 TCGA 数据，研究者可以找到新的与肿瘤临床特征相关的分子进行实验验证。

（二）CPTAC 蛋白质组数据库

CPTAC（https：//proteomics. cancer. gov/data-portal）是一个集中存储和公开传播 CPTAC 收集的蛋白质组序列数据集以及相应的基因组序列数据集的数据库。此外，CPTAC 还提供了基于质谱的原始数据文件的分析（质谱到肽序列的映射和蛋白质识别）。CPTAC 本质上是蛋白基因组癌症图谱（proteogenomic cancer atlas，PCA）。蛋白质组学数据和相关文件按研究类型、亚蛋白质组和分析站点组织成数据集。根据数据使用协议，所有数据均可免费向公众开放。从这些研究中得到的参考质谱肽库也可以从 NIST 肽库免费下载（图 9－1）。

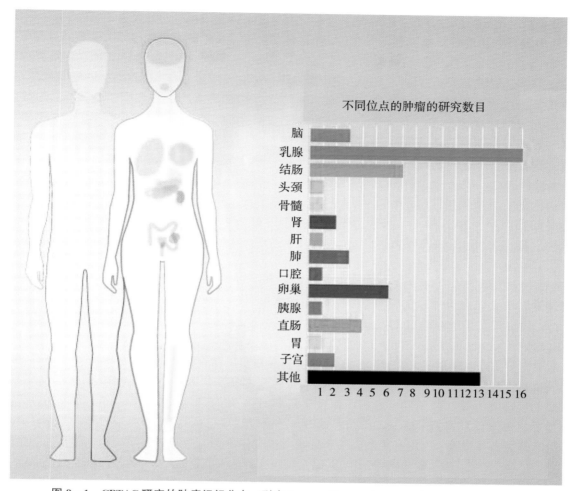

图 9-1　CPTAC 研究的肿瘤组织分布（引自 https：//cptac-data-portal. georgetown. edu/）

目前，CPTAC 包含 12 种肿瘤，共 55 个研究，3639 个样本。研究者可以根据肿瘤类型选择需要的样本或研究进行数据下载。大部分研究都提供了处理好的蛋白表达矩阵数据，这些数据可以直接用以统计分析。对于没有提供蛋白表达矩阵的研究，可以下载原始数据之后自行处理得到蛋白表达数据（详细方法见后续章节）。

如之前提到的，在进行 TCGA 数据分析找到了关键基因后，研究者通常需要进一步验证这个基因是否正与肿瘤相关。如果研究条件齐备，研究者可以通过做实验进行验证。此外，研究者也可以通过 GEO 数据库中相关的表达数据进行验证，或者通过其他数据库中的独立数据进行验证，而 CPTA 相较于其他验证方法的优势在于 CPTAC 描述了基因的蛋白质水平表达。而且，CPTAC 包含大量临床数据，可以从蛋白表达维度验证目标基因与肿瘤的临床关联性。

除 TCGA 数据库和 CPTAC 数据库之外，还有另外一些肿瘤相关基因组、蛋白质组数据库。例如，中国人类蛋白质组计划（CNHPP）已经于 2018 年公布了第一阶段的结果。CNHPP 绘制了肝癌、肺腺癌等恶性肿瘤的蛋白质图谱，促进了研究者从蛋白质组维度上理解肿瘤，揭示肿瘤的分子机制，寻找治疗靶标。

二、蛋白质数据库

蛋白质数据库为研究疾病相关的蛋白质分子和药物发现提供了丰富的信息。肿瘤的研究也离不开各种蛋白质相关数据库。在本节将介绍 UniProt 数据库和 PDB 数据库。前者是一个包含了各种蛋白质相关信息的数据库，而后者是蛋白质三维结构的数据库。对肿瘤结构蛋白质组学的研究者而言，这两个数据库的使用是必须掌握的。

（一）UniProt 数据库

UniProt 数据库包含了大量以蛋白质为中心的信息，这对癌症研究非常有帮助，尽管数据库本身并不针对癌症，但是癌症相关信息，如与癌症相关的突变可以在特征表（Feature Table）中找到；蛋白质附加的描述性信息可在评论部分找到。蛋白质其他的相关信息，如结构域、蛋白质家族、结构数据等也包含在条目中，而且有相应的外部链接到其他的数据库，这对癌症的机制和治疗靶标的研究非常有价值。有关整个条目格式的详细信息可以在 UniProt 的帮助手册（http：//www.uniprot.org/help/？fil＝section：manual）中找到。接下来将介绍 UniProt 数据库的主要内容和一些常用功能。

1.UniProt 数据库主要内容　　UniProt 包括蛋白质知识库（UniProt Knowledgebase，UniProtKB/Swiss-Prot）、蛋白质序列归档库（UniProt Sequence Archive，UniParc）和蛋白质序列参考集（UniProt Reference Clusters，UniRef）3 个主要部分。此外，还包括 UniProtKB/TrEMBL 和 Proteomes 2 个子库。此外，UniProt 数据库还包括文献引用、物种分类、亚细胞定位、相关疾病等丰富的信息（图 9-2）。

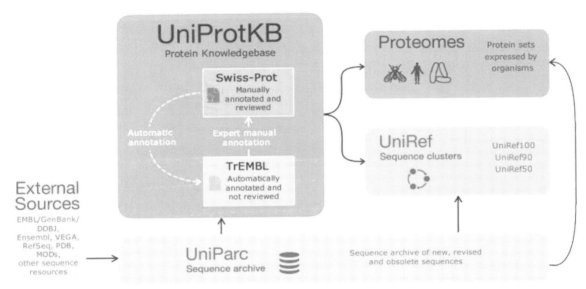

图 9-2　**UniProt 数据库的组织结构**（引自 https：//www.uniprot.org/help/about）

蛋白质知识库 UniProtKB 是 UniProt 数据库的核心，包括蛋白质序列和大量注释信息。这些信息是从研究文献和其他数据库中通过人工提取或计算机程序自动收集得到的，包括基于基因本体（Gene Ontology，GO）的蛋白质功能注释、物种分类、催化活性、辅因子和催化残基、离子、底物和辅因子结合位点、蛋白质修饰位点、结构域、蛋白的组织表达和亚细胞定位等信息。此外，UniProtKB 中还包括与基因组数据库、核酸序列数据库、蛋白质结构数据库、蛋白质相互作用数据库的交叉链接。

UniProtKB 分为 UniProtKB/Swiss-Prot 和 UniProtKB/TrEMBL 两个子库。两个子库序列条目分类相似。但是，UniProtKB/Swiss-Prot 子库中的序列条目以及相关信息都经过生物学专家的校对和审阅，而 UniProtKB/TrEMBL 子库中的序列条目是由计算机程序自动注释和预测得到的。因此 UniProtKB/TrEMBL 子库的可靠性低于 UniProtKB/Swiss-Prot 子库。UniProtKB/TrEMBL 子库中的序列可能在手工注释和人工审阅之后归并到 UniProtKB/Swiss-Prot 子库中，而相应的记录也会从 UniProtKB/TrEMBL 子库中去除。由于 UniProtKB/TrEMBL 子库包含大量的未经注释的蛋白序列信息，其蛋白序列数目远远超过 UniProtKB/Swiss-Prot 子库。

蛋白质序列归档库 UniParc 是一个非常完备的非冗余蛋白质序列数据库。由于数据来源、测定方法、递交时间、审阅方式和更新周期等多种原因，同一个蛋白的序列信息可能存放在不同数据库中，而且同一个数据库中收录的蛋白序列也可能存在冗余。为避免这些冗余序列带来的问题，无论序列是来自相同还是不同物种，UniParc 归档库都将相同的蛋白质序列归并到同一个记录中，并用一个特定标识符（Unique Identifier，UPI）来标识。这样，UniParc 可以从不同的来源数据库中识别相同的蛋白质，将不同的蛋白质序列数据库整合在一起，极大地方便了研究者对蛋白序列进行搜索。UniParc 的数据来源除蛋白序列数据库以外，还包括国际核酸序列数据库、NCBI 参考序列数据库、基因组数据库等其他数据库。UniParc 仅包含蛋白质序列，没有注释等其他信息。UniParc 数据库也包含相关的链接，可以让研究者从源数据库检索有关该蛋白质的更多信息。而当源数据库中的序列发生更改时，UniParc 将跟踪并记录所有更改的历史记录。

UniProt Reference Clusters（UniRef）数据库包含来自 UniProtKB 和部分 UniParc 记录的蛋白质序列。UniRef 分为 UniRef100、UniRef90 和 UniRef50 3 个数据集。UniRef100 序列将来自不同物种的相同的序列和序列片段合并到一个 UniRef 条目中作为蛋白质的代表性序列。与此类似，UniRef90 和 UniRef50 是使用算法对蛋白序列进行聚类，然后按照 90％或 50％的序列一致性对蛋白序列进行合并得到的。经过序列聚类，数据库的内容显著减少，从而加快序列搜索的速度。

UniProt 还包括蛋白组数据（Proteomes）。UniProt 数据库中的蛋白组数据，主要是指已经完成全基因组测序物种的核酸序列翻译所得的蛋白质序列。参考蛋白组通常为某一物种具有代表性的蛋白组。由于研究背景、测序质量、注释程度等多方面的原因，同一物种不同来源的测序数据质量之间有差别，UniProt 数据库会挑选测序质量较好、数据比较完整、注释比较详尽的蛋白组为参考蛋白组。参考蛋白组对蛋白质谱数据的分析具有重要意义。

2. UniProt 网站的功能模块　　UniProt 网站为使用者提供了丰富的功能模块，包括常用工具、数据下载、统计报表、数据递交、应用程序接口等。具体的使用可以参照 UniProt 网站的帮助文档。下面对这些功能模块做一些简单介绍。

UniProt 网站有很方便实用的数据库检索功能。与其他数据库如 PubMed 类似，UniProt 网站支持高级检索功能。使用者可以利用基于逻辑运算的各种序列信息和注释信息进行精确检索。由于 UniProt 具有强大的数据库索引技术，对数据库中条目中不同字段，大量注释信息作了索引，因此可以快速准确查找特定信息。UniProt 数据库中的不同数据集检索界面的检索界面是统一的，UniProt 网站检索框左侧下拉式菜单列出了所有可检索的数据集。而 UniProt 数据库中包含的文献、物种等辅助数据集也可以直接进行检索。此外，UniProt 数据库提供 Java 等编程语言的应用程序接口（API）。UniProt 提供的 API 覆盖了 UniProt 查询的所有功能，可以根据规则定制出任何需要的结果对应的网络地址（URL）。研究者可以利用 UniProt 提供的 API，自己编写的程序自动获取 UniProt 数据库中的内容，使得研究者自己建立的数据库能够链接 UniProt 数据库中的信息。关于 UniProt 提供的 API 的具体使用方法，感兴趣的读者可以参阅https://www.uniprot.org/help/programmatic_access。UniProt 网站还提供各种在线工具，包括序列相似性搜索工具（Blast）、序列比对工具（Sequence Alignment）、数据批量提取和登录号映射工具（Retrieve/ID mapping）。其中特别值得一提的是 Retrieve/ID mapping。这个工具不但能够在众多的数据库的蛋白、核酸登录号之间进行转换，还能方便地批量下载序列等数据。对蛋白组学和生物信息学研究者来说，UniProt 网站提供的 Retrieve/ID mapping 是极为便利和重要的工具。

总而言之，UniProt 数据库是目前国际上序列数据最完整、注释信息最丰富的非冗余蛋白质序列数据库，为蛋白质组学、生物信息学乃至生命科学领域提供了宝贵资源，也是相关的研究者必须熟悉和使用的重要数据库之一。

（二）PDB 数据库

蛋白质三维结构是了解蛋白质功能的分子基础。为此，蛋白质结构注释数据库根据社区公认的标准，记录了实验得到的蛋白质三维结构。Protein Data Bank（PDB）数据库是目前主要的一个存放蛋白和核酸结构数据及注释的数据库。PDB 中的蛋白质和其他重要生物大分子的结构信息以原子坐标的形式描述。这些结构来自结构生物学家使用 X 射线晶体学、磁共振波谱学和冷冻电镜等方法来确定的分子中每个原子的相对位置。这些信息由 PDB 进行注释并公开发布到存档中。研究者可以去 PDB 数据库寻找核糖体、癌基因、药物靶点甚至整个病毒的结构。但是，查找所需的信息可能是一个挑战，因为一个分子可能在 PDB 中有多个对应的结构，这些结构或者是这个分子的部分结构，或者是被修饰或灭活的结构。

PDB 档案中存储的主要信息包括生物分子的坐标文件。这些文件列出了每种蛋白质中的原子，以及它们在空间中的三维位置。这些文件有几种格式（PDB、mmCIF、XML）。一个典型的 PDB 格式的文件包括一个文本格式的"头"部分，它总结了蛋白质、引文信息和结构解决方案的细节，然后是序列和原子及其坐标的长列表。档案还包含了用来确定这些原子坐标的实验观察结果。

虽然可以使用文本编辑器直接查看 PDB 的分子坐标文件，但使用可视化程序查看它们通常是最有用的。一些在线工具，如 RCSB-PDB 网站上的工具，可以用来搜索和探索 PDB 文件中的头部信息，包括关于实验方法和蛋白质的化学和生物学的信息。找到感兴趣的 PDB 条目后，可以使用可视化程序来读取 PDB 文件，在计算机上显示蛋白质结构，并创建其自定义图片。这些程序通常还包括分析工具，可以测量距离和化学键角度，并确定结构特征。当开始研究 PDB 数据库文件中的结构时，研究者需要了解一些关于坐标文件的信息。一个典型 PDB 的条目包括生物分子、小分子、离子和水分子。通常，可以使用名称和链标识来帮助分类。在由结晶学确定的结构中，原子用温度因子来标注，温度因子描述原子的振动和占有率，表明它们是否能在几种构象中被看到。磁共振结构通常包括几种不同的分子模型。

PyMOL 是最常用的生物大分子展示软件。其操作简单，表现能力强。PyMOL 现在由 SCHRODINGER 公司进行维护，可以在其官网购买或者下载试用版软件。此外 UCI 大学对 PyMOL 源码进行了预编译，并免费提供 PyMOL 的相关 wheel 文件。网站 http：//pymol. chenzhaoqiang. com/index. html 提供了一个中文版的 PyMOL 详尽教程，包括最基础的鼠标操作到高级的插件编写。

此外，Biopython 软件包提供了一系列对 PDB 数据库文件读写和操作的功能模块。但是使用 Biopython 需要读者具有 python 编程方面的知识。如果读者熟悉 R 软件，也可以使用 Rpdb 这个 R 包对 PDB 文件进行操作。在本节的最后，应当指出的是，由于篇幅所限，还有很多重要的肿瘤相关的数据库未能在这里提及。而且随着肿瘤研究的不断进展，新的数据库也必然不断地出现。这里建议感兴趣的读者可以关注牛津大学出版社出版的期刊 Nucleic Acids Research 和 Database。这两个期刊都会公布一些新的、重要的数据库的开发信息。

第二节　蛋白质组数据的分析方法和工具

一、蛋白质组数据的处理和比较

（一）MaxQuant 在蛋白质质谱数据分析中的应用

在获得蛋白质的质谱数据之后，有多种软件可以配合蛋白质数据库进行蛋白质组中蛋白的识别和定量。在这里将主要介绍 MaxQuant 软件。MaxQuant 软件具有很多优势。首先，MaxQuant 软件是免费的，而且是基于质谱的蛋白质组学数据分析最常用的软件之一，在蛋白质组研究领域的认可度相对较高。MaxQuant 支持多种质谱仪产生的原始数据，支持多种标记技术以及无标记量化。MaxQuant 的肽段搜索引擎为 Andromeda。MaxQuant 也集成了用于检查原始数据、识别和量化结果的查看器应用程序。此外，为了对 MaxQuant 输出的数据进行统计分析，MaxQuant 的开发者提供了 Perseus 软件。因此，MaxQuant 对蛋白质组数据的分析可以形成一个完整而且简单易用的流程。

在自下而上的蛋白质组学实验产生的质谱数据中可靠地鉴定蛋白质需要严格的统计分析和对错误鉴定的严格控制。因此，进行肽段搜索过程。MaxQuant 使用 target-decoy 搜索策略以估计和控制假阳性。首先，需要准备一个经过全基因组测序物种的特异性蛋白质序列数据库。例如，在分析人类数据时可使用人类国际蛋白质指数数据库，或者使用 UniProt 数据库中包含的所有人类蛋白质条目，其中应当包括 TrEMBL 子库中的蛋白序列。在准备好的蛋白质序列数据中，可以存在蛋白序列的冗余。Max-Quant 会在将鉴定出的肽组装成蛋白质过程中自动处理这个问题。MaxQuant 还需要构建一个目标诱饵数据库（target-decoy database）。肽段识别的验证评分统计方法需要计算 MaxQuant 在这个目标诱饵数据库中对反向蛋白质输入的命中率。具体来说，对每个蛋白质数据库的 FASTA 文件中的原始条目，需要在目标诱饵数据库中包含一个对应的反向序列。这个反向序列的 ID 需要由原始蛋白质 ID 加一个前缀，例如 "REV" 来表示。此外，一组常见的污染蛋白可以包括在内。这些污染蛋白也有一个特定的前缀，例如 "CON"。如果样本中可能存在角蛋白或小牛血清蛋白，那么就需要加入不同形式的角蛋白或小牛血清中的蛋白质的序列。在肿瘤蛋白质组学研究中，一般对两组或者更多不同分组的样本进行比较，因此使用 MaxQuant 鉴定蛋白质肽段时的另一个关键是实验设计。为了帮助样本之间蛋白表达的比较，MaxQuant 需要知道不同的 LC/MS 运行数据属于哪个样本以及样本的分组。为此，需要向 MaxQuant 提供一个包含数据分组信息的实验设计文件，否则 MaxQuant 会把所有数据当作一个整体的数据集。实验设计的模板文件会在 MaxQuant 的 "combined" 文件夹中自动创建。在 Excel 中打开此模板文件，根据具体实验信息进行更改并将其另存为制表符分隔的文本文件。如果设定了实验设计，MaxQuant 将为每一个样本显示单独的平均比率和其他信息。

　　MaxQuant 包含丰富的输出结果。对于后续分析比较重要的结果都会在几个 txt 文件当中。其中，"parameters. txt" 文件是分析使用的参数的记录，"peptides. txt" 文件包含了所有鉴定到的无重复的蛋白肽段。"proteinGroups. txt" 文件则是从整个分析中识别出的蛋白质的综合列表。这个文件中包括对于后续统计比较重要的数据列。例如，Peptide intensity 是每一个肽段的相对丰度，也就是相对含量。Protein intensity 是 protein group 内所有肽段强度的总和。LFQ intensity 是非标定量所得的蛋白的相对丰度。iBAQ protein intensity 是某一个蛋白所鉴定的所有肽段丰度的总和除以这一蛋白中肽段的数量。

　　MaxQuant 团队发表了一个详细的软件使用流程，具体的软件使用细节可以参阅文献。此外 MaxQuant 团队还提供了更加详细的说明文件，包括对输出文件中每一列的具体说明。

　　（二）蛋白质组学数据中差异表达蛋白质的鉴别

　　在使用 MaxQuant 得到蛋白质的定量信息之后，一般需要对不同实验组进行比较，鉴别不同实验组中的差异表达蛋白质。由 MaxQuant 团队提供的 Perseus 软件可以直接接受 MaxQuant 软件的输入，继而对 Maxquant 定量结果进行后续数据处理、分析以及可视化。

　　Perseus 软件支持研究人员分析蛋白质定量、相互作用和翻译后修饰数据。Perseus 包含一套全面的高维组学数据分析统计工具，包括标准化、模式识别、时间序列分析、跨组学比较和多假设检验。其中的机器学习模块支持对患者群体进行分类和验证，以进行诊断和预后，还可以预测蛋白质特征。Perseus 有一个用户友好的交互式界面，其使用的计算方法也具有完整的说明文档，因此特别适合生物医学研究人员使用。

　　图 9-3 表示了 Perseus 软件的主要功能和工作流程。Perseus 软件用工作流面板来表示数据处理过程，它由矩阵和活动组成，能直观地表示 P 数据处理过程的信息流动和变化。工作流面板允许用户跟踪数据分析中的所有步骤，直观地监测每一步分析所用的数据矩阵和可视化组件。工作流面板还可以重新访问复杂计算工作流中的中间步骤，使用可选参数设置或分析模块的不同组合进行分支，研究者可以对可选分支的结果相互比较。矩阵对象在工作流中移动，每个矩阵通过一个活动连接到下一个矩阵，并通过活动进行转换和修改。其中，矩阵可以在任何一个步骤可视化（例如，绘制直方图和热图）。活动可以是简单的单输入结构，也可以在合并多个不同组学数据时接收来自多个矩阵的输入，以便进行数据整合。

　　Perseus 软件还可以用会话文件（session）记录工作流以及所有活动的所有中间结果和参数设置。会话文件可以保存和重新加载，也可以与其他研究人员共享，他们可以将它们加载到 Perseus 软件中进

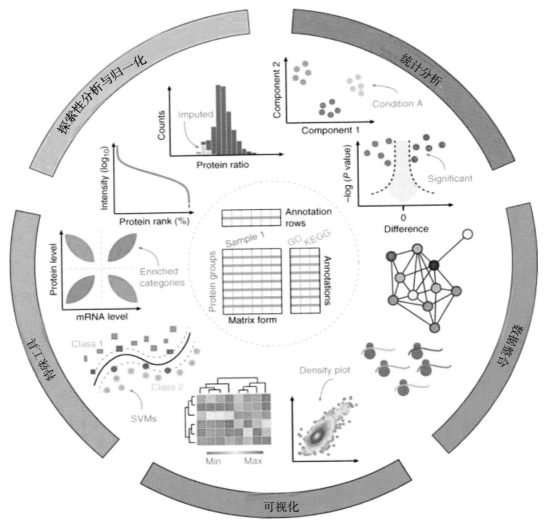

图 9 - 3 Perseus 软件的功能

行数据分析协作。此外，工作流和会话作为项目中使用的计算方法的完整说明，可以保证数据分析的准确和可复制性。

肿瘤蛋白质组学研究一般包括在两种或两种以上的条件下测量的细胞或组织，每种条件又包含若干生物学重复。因此蛋白质组学数据与转录组学数据有相似之处，所以蛋白质组数据可以借用转录组数据分析中获得的丰富经验和工具。Perseus 软件的工作流程就包括一些能够适应蛋白质组学数据的转录组数据分析算法。

在蛋白质组学数据进行统计分析之前，需要对其进行标准化、过滤和缺失值插补，为此，Perseus 软件中提供了多种可以选择的方法。为了确定哪些蛋白质在不同的条件下发生显著变化，Perseus 采用了一种源自基因表达芯片的稳健的差异表达分析方法，能在双样本测试和多样本测试中计算差异表达蛋白的错误发现率（FDR）和 q 值。这使得研究者能够可靠地估计被错误地指示为差异表达的蛋白质的百分比。此外，Perseus 软件还提供了一些探索性数据分析工具。例如，Perseus 软件集成了一种层次 k-均值聚类算法，该算法可以在较短的计算时间将具有大量的列和行的蛋白表达矩阵表示为交互式热图，Perseus 还包括基于奇异值分解的主成分分析（PCA）。主成分分析能够将高维数据压缩，具有良好的计算性能。主成分分析检测数据中的主要影响，可以用来观察样本是否能够按照不同的实验组进行区分，找到驱动不同实验组样本的蛋白质组表达分离的蛋白质。

Perseus 软件为肿瘤蛋白质组学数据的统计分析提供了一个直观易用的工具。值得指出的是，如果能够将数据整理成 Perseus 软件能够接受的格式，其他数据如基因表达数据也可以用 Perseus 软件分析。此外，由于 Perseus 软件可以保存中间计算结果，研究者也可以将中间结果导入其他软件，如 R 中进行分析。

如果读者熟悉 R 语言编程，也可以直接使用 R 分析 MaxQuant 输出的蛋白表达信息。正如之前提到的，很多转录组分析的工具同样可以用来分析蛋白质组数据。R 语言包括很多这样的工具，Perseus 软件的分析也完全可以用 R 来完成。当然，也有一些专门为分析蛋白质组数据开发的 R 软件包。特别要提到的是 limma 软件包。limma 是一个非常全面的差异表达数据分析工具。在对 MaxQuant 输出的蛋白表达数据进行预处理（标准化和缺失值填补）之后，同样也可以用 limma 鉴定差异表达蛋白。limma 能够支持比较复杂的实验设计，而且可以在样本很少的情况下准确分析差异表达蛋白。

（三）利用 Perseus 软件和 limma 分析差异表达蛋白的实例

为了进一步说明如何使用 Perseus 软件和 limma 分析差异表达蛋白，在这里我们用一个具体的分析实例来展示相关的流程。这个分析实例来自鼻咽癌相关的蛋白质组研究，包含 30 例鼻咽癌组织样本及 22 例对照组样本。

首先，使用 'Generic matrix upload' 按钮将 MaxQuant 输出中的 'proteinGroups. txt' 文件导入 Preseus。在导入时，可以根据列的名称选择需要导入的数据列，这里选择 LFQ 强度作为 'main col-umns'，因此后续的分析将以 LFQ 强度作为蛋白表达量的值。

之后，由于现在的数据矩阵里含有 MaxQuant 鉴定蛋白时使用的反向序列，需要使用 'Filter rows based on categorical column' 按钮过滤数据中的反向序列。在跳出的窗口中选择 'Reverse' 列，可以看到所有的反向序列都由 '＋' 值标记，将这些行从数据矩阵中去除。同样，去掉所有标记 'only i-dentified by site' 的数据行。此外，还可以根据 Unique peptides 和 Q-value，使用 'Filter rows based on Numerical/main column' 过滤掉不符合要求的数据行，对数据质量进行进一步控制。

接着，为了使蛋白表达数据具有更好的统计特性，使用 'Transform' 按钮对数据进行转换。这里选择 '$\log_2(x)$' 函数对蛋白表达值进行对数变换。由于原来的矩阵存在不少缺失值，在转换后，需要对数据矩阵的缺失值进行推测。使用 'Imputation' 按钮中的 'Replace missing values from Normal Distribution' 对缺失值进行填充。现在，使用可视化工具中的 'Histogram' 可以观察不同样本中的蛋白表达值的分布（图 9 - 4）。

到此步为止，可以选择继续使用 Preseus 对数据进一步分析。那么就需要使用 'Annot rows' 按钮对样本进行分组注释。之后就可以使用 Preseus 提供的主成分分析、层次聚类和统计工具对不同的样本分组进行可视化和比较。而在这里，我们选择将处理好的数据矩阵导出到 R 软件中，使用 limma 软件包统计差异表达蛋白。

使用 'Generic matrix export' 按钮导出前几步处理好的蛋白表达矩阵，使用 R 函数 'read. table' 将数据读入 R 软件。之后，在 R 中使用 'library（limma）' 命令加载 limma 软件包。为了比较鼻咽癌样本与对照样本中的差异蛋白表达，需要构造一个设计矩阵 design：

```
design < - matrix ( c ( rep ( 1 , 30 ) , rep ( 0 , 22 ) , rep ( 1 , 52 ) ) , 52 , 2 )
colnames ( design ) < - c ( " cancerVscontrol"," control")
rownames ( design ) < - colnames ( dat. imputed )
```

dat. imputed 是蛋白表达矩阵，其前 30 列是鼻咽癌样本，后 22 列为对照样本。之后，使用 limma 中的线性模型拟合数据，统计差异表达蛋白：

```
fit < - lmFit ( ibaq. imputed, design )
fit < - eBayes ( fit )
limma. sig. gene. table < - topTable ( fit, coef = " cancerVscontrol", number =
nrow ( ibaq. imputed ) , p. value = 0.05, adjust. method = 'BH' )
```

这里使用了 'BH' 方法对差异表达的 p-value 进行了多检验校正。

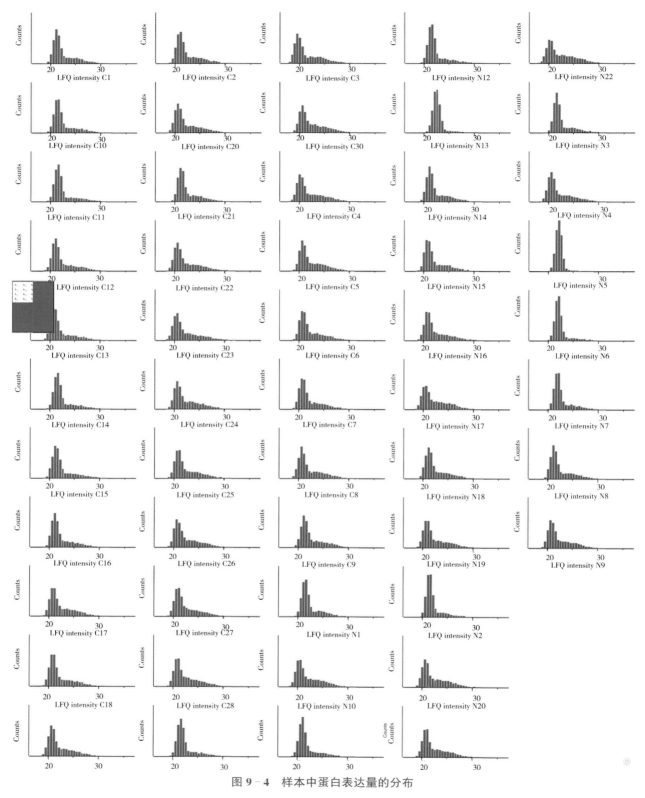

图 9 - 4　样本中蛋白表达量的分布

　　最后，可以用火山图对发现的差异表达蛋白的数目和变化分布进行可视化（图 9 - 5）。

　　正如前文所述，limma 可以支持更复杂的多组、多时间点的差异蛋白表达统计，而 Preseus 提供的统计方法比较有限，因此这个例子中我们使用 Preseus 对数据进行整理，使用 limma 对差异蛋白进行统计。如果对 R 语言比较熟悉，也可以直接使用 R 软件对 MaxQuant 的输出进行整理、分析和可视化。

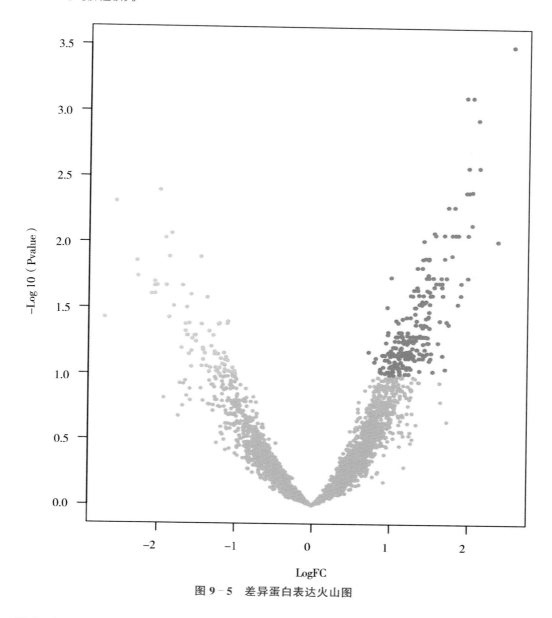

图 9 - 5　差异蛋白表达火山图

二、蛋白质组数据的功能模块分析

（一）蛋白质组数据的共表达分析

除了寻找差异表达蛋白之外，另一个常见的任务是在蛋白表达数据中找到主要的表达模式，以及负责形成这些模式的蛋白质。这个任务可以通过蛋白质组数据的共表达分析来完成。Perseus 软件的聚类热图可以看作是一种共表达分析，而在这里将介绍其他更多的共表达分析方法和工具。

对于肿瘤研究者而言，如何系统地识别肿瘤细胞内的所有分子以及它们之间的相互作用是很关键的。然而，许多基因和蛋白的功能还不清楚。而由于核酸测序和蛋白质谱技术的发展，更多新的蛋白可能在肿瘤细胞中被鉴定得到。另一方面，随着高通量技术及数据分析方法的进展，研究者可以通过共表达网络分析来推断蛋白在肿瘤细胞中可能的功能。共表达分析主要是构建在同一组样本中有协同激活倾向的基因或蛋白所组成的网络，然后对这个网络进行分析。

加权基因相关网络分析（WGCNA）是目前最广泛使用的共表达聚类包。WGCNA 先根据表达数据进行分子聚类分析，然后进行分子模块与表型的关联分析，WGCNA 主要包括基因之间相关系数计算、基因模块的确定、共表达网络、模块与性状关联 4 个步骤。WGCNA 首先计算任意两个基因之间的相关系数，之后计算相关系数的 n 次幂，这样使得较小的相关系数趋向于零，并且使得网络中的分子之间连接的度分布接近无尺度网络分布，增加所构建的共表达网络的生物学意义。之后，WGCNA 通过基因之间的相关系数进行层次聚类，得到分层聚类树，聚类树的不同分支代表不同的分子模块。这样，就可以根据基因表达的相关系数，将表达模式相似的分子归为一个模块。进一步地，研究者可以使用功能富集或者信号通路富集来研究这些分子模块的作用。

另外一种思路是分析不同样本组之间存在的差异共表达。差异共表达分析可以识别生物学意义上的重要差异共表达模块，这些差异共表达模块不能用常规的共表达分析或者差异表达分析找到。在不同的样本组之间存在差异共表达的基因或者蛋白有可能是造成不同样本的生物学差异的关键调控分子，因此可能解释表型之间的差异。差异共表达分析已用于识别健康和疾病样本之间或者不同组织之间潜在的调控分子。例如，DICER（http：//acgt. cs. tau. ac. il/dicer/）可以识别在疾病样本和对照样本中存在的分子模块之间的显著差异。

共表达分析的意义在于研究者可以通过分子之间表达量的相关性来推测之前没有充足研究背景的新分子的功能，建立分子之间全新的、疾病特异的联系。但是需要指出的是，大部分共表达分析找到的分子之间的相关性都不代表分子之间的因果联系。此外，样本数目的多少对共表达分析的结果的意义影响很大。一般来说，较多的样本估计的共表达关系更为可靠。

（二）肿瘤蛋白质组学数据的富集分析

基因和蛋白的功能的富集分析是高通量组学数据分析的重要内容，有助于揭示组学数据所反映的疾病相关的分子机制。功能富集分析的目的是对高通量组学数据得到的结果进行功能解读。广义而言，这里的功能指的是特定的分子特征，由一组具有共同特征的基因所组成的集合称为基因功能集。由这些基因功能集构成的常用基因功能数据库有 GO 数据库、生物学通路相关的数据库 KEGG、Reactome、Biocarta 等，MsigDB 数据库整合了上述多种数据库。在分析蛋白质组学数据时，如果没有对应的蛋白功能注释集，则需要使用 UniProt 的 Retrieve/ID mapping 工具将蛋白质 ID 转换为对应的基因，然后使用基因功能集。

在组学研究中，研究者可以通过差异表达分析找到表达上调或者下调的一组基因，或者通过共表达分析找到一组表达显著相关的基因。功能富集分析可以帮助研究者理解找到的许多基因涉及的分子机制，发现其中显著富集的特定生物学通路，判断组学实验的结果与生物学现象的联系。

目前，能够用来基因/蛋白功能富集分析的方法和工具非常丰富，而这些方法具体解决的问题和原理也可能不尽相同。根据具体的研究问题，富集分析的方法可以分为过表示分析（over-representation）、基因集合富集分析和一些考虑了分子间相互联系的富集方法。尽管这 3 类方法的基本目的都是对组学数据进行分子机制层面上的解读，然而不同类别的方法基于的生物学假设有所区别，而需要的输入数据和得到的结果也不同。在这里将概要地介绍这些方法供读者参考。

过表示分析（over-representation）方法是最简单、应用最多的功能富集方法。过表示分析针对的数据是一组基因列表，如在肿瘤样本和正常样本中找到的全部差异表达基因。过表示分析在这组基因中发现显著性富集的基因功能集。首先分别对每个基因功能集与基因列表的交集中的基因进行计数，然后利用统计检验的方法如卡方检验、Fisher 精确检验和二项分布检验来评估观察的计数值是否统计显著。如果计数值具有统计显著性，则基因功能集显著富集。常用的过表示分析有在线工具 DAVID。DAVID 提供了非常丰富的基因功能集数据库，包含了常见模式生物及人的基因功能注释信息。而且 DAVID 还提供了基因名称转换功能，使用起来较为简单。此外，还有一些 R 软件包，如 GOstat 等可以进行过表示分析。

尽管过表示分析简单而且稳健，然而其结果与基因列表选择的阈值有很大的关系，而且也不能利用基因和蛋白的具体表达值的信息。基因集合富集分析（GSEA）可以很好地解决这两个问题。GSEA 的基本思路首先是基于组学数据得到的基因分数，如表达差异值，对所有检测到的基因进行排序；然后检验每个基因功能集基因的排序位置。如果相对于随机排序，基因功能集的基因的排序显著地靠前或靠后，则可以认为基因功能集在此次组学实验中发生了明显的变化。GSEA 方法提供一个图形化的软件，可以免费下载使用。在同一个网站，研究者可以下载 MsigDB 数据库作为 GSEA 分析的基因功能集。

尽管基因集合富集分析可以利用基因和蛋白具体的表达值得到信息，然而还是忽略了基因和蛋白之间的关联关系。实际上由于生物分子之间存在调控、被调控、相互作用等复杂的关系，因而在进行富集分析时有必要考虑到生物分子之间的关联性。一些方法，如 EnrichNet、Pathway-Express 在功能富集时考虑了基于蛋白相互作用网络或信号通路的生物分子关联。这些方法有时候能够富集过表示分析和 GSEA 无法发现的基因功能集。其中 EnrichNet 提供了一个方便易用的网页工具。同时在 bioconductor 也有一些 R 软件包可以进行类似的分析，如 ToPASeq。此外，Cytoscape 软件是一个能够可视化分子相互作用和信号通路的软件，它也有很多功能富集分析的插件。

第三节　肿瘤生物标志物和肿瘤亚型发现的生物信息学方法

一、基于蛋白质组学数据发现肿瘤标志物

（一）从系统生物学的观点认识生物标志物

生物标志物是一类可测量和可评价，而且具有预测疾病发生和发展的指标。识别新的诊断或预后生物标志物是临床癌症研究的主要目标之一。近年来，高通量技术在检测生物标志物方面得到了广泛应用，其中，蛋白质组学是一种很有潜力的发现肿瘤标志物方法。一方面，蛋白质是生物功能、生物过程和生物结构的主要参与者和影响因素。蛋白质表达水平相比 mRNA 水平而言更加稳定，因此可能更好地代表生物活性。一些蛋白质可以分泌到细胞外从而可以方便地从很多体液中检测。另一方面，蛋白质组学等高通量实验产生了大量的数据，结合生物信息学方法，研究者可以从系统生物学的角度更有效地破译疾病整体框架下的发病机制，有利于识别从分子到疾病诊断、预后和治疗的分子网络。下面将简要阐述如何从系统生物学的观点认识生物标志物。

单分子生物标志物是最常见的生物标志物。通常而言，一些特定蛋白质的异常表达和调控对生物过程有潜在影响，可能是提示疾病或区分疾病状况的生物标志物。目前，大多数研究都集中在确定单个蛋白质分子作为疾病发病机制和临床决策的生物标志物。因为单个蛋白分子很容易通过前面章节提到的蛋白质组学实验检测出来。例如，在疾病组和对照组的蛋白质组数据中筛选差异表达蛋白，然后通过统计或其他计算方法对候选分子进行进一步的排序，然后选择排序靠前的蛋白分子，进一步验证其是否有作为生物标志物的潜力。由于单个蛋白质分子的表达可以在临床疾病样本中检测，因此这样的单分子生物标志物比较容易从基础研究向临床实践转化。

虽然单分子生物标志物在疾病监测和分类中起着重要的作用，但是对于一些复杂的疾病如肿瘤而言，其表型往往是由多种生物分子因素和环境因素相互作用引起的，而且疾病演化也是一个动态的过程。因此，单分子标志物很可能无法反映复杂疾病的异质性和动态性。

为了发现更稳健的肿瘤蛋白分子标志物，除了在肿瘤样本中存在差异表达这个特征之外，还应当重视蛋白分子功能及蛋白分子与其他分子之间的联系。由于细胞中蛋白质分子以网络的方式相互作用，不同分子间相互作用影响着细胞中的各种生物过程。而蛋白质相互作用网络边的改变，即蛋白质分子之间相互作用的改变，对细胞内信号通路转导乃至疾病的产生具有重要的意义。因此，蛋白质分子之间的联系，如表达水平的相关性，也可能作为肿瘤的标志物。值得注意的是，表达相关性或相互作用发生改变的蛋白分子标志物不一定在肿瘤和对照样本中差异表达。

蛋白相互作用网络中相互作用或者表达相关的几个蛋白组成了网络的子结构，称之为模体或者模块。例如，蛋白质复合物可以看作是蛋白网络的模块。无论是在疾病的发展过程中或者一般的生命活动中，关键的蛋白网络模块都起到重要作用，因此，也可能作为肿瘤的分子标志物。与基于差异表达或者差异共表达的分子标志物相比，蛋白网络模块标志物可以将差异表达和差异共表达的信息整合起来，具

有更好的稳健性和准确性。更进一步地，肿瘤这样复杂疾病的发展往往是系统层面的紊乱，而不是系统的中单个分子的失调。但是，单分子生物标志物往往来自有限数目的疾病患者的样本，所以对肿瘤等复杂疾病而言，从这些样本推断的单分子标志物无法推广到更多临床患者当中。为了解决这个问题，研究者提出了网络生物标志物的概念。网络生物标志物可视为模块的进一步扩展，其包含了更多分子功能失调的信息以及分子之间的关联信息。网络生物标志物可以看作多个模块的相互作用和组合。因此发现网络生物标志物有助于系统地了解肿瘤等疾病的产生原因，发现肿瘤的治疗策略。当然，尽管蛋白网络标志物具有其独特的优越性，如何发展在临床条件下有效检测网络标志物方法仍然是需要解决的问题。

（二）肿瘤蛋白生物标志物发现的生物信息学方法

近几十年来，研究者在确定肿瘤的生物标志物方面进行了大量工作。因此，已经有一些数据库能够整合分散研究中的结果。这些数据库对发现新生物标志物是必要的，具有重要的理论和实用价值。目前肿瘤生物标志物数据库主要包括发生了突变的基因，以及表达水平显著上调或下调基因，miRNAs或者其他分子。一些数据库收集一种肿瘤的生物标志物。例如，dbPHCC是一个较为全面的肝癌生物标志物数据库，dbPHCC主要来自文献收集，其中生物标志物有蛋白质、基因和miRNA。此外，该数据库还提供了肝癌的在线预后分析预测模型。dbCPCO主要收录与大肠癌相关的基因突变或表达改变的生物标志物。还有一些数据库如CGMD收集了多种肿瘤的数据，可以用来研究泛癌生物标志物。这些数据库对于评估肿瘤生物标志物的计算预测方法的效能具有很重要意义。

对于蛋白质组学数据，最常用的生物标志物的发现方法是找到肿瘤样本组和对照组的差异表达蛋白分子。鉴定差异蛋白表达的统计分析方法，如T检验，主观贝叶斯分析。此外，通过荟萃分析，将几个独立组学数据的差异表达信息整合起来发现单分子生物标志物也是一种常见思路。将差异表达信息或者共表达信息与蛋白相互作用网络结合，通过网络分析方法，如找到相互作用网络中关键作用节点的方法也可以发现潜在的生物标志物。而之前提到的差异共表达分析方法，则可以用来发现蛋白质表达相关性生物标志物。对于蛋白生物标志物模块，可以通过共表达分析工具，如WGCNA进行识别，也可以结合蛋白相互作用网络的模块发现算法，如PINA等识别。而网络标志物发现是目前生物信息学研究的一个热点。这方面的一个经典工作是Chuang等人提出了乳腺癌网络标志物发现方法。他们将基因表达数据和蛋白相互作用网络结合，之后利用贪婪算法找到蛋白相互作用网络中包含最多差异表达基因的子网络。

生物标志物发现的生物信息学研究是一个不断发展的前沿方向，因此相关的方法也非常丰富。有兴趣的读者可以参考一些综述获得更全面的标志物发现的计算方法概括和总结。

二、蛋白质组学的聚类和肿瘤亚型的发现

（一）肿瘤的分子分型与蛋白质组学数据

肿瘤是一组异质性疾病的集合。目前肿瘤的分类主要是按原发部位分类，如脑癌、乳腺癌和肺癌。然而，不同器官肿瘤类型之间存在较大的表型差异和遗传异质性，即使是同一个器官发生的肿瘤也存在异质性。这种异质性的一个主要原因是肿瘤基因组突变发生在多个位点，而且突变造成的生物信号通路改变也有差异。这给靶向治疗带来了重大挑战，使得肿瘤治疗策略的发展更加复杂。因此，非常有必要将肿瘤按不同分子亚型进行区分，并探索分子亚型与临床结果的关系。这可以针对不同的肿瘤亚型发展特异性的治疗方案。传统肿瘤分类主要根据组织学表现和病变部位的区别，然而这只是部分反映了肿瘤的异质性。高通量实验技术，如基因组测序和蛋白质组学，使得研究人员能够产生大规模的分子数据并将肿瘤分为在分子层次上同质的亚型。高通量数据已用于许多肿瘤亚型研究，包括白血病、淋巴瘤、鼻咽癌、乳腺癌、肺癌、肝癌等。研究证明，肿瘤分子亚型研究能够将肿瘤分为与临床结果具有更好相关性的组，而且比传统的肿瘤分类法更有效。

分子分型是一个将样本根据高通量实验数据分成不同类别的过程，其目的在于使不同类别样本之间的相似性比同一类别样本中低。从计算方法的角度而言，有两种分类策略，监督的（带有类别标签，如

肿瘤或正常组织）和无监督的分类。肿瘤的分子分型一般使用无监督分类方法。无监督分类方法已成功应用于许多肿瘤亚型研究。对肿瘤蛋白质组进行亚型分类首先要进行数据预处理，这可以参看前面章节的内容。在这里将介绍一些亚型识别的算法以供参考。

经过预处理的蛋白表达数据一般是一个二维的数据矩阵。其中一维代表不同的样本，一维代表蛋白分子。聚类可以应用于样本的分类。R 软件包 ConsensusClusterPlus 是目前组学数据聚类和肿瘤亚型发现中很常用的一个工具。ConsensusClusterPlus 以表达矩阵为输入，矩阵的列为样本，矩阵的行是蛋白分子。为了提高计算效率和分类表现，通常需要根据蛋白分子在不同样本中的表达变化统计量，如中位数绝对偏差，选择表达变化大的蛋白。通过这样缩减数据之后，才进行数据的归一化处理。Consensus-ClusterPlus 采用重采样技术，即每次聚类只随机使用一部分样本，之后重复进行聚类计算，然后根据不同样本在所有聚类计算中分类结果来确定最终的样本分类。ConsensusClusterPlus 根据重采样技术计算的聚类保守性选择最终将样本分为几类。

对组学表达数据也可以进行双聚类，即对样本和蛋白分子同时进行聚类。双聚类方法的优势在于不但能够发现样本的分类，而且能够发现与样本分类对应的蛋白或基因表达模块。R 软件包 MCbiclust 可以进行表达数据的双聚类计算。MCbiclust 的目标是在表达数据矩阵中找到具有高度相关分子和样本的双聚类，可以发现肿瘤亚型中分子的共调节。而且，基因或蛋白的共表达模块可以进一步使用富集分析发现涉及信号通路。

肿瘤的分子分型对于肿瘤临床的诊断和治疗有着广泛的应用。首先，对肿瘤进行分子分型之后，就可以进一步利用生物标志物的发现方法，研究不同分子分型肿瘤的生物标志物。显然，由于能够同时发现分子共表达模块，双聚类方法有可能在发现肿瘤分型的同时找到对应的蛋白网络模块标志物。另一方面，肿瘤分子分型对发展肿瘤的精准治疗具有重要意义。结合肿瘤亚型的特异性生物标志物和基于肿瘤细胞系的药物高通量筛选，研究者可以开发更有效的肿瘤靶向药物。

（二）整合多组学数据发现肿瘤分子分型

细胞基因组的改变，如突变、拷贝数畸变和表观遗传改变，都可以驱动肿瘤的发展。拷贝数畸变涉及基因组 DNA 大片段的获得或丢失，可能激活癌基因或失活肿瘤抑制基因促使肿瘤的发生。表观遗传机制包括胞嘧啶碱基的甲基化，在哺乳动物正常发育过程中调控基因表达。然而，这种监管机制的失效可能导致引起基因启动子的高甲基化或低甲基化，进一步引起关键肿瘤抑制因子的沉默。尽管研究者对上述在肿瘤发生的机制中有了一些了解，然而肿瘤发生的原因仍然没有得到完全阐明。这是由于肿瘤本身的进化性质和一些不会导致肿瘤发展的基因变异使得真正驱动肿瘤发生原因难以发现。这也使得对肿瘤进行准确的分子分型十分具有挑战性。上一节提到如何使用蛋白质表达数据进行肿瘤亚型分类。然而，单一数据类型的分析往往不能深入了解不同组学层面上的肿瘤分子变化。多组学数据集成允许多组学的联合分析，提供了肿瘤在不同的数据集层之间全局视图。由于肿瘤是一种异质性疾病，充分了解复杂层间调控相互作用对肿瘤的发展和进展的认识是必要的。而肿瘤基因组图谱（TCGA）等多组学数据库也推动了向整合的肿瘤整合组学研究。

在这里将介绍 SNF、BCC 和 iClusterPlus 这几种多组学数据整合工具。这些工具基于矩阵分解、相关分析和贝叶斯模型等数学技术，可以融合两个或多个类型的组学数据发现肿瘤的分子亚型。

SNF 使用基于相关分析的方法对多组学数据进行融合。简而言之，每个组学数据先根据样本相关性转换成一个网络，其中节点代表样本，加权边代表了样本之间的相似性。接下来，用信息传递理论将这些网络融合成一个网络。在不同组学数据类型中都具有高度相似样本之间的联系得到了保留，而不一致的联系被舍弃。最后，根据融合后的样本相似网络进行谱聚类，将样本分为不同的亚型。值得注意的是，SNF 不能提供观察到子类型的分子特征。

BCC 根据扩展的 Dirichlet 混合模型对多组学数据进行贝叶斯一致聚类。这个方法首先对每个数据源分别对样本进行聚类。这些独立聚类又松散地依附于一个整体性的一致性聚类，并且它们不是独立的。之后，通过一个可扩展的贝叶斯框架，同时估计一致性聚类和源数据特异的聚类。这种灵活的方法可能比联合所有数据源进行聚类更稳健，并且优于对每个数据分别进行聚类。

iClusterPlus 是基于组学数据的协同矩阵分解。在这里，每个类型的组学数据被分解成一个组成因子矩阵以及基于不同组学数据来源的荷载矩阵。组成因子矩阵代表不同组学数据类型成分整合后的肿瘤亚型，负荷因子代表基因特征。

除了上述几种工具之外，还有很多其他多组学数据整合的计算工具，鉴于多组学数据集和分析方法的不断发展，新工具也在不断出现。而随着各种组学实验成本的进一步下降，多组学数据整合在新的肿瘤亚型发现中的作用也将越来越重要。

三、基因突变对蛋白结构和功能的影响预测方法

准确评估人类 DNA 测序研究中的遗传变异仍然是临床基因组学的一个重要挑战。将功能作用和临床意义归因于已鉴定的单核苷酸突变是基因组解读重要步骤。使用实验方法评估所有功能突变是不可能的，因此，使用生物信息学方法预测突变功能是解释突变与临床表型关系的重要途径。而对于肿瘤这类由基因组突变引发的疾病，找出驱动肿瘤发生的基因组突变具有重要意义。基因型和表达表型之间关系是多层次和复杂的，这种复杂关系为设计预测突变影响的计算方法提出了挑战。研究者提出了许多生物信息学算法用于预测蛋白质编码区单核苷酸变异的功能影响。

对于发展有效的预测方法，大量数据是不可或缺的。由于 SNP 基因分型芯片、全外显子组测序、全基因组测序和 RNA 测序等高通量实验成本的降低和数据的积累，基因组测序和变异数据的公共数据库在过去 10 年中经历了指数级增长。单核苷酸多态性数据库（dbSNP）是由 NCBI 与人类基因组研究所合作建立关于单碱基替换以及短插入、删除多态性的资源库。Ensembl 变异数据库包含了多种物种生殖细胞变异、结构变异和转录本保守序列的突变数据。Ensembl 还提供了人类体突变数据以及相关的临床数据。Database of Genomic Variants 是一个记录经过了校对人类基因组结构突变的数据库，包含了人类基因组发生的拷贝数变异。COSMIC 是目前最大的记录肿瘤相关基因突变数据库，记录了 1000 多种肿瘤细胞系的相关数据。而其中的 Cancer Gene Census 记录了目前已知的肿瘤基因及其突变。COS-MIC-3D 工具可以观察各种错义突变位置和蛋白结构的关系。除了上述数据库之外，一些大规模的测序项目如千人基因组、Genome10K、UK10K 和其他大量临床样本产生的基因组、外显子组、转录组测序进一步增加了基因组变异的数据。

基于这些丰富的肿瘤突变数据，研究者们开发了一些预测突变位点功能的工具。例如，dbNSFP 根据 37 种预测算法、9 种保守性得分、基因的功能描述、基因表达和基因相互作用等信息得到一个汇总预测分数，用于预测和注释人类基因组中所有潜在非同义单核苷酸变体（nsSNV）的功能影响。dbNSFP 也提供了一个软件工具 WGSA，研究者可以使用 WGSA 来预测自己新发现的错义突变的功能。

snpEff 是一个常用的单核苷酸多态性（SNP）功能注释软件。snpEff 可以预测突变对蛋白功能的影响程度。如果影响程度为高，则突变有可能使蛋白质序列缩短，功能丧失。中度影响可能改变蛋白质的效能。低度影响可以认为是无害或不太可能改变蛋白质的行为。而修饰影响通常是非编码突变或影响非编码基因的突变。

MUpro 是一种预测单位点氨基酸突变对蛋白质稳定性影响的工具。MUpro 包括两种机器学习方法：支持向量机和神经网络。这两种方法都是在一个大的突变数据集上训练的，准确率在 84% 以上。MUpro 的一个优点是不需要三级结构来预测蛋白质稳定性变化。实验结果表明，单独使用序列信息的预测精度与使用三级结构的预测精度相当。所以即使没有蛋白质三级结构可用，研究者仍然可以使用这个 MUpro 得到相当准确预测。另一方面，如果能够提供三级结构，MUpro 也会利用它得到更好的预测。

除了序列和结构之外，基因突变还可能影响其他多种蛋白的功能。例如，突变可能使得蛋白的翻译后修饰位点获得或者丧失，或者影响蛋白的正确折叠、降解，也可能影响蛋白之间的相互作用。这方面

的生物信息学分析方法也正在不断开发之中。

〔梁旭俊〕

参考文献

［1］ Tomczak K，Czerwinska P，and Wiznerowicz M． The Cancer Genome Atlas（TCGA）：an immeasurable source of knowledge［J］． Contemp Oncol（Pozn），2015，19（1A）：A68－77．

［2］ Lee H，Palm J，Grimes S M，et al． The Cancer Genome Atlas Clinical Explorer：a web and mobile interface for identifying clinical-genomic driver associations［J］． Genome Med，2015，7：112．

［3］ Chen M M，Li J，Wang Y，et al． TCPA v3. 0：An Integrative Platform to Explore the Pan-Cancer Analysis of Functional Proteomic Data［J］． Mol Cell Proteomics，2019，18（8 suppl 1）：S15－S25．

［4］ Li J，Han L，Roebuck P，et al． TANRIC：An Interactive Open Platform to Explore the Function of lncRNAs in Cancer［J］． Cancer Res，2015，75（18）：3728－3737．

［5］ Kersey P J，Duarte J，Williams A，et al． The International Protein Index：an integrated database for proteomics experiments［J］． Proteomics，2004，4（7）：1985－1988．

［6］ Cox J，Matic I，Hilger M，et al． A practical guide to the MaxQuant computational platform for SILAC-based quantitative proteomics［J］． Nat Protoc，2009，4（5）：698－705．

［7］ Ritchie M E，Phipson B，Wu D，et al． limma powers differential expression analyses for RNA-sequencing and microarray studies［J］． Nucleic Acids Res，2015，43（7）：e47．

［8］ Langfelder P and Horvath S． WGCNA：an R package for weighted correlation network analysis［J］． BMC Bioinformatics，2008，9：559．

［9］ Liberzon A，Birger C，Thorvaldsdottir H，et al． The Molecular Signatures Database（MSigDB）hallmark gene set collection［J］． Cell Syst，2015，1（6）：417－425．

［10］ Subramanian A，Tamayo P，Mootha V K，et al． Gene set enrichment analysis：a knowledge-based approach for interpreting genome-wide expression profiles［J］． Proc Natl Acad Sci U S A，2005，102（43）：15545－15550．

［11］ Gao S and Wang X． TAPPA：topological analysis of pathway phenotype association［J］． Bioinformatics，2007，23（22）：3100－3102．

［12］ Zhang W，Zeng T，and Chen L． EdgeMarker：Identifying differentially correlated molecule pairs as edge-biomarkers［J］． J Theor Biol，2014，362：35－43．

［13］ Ouyang J，Sun Y，Li W，et al． dbPHCC：a database of prognostic biomarkers for hepatocellular carcinoma that provides online prognostic modeling［J］． Biochim Biophys Acta，2016，1860（11 Pt B）：2688－2695．

［14］ Savas S and Younghusband H B． dbCPCO：a database of genetic markers tested for their predictive and prognostic value in colorectal cancer［J］． Hum Mutat，2010，31（8）：901－907．

［15］ Pradeepkiran J A，Sainath S B，Kumar K K，et al． CGMD：An integrated database of cancer genes and markers［J］． Sci Rep，2015，5：12035．

［16］ Cowley M J，Pinese M，Kassahn K S，et al． PINA v2. 0：mining interactome modules［J］． Nucleic Acids Res，2012，40（Database issue）：D862－865．

［17］ Chuang H Y，Lee E，Liu Y T，et al． Network-based classification of breast cancer metastasis［J］． Mol Syst Biol，2007，3：140．

［18］ Perscheid C． Integrative biomarker detection on high-dimensional gene expression data sets：a survey on prior knowledge approaches［J］． Brief Bioinform，2021，22（3）：bbaa151．

［19］ Nutt C L，Mani D R，Betensky R A，et al． Gene expression-based classification of malignant gliomas correlates better with survival than histological classification［J］． Cancer Res，2003，63（7）：1602－1607．

［20］ Wilkerson M D and Hayes D N． ConsensusClusterPlus：a class discovery tool with confidence assessments and item tracking［J］． Bioinformatics，2010，26（12）：1572－1573．

［21］ Liu X and Wang L． Computing the maximum similarity bi-clusters of gene expression data［J］． Bioinformatics，2007，23（1）：50－56．

［22］ Wang B，Mezlini A M，Demir F，et al. Similarity network fusion for aggregating data types on a genomic scale ［J］. Nat Methods，2014，11 （3）：333－337.

［23］ Lock E F and Dunson D B. Bayesian consensus clustering ［J］. Bioinformatics，2013，29 （20）：2610－2616.

［24］ Mo Q，Wang S，Seshan V E，et al. Pattern discovery and cancer gene identification in integrated cancer genomic data ［J］. Proc Natl Acad Sci U S A，2013，110 （11）：4245－4250.

［25］ Sherry S T，Ward M H，Kholodov M，et al. dbSNP：the NCBI database of genetic variation ［J］. Nucleic Acids Res，2001，29 （1）：308－311.

［26］ Tyanova S，Temu T，Sinitcyn P，et al. The Perseus computational platform for comprehensive analysis of （prote）omics data ［J］. Nat Methods，2016，13 （9）：731－740.

第十章　基于蛋白质结构的新药理性设计和筛选

最初新药的发现是通过随机筛选和观察天然产物对已知疾病的影响来实现的。在 20 世纪 80 年代以前，随机筛选发现了几种重要药物小分子，如青蒿素等。但这种筛选的随机性强，因此效率很低。高通量筛选对这一过程进行了改进，该方法适用于根据分子靶点或细胞分析快速自动筛选成千上万种化合物。利用高通量筛选得到的新药，如环孢霉素 A、nevirapine、gefitinib 和 maraviroc 先后上市，然而这一过程费时、费力又昂贵。据统计，一个新药开发的平均成本在 1 亿～20 亿美元，开发时间通常需要 10～17 年。因此，发展新的药物发现方法，提高药物发现的效率仍然是极具挑战的工作。

基于蛋白质结构的新药理性设计与筛选正成为快速、经济和高效的苗头化合物发现和优化的重要方法。基于结构的新药理性设计与筛选方法比传统的药物发现方法更有效，这是由于该方法是在了解了疾病的分子基础前提下，并在新药发现过程中利用生物靶点的三维结构知识进行设计和筛选。基于蛋白质结构的新药理性设计与筛选方法主要包括新药理性设计和虚拟筛选，这两种方法是传统高通量筛选的有效替代方法。在新药理性设计方面，受体的三维结构被用来设计结构新颖的分子，这些分子通过配体生长程序和药物化学家的经验进行设计，可以是从未被合成过的全新分子。而在虚拟筛选中，根据已知结构的靶点筛选商业上可获得的药物化合物库，并对那些预计结合良好的化合物进行实验验证。然而，数据库虚拟筛选并不能获得结构上新颖的小分子，但是可以通过对筛选得到的分子进行改造来获得全新的苗头化合物。本章将对这两种方法进行详细介绍。

第一节　基于结构的新药设计

一、基于结构的药物设计概述

药物设计和发现的过程需要跨学科的高度协作和共同努力。近年来，生物大分子，特别是蛋白质的结构测定在 NMR、X 射线晶体学、单颗粒冷冻电镜以及计算方法上的技术突破给药物化学以及药物设计领域带了巨大的变化。基于靶标三维结构进行药物设计已经成为当今新药开发与设计的主流策略。可以预计，基于结构的药物设计（structure-based drug design）方法将彻底改变临床药物研发的过程。

基于结构的药物设计理念从 20 世纪 70 年代开始，目前正逐渐发展成为新药发现和开发的主流策略。基于结构的药物设计，首先需要获得靶点蛋白的结构信息。此外，通常还需要通过解析蛋白质和配体复合物结构来获得蛋白质-配体之间的相互作用信息。基于这些关键信息，可以在现有配体的分子结构上进行改造，使得配体与靶点之间相互作用的活性、亲和力以及特异性得以提高。最早应用靶点的结构信息辅助药物设计的例子可以追溯到血管紧张素转化酶（ACE）抑制剂卡托普利的开发。尽管那时 ACE 的结构信息还是未知的，但是与其结构相似的酶羧肽酶 A 的结构已得到解析。羧肽酶 A 和 ACE 有许多相同的特征，例如它们的蛋白酶活性位点都存在一个锌离子。基于羧肽酶 A 和从蛇毒中分离得到的多肽类 ACE 先导抑制剂的结构信息，百时美施贵宝（BMS）的研究人员计算模拟出了 ACE 的活性位点并通过推理设计得到卡托普利。卡托普利是第一个获得 FDA 批准的 ACE 抑制剂，于 1981 年上市用于高血压的治疗。

ACE 抑制剂在临床上取得的成功也极大地激发了研发人员开发药物的兴趣。肾素是一个天冬氨酸蛋白酶，主要负责血压的调节。通过抑制肾素来治疗高血压被认为是一个非常可靠的临床药物开发策略。据推测，一个成功的肾素抑制剂会比 ACE 抑制剂的副作用更小，这是因为肾素的选择性高，往往只作用于单一底物。肾素抑制剂开发的关键在于剖析底物的解离机制和内源性多肽的结合位点的特征。肾素的 X 射线晶体结构也是未知的，但是通过借鉴与之序列相似的天冬氨酸蛋白酶，如华根霉（rhizopus chinensis）、羧基蛋白酶、内源性维生素 B_1 胃蛋白酶（endothiapepsin）的 X 射线晶体结构，可以建立肾素的结构模型。此外，多肽抑制剂的 X 射线晶体结构的研究也为蛋白-多肽分子间的相互作用提供了详细信息。在这些信息基础上，对血管紧张素的 N 端部分进行了模拟，并根据过渡态模拟的概念，修饰了其中易断裂的肽键，以此开发出了基于底物的肾素抑制剂。后续在早期抑制剂的基础上进行了结构优化，成功地改善了抑制剂的类药性，并最终在 2007 年开发出了阿利吉伦（aliskiren）。阿利吉伦也是第一个获得美国 FDA 批准的用于高血压治疗的肾素抑制剂。20 世纪 80 年代末，用于艾滋病治疗的 HIV 蛋白酶抑制剂的成功研发显示出了基于结构的药物设计策略的强大潜力。研究发现 HIV 蛋白酶在病毒生命周期中具有至关重要的作用。抑制病毒的 HIV-1 蛋白酶导致新组装的病毒粒子失去传染性，这一发现给艾滋病的治疗带来了希望。在肾素抑制剂的设计过程中所获得的相关知识和经验，以及项目早期得到的 HIV-1 蛋白酶 X 射线晶体结构使得基于结构的药物设计的过程得到了快速推进。沙奎那韦（saquinavir）是第一个 HIV-1 蛋白酶抑制剂，于 1996 年获美国 FDA 批准上市。

基于结构的药物设计策略也广泛用于设计和开发蛋白质激酶抑制剂，用于多种癌症的治疗。伊马替尼（imatinib）是第一个靶向 Bcr-Abl 融合蛋白的抗肿瘤药，该融合蛋白质与慢性髓细胞白血病发生密切相关。伊马替尼和 Abl 激酶复合物的原子分辨率结构的解析为伊马替尼的耐药性发生机制提供了分子层面的认知。伊马替尼的先导化合物是通过高通量筛选发现的，通过对先导化合物优化，提高了抑制剂的生物活性、选择性和药代动力学等，最终获得成药的化合物——伊马替尼。该项目的成功也为其他激酶抑制剂的开发奠定了基础。自从人们认识到蛋白质激酶可以作为肿瘤治疗的重要药物靶标以来，许多研究项目致力于解析蛋白质激酶的结构信息。其中，X 射线晶体学方法在对理解不同类型抑制剂结合激酶的分子机制研究上发挥了重要的作用。这种分子水平的认知又被广泛应用于基于结构设计不同酶抑制剂的研发上。其中 G 蛋白偶联受体（G-protein-coupled receptor，GPCR）与其配体复合物结构的阐明为更好地理解两者的结合方式和 GPCR 激活过程提供了关键信息，这些信息对设计 GPCR 激动剂或拮抗剂来说都至关重要。目前，基于结构设计 GPCR 的全新配体已经成为药物研发领域中的一个热点。

基于结构的设计策略对药物研发过程所产生的重要影响力是显而易见的。据统计，到 2012 年，该方法已贡献了 34 个获批新药，用于高血压、HVADS、癌症以及其他疾病的治疗。此外，还有大量的应用基于结构的药物设计方法开发出来的药物正处于临床试验阶段。基于结构的药物设计策略依赖于对疾病相关靶标及其分子结构的认识，随着技术的日益进步和人类对疾病机制以及蛋白质结构等知识的不断增长，基于结构的设计策略在药物研发领域将会得到更广泛的应用。在后基因组时代，大量全新的重要药物靶点将被不断鉴定，因此，基于结构的设计策略将为新药研发提供新的机遇。

二、药物设计的靶点

药物靶点是指药物在体内的作用结合位点，主要包括受体、酶、离子通道、核酸等生物大分子。迄今已发现可以作为治疗靶点的总数约 500 个，其中受体尤其是 G 蛋白偶联受体（GPCR）占绝大多数。现有药物中，有超过 50% 的药物以受体为作用靶点，因而受体是最主要和最重要的药物靶点；超过 20% 的药物以酶为作用靶点，特别是蛋白激酶抑制剂，在临床应用中具有特殊地位；6% 左右的药物以离子通道为作用靶点；3% 的药物以核酸为作用靶点。另外，值得注意的是，目前约有 20% 药物的具体作用靶点尚不明确，有待进一步研究。

（一）受体

受体是一类位于细胞膜或细胞内，能与细胞外专一信号分子结合进而激活细胞内一系列生物化学反应，使细胞对外界刺激产生相应效应的特殊蛋白质。与受体结合的生物活性物质统称为配体（ligand）。受体与配体结合后发生构象变化，从而引起细胞反应，如细胞间信号转导、细胞间黏合、胞吞等过程。受体的功能异常通常与疾病的发生发展密切相关，因此受体是公认的最具有发展潜力的药物靶点。

GPCRs 是研究得最多的药物靶点，这是由于它们参与了大量人类病理生理及药理过程。GPCR 是位于细胞膜上的一类 7 次跨膜蛋白质，在人类基因组中约有 800 多个成员。图 10-1 左所示为 G 蛋白偶联受体 GLP1R 的三维结构。癌症、心脏病、糖尿病、阿尔茨海默病等危害人类健康的重大疾病都与 GPCR 功能异常密切相关。在 GPCR 家族中，仅 30 个是已知的药物作用靶点，而其余 96% 的 GPCR 作为药物靶点的潜力仍有待进一步开发。因此，靶向 GPCR 的药物开发是一座巨大的宝藏。当前，约 50% 的上市药物均通过作用于 GPCR 发挥作用。如度拉糖肽通过作用于 GLP1R 来治疗 2 型糖尿病；阿立哌唑十二烷酸酯通过作用于 5HT1A/5HT2A 用于精神分裂症的治疗；沃拉帕沙通过调节 PAR1 受体功能来减少患心血管疾病的风险等。

（二）蛋白质酶

蛋白质酶是由机体细胞产生的具有催化活性和高度专一性的特殊蛋白质。许多疾病的发生，包括癌症等，均与蛋白质酶的功能异常密切相关，因此蛋白质酶是一类重要的药物作用靶点。图 10-1 中所示为蛋白激酶 FGFR4 的激酶结构域结构。药物以酶为作用靶点，可以对酶产生抑制、诱导和激活等作用，而对酶活性的抑制是目前此类药物的主要作用模式，因此被称为抑制剂。全球销量排名前 20 位的药物中，有 50% 是蛋白质酶抑制剂。例如，奥美拉唑通过抑制胃黏膜的 H^+-K^+-ATP 酶，抑制胃酸分泌；喹诺酮类抑制 DNA 回旋酶，影响 DNA 合成而发挥杀菌作用；西咪替丁抑制肝药酶等。另外，还有些药物本身就是酶，如胃蛋白酶、胰蛋白酶等。

（三）离子通道

离子通道是由肽链经多次往返跨膜形成的亚基组成。主要的离子通道有 Ca^{2+}、K^+、Na^+ 及 Cl^- 通道等，用以调节细胞内外无机离子的分布。通道的开放或关闭影响细胞内外无机离子的转运，能迅速改变细胞功能，引起神经兴奋、心血管收缩或腺体分泌等。图 10-1 右所示为 TRPV2 离子通道空间结构。有些药物通过激活受体调控离子通道，例如激活 N 胆碱受体诱导 Na^+ 通道开放，激活 GABA 受体可引起 Cl^- 通道开放，激活 α 肾上腺素受体可引起 Ca^{2+} 通道开放等。有些离子通道是药物的直接作用靶点，药物通过改变离子通道的构象使通道开放或关闭。例如，阿米洛利可以阻断肾小管 Na^+ 通道，硝苯地平可以阻断 Ca^{2+} 通道，吡那地尔则能激活血管平滑肌 K^+ 通道等。

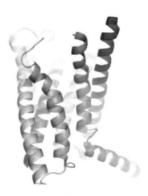 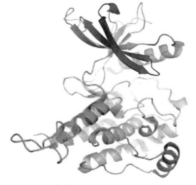 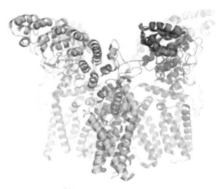

人源 GLPIR　　　　　　人源 FGFR4　　　　　　鼠源 TRPV2
PDB 索引号：5VEX　　　PDB 索引号：6JPJ　　　　PDB 索引号：5AN8

图 10-1　常见大分子药物靶点空间结构

（四）核酸

核酸药物是指在核酸水平上发挥作用的药物，其原理是干扰或阻断细菌、病毒和肿瘤细胞的核酸合成，从而有效地杀灭或抑制细菌、病毒和肿瘤细胞。以核酸为作用靶点的药物主要包括一些抗生素，如利福平、利福定和利福喷丁等。利福霉素类抗生素的作用机制是影响 RNA 的合成；抗病毒药阿昔洛韦和阿糖腺苷等作用机制是干扰 DNA 的合成；喹诺酮类抗菌药物如环丙沙星、氧氟沙星等，作用机制是阻断 DNA 合成；抗肿瘤药如环磷酰胺、甲氨蝶呤、丝裂霉素等，作用机制是破坏 DNA 的结构和功

232

能等。

三、基于结构的新药物设计方法

基于结构的药物设计的核心思想是从配体和受体的三维结构出发，以分子识别为基础，借助相关计算机软件计算构效关系来直接设计药物或间接设计药物的方法。通过基于结构的设计，能够直观地对药物分子进行合理设计，引导先导物发现并走向理性化。通常，基于结构药物设计可以分为基于配体的药物设计（ligand syrucure-based drug design）和基于靶点结构的药物设计（receptor structure-based drug design）。

（一）基于靶点结构的药物设计

基于靶点结构的药物设计是指应用实验或者计算方法（结构预测）提供的蛋白质三维结构信息，设计具有生物活性的化合物的过程。以靶点结构为主的药物设计方法又可以分为3种，包括全新的药物设计、分子对接以及基于片段的药物设计（图10-2）。

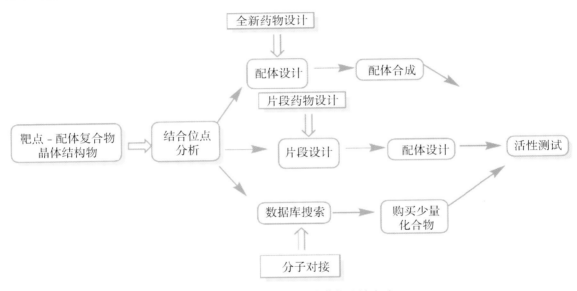

图 10-2　基于靶点结构药物设计方法

1. 全新药物设计　全新药物设计也称为从头设计，它是根据靶点活性部位的形状和性质要求，通过计算机自动构建与靶点结构和化学性质互补的新配体分子。利用全新药物设计方法通常能够在分子设计中加入一些新的化学基团，从而帮助研究者突破原有的思想束缚，提出全新结构的先导化合物。根据基本构建模块的产生方法，全新药物设计可以进一步分为模板定位法、原子生长法、分子碎片法等。其中分子碎片法应用最为广泛。模板定位是指在靶点活性部位用模板构建出一个形状互补的图形骨架，然后再根据其他性质如静电、疏水和氢键性质把骨架装配为一个个具体分子；原子生长法是指在靶点活性部位根据静电、疏水等相互作用逐个添加原子，最终生长出与靶点活性部位性质、形状互补的分子；分子碎片法指在靶点分子活性部位，根据静电、疏水等相互作用，以碎片为模板，逐步生长出与其形状互补的分子。而其中分子碎片通常指单一官能团，如羟基、羰基等。

2. 分子对接和虚拟筛选　分子对接是指通过研究小分子配体与靶点生物大分子相互作用，预测其结合模式和亲和力，进而实现基于结构的药物设计的一种重要方法。根据配体与靶点作用的"锁钥原理"，分子对接可以有效地确定与靶点活性部位空间的电性特征互补匹配的小分子化合物。根据对接过程中是否考虑研究体系的构象变化，可将分子对接方法分为3类：刚性对接、半柔性对接和柔性对接。刚性对接是指研究体系的构象在对接过程中不发生变化；半柔性对接指在对接过程中研究体系中的配体构象允许在一定范围内变化；柔性对接指对接过程中的配体受体构象可以自由改变。根据对接时配体分子形式可以将分子对接方法分为整体分子对接和片段对接。整体对接指运用特定算法考察配体分子在靶点结合部位的最优结合方式。片段对接法是指将配体分子视为若干片段结构的集合，先将其中一个或者几个基本片段放入结合空腔，然后在活性部位构建分子的其余部分，最终得到理论上最优的结合方式。目前，已有多种可用于分子对接的软件，其中包括 DOCK、FlexX、Affinity 以及 Sordinger 等。

传统的高通量筛选遇到了许多问题，一方面是药理测试假阳性，另一方面是化合物样品来源短缺。尽管已报道的化合物数量非常庞大，但实际上制药公司有关研究机构现有的样品数量有限。而利用现代计算机虚拟筛选技术可以有效克服上述困难，它利用计算机强大的运算能力，根据靶标的结构信息，利用三维药效团进行分子对接，对商业化的化合物库进行虚拟筛选以寻找可能的活性化合物，发现潜在的活性分子后再进行药理测试。与传统的高通量筛选技术相比，虚拟筛选不存在样品的限制，成本也远低于传统的高通量筛选。

3. 基于片段的药物设计　基于片段的药物设计（fragment-based drug design，FBDD）是指一种将随机筛选和基于结构的药物设计有机结合的新药发现方法。基于片段的设计首先筛选获得低分子量、低亲和力的片段小分子化合物，然后基于靶点的结构信息，将片段进行优化或连接，得到与靶点亲和力高、类药性强的新分子。

基于片段的药物设计克服了传统高通量筛选的缺陷（盲目性大、命中率低、类药性差等），能够有效的加快药物发现过程。一般来说，基于片段的药物设计可以分为 3 个阶段，包括片段筛选、片段与靶点的结构验证以及基于片段的优化。一个高质量的片段化合物库是进行基于片段的药物设计的前提。构建片段库时需要考虑到库容量、化学结构多样性和类药性等。筛选得到片段化合物之后，需要通过实验手段解析片段与药物靶点结合的信息从而指导小分子片段转化为先导化合物。而基于片段的化合物设计的最终目标是要发现高活性的先导化合物甚至是候选药物，这就需要利用靶点活性位点与片段相互作用的结构信息并在片段的基础上进一步设计新的分子，以提高生物活性。

（二）基于配体结构的药物设计

计算机科学技术的发展促进了全球药物研发走上蓬勃发展的高速之路，对成千上万个分子进行快速筛选的计算机辅助药物设计技术，在药物研发中发挥了重要的作用，它以计算化学为基础，通过计算机模拟预测药物与受体生物大分子之间的关系，进行先导化合物优化与设计。该技术运用在新药研究上，不仅可以降低药物研发的成本，还可以大大缩短新药上市的时间。其中基于配体结构的药物设计是计算机辅助药物设计的一种重要方法。

基于配体的药物设计从研究一系列药物分子对同一受体的活性出发，比较它们的结构变化与生物活性之间的关系，找到能与受体结合并产生活性的最普遍的结构因素，并根据此结构特征设计新的药物分子。药物分子与靶标分子的结合动力学性质与其在体内的药效有很强的相关性，因此，以改善结合动力学性质为导向的分子设计为药物研发提供了新的思路。通过分子模型构建，可以为后续研究提供思路。基于配体的药物设计又称间接药物设计，包括药效团模型、定量结构活性关系模型（QSAR）。

1. 药效团模型　药效团又称药效基团，其概念来源于化合物的一部分结构改变时，生物活性也发生相应改变，而其余部分结构发生改变时其生物活性发生改变却很小。这些活性化合物所共有的，对化合物的活性有重要影响的一组原子或基团，被称为药效团元素。药效团是药效团元素的集合，是保持化合物活性所需的结构特征，可以反映这些化合物在三维结构上的一些共同原子、基因或化学功能结构及空间取向，这些往往决定着配体的活性，以此分析已知的与受体结合的配体的共同药效特征来筛选药物。

早期的药效团元素往往是经验性的，即通过实验观察找出对活性有贡献的共同原子或功能基团。用于建立三维药效团模型的药效团元素则更强调与靶点能发生弱相互作用的原子或基团，如这些原子或基团通过氢键、静电力或范德华力与受体的键合点发生作用。通常，一些杂原子或极性官能团常被选为药效团元素，例如氧原子、氮原子等。药物分子中的芳杂环基团能够和靶点的芳香环侧链发生较强的相互作用，因而，芳香环也常被选为药效团元素。

　　完整的药效团模型中除了必须包含药效特征元素外，还需要包括药效特征元素之间的空间约束，这些约束是指各特征元素的位置、距离、角度以及取向等。特征元素之间的集合关系的约束可以采用多种形式来实现，如位置约束可以是点的空间活动范围；距离限制可以是点与点间的距离，或点到线的距离；角度限制可以是三点的角度，直线与平面的角度，或者平面与平面的角度等。

　　2. QSAR 模型　　定量构效关系研究是应用数学模式来表达药物的化学结构因素与特定生物活性强度的相互作用关系。通过定量解析药物与靶点特定的相互作用，从而寻找药物的化学结构与生物活性间的量变规律，为新一轮的结构优化提供理论依据。QSAR 不仅可以模拟结合受体的配体的结构特征，还可以预测药物的活性。然而，基于配体的药物设计只是分析了配体的结构特点，忽略了受体结构对药物和靶点相互作用的影响，因此经常出现假阳性。定义实用的药效团模型的困难在于，药效团模型只包括与靶点结合必需的关键药效团元素。在相互作用的过程中，受体和配体的空间构象需要不断变化以促进相互之间的结合，而且蛋白质并不是静止不动的，其功能受其内部动力学的控制，因此，了解其动态特性也非常重要。QSAR 模型主要包括分子形状分析、计算机结构自动评价方法、假想受点点阵、距离几何法、比较分子场分析方法以及比较分子相似性因子分型等。

第二节　新药设计应用实例

一、抗肿瘤药激酶抑制剂伊马替尼的设计

　　Abl 激酶家族由两个成员组成：阿贝尔逊激酶（Abl）及其旁系同源物 Arg。对 Abl 激酶的研究最初开始于所谓的费城染色体的发现，这种染色体的构成中，第 9 号和第 22 号染色体之间相互易位，会致使第 22 号染色体变短。同时，这种易位能引起 Bcr 和 Abl 基因的头尾衔接融合，形成了 Bcr-Abl 致癌基因。剪接不同的 Bcr 断点可形成 3 种融合蛋白，它们之间有着不同数量的融合 Bcr 序列。这三种变体与不同类型的白血病有关联，分别是急性淋巴细胞白血病、慢性髓细胞白血病（CML）和慢性中性粒细胞白血病。因被持续激活并定位于细胞质中，Bcr-Abl 融合蛋白起到了促进肿瘤发生的作用。Bcr-Abl 融合蛋白的定位和激活状态触发了多条导致瘤转化的信号通路，其中的一些通路通常由生长因子受体激活，如 EGFR 和 PDGFR。

（一）伊马替尼的发现

　　在 20 世纪 90 年代初，Baltimore 等发现了存在于费城染色体中的 $p210^{Bcr-Abl}$ 基因，在大多数病例中，它是慢性髓细胞白血病病理生理学的主要特征。在细胞内与酪氨酸激酶相关的 Bcr-Abl 基因被发现后，随后的研究重心转移到了激酶抑制剂发现。在对大量化合物进行结构表征之后，一类新颖的对丝氨酸、苏氨酸和酪氨酸激酶都具有抑制活性的苯氨基喀啶类衍生物被鉴定出来。苯氨基啶类分子骨架经历了一系列演变（图 10-3），在嘧啶的 3'位引入一个 3-吡啶基能增加其细胞内抑制活性。随后，在优化过程中发现，在二氨基苯基的 3-位有不同取代的酰胺存在会增加化合物对酪氨酸激酶（如 Bcr-Abl 和 PDGFR）的活性。一个突破性的发现是，在二氨基苯基的环上引入被称为"旗甲基"的 6-甲基，完全消除了其非特异性抑制蛋白激酶 C（PKC）的问题。研究发现，对 Bcr-Abl 激酶的选择性抑制可由化合物的"旗甲基"来解释，一般认为甲基的存在使得两个芳香环进入一个与 PKC 结合不兼容的构象中。随后，利用苯酰胺基进行进一步的取代解决先导化合物较差的物理化学性质和药代动力学性质，将 N-甲基哌嗪基引入到苯酰胺基上可提高化合物的溶解度和生物利用度，也最终导致了伊马替尼的产生。作为增溶基团的哌嗪基通过亚甲基与芳香环间隔连接，以避免芳胺化合物潜在的毒性问题。伊马替尼的选择性强，它对 Abl、c-KIT 和 PDGFR 激酶有活性，但对其他相关的激酶没有抑制活性。此外，伊马替尼能有效抑制所有的 Abl 酪氨酸激酶，如细胞 Abl（c-Abl）、病毒 Abl（v-Abl）、Bcr-Abl 和 TEL-Abl 等。伊马替尼选择性与靶标结合的结构基础归因于它能够结合到处于非激活构象的激酶结构域。

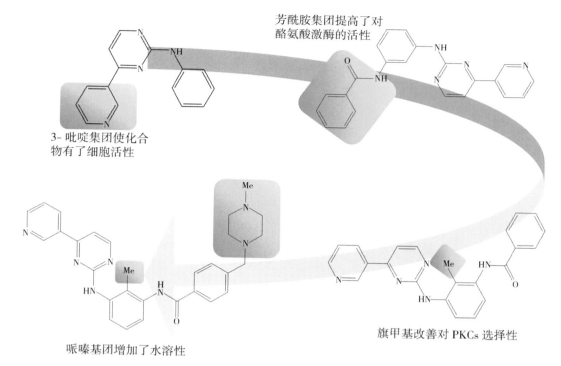

芳酰胺集团提高了对
酪氨酸激酶的活性

3-吡啶集团使化合
物有了细胞活性

Me

旗甲基改善对PKCs选择性

哌嗪基团增加了水溶性

图 10-3　伊马替尼的发现和设计过程

（二）伊马替尼的选择性

Nagar 等于 2002 年解析了 Abl 与伊马替尼的复合物晶体结构，该复合物晶体结构分辨率为 2.1 Å（图 10-4）。该结构为分析伊马替尼结合 Abl 以及其选择性分析提供了基础。

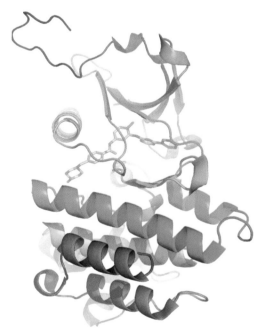

图 10-4　伊马替尼/Abl 复合物晶体结构

　　整体上，伊马替尼结合在 Abl 的 N-lobe 与 C-lobe 之间的 ATP 结合口袋（图 10-5）。在相互作用细节上，伊马替尼的吡啶和嘧啶所占据的区域位于 N-lobe 和 C-lobe 之间的区域。在该区域中，ATP 的腺嘌呤环通常插入到该口袋的深处。ATP 腺嘌呤环在激酶的"铰链区"与氨基酸 Met318 和 Glu316 形成两个氢键。对于伊马替尼而言，吡啶与 Met318 形成了一个氢键，酰胺基也跟 Glu286 和 Asp381 分别形成氢键相互作用。由伊马替尼的酰胺基与 Abl 氨基酸残基 Glu286、Lys271、Asp381，以及口袋中的两个水分子之间共同构成的氢键网络稳定了伊马替尼与蛋白酶之间的结合。

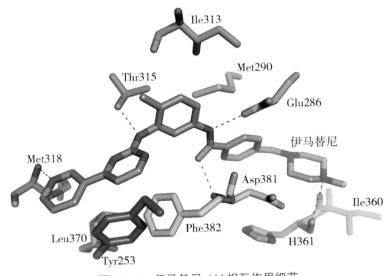

图 10－5　伊马替尼-Abl 相互作用细节

　　X 射线晶体结构研究证实，位于激活环（A-loop）起始端的 DFG-motif（天冬氨酸-苯丙氨酸酸-甘氨酸三元组）的构象、P 环（磷酸基结合或甘氨酸富集环）的构象以及卡口残基的位置都与伊马替尼选择有着重要的联系。激活环以磷酸化依赖的方式在不同状态之间进行切换来控制大多数激酶的催化活性。晶体结构显示激活环的位置并不适合与底物结合，却占据着催化口袋的入口处。激活环的位置是伊马替尼和 Abl 激酶之间相互作用的最重要的方面之一，因为它决定了结合的特异性。激酶的 DFG-motif 具有 "in" 和 "out" 两种构象。非激活状态下，Abl 的 DFG 处于 out 构象，其中 DFG 中的苯丙氨酸残基的位置既不同于激活态的蛋白激酶，也不同于其序列高度同源的 Src 激酶的非激活态。苯丙氨酸侧链的移动开辟了一条 Thr315 之外新的亲脂性通道（所谓的卡口残基），从而提供了一个辅助的结合位点。伊马替尼与 Abl 激酶的 Thr315 形成至关重要的氢键作用，而在许多其他激酶中，Thr315 被蛋氨酸、苏氨酸或者苯丙氨酸所代替，这些激酶包括 Ser/Thr 激酶 B-Raf、P38 Map 激酶、cKIT、KDR/VEGFR-2、Flt-3 和 Irk 受体激酶等。然而，除了 c-Kit 激酶，伊马替尼与其他在卡口位置也是苏氨酸并且在 DFG 区域与 Abl 高度同源的激酶没有结合。伊马替尼对 PDGFR 的高的亲和力可能是因为其 DFG-motif 所采用的构象类似于 Abl。

二、克服伊马替尼耐药的新药设计

　　与大多数激酶抑制剂一样，尽管伊马替尼在临床上具有显著的疗效，但实际治疗过程中会发现有不少患者体内肿瘤发生抗药、耐药，以及伴有基因突变的现象。这些患者在原有用药的情况下，很难再次获得好的疗效。部分患者对伊马替尼产生耐药性与该药物开始治疗时患者的疾病所处的阶段紧密相关。耐药可能由多种机制引起，一般可以分为两大类：依赖 Bcr-Abl 和不依赖 Bcr-Abl 的耐药机制。依赖 Bcr-Abl 的耐药机制包括 Bcr-Abl 的点突变、Bcr-Abl 基因的过度表达或扩增等；而不依赖 Bcr-Abl 的机制包括药物血药浓度的影响因素、细胞内浓度的影响以及不依赖于 Bcr-Abl 的信号通路的激活等。其中，Bcr-Abl 点突变是最常见也是影响最大的耐药机制。到目前为止，共发现有超过 70 个氨基酸位点的 100 多种 Bcr-Abl 点突变，它们通过不同分子机制产生耐药性。耐药突变通常发生在 Bcr-Abl 激酶结构域中被称为 "gatekeeper" 的第 315 位氨基酸残基。野生型 Bcr-Abl 中第 315 位苏氨酸（Thr），其可以与伊马替尼结构中氨基嘧啶的 N-H 形成一个关键的氢键。当该位置上的苏氨酸被异亮氨酸取代后，这个关键的氢键就无法形成。此外，大体积的异亮氨酸残基会产生明显的空间位阻，阻碍伊马替尼与靶点结合从而导致耐药。还有研究表明 T315I 突变使得酶的空腔发生变化，影响了 Thr315 与 Glu286 和 Met290 之间原有的相互作用。最近的研究显示，与 Thr315 之间的关键氢键无法形成并不是产生耐药的主因，蛋白为了适应变异的氨基酸残基而进行的催化空腔的三维构象调整的影响可能更大。

由于在临床使用过程中伊马替尼容易产生耐药性，因此设计了伊马替尼的替代药。其中包括尼洛替尼 Nilotinib、达沙替尼 Dasatinib 和普纳替尼。尼洛替尼和达沙替尼属于第二代 TKI 药物，尼洛替尼和达沙替尼分别于 2007 年、2006 年被 FDA 批准上市，最初用于伊马替尼治疗失败或不耐受患者的二线治疗。随后，2010 年 FDA 批准尼洛替尼和达沙替尼成为 CML 患者的一线治疗药物。普纳替尼属于第三代络氨酸激酶抑制剂，旨在消除常见的 T315I 突变对治疗的抵抗。

（一）尼洛替尼

尼洛替尼是通过合理的基于结构的药物设计而产生，是在伊马替尼分子结构的基础上改造而来（图 10‐6）。

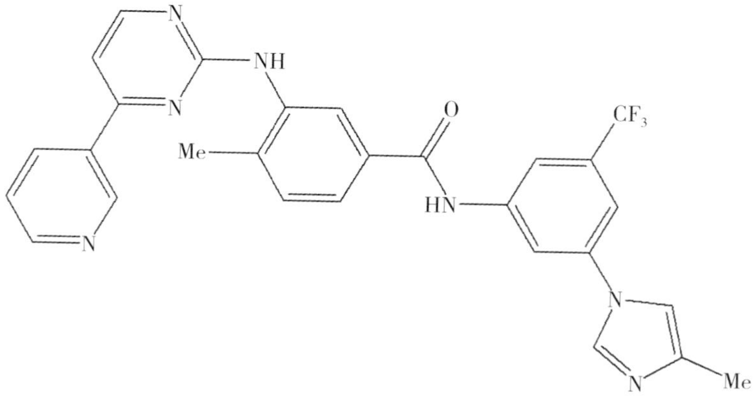

图 10‐6　尼洛替尼化学结构

从伊马替尼与 Abl 激酶的复合物晶体结构可观察到，苯酰胺基的形状和伊马替尼碱性的 N‐甲基哌嗪基的方向位于疏水口袋中的位置并不是最理想的。N‐甲基哌嗪基位于一个部分疏水的、表面暴露的 Abl 激酶口袋，该口袋两旁排列着 Val289、Met290、Val299 和 Ala380 这些非极性氨基酸残基，这使得理应对 N‐甲基哌嗪基做进一步的修饰。N‐甲基哌嗪基的引入最初是为了增加化合物的水溶性并提高口服生物利用度，因为当初预计哌嗪基将延伸到激酶口袋中溶剂可及的区域。为了找到更好的拟合并替换疏水区域内的哌嗪基，曼利等首先探索了通过脲连接到芳香体系中的多种脂肪族和芳香族疏水基，预测脲官能团将倾向于采用（E，E）‐构象来保持与 Glu286 和 Asp381 关键的氢键作用。从该系列类似物相对 Abl 的 IC_{50} 值来说，脲官能团上取代基的大小和形状都对活性很重要。在芳香环 3'‐位引入小的取代基团，可增加化合物抑制活性。反之，当取代基团的大小或者位置发生改变时，化合物的抑制活性会下降。

因此，基于已有的伊马替尼‐Abl 激酶复合物的晶体结构及上述结论，诺华制药的研究人员进行了合理化的设计，通过在 N‐甲基哌嗪片段上添加可替代的结合基团，同时保留了酰胺药效团并保持和 Glu286 和 Asp381 的氢键相互作用，一个更具活性、选择性，同时对 Bcr-Abl 伊马替尼‐耐药突变也有效的化合物被设计了出来。这种通过基于结构的设计策略，最终使尼洛替尼被成功研发。随后，通过对 Abl‐尼洛替尼复合物的 X 射线晶体结构的分析，确认了其最初设计背后的合理性。在 DFG-motif 区域，尼洛替尼和伊马替尼的结合模式非常相似，并且尼洛替尼的酰胺基也十分类似于伊马替尼的苯酰胺基（图 10‐7）。苯环上的甲基咪唑和三氟甲基准确定位在对应的疏水口袋中，从而获得了更好的拓扑互补性。与此同时，水溶性和可吸收性也得到了保持。对于野生型的 Bcr-Abl 激酶，尼洛替尼的细胞活性是伊马替尼的 20 倍，它能抑制大多数的 Bcr-Abl 突变，也保留了相似的选择性。由于它们的结合模式十分相似，预计 Bcr-Abl 氨基酸的突变对这 2 个化合物的亲和力都会产生影响。由于取代苯酰胺的部分与蛋白质残基契合得更好，降低了吡啶环和嘧啶环对整体结合能量的贡献。相应的结果是，在铰链区或 P 环的突变只对尼洛替尼的亲和力造成了微弱的影响。而且，由于尼洛替尼本身更高的活性使它在生理浓度下仍能抑制绝大多数突变的激酶，同时也观察到尼洛替尼对 M351T 突变的活性好于预期。尽管 M351 不直接与伊马替尼或尼洛替尼结合，但由 Abl 与伊马替尼的结合构象受到 C 端小叶的适应性诱导契合的影响，而 M351T 突变可能会增加 Abl 为适应伊马替尼发生的构象变化所需的能量。尼洛替尼很可能对这种作用不太敏感，因为其咪唑部分与 C 端小叶之间的相互作用较少。

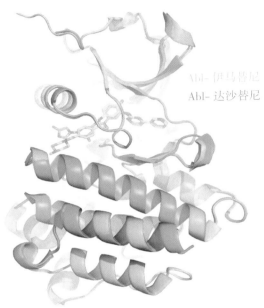

图 10 - 7　尼洛替尼和伊马替尼与 Abl 激酶复合物结构比对

（二）普纳替尼

普纳替尼（ponatinib）是一种多靶点的激酶抑制剂（图 10 - 8）。普钠替尼商品名为 Iclusig，由 ARIAD Pharmaceuticals 公司生产销售。作为第三代酪氨酸激酶抑制剂，普纳替尼已经于 2012 年被 FDA 批准用于治疗对酪氨酸激酶抑制药耐药或不能耐受的慢性期、加速期或急变期慢性粒细胞白血病及费城染色体阳性的急性淋巴细胞白血病。

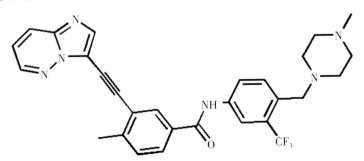

图 10 - 8　普纳替尼化学结构

在过去的 10 年中，慢性粒细胞白血病（CML）已经从一种致命疾病转变为一种慢性疾病。靶向治疗的激酶抑制剂，如伊马替尼（格列卫）、达沙替尼（sprycel）、尼罗替尼（tasigna）和 bosutinib（bosulif）挽救了众多 CML 患者。然而，5%～20% 的患者体内均发生了 T315I 突变，这使得突变后的激酶对所有酪氨酸激酶抑制剂（TKIs）耐药。这些患者最终会发展至原始细胞危象，然后死亡。普纳替尼的研发为所有靶向疗法治疗无效的 CML 患者带来了希望。

普纳替尼是一种口服的多靶点激酶抑制剂，因而被称为 pan-Bcr-Abl 抑制剂。其体外抑制野生型

Abl 与 T315I 突变体的半抑制浓度（IC50）分别为 0.4 nmol/L、2.0 nmol/L。同时普纳替尼亦抑制其他致癌激酶的活性，包括血管内皮生长因子受体（VEGFR）、血小板衍生生长因子受体（PDGFR）、纤维母细胞生长因子受体（FGFR）、生促红素人肝细胞受体（EphR）、胞质酪氨酸激酶 Src 家族（SFK）、酪氨酸激酶膜受体基因（C-kit）、孤儿受体酪氨酸激酶（RET）、促血管生成素Ⅰ型酪氨酸激酶受体 2（TIE2）和 FMS 样的酪氨酸激酶 3（FLT3）等，对这些激酶的 IC50 值一般为 0.1～20 nmol/L。

　　普纳替尼是根据其与 T315I 相互作用的不同方式而设计，与现有激酶抑制剂结构无关。Abl 抑制剂主要分为 DFG-in Ⅰ类抑制剂和 DFG-out Ⅱ类抑制剂。Ⅰ类抑制剂为第一代小分子激酶抑制剂，靶向作用于酶活性基团的 ATP 结合位点，结合后使得 Abl DFG-motif 处于 in 构象特征；Ⅱ类抑制剂与其他疏水位点结合，与Ⅰ类抑制剂不同，导致 DFG-motif 处于 out 构象而失活。相比之下，Ⅱ类抑制剂较Ⅰ类有更高的选择性和疗效。Ⅰ类抑制剂包括舒尼替尼、达沙替尼；Ⅱ类抑制剂包括伊马替尼、尼洛替尼和普纳替尼。无论何种结合方式，伊马替尼、达沙替尼和尼洛替尼都会与野生型 Abl 的门控残基 Thr315 侧链形成一个关键氢键。但这种氢键易受破坏，且门控残基突变成异亮氨酸亦引起空间位阻，限制抑制剂结合临近的 Thr315 疏水袋。因此，伊马替尼、达沙替尼和尼洛替尼不能抑制 Thr315I 点突变的 Abl 激酶活性。而普纳替尼能与突变后的异亮氨酸侧链形成范德华引力，增强与 Abl 的亲和力，从而抑制 Abl 激酶活性。普纳替尼与 Bcr-Abl-T315I 复合体结合的共晶结构证实，普纳替尼与处于"DFG-out"构象的非活化状态下的 Bcr-Abl 结合（图 10-9），该分子与蛋白之间的其他相互作用也和伊马替尼类似。

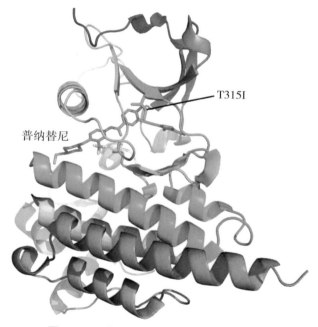

图 10-9　普纳替尼与 Abl 复合物晶体结构

　　体外研究显示，普纳替尼对耐药 CML 细胞株均有明显的增殖抑制作用，且对野生型 Bcr-Abl 及 T315I 突变都有效。此外，普纳替尼还具有抗伊马替尼耐药突变体（KIT 及 PDGFRα）及抗 FGFR1-4、FLT3 的活性。FGFR-4、FLT3 与骨髓增生异常综合征（MDS）、急性髓细胞白血病（AML）等其他恶性血液肿瘤的发生有关。普纳替尼还能够有效阻止 T 细胞激酶 Lck 的异位表达（*Lck* 是一种原癌基因，在细胞中的异位表达可以诱发细胞癌变），但对内源性 Fyn、Src 影响不大。

三、靶向 PfHT1 蛋白质正构/别构抗疟药的设计

（一）靶向别构的小分子化合物的优势

　　所谓正构（orthosteric）药物是与天然底物或内源性配体竞争性活性腔结合而调节蛋白质功能的化合物；而别构（allosteric）药物是不直接与蛋白质活性位点结合，而与其他部位结合引起蛋白质分子结

构发生变化，进而产生相应活性的药物分子，相较于正构药物，别构药物具有选择性更好、更容易成药、调控更精准。但受技术限制，多数别构抑制剂并非来自设计，而是意外发现。近几年来，计算、结晶、筛选技术的快速进步令大规模理性设计别构抑制剂成为可能。

酶和受体是常见的小分子药靶标。调控这类蛋白功能最直接的办法是与其天然底物或内源性配体竞争活性腔的结合（即正构药物）。天然底物如果无法与蛋白结合其功能也就无法实现，当然对受体来说也可以用小分子激动剂人工激活非活化状态的受体。但是除了活性腔外很多蛋白有天然的调控结构域作为功能调控的一个机制。如 PH 结构域在不少蛋白中存在，有些未经演化压力优化的结合口袋如果有合适配体也可能影响蛋白活性。通过这些活性口袋外结合位点起效的药物统称为别构药物。对酶而言绝大多数是抑制剂，对于受体来说有激动剂别构调控剂（强化受体信号传送）和拮抗剂别构调控剂（削弱信号传送）。

别构药物和正构药物相比可能有几个优点。其一是选择性，很多蛋白都有同家族蛋白和同源异构蛋白，这些类似的蛋白通常使用非常类似活性口袋，但功能不同。这使得正构药物的选择性成为一个主要的技术障碍。但别构调控腔却可能各有各的不同，伪激酶抑制剂是个提高选择性的典型例子。二是有些蛋白因为活性口袋结构特殊所以成药性差。其中最有名的是磷酸酶 SHP2。SHP2 一直是制药界感兴趣的靶点，但想要找到能进入细胞的活性配体很难。诺华制药前几年研发的别构抑制剂成药性要好很多。三是别构调控可能更精准。有些蛋白功能窗口较小，既需要调控又不能调控过度，这时候别构抑制剂因为不是直接粗暴地阻断蛋白活性，从而更可控。

虽然有不少药物是别构药物，如药物化学中最重要的一类药物苯丙二氮卓就是 GABA 受体的别构拮抗剂，但是理性设计这类药物却不容易。一个原因是这些有别构调控机制的蛋白通常有多个蛋白结构域，无论计算还是晶体结构获得都比简单蛋白更困难。GPCR、离子通道是最常见的药物靶点，20 世纪末在市场上 50% 的药物是 GPCR 配体。但这类膜蛋白离开生物膜疏水环境不太容易正常折叠，蛋白本身也比较大，使得获得这些膜蛋白的结构信息困难。当然，随着冷冻电镜技术的发展，现在已有很多复杂膜蛋白的结构得到了解析。另一个原因是筛选也比较困难。常用的基于结合力的 FRET 筛选一般用活性口袋探针，无法找到别构配体。别构药物的活性经常较低，而且多数化合物库都是活性腔配体衍生物，所以基于活性的筛选也比较难。最近 10 年出现的各种不需探针、不需标记的生物物理筛选技术不仅摆脱对探针的依赖，而且非常灵敏，可以筛选活性非常低的先导物。

尽管过去 20 年积累了很多蛋白晶体结构，但多数是包含活性口袋的结构域片段，因为多数项目是寻找正构药物，而片段蛋白更容易纯化结晶。计算化学虽然也有长足进步，但这些寻找别构结合位点的技术还需要实践验证。化合物库的偏科也是个不容忽视的障碍，对某些新靶点类型如表观遗传靶点正构药物用已有化合物库也很难筛到。虽然仍有不少障碍，但是别构药物具有高选择性、扩大成药空间特点，使其成为小分子新药研究方向。

（二）靶向 PfHT1 药物设计的基础

疟疾（malaria）是疟原虫（plasmodium）通过雌性按蚊为媒介传播的传染性疾病，是当今世界公共卫生的突出问题。可寄生于人类的疟原虫有 5 种，包括恶性疟原虫（plasmodium falciparum）、卵形疟原虫（plasmodium ovale）、间日疟原虫（plasmodium vivax）、三日疟原虫（plasmodium malariae）和诺氏疟原虫（plasmodium knowlesi），其中恶性疟原虫可感染各个时期的红细胞，引起严重的全身症状甚至导致死亡，是现存对人类健康威胁最大的疟原虫。

20 世纪 70 年代，屠呦呦等中国科技工作者从黄花蒿中成功提取出抗疟效果良好的青蒿素化合物。至今以青蒿素为基础的药物联合疗法（artemisinin-based combination therapy，ACT）仍旧是治疗恶性和重症疟疾的一线疗法，对全球的抗疟工作起到了突出贡献，屠呦呦也因此获得 2015 年诺贝尔生理学与医学奖。然而由于耐药性疟原虫的产生，ACT 疗法已先后在东南亚和非洲地区出现了治疗失败的病例，开发新型抗疟药已成为亟须解决的重要科学和公共卫生问题。

葡萄糖是大多数动物细胞的主要能源物质，通过抑制细胞摄取葡萄糖的"饥饿疗法"，可作为治疗一些相关疾病的潜在治疗策略。疟疾寄生虫利用葡萄糖作为主要碳源。在恶性疟原虫中，己糖转运蛋白PfHT1（plasmodium falciparum hexose transporter 1）是其主要的葡萄糖摄入蛋白。PfHT1 属于糖转运蛋白家族中的主要促进者。PfHT1 与人源 GLUT1 糖转运蛋白有着 29％和 48％的序列一致性和相似性。研究表明，小分子葡萄糖衍生物化合物 3361（C3361）对 PfHT1 具有抑制作用，可有效抑制培养基中的恶性疟原虫的生长。这表明，通过抑制该蛋白的转运活性，可有效抑制疟原虫的能量摄入，进而抑制疟原虫的生长和增殖。但是该策略的难度在于定向抑制疟原虫的糖摄入而不影响人体细胞。GLUT1 是真核生物中一个主要的糖转运蛋白。二者之间较低的序列保守性可能体现在结构上的差异，这将使得设计针对 PfHT1 特异性的抑制剂成为可能。实际上，已有的研究表明 C3361 抑制 PfHT1 和GLUT1 的 Ki 值分别为 50 mM 与 3.3 mM，有超过 60 倍的选择性差异。

（三）靶向 PfHT1 药物设计的策略

在早期针对 PfHT1 作为抗疟靶点的研究中，由于缺乏该蛋白的结构信息，抑制剂的开发工作没有取得突破性进步。颜宁团队在 2014 年和 2015 年相继解析了人源葡萄糖转运蛋白 GLUT1 和 GLUT3 的高分辨率晶体结构，与此同时将目标锁定 PfHT1，并在结构解析的基础上进行基于结构的小分子药物开发。

研究人员最初获得了 PfHT1 的 2.6 Å 晶体结构（图 10-9）。像所有其他糖通道蛋白（SP）成员一样，PfHT1 的 N 端和 C 端结构域形成一个两重伪对称的特殊构象，该对称轴垂直于细胞膜。在解析的结构中，研究人员清晰的观察到了一个葡萄糖分子的电子密度。该葡萄糖分子结合位点位于 N 结构域和 C 结构域之间的中心口袋。尽管整体序列相似性相对较低以及构象有所差异，PfHT1 中参与葡萄糖相互作用的氨基酸残基几乎与此前报道的人源 GLUT1 以及 GLUT3 一致。葡萄糖上的每一个羟基都是通过至少一个氢键（H—键）被 PfHT1 蛋白所结合。通过与 GLUT3 结构相比较发现，二者的整体构象非常相似，最主要的一个差别位于第 7 个跨膜螺旋（TM7b）。在 PfHT1 中，TM7b 的弯曲程度更大，这样一来形成了一个更大的空腔，更加适应糖分子的结合。这提示 TM7b 跨膜螺旋在糖分子转运过程中扮演着重要的角色。

在解析了葡萄糖结合的 PfHT1 的结构后，研究人员进一步探讨了 C3361 对 PfHT1 的抑制机制。C3361 对 PfHT1 具有选择性抑制的作用。经过结晶尝试，研究人员解析了 C3361/PfHT1 复合物晶体结构（图 10-9）。C3361 的结合诱导了 PfHT1 的构象变化。相对于葡萄糖的结合，尽管 C3361 在相互作用细节上存在差异，其糖基团部分与 PfHT1 的结合几乎与葡萄糖一致。由于 C3361 化合物相对于葡萄糖多出了一条芳香族尾巴，使得其结合后诱导了 PfHT1 围绕该芳香族基团产生了一个额外的口袋，而该口袋的空间大于 C3361 芳香族尾巴的体积，从而为进一步提高 C3361 化合物的亲和力和选择性提供了可能（图 10-10）。

（四）基于结构的抑制剂优化

PfHT1-C3361 复合物的结构为基于 C3361 的配体结构优化提供了基础。优化的目的是获得亲和力更高、特异性更强的小分子化合物。为了达到这个目的，研究人员设计合成了一系列的小分子化合物并通过细胞功能实验对这些化合物进行了检测。在几十个合理设计的化合物中，有 3 个 C3361 衍生物在初选中脱颖而出。通过分子对接模拟，发现这 3 个化合物能与 PfHT1 口袋很好地进行匹配（图 10-11）。

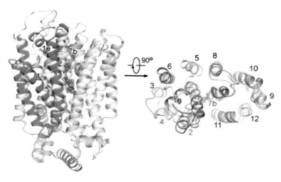

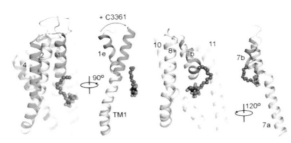

相比与底物葡萄糖结合的 PfHT1 蛋白构象，与抑制剂 C3361 的结合引起了 PfHT1 蛋白巨大的构象变化

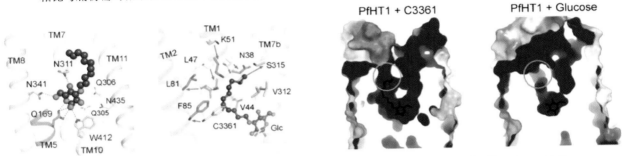

C3361 分子在占据底物葡萄糖结合位点的同时　　　　　　　葡萄糖/C3361 分别与 PfHT1 结合
在其尾部诱导产生了一个新的空腔　　　　　　　　　　　　　构象下的空腔对比

图 10 - 10　C3361 别构抑制 PfHT1 并诱导产生新的空腔结构

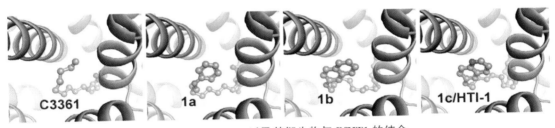

图 10 - 11　C3361 以及其衍生物与 PfHT1 的结合

在这 3 种化合物中，不同大小的芳香族基团（1a，苯基；1b，2 - 萘基）或杂芳基团（1c，6 - 喹啉基）通过与 C3361 末端的 C8 烷基相连，来对 C3361 诱导节后的口袋进行探索。在药效方面，三个化合物的药效均有改善，其中化合物 1a 的 IC50 值为 15.5 ± 1.3mM，1b 的 IC50 值为 2.37 ± 0.20mM，1c 的 IC50 值最低，为 0.513 ± 0.026mM。相对于 C3361，这些 IC50 分别有 2 倍、15 倍和 64 倍的增强。从化学结构层面上看，药效的增强直接与化合物末端基团的类型相关。药效增强的顺序从低到高依次为烯丙基（C3361）、苯氧基（1a）、萘氧基（1b）和喹啉 - 6 - 氧基（1c）。更重要的是，所有 3 个化合物保留了 PfHT1 对其人类同源物 GLUT1 的选择性。在浓度为 100mM 时，三种化合物对 GLUT1 的葡萄糖转运活性的抑制最高仅为 10%。这些结果表明，3 个化合物，尤其是 1c 化合物，均有发展为下一代抗疟药的巨大潜力。

第三节　虚拟筛选

一、方法概述

发现对生物靶点有药理活性的先导化合物，并逐步优化这些化合物的药理性质和药效，是早期药物发现的重点。为此，制药行业已普遍采用高通量筛选的方法对治疗相关靶点的大型化学品库进行筛选，作为获得新的先导化合物的手段。通过高通量筛选，可以识别调节特定生物分子信号途径的活性化合物、抗体或基因，为药物发现和理解生物学中特定生化过程的作用提供起点。尽管高通量筛选仍然是制药工业中药物发现的首选方法，但这种方法存在成本高、耗时长及活性成分作用机制不确定的缺点，导致了越来越多的人开始使用基于计算机的理性药物设计筛选方法。通过使用计算方法和蛋白质靶标的三维结构信息，研究配体-蛋白质结合所涉及的潜在分子相互作用，从而在原子水平上详细解释实验结果。在药物发现中使用计算机还有一个额外的优势，即更快、更具成本效益地提供新的候选药物，而虚拟筛选就是其中最先进、应用最广泛的技术。

虚拟筛选（virtual screening，VS）是基于小分子数据库开展的活性化合物的计算机模拟筛选，可用于辅助活性候选药物的识别和先导优化（通过改善生物活性化合物的理化性质将其转化为合适的药物）。利用小分子化合物与药物靶标间的分子对接运算，虚拟筛选可快速从几十至上百万分子中遴选出具有成药性的活性化合物，大大降低通过实验筛选化合物的数量，缩短研究周期，降低药物研发的成本。据报道虚拟筛选的阳性率为 5%～30%，利用虚拟筛选成功辅助药物设计的案例逐年增多，虚拟筛选已成为目前最有潜力的药物开发工具，并已为多种上市化合物的研发做出了贡献。目前在虚拟筛选的帮助下上市的药物包括卡托普利（抗高血压药）、沙奎那韦、利托那韦和英迪那韦（3 种治疗人类免疫缺陷病毒的药物）、替罗非班（纤维蛋白原拮抗剂）、多佐唑胺（用于治疗青光眼的药物）、扎那米韦（流行性感冒病毒的选择性抗病毒药）、aliskiren（抗高血压药）、boceprevir（用于治疗丙型肝炎的蛋白酶抑制剂）和诺拉曲塞（用于治疗肝癌的Ⅲ期临床试验药物）等。

根据现有的结构生物学和化合物相关信息，虚拟筛选技术可以分为两大类：基于结构的虚拟筛选（SBVS）和基于配体的虚拟筛选（LBVS）。最近人们又开发了两者的交叉联用方法，将 LBVS 和 SBVS 结合起来使用，以加强这两种方法的互补作用。下面将对这 3 种方法进行详细介绍。

（一）基于结构的虚拟筛选

基于结构的虚拟筛选是利用靶标的三维结构来筛选小分子化合物的方法。该方法根据实验测定的或同源建模的受体生物大分子的三维结构，通过分子对接的方法，确定小分子与受体的结合构象，利用与结合能相关的亲和性打分函数对蛋白质和小分子化合物的结合能力进行评价，最终从大量的化合物分子中挑选出结合模式比较合理、预测得分较高的化合物，用于后续的生物活性测试（图 10 - 12）。

基于结构的虚拟筛选首先要获得目标靶标的三维结构信息。靶标结构可以从实验数据（X 射线、磁共振或冷冻电镜）、同源建模或分子动力学模拟中获得。在选择虚拟筛选的生物靶点时，有许多基本问题需要研究，例如受体的成药性、结合位点的选择、最合适的蛋白质结构选择、结合受体的灵活性、质子化状态的分配以及水分子在结合位点上的情况等。随着结构生物学和新药研发的进展，识别生物靶标上配体结合位点变得越来越重要。对蛋白质/基因功能的新型别构剂的需求，促使科学界寻求可成药的变构结合位口袋。基于结构的虚拟筛选的另一个需要考虑的因素包括根据所确定的靶标仔细选择化合物库，并对库进行预处理，以便分配适当的立体化学、互变异构和质子化状态等。在化合物库和受体结构准备好之后，库中的每一个化合物都通过对接程序对接到靶标的结合位点。分子对接是通过探索蛋白质结合位点内配体的空间构象来预测配体-蛋白质复合物的结构，然后利用评分函数来估算蛋白质和配体在每个对接姿势下的结合自由能，按照打分高低对对接的化合物进行排序，然后通过检查计算的结合分数、生成姿势的有效性、不需要的化学部分、代谢问题、期望的物理化学性质、苗头化合物的相似性和化学多样性等进行进一步处理，选定少量的化合物，然后进行实验分析，体内外实验验证虚拟筛选得到化合物的药效及其他相关药理活性。

（二）基于配体的虚拟筛选

基于配体的虚拟筛选即基于药效团模型的虚拟筛选，是根据现有药物的结构、理化性质和活性关系进行分析，建立定量构效关系或药效基团模型，预测筛选新活性的化合物。基于配体的虚拟筛选依靠的是化学品的结构信息和物理化学特性，对已知的活性和非活性分子骨架，在分子相似性的原则下进行筛选。这些测量可以基于一维和二维描述来进行，一般来说，这些描述编码的信息是关于化合物的化学性质、拓扑特征、三维结构特征（分子形状和体积）以及药理特征等。

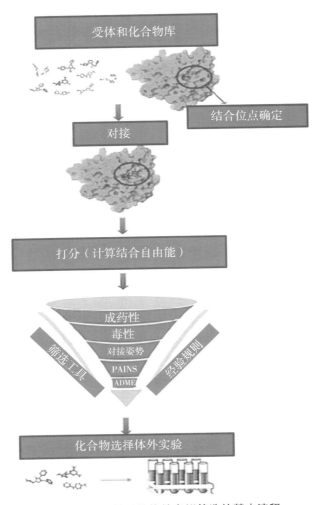

图 10‑12　基于结构的虚拟筛选的基本流程

基于配体的筛选方法是依据结构决定性质原理，这类方法包括以下几种。①药效团模型：是对一系列已知有活性的化合物进行药效团研究，通过构象分析、分子叠合等方法归纳得到对化合物活性起关键作用的一些基团的信息；②定量构效关系：是一种借助分子的理化性质参数或结构参数，以数学和统计学手段定量研究有机小分子和生物大分子相互作用以及有机小分子在生物体内吸收、分布、代谢、排泄等相关生理性质的方法；③结构相似性方法：是通过各种描述标志或指纹进行相似性匹配，从而判断化合物是否具有类似活性或治病机制。作为虚拟筛选的另一种常用方法，基于配体的虚拟筛选具有速度快、通用性好（不受靶点结构限制）的优点。现在也有许多在线工具开展基于配体的虚拟筛选（图 10‑13）。

（三）　两种虚拟筛选技术相结合的方法

基于结构的虚拟筛选和基于配体的虚拟筛选尽管在发现新的药物方面得到了广泛的应用，并取得了不少成果，但是它们仍然存在各自的缺点。相对于基于配体的虚拟筛选，基于结构的虚拟筛选其优势是能避免活性化合物微小的结构变化所引起的活性改变，但也存在一些不足：①打分函数的准确性及适用性，一般考虑到计算速度，通常采用比较简单的打分函数，但简单的打分函数又不能很好地考虑到较弱的相互作用；②基于结构的虚拟筛选需要受体结构和指定结合位点，但许多重要的靶标都没有可用的受体结构；③分子对接本身存在的偏向于参考模板问题，这可能会导致对输入结构过度拟合。此外，现有的活性数据对从化合物库中选择具有恰当的结构和功能的化合物来说是不够的，并通常受到低活性或非活性化合物相关数据缺少的限制，这可能对药效团模型在区分活性和非活性物质方面有重要作用。另一

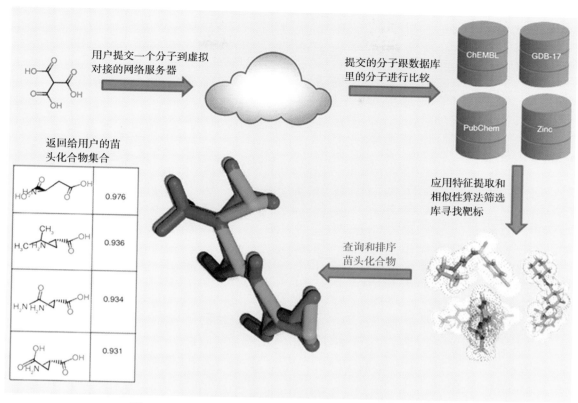

图 10 - 13 利用在线工具开展基于配体的虚拟筛选基本流程

方面，蛋白质柔韧性是对接方法的一个主要缺点。蛋白质的结合位点是灵活的，可以采用不同的构象状态，通常在侧链残基的水平上，但也常常涉及环的结构变化和配体结合引起的二级结构元件的重构。此外，对接的结果可能在很大程度上受到介导配体在口袋中作用的水分子的影响，因此有必要探索在对接计算中架桥水分子或有序水分子网络的潜在作用。提供一个准确的分数或者估算大型化学文库筛选的合理的成本仍然是对接方法的一个大挑战。最后，LBVS 和 SBVS 的结果似乎也表现出强烈的目标依赖性。

基于结构的虚拟筛选和基于配体的虚拟筛选的互补性促使人们不断努力开发结合两者技术的杂交策略，将它们整合到一个整体的计算框架中，综合利用配体和靶点的可用信息来提高药物发现的成功率。研究者已经提出了若干方法，将基于配体和基于结构虚拟筛选结合起来，以加强这两种筛选的优点，弥补它们各自的缺点（图 10 - 14）。一种方法是将筛选工作集中在针对性的化学文库上，这将有助于苗头化合物的识别。该方法通常由人工智能技术辅助，可以通过分子生成或从头设计的自动化算法来实现，其目的是创建一组具有与实际情况中发现的结构和化学特征相似的性质的化合物，包括偏向于特定物理化学特性的化合物或偏向于针对特定目标的活性化合物。另一种方法是设计一种基于配体和基于受体方法的平衡组合，以协同利用这些虚拟技术的优点，同时抵消它们的局限性，提高大型化学文库筛选的成功率。一个典型的两种筛选联合应用的例子是 17β-羟基甾体脱氢酶 1 新型抑制剂的筛选，研究者通过对 X 射线晶体数据的分析得出一个药理模型，同时结合 LBVS 技术，筛选到了 17β-羟基甾体脱氢酶 1 的新型抑制剂，最终发现了一种抑制作用浓度在纳摩尔级别的酮类衍生化合物。这个例子表明，根据配体和靶标的现有信息，选择基于配体和基于受体相结合的虚拟筛选技术，能提高筛选到有效化合物的几率。

二、常用数据库与化合物资源库

药物设计和虚拟筛选依赖化学信息学和生物信息学中大量的靶点、小分子以及靶点-小分子相互作用信息，从大量的有机化合物中遴选出可能有作用的候选化合物，避免对化合物盲目地活性筛选，从而

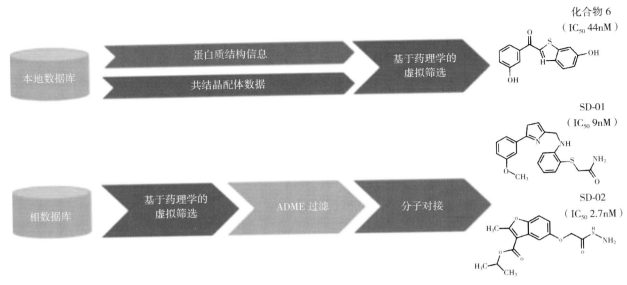

图 10-14　基于结构和基于配体的虚拟筛选联用的两种策略

有效地降低发现活性先导化合物的人力、时间和财力成本。各种化合物按照不同的物理化学性质或分类原则被商业公司组成各种化合物库，而各种化合物库又被人们整合到一起组成数据库。下面分别就非商业的数据库和商业的化合物库进行简单介绍。

（一）非商业的数据库

非商业的数据库是一种平台性质的数据库，可以把各种类型的商业化合物库以及个人、文献等提供的化合物整合在一起，方便人们查询。常用数据库有 ZINC、PubChem、DrugBank、ChEMBL、Chem-DB、HMDB、BindingDB 和 SMPDB 等，下面对其作简单介绍。

1. ZINC 是一个免费提供可用于虚拟筛选的商业化合物的数据库。ZINC 包含超过 2.3 亿个现成的可用于对接的 3D 格式的可购买化合物。ZINC 还含有超过 7.5 亿种可购买的化合物，用户可以在一分钟内搜索各种类似物。在通过 ZINC 数据库进行大量分子的筛选之后，可以直接将筛选出的可能有活性的化合物通过 ZINC 提供的链接找到供应商购买化合物，从而方便快捷的测定药物体外活性。ZINC 数据库中有许多可以选择和下载的化合物（图 10-15）。

图 10-15　ZINC 数据库中用于选择和下载的化合物

2. PubChem 是美国国立卫生研究院的一个开放化学数据库，由美国国家健康研究院支持，美国国家生物技术信息中心负责维护。自 2004 年推出以来，PubChem 已成为科学家、学生和公众的重要化学信息资源库。PubChem 主要含有小分子，但也含有较大的分子，如核苷酸、碳水化合物、脂类、肽和化学修饰的大分子。PubChem 收集有关化学结构、化学和物理性质、生物活性、专利、健康、安全、毒性数据等方面的信息。PubChem 数据库包括 3 个子数据库（图 10－16）：PubChem BioAssay 存储生化实验数据，数据主要来自高通量筛选实验和科技文献；PubChem Compound 存储整理后的化合物化学结构信息；PubChem Substance 存储机构和个人上传的化合物原始数据。

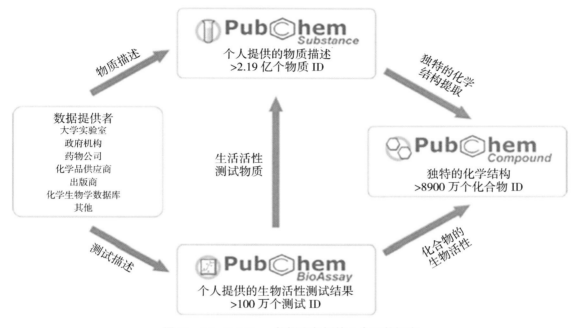

图 10－16　PubChem 数据库包括的 3 个子数据库

3. DrugBank 数据库是阿尔伯塔大学提供的一个生物信息学和化学信息学数据库，它将详细的药物数据和全面的药物目标信息结合起来存储。最近发布的 DrugBank（版本 5.1.7）有 13791 种药物条目，其中包括 2653 种经批准的小分子药物、1417 种经批准的生物技术（蛋白质/肽）药物、131 种营养品和6451 种实验药物。此外，5236 个非冗余蛋白（即药物靶标/酶/转运体/载体）序列与这些药物条目相关联。每个 DrugCard 条目包含 200 多个数据字段，其中一半用于药物/化学数据，另一半用于药物靶标或蛋白质数据。DrugBank 最大的特色是它支持全面而复杂的搜索，结合 DrugBank 可视化软件，能让科学家们非常容易的检索药物靶目标、比较药物结构、研究药物机制以及探索新型药物。

4. ChEMBL 数据库是欧洲生物信息研究所开发的一个在线免费数据库，它通过从大量文献中收集各种靶点及化合物的生物活性数据，为药物化学家们提供非常便利的查询靶点或化合物的生物活性数据的平台。截至 2019 年 10 月 29 日，该数据库共收集了 12482 个靶点和 187.9 万个化合物，共有 15500万条生物活性信息。通过该数据库，用户可以快速查询到某个靶点目前已报道的化合物及其活性信息，也可以查询某个化合物在哪些靶点做了生物活性测试及数据。这些数据都来源于各种已报道的文献，数据较为可靠，且能够溯源，查询到数据的出处。通过该数据库，用户可以节省大量查阅文献和收集化合物数据的时间，快速获取准确的化合物及其生物学数据，进一步加快药物设计和药物开发的速度。

5. ChemDB 是一个含有 500 万种化学物质的数据库，其中包含化学物质的信息、预测或实验确定的物理化学性质，如 3D 结构、熔融温度和溶解度等，并提供免费下载服务。

6. HMDB 数据库是包含人体内发现的小分子代谢物的详细信息的数据库，提供相关蛋白、基因和代谢物分子结构免费下载。

7．BindingDB 是一个公开的、易于访问的网络数据库，主要集中于药物靶标的蛋白质与小的药物样分子的相互作用。BindingDB 包含 1386772 个结合数据，7256 个蛋白质靶标和 619208 个小分子。

8．SMPDB（小分子通路数据库）是一个交互式的可视化数据库，包含了人类发现的 618 个小分子信号通路。SMPDB 专门设计用于支持代谢组学、转录组学、蛋白质组学和系统生物学中的通路阐明和发现。

（二）商业的化合物库

商业的化合物库按照不同分类标准可以分为多样性化合物库、上市药物分子库、已知活性库、靶点化合物库、天然产物库和片段库等，常用化合物库品牌有 ChemDiv、Enamine、Lifechemicals、Chem-Bridge、Maybridge、Vitas-M 和 Interbioscreen，下面对其作简单介绍。

1．ChemDiv 位于美国加利福尼亚州，是全球最大的为生产及研究机构（包括药企、生物技术企业及农业企业）提供科研化合物的公司之一。ChemDiv 拥有超过 550 名具有有机合成、计算机和药物研究背景的化学家，专注于设计和合成用于生物筛选的小分子化合物库。目前库存可用的化合物已经超过 140 万个分子，每年新增 20 万以上的分子，而且多样性被认为是商业库中最好的，有很多用于虚拟筛选的针对各靶点的子库。ChemDiv 针对多重筛选计划，提供药筛库的建立、仓储、管理及 IT 支持、标准格式等多层次的服务和咨询，其中包括计算分析和专业评估潜在的生物活性、ADME/TOX 参数、结构的多样性、新颖性以及先导物/药物的类似性。

2．Enamine 有限公司成立于 1991 年，伴随着早期药物发现的高通量筛选的出现而建立，并随着新化合物的需求迅速增加而发展。在超过 20 年的时间里，Enamine 已成为一家全球性的筛选化合物、构建单元和片段的供应商，用于支持全球范围内的制药和生物技术公司、药物研发中心、学术机构和其他研究机构开展广泛的研究项目。Enamine 为生物筛选提供世界上最大的筛选化合物集合。Enamine 的筛选库目前包含 2744501 个低分子量有机化合物。由于公司早期专注于开发自己的模块库，因此能够合成大量不同的化合物（通常库存 150 毫克）。

3．Lifechemicals 收集有机小分子用于高通量筛选，目前包含 494471 个现成产品，而且一直在补充全新设计的产品，这些产品具有用于药物发现的最佳物理化学参数。

4．ChemBridge 公司是一家全球性的小分子药物发现和化学生物学研究的化学产品和服务提供商。ChemBridge 的广泛筛选库组合包括超过 130 万种不同的目标筛选化合物，超过 13000 个合成大环（synthetic macrocycles），超过 14000 个化学组成模块（chemical building blocks）。

5．Maybridge 系列筛选化合物，因其市场领先的多样性和质量而得到广泛认可，旨在提高药物发现研究的成功率。Maybridge 提供一系列针对制药和生物技术部门的综合化工产品和服务。该化合物库包含最前沿的一组高度多样化的超过 53000 个苗头化合物和先导化合物分子，以及包含 30000 个化学碎片的碎片集合，这是一个有用的工具，可以加速基于结构的先导化合物发现。

6．Vitas-M 是最大的有机化合物供应商之一，用于医药和农药工业的研发。产品包括超过 140 万个分子，可在全球范围内立即购买和快速交货。产品有用于生物筛选和先导物优化的小分子化合物、组合化学有机模块以及作为多样性库和片段集合的增值产品。

7．Interbioscreen 包括合成化合物库、天然产物化合物库、生物活性化合物库等。合成化合物库包含超过 485000 种即时可用化合物，天然产物化合物库包含超过 68000 种化合物，生物活性化合物库包含 786 种化合物。

三、筛选软件与在线工具

（一）筛选软件

对接是通过探索蛋白质结合位点内配体的空间构象来预测配体-蛋白质复合物的结构，然后利用评分函数来估算蛋白质和配体在每个对接姿势下的结合自由能，按照打分高低对对接的化合物进行排序，然后通过检查计算的结合分数、生成构象的有效性、不需要的化学部分、代谢问题、期望的物理化学性质、药物先导的相似性和化学多样性进行进一步处理，选定少量的化合物，然后进行分析，体内外实验验证虚拟筛选得到化合物的药效及其他相关参数。常用的对接软件有 DOCK、AutoDock、GOLD、Glide、FlexX 等，下面对其作简单介绍：

1. DOCK 适用于柔性配体和柔性蛋白之间的对接，是现今应用最为广泛的分子对接软件之一。最开始 DOCK 使用几何匹配算法将配体叠加到结合口袋的图像上，来解决刚体对接问题。DOCK 近年来增加了一些重要特性，包括基于力场的评分、动态优化、刚体对接的改进匹配算法和柔性配体对接算法。DOCK6 又添加了新的功能，如溶剂化和受体灵活性增强的力场评分，继续改进算法预测结合姿势的能力。DOCK 的主要应用有：①预测小分子-蛋白质复合物的结合模式，②在配体数据库中搜索抑制酶活性的化合物，③在配体数据库中搜索与特定蛋白质结合的化合物，④在配体数据库中搜索结合核酸靶点的化合物，⑤检查蛋白质-蛋白质和蛋白质- DNA 复合物的可能结合方向，⑥通过检查计算衍生的小分子来帮助指导合成工作。

2. AutoDock 是免费的分子对接模拟软件，主要应用于配体-蛋白的对接。AutoDock 是一套自动对接工具，它被设计用来预测小分子（如底物或候选药物）如何与已知三维结构的受体结合。当前的 AutoDock 发行版包括两代软件：AutoDock 4 和 AutoDock Vina。AutoDock 4 是免费的，主要执行配体与目标蛋白的对接。AutoDock Vina 是一个用于分子对接的开源程序，与 AutoDock 4 相比，AutoDock Vina 显著提高了结合模式预测的平均准确性。AutoDock 的主要应用有：X 射线结晶学、基于结构的药物设计、苗头化合物优化、虚拟筛选、组合库设计、蛋白质-蛋白质对接和化学机制研究。

3. GOLD 是基于遗传算法的对接程序，对接时配体完全柔性，蛋白部分柔性，准确性和可靠性极高。GOLD 现在是 CSD 软件包的一部分。CSD 软件包提供了一系列软件和数据库工具，涵盖了药物发现的各个领域，从构象生成到蛋白质配体复合物的搜索和分析。CSD 还提供对内部数据的完全访问，以及 CSD 系统内可用的一系列基本搜索、可视化和分析功能。CSD 的主要应用有：对接、使用 GOLD 进行蛋白质配体对接实验和虚拟筛选、使用蛋白质数据库中相同的 CSD 程序验证受体结合配体的立体结构、配体的设计以及直接从 CSD 的所有最新实验数据中生成能够预测蛋白质和配体的相互作用的信息。

4. Glide 是适用于配体和蛋白柔性对接的程序。Glide 是一个快速准确的对接程序，它解决了许多问题，从快速数据库筛选到高度精确的对接。Glide 中的分层过滤器确保了快速有效地将大数据集缩减到与目标结合最好的少数候选药物。

5. MVD 是一个用于预测蛋白质-配体相互作用的集成平台。MVD 虚拟对接器处理对接过程的各个方面，包括从分子制备到目标蛋白潜在结合位点的确定，以及配体结合模式的预测。MVD 提供一个基于 gro-mole 的高质量的优化技术。

6. FlexX 是一个预测蛋白质-配体相互作用的计算机程序。对于一个已知三维结构和一个小配体分子的蛋白质，FlexX 预测蛋白质-配体复合物的结构并估算其结合亲和力。FlexX 的两个主要应用是复杂预测和虚拟筛选。当你有一个蛋白质和一个小分子与之结合，但没有蛋白质-配体复合物的结构时，可以使用复合物预测。FlexX 可以用来创建和排序一系列可能的蛋白质-配体复合物。在虚拟筛选中，你有一个蛋白质和一组化合物，FlexX 可以提供测试来确定化合物的优先级。

（二）在线工具

现在，有越来越多的基于网页的工具可帮助科学家进行虚拟筛选实验。这些在线工具具有用户友好性的优点，不仅有助于设计生物活性分子和药物重定位，而且还能对新想法和新假设进行即时探索研究，同时也有助于药物开发领域的教学。提供在线虚拟筛选服务的主要国家（2020 年 2 月有效的 URL）有：奥地利、澳大利亚、巴西、加拿大、中国、捷克、丹麦、法国、德国、印度、以色列、意大利、日本、波兰、厄瓜多尔、韩国、沙特阿拉伯、西班牙、瑞士、荷兰、土耳其、英国和美国。基于结构的虚拟筛选主要涉及对接、各种打分方法或自由能的计算。基于配体的虚拟筛选的主要方法是 2D 相似度搜索、药效团、QSAR 模型和形状/字段比对。部分常用在线工具的名字、网址和简单介绍见表

10－1。

部分常用在线虚拟筛选工具

名　　称	网　　址	数据/方法
ChEMBL	https：//www. ebi. ac. uk/chembl	Annotated compound database
DrugBank	https：//www. drugbank. ca/	Drug database
hmdb	http：//www. hmdb. ca	The Human Metabolome database
PubChem	https：//pubchem. ncbi. nlm. nih. gov	Annotated compound database
SuperDRUG 2	http：//cheminfo. charite. de/superdrug2	Drug database
SureCheMBL	https：//www. surechembl. org	Patented molecules
ZINC	http：//zinc15. docking. org	Compounds from various chemical vendors and other utilities
BRUSELAS	http：//bio-hpc. eu/software/Bruselas/	Database with 3D shape and pharmacophore ligand similarity search utilities
ChemSAR	http：//chemsar. scbdd. com/	SAR model building using machine learning
Anglerfish	http：//anglerfish. urv. cat/anglerfish/	Target-fishing using one or more fingerprints
WDL-RF	https：//zhanglab. ccmb. med. umich. edu/WDLRF/	Machine learning approach to predict bioactivities against G protein-coupled receptors
EasyVS	https：//easyvs. unifei. edu. br/	Virtual screening with AutoDock Vina and rescoring with NNScore
DockThor	https：//dockthor. lncc. br/v2/	Virtual screening，score with the MMFF94S force field. The version 2 can also deal with short peptides
DOCKovalent	http：//covalent. docking. org/	Covalent docking
DOCK Blaster	http：//blaster. docking. org	Docking with DOCK 3. 6
CaverWeb	https：//loschmidt. chemi. mu ni. cz/caverweb/	Docking in protein tunnels and channels using Vina
ACFIS	http：//chemyang. ccnu. edu. cn/ccb/server/ACFIS/	Fragment-based drug discovery

第四节　虚拟筛选应用实例

一、不成瘾的阿片类镇痛新化合物筛选

吗啡是罂粟中的一种生物碱，用来治疗疼痛。吗啡和相关阿片类药物的潜在致命副作用（包括致命的呼吸抑制）被认为是由 μ-阿片受体（μOR）通过 β-arrestin 途径或通过作用于其他受体介导的。相反的，μOR 的 G 蛋白信号途径被认为具有镇痛作用。该研究利用化合物库 300 多万个分子来和 μOR 的空间口袋进行计算对接。对于每一种化合物来讲，有超过 100 万种构型进行对接测试，有 2500 个分子通过人工确认与已知的药物具有不同的构型。研究者选择了其中的 23 个化合物进行实验验证，经过更深入的对接测试产生了一系列新颖的化学结构，以全新的方式在受体的结合位置出现，同时对 μOR 蛋白有合理的亲和力和选择性。基于结构优化得到 PZM21，一种有效的 Gi 激活剂，具有对 μOR 特异选择性和最小的 β-arrestin-2 通路作用。与吗啡不同，PZM21 对镇痛的有效成分比副作用成分更多，在等剂量镇痛时，PZM21 不具有呼吸抑制和吗啡样增强活性。因此，PZM21 既可以作为 μOR 信号的探针，

又可以作为治疗疼痛的先导化合物，而且没有阿片类药物的副作用。下面我们将具体描述一下通过虚拟筛选得到 PZM21 的过程（图 10 - 17）。

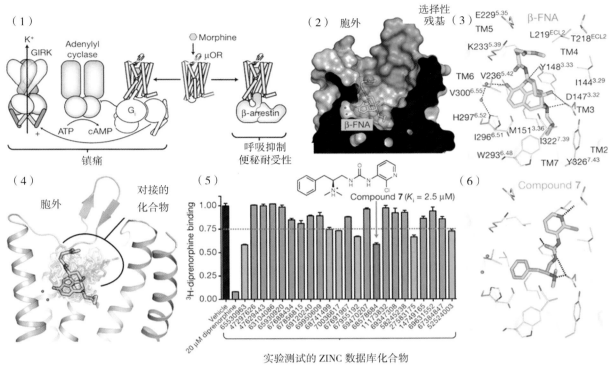

图 10 - 17　对 μOR 的基于结构的虚拟筛选流程

自 19 世纪以来，阿片类药物的成瘾和诸如呼吸抑制等潜在的致命副作用，推动了更安全、更有效的镇痛剂的优化革新。尽管天然产物吗啡和可待因，以及半合成毒品海洛因，比生鸦片有更可靠的镇痛效果，但它们仍然有很大的副作用。阿片受体分为 μ、δ、κ 和伤害感受亚型 1、2，这给筛选没有类似吗啡副作用的亚型特异分子带来了希望。早在 20 世纪 90 年代，3 个阿片受体编码 G 蛋白偶联受体（GPCRs）的 μOR、δOR 以及 κOR 就被单独分离出来。但是成千上万的吗啡类药物的药理学活性并没有传统的阿片类药物好，这些事实都打击了研究 μOR 靶点药物的积极性。尽管美沙酮和芬太尼等强效合成类阿片激动剂的问世以及内源性阿片肽的发现为镇痛药发展带来曙光，但开发出没有经典类阿片药物缺点的镇痛药仍然是一个很困难目标。最近的研究表明，阿片类药物的镇痛作用来自于 μOR 通过 G 蛋白 Gi 的信号通路，而许多副作用，包括呼吸抑制和便秘，则可能是通过 μOR 激活下游的 β-arrestin 途径信号传导而产生的。因此，针对 μOR 且偏向于 Gi 信号通路的激动剂既可以作为不成瘾镇痛的先导化合物，又可以作为分子探针来理解 μOR 信号通路。最近的一系列实验进展支持了这种偏倚 μOR 激动剂的可行性和潜在的临床应用价值。μ、δ、κ 和孤啡肽受体的晶体结构的测定为通过基于结构的方法寻找新的 μOR 激动剂奠定了基础。最近的实验已经使用了其他家族 G 蛋白偶联受体（GPCR）的晶体结构来筛选大分子库，识别具有新骨架和纳摩尔范围效价的配体。因此本筛选的目标是针对 μOR 进行结构对接，寻找具有新化学类型的配体。

ZINK 数据库中超过 300 万种市售苗头化合物用于与 μOR 的非活性正构口袋进行对接，优先考虑与已知亲和力决定残基以及与四种阿片受体亚型不同的假定特异性残基相互作用的配体。对于每种化合物，使用 DOCK3.6 中基于物理的能量函数评估了平均 130 万个构型与受体的互补性。采用对接和筛选中常用方法，对排名靠前的分子进行检查，以确定评分函数中没有明确捕捉到的特征。该研究手工检查了前 2500 个（0.08%）对接的分子的新颖性，它们与关键极性残基的相互作用，如 Asp1473，并对那些显示构象应变的分子进行了去优先级化。最终，在 300 多万个对接的分子中，从 237 到 2095 之间选择了 23 个评分较高的分子进行测试。与 ChEMBL16 中注释的 5215 个 μOR 配体相比，这些对接分子具有基于扩展连接性指纹 4（ECFP4）的塔尼莫托系数（Tc）在 0.28 到 0.31 之间，这与新型支架的探索是一致的。在 23 个被测者中，7 个分子的 μOR 结合亲和力（Ki）在 2.3μM 到 14μM 之间。新配体被预测以新的方式与 μOR 结合。大多数阿片配体使用阳胺离子与 Asp1472 作用，这是一种在与不同骨架配体结合的 μOR、δOR、κOR 的结构中观察到典型的相互作用。正如预期的那样，对接的配体重现了这种相互作用，并与这个锚定天冬氨酸形成额外氢键的优先次序要小得多，通常在对接时由脲酰胺介导。在一些新的配体中，尿素羰基被模拟成与 Tyr148 的氢键相互作用，而其余配体通常占据着吗啡未探测到的位置。Asp147 在对接姿态下的双氢键配位作用在阿片配体中尚未被预期或观察到，在 ChEMBL16 中 5215 个带注释的类阿片配体中只有 50 个含有尿素基。

尽管最初对接筛选到的苗头化合物结构新颖，但它们的亲和力很低。为了提高结合力和选择性，研究者对接了化合物 4、5 和 7 的 500 个类似物，保留了它们关键的识别基团，但添加了取代基或进一步延伸到受体的胞外侧，在那里，阿片受体的变化更大。在测试得到的 15 个得分最高的类似物中，7 个的 Ki 值在 42 nM 和 4.7μM 之间。令人鼓舞的是，有几个对 μOR 的特异性超过 κOR。然后研究了更有效的类似物的信号通路作用和效力。虽然对接的结构是 μOR 的非活性状态，但化合物 8 和 12～14 激活了 Gi/o。先前在一项针对 κOR 失活状态的对接研究中也发现了类似的激动剂富集作用，这可能反映了与阿片受体激活相关的正构口袋的微小变化。令人鼓舞的是，最有效的化合物 12 能强效激活 Gi/o 并具有低水平的 β-arrestin-2 招募作用。

为了进一步优化化合物 12，研究者合成了立体化学纯异构体并引入了酚羟基。12 的（S，S）立体异构体的合成将亲和力（Ki）提高到 4.8 nM，信号传导的 EC$_{50}$ 为 65 nM；它是四种异构体中最有效的 Gi/o 信号激动剂。引入用于制备化合物（S，S）-21 的酚羟基被设计为利用与 His297 的水介导氢键，在 μ 结构或与 β-呋喃甲草胺（β-FNA）的络合物中观察到的相互作用以及 δOR 和 κOR 的其他结构中观察到。这个羟基很容易容纳在对接的 μOR-12 络合物中，提高了预期的对接能量。化合物（S，S）-21 在 Gi/o 活化分析中的 EC$_{50}$ 为 4.6 nM，有 76% 的有效性，在放射配基结合分析中的 Ki 为 1.1 nM，与 12 相比提高了 40 倍。（S，S）-21 的其他 3 种立体异构体的效力或有效性要低得多，这与（S，S）-21 对接的 μOR 非活性和活性结构的立体化学要求一致。将（S，S）-21 称为化合物 PZM21，作为本次虚拟筛选得到的最终化合物，并用于后续的动物实验。

在小鼠体内，PZM21 的止痛效果和吗啡相当，而且持续时间更长。PZM21 降低疼痛的效应是受中枢神经系统介导的，而不是脊柱。对于一个 μOR 受体激动剂来讲，该类活性以前没有报道过，对于由中枢神经系统控制的疼痛具有潜在的治疗价值。相对于吗啡，该化合物更少地引起便秘，不会影响呼吸活动。值得注意的是，实验的小鼠没有表现出成瘾性。PZM21 避免了吗啡的副作用，为开发不成瘾的新药物治疗疼痛带来了希望。毫无疑问，采用计算筛选的方法会加速药物研发的速度，该研究给出了一个很好的例子，向我们展示了基于结构的虚拟筛选技术是如何快速有效地产生化学构型，采用最少的实验进行最快速的候选分子优化，最后找到具有生物活性的分子。

二、新冠病毒蛋白酶抑制剂的筛选

该研究主要利用首次解析的 COVID-19 主蛋白酶的晶体结构来虚拟筛选 FDA 批准的药物数据库。虚拟筛选结果中排名前 20 位的药物包括广谱抗病毒药（利巴韦林）、抗乙型肝炎病毒（替比夫定）、两种维生素（维生素 B$_{12}$ 和烟酰胺）等药物，这些药物可以尝试联合用于 COVID-19 的治疗。

2019 年 12 月武汉发生了一种严重的高传染性病毒性疾病。病原被检测为一种新的冠状病毒，被命名为 2019 年新型冠状病毒（COVID-19）。冠状病毒与几种严重危害健康的传染病有关。2000—2004 年，严重急性呼吸综合征冠状病毒（SARS-CoV）发生进化，感染源来自动物，包括作为中间宿主的蝙蝠。大约 10 年后，中东呼吸综合征冠状病毒（MERS-CoV）在沙特阿拉伯被诊断出来。在 SARS 和 MERS-COV 出现后不久，它们就传播到了其起源国之外，引起了全世界的广泛关注。COVID-19 在武汉出现，第一次分离与动物市场有关，并记录了人与人之间的传播。

冠状病毒编码两种蛋白酶，它们共同参与翻译的非结构蛋白的加工和释放，主要的蛋白酶称为 3-C 样蛋白酶（Mpro）和木瓜蛋白酶样蛋白酶（Plpro）。Plpro 和 Mpro 都是针对包括 SARS 和 MERS-CoV 在内的近期流行的冠状病毒的药物发现研究的重要靶标。截至 2020 年 2 月第一个也是唯一可用的 CO-VID-19 蛋白质晶体结构是 Mpro，它于 2020 年 2 月发表（PDB ID 6lu7）。在这项研究中，对第一个已知的 COVID-19 进行了第一次虚拟筛选研究，获得的结果将有助于重新利用已经批准的药物来对抗危险的 COVID-19。

虚拟筛选的步骤如下：①药物数据集的构建及配体的制备。FDA 批准的药物数据集检索自美国 Selleckchem 公司。所有化合物导入 Ligprep 软件，用 OPLS2005 力场进行去标记和三维优化。②COV-ID-19mpro 蛋白结构。利用已发表的 COVID-19mpro（pdb id6lu7）晶体结构进行虚拟筛选。Maestro 软件包中的蛋白质制备模块被用来优化对接的蛋白质结构，去除水和其他非特异性分子，将蛋白质质子化以添加极性氢，在细胞 pH 条件下优化结构，利用 OPLS2005 力场使结构能量最小化，以共晶配体为中心形成对接盒。③虚拟筛选。Glide 软件用于虚拟筛选。为了得到准确的结果，选择了标准精度对接，输出结果按对接分数排序。在这组研究中，姜黄素（一种先前批准的 SARS Mpro 抑制剂）被发现是 SARS Mpro 的强抑制剂，测得的 IC_{50} 为 $0.0235\mu M$，分析获得的对接结果与姜黄素进行比较，将每种化合物的相对对接得分除以姜黄素的对接得分来计算。

FDA 批准的抗 COVID Mpro 药物的虚拟筛选结果数据以姜黄素的相对值表示，取前 40 位的化合物对接结果（图 10-18）。姜黄素对接得分排在 334 位，这意味着存在预期更强大的结合药物。在前 20 名药物中，有 2 种抗病毒药、2 种抗结核药、2 种维生素、1 种抗肿瘤和其他各种系统作用药物。在抗病毒药物中，利巴韦林和替比夫定排在第 2 位和第 3 位，与姜黄素相比，他们的对接得分增加了 2 倍。维生素 B_{12} 和烟酰胺排在第 4 位和第 6 位。利巴韦林是一种广泛的抗病毒药，主要作用方式是诱导病毒基因组中的突变，尤其是 RNA 病毒。利巴韦林被正式批准用于治疗呼吸道合胞病毒感染，并与干扰素 α2b 联合治疗丙型肝炎病毒。此外，它还用于治疗 SARS-CoV 感染。鉴于 SARS 与 COVID-19mpros 的高度相似性，利巴韦林可能对治疗 COVID-19 有一定价值。替比夫定被批准用于治疗乙型肝炎病毒。

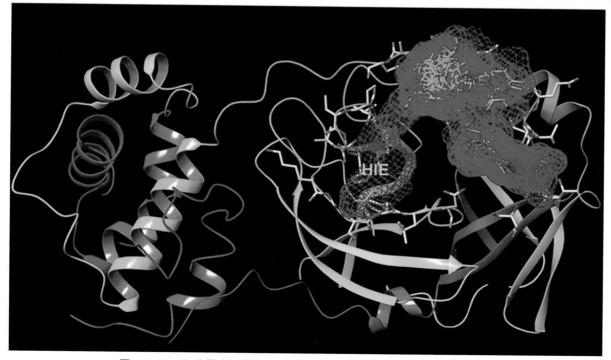

图 10-18　打分最高的前 40 个化合物与 COVID-19 Mpro 结合位点对接

这种药物是核苷类似物，最适合病毒聚合酶。在这项研究中替比夫定的高等级表明它通过与 Mpro 结合而考虑用于 COVID-19 治疗。与姜黄素相比，排名前 10 位的化合物显示出更好的氢键分布，氢键相互作用增加了 1.6～9.7 倍，而疏水相互作用保持不变或降低。通过考察排名靠前的药物的结合方式，氢键和疏水相互作用是结合的驱动力。利巴韦林与主链的 Thr25 和侧链的 Gln189 形成了两个氢键。替比夫定与 Ser49 和 Glv189 形成两个氢键。

总之，该研究对第一个已知的 COVID-19 的 3-C 样蛋白酶（M-pro）进行了第一次虚拟筛选研究。虚拟筛选结果显示一系列抗病毒药、维生素、抗菌药物以及其他系统作用的药物对 COVID-19 Mpro 显示出一定效果，其中的利巴韦林、替比夫定、维生素 B_{12} 和烟酰胺建议用来治疗 COVID-19。

三、两种虚拟筛选技术在 HDAC8 抑制剂发现中的联合应用

该研究介绍使用基于结构的虚拟筛选和基于配体的虚拟筛选联合应用来筛选组蛋白脱乙酰基酶 8（HDAC8）的特异性非羟肟酸抑制剂。研究者利用药效团模型对含有 $4.3×10^6$ 个分子的数据库进行了检索，并且检索到的前 500 个苗头化合物使用 ADMET 标准（吸收、分布、代谢、排泄）进行过滤，随后通过分子对接对所选化合物进行评估。在体外生物学评价中，化合物 SD-01 和 SD-02 对 HDAC8 酶抑制作用 IC_{50} 的数值分别为 9.0 nM 和 2.7 nM。下面就这个例子的实验步骤进行详细介绍（图 10-19）。

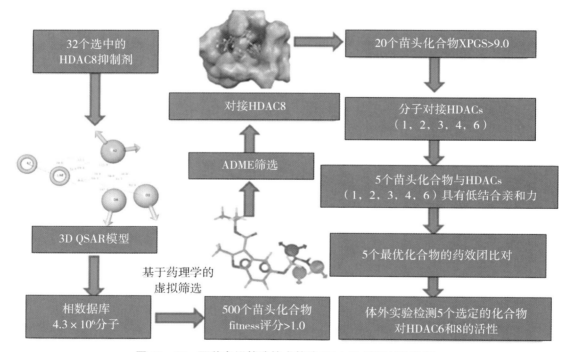

图 10-19 两种虚拟筛选技术筛选 HDAC8 抑制剂的流程

HDACs 是组蛋白和非组蛋白底物中赖氨酸残基脱乙酰化的最重要的翻译后调节因子之一。到目前为止，已经确定了 18 种 HDACs，并将其分为 4 大类：Ⅰ类、Ⅱ类（进一步分类为Ⅱa 和Ⅱb）、Ⅲ类和Ⅳ类。HDAC8 是Ⅰ类锌依赖的 HDAC，定位于细胞核或细胞质，通常诱导组蛋白去乙酰化并抑制基因转录。HDACs 被认为是潜在的治疗靶点，因为它们与癌症、炎症、神经系统疾病和感染等疾病有关。在癌症中，HDACs 要么被解除调控，要么过度表达，要么与转录因子相互作用。HDAC8 可能是治疗神经母细胞瘤和恶性肿瘤（如 T 细胞淋巴瘤和急性髓性白血病）的潜在药物靶点。FDA 于 2006 年 8 月和 2009 年 10 月分别通过多个临床试验，批准了 vorinostat 和 Romidepsin 用于治疗皮肤 T 细胞淋巴瘤（CTCL）。许多其他 HDAC 抑制剂，如 belinostat、Panopinostat、pracinostat 已获得美国 FDA 的批准，

chidamide 已被中国批准用于癌症治疗，并且有一些正在进行临床试验。

到目前为止发现的许多 HDAC8 抑制剂都是羟肟酸类化合物。但是，异羟肟酸基团与锌结合，常造成代谢和药代动力学问题。另外，许多羟肟酸盐在体内不稳定，水解时会产生致突变的羟胺。异羟肟酸对锌也有很强的螯合能力，因此缺乏选择性，抑制几种 HDACs 同时产生更大的毒性和长期副作用。因此发现亚型选择性 HDACs 抑制剂可以提高治疗潜力。HDACs 家族成员高度保守的活性位点使得设计亚型选择性抑制剂变得困难。因此，除了现有的异羟肟酸外，还需要发现潜在的、新型的骨架和选择性的 HDAC8 抑制剂。

基于配体和结构的联合虚拟筛选方法在现代药物发现中对于寻找潜在的苗头化合物分子非常重要。在过去的几十年里，虚拟筛选工具被用于识别具有不同结构特征的新型苗头化合物分子。据报道，根据商业和内部化合物数据库识别 HDAC8 抑制剂的基于药效团的虚拟筛选数量很小，而用于选择性 HDAC8 抑制剂的 3D QSAR 模型的数量也非常有限。该研究旨在寻找新型的非羟肟酸的 HDAC8 选择性抑制剂，该方法采用基于药效团的虚拟筛选、分子对接、ADMET（吸收、分布、代谢、排泄和毒性）性质和体外评价 HDAC8 和 HDAC6 的抑制活性鉴定筛选到的苗头化合物，具体筛选步骤如下：①数据集准备。从现有文献中选择了 32 种选择性 HDAC8 抑制剂，其抑制活性 IC_{50} 单位为 μM。将化合物的 IC_{50} 值转换为由高活性、中活性和低活性分子组成的 pIC_{50} 值。已知抑制剂的活性数据和化合物数量的分布证实了数据跨度超过 4 个量级（4.469～8.000）。相数据库（Phase database），一个商用化合物数据库，包含 4.3×10^6 个化合物，具有唯一标识符，选择 CACPD2011A 代码进行虚拟筛选。从 RCSB 蛋白质数据库中检索到 HDAC1（pdbid：4BKX）、HDAC2（3MAX）、HDAC3（4A69）、HDAC4（2VQM）、HDAC6（5wpb）、HDAC8（1T64）的晶体结构（http：//www.rcsb.org/pdb/）用于分子对接研究。②配体准备。利用 maestro9.6 的二维草图绘制了抑制剂的所有结构，并将其转换为相应的三维结构。使用 Schrodinger 的 Ligprep 模块对这些抑制剂进行几何精炼。在配体制备过程中，利用 OPLS_2003 力场进行能量最小化。Ligprep 生成单一的、低能的三维结构，为每个输入结构保留其原始的手性和电离状态。③靶标蛋白准备。利用 Maestro 11.4 的"蛋白质制备向导"工作流程制备了 HDACs 不同 PDB id 即 4BKX、3MAX、4A69、2VQM、5WPB、1T64 的 X 射线晶体结构。在蛋白质制备过程中，先除去水分子，然后在蛋白质和配位体中加入氢，然后使用 OPLS-2003 力场，使配合物的能量最小化，直到最小化结构和起始结构之间的 RMSD 达到 0.30Å。通过选择除 HDAC1 外的其他活性位点的配位体生成 15 Å 的受体网格盒（grid box）。选择活性位点氨基酸 ASP-264、ASP-176 和 HIS-178 生成 HDAC1 网格盒。④共同药效团假说的产生。Schrodinger 的相模块提供了 6 种内在的药效团特征：氢键受体（A）、氢键供体（D）、疏水基团（H）、带负电基团（N）、带正电基团（P）和芳香环（R）。使用基于树的划分技术对常见的药效团进行鉴定，根据它们的位点间距离将相似的药效团组合在一起。选择了 5 个特征药效团假设，并进行了严格的评分函数分析。⑤三维 QSAR 模型的建立。基于生存分数（代表向量、部位、体积分数的加权组合）和生存-不活跃得分 ADDRR.4、AADRR.4 和 AADDR.12 的排名靠前的假设均接受 3D QSAR 模型构建。在模型建立过程中，随机选取 70% 的分子保留在训练集中，保持网格间距生成基于原子的模型。因此，可以使用的 PLS 因子的最大值为 N/5，其中 N 表示训练集中存在的配体数量。PLS 因子为 4 的模型被认为是最佳的统计模型。⑥数据库的虚拟筛选。对基于药效团的数据库进行虚拟筛选，检索选择性 HDAC8 抑制剂。利用药效团 ADDRR.4 建立的三维定量构效关系模型对相数据库进行搜索。通过配体-药效团定位过程，对数据库中至少符合 4 个药效团特征的化合物进行了鉴定。采用 ADME 筛选法，对这一步骤产生的 500 个得分最高且适合度得分 ≥1.0 的苗头化合物进行 ADME 筛选。⑦分子对接研究。利用 Glide 软件对 ADME 过滤的苗头化合物和 32 种已知的选择性 HDAC8 抑制剂进行分子对接研究，以预测对 HDAC8 的结合亲和力。得分 ≥9.0 的 20 个最佳苗头化合物进一步与 HDAC1、HDAC2、HDAC3、HDAC4、HDAC6 进行分子对接，来确定这些苗头化合物对亚型的选择性。⑧体外实验验证。最后基于药效团匹配、XP-glide 评分、相互作用氨基酸残基和 ADME 特性，选择虚拟筛选得到的苗头化合物 SD-01、SD-02、SD-03、SD-04

和 SD-05 进行 HDAC6 和 HDAC8 的体外活性研究。体外 HDAC 抑制活性结果表明化合物 SD-01、SD-02 和 SD-05 具有潜在的 HDAC8 抑制活性。SD-01 对 HDAC8 比 HDAC6 更具选择性，SD-02 对 HDAC6 的选择性比 HDAC8 差，这些体外实验结果与虚拟筛选结果基本一致。这个例子说明根据配体和靶标的可用信息，选择基于结构和基于配体的虚拟筛选联用技术，可能会更快更好筛选到所需要的化合物。

〔周茂军　代书炎〕

参考文献

［1］ Wu Y，Tong J，Ding K，et al. GPCR Allosteric Modulator Discovery［J］. Adv Exp Med Biol，2019，1163：225－251.

［2］ Jiang X，Yuan Y，Huang J，et al. Structural Basis for Blocking Sugar Uptake into the Malaria Parasite Plasmodium falciparum［J］. Cell，2020，183（1）：258－268.

［3］ Ghosh A K，Gemma S. Structure-Based Design of Drugs and Other Bioactive Molecules（Tools and Strategies）‖ From Traditional Medicine to Modern Drugs：Historical Perspective of Structure-Based Drug Design［M］. 2014.

［4］ Massaro F，Molica M，Breccia M. Ponatinib：A Review of Efficacy and Safety［J］. Curr Cancer Drug Targets，2018，18（9）：847－856.

［5］ Nagar B，Bornmann WG，Pellicena P，et al. Crystal structures of the kinase domain of c-Abl in complex with the small molecule inhibitors PD173955 and imatinib（STI-571）［J］. Cancer Res，2002，62（15）：4236－4243.

［6］ Weisberg E，Manley PW，Breitenstein W，et al. Characterization of AMN107，a selective inhibitor of native and mutant Bcr-Abl［J］. Cancer Cell，2005，7（2）：129－141.

［7］ Zhou T，Commodore L，Huang WS，et al. Structural mechanism of the Pan-BCR-ABL inhibitor ponatinib（AP24534）：lessons for overcoming kinase inhibitor resistance［J］. Chem Biol Drug Des，2011，77（1）：1－11.

［8］ Vázquez J，López M，Gibert E，et al. Merging Ligand-Based and Structure-Based Methods in Drug Discovery：An Overview of Combined Virtual Screening Approaches［J］. Molecules（Basel，Switzerland），2020，25（20）：4723.

［9］ Lionta E，Spyrou G，Vassilatis DK，et al. Structure-based virtual screening for drug discovery：principles，applications and recent advances［J］. Current Topics in Medicinal Chemistry，2014，14（16）：1923－1938.

［10］ Maia EHB，Assis LC，de Oliveira TA，et al. Structure-Based Virtual Screening：From Classical to Artificial Intelligence［J］. Frontiers in Chemistry. 2020，8：343.

［11］ Batool M，Ahmad B，Choi S. A Structure-Based Drug Discovery Paradigm［J］. International Journal of Molecular Sciences，2019，20（11）：2783.

［12］ Banegas-Luna AJ，Cerón-Carrasco JP，Pérez-Sánchez H. A review of ligand-based virtual screening web tools and screening algorithms in large molecular databases in the age of big data［J］. Future Medicinal Chemistry，2018，10（22）：2641－2658.

［13］ Singh N，Chaput L，Villoutreix BO. Virtual screening web servers：designing chemical probes and drug candidates in the cyberspace［J］. Briefings in Bioinformatics，2021，22（2）：1790－1818.

［14］ Manglik A，Lin H，Aryal DK，et al. Structure-based discovery of opioid analgesics with reduced side effects［J］. Nature，2016，537（7619）：185－190.

［15］ Kandeel M，Al-Nazawi M. Virtual screening and repurposing of FDA approved drugs against COVID-19 main protease［J］. Life Sciences，2020，251：117627.

［16］ Debnath S，Debnath T，Bhaumik S，et al. Discovery of novel potential selective HDAC8 inhibitors by combine ligand-based，structure-based virtual screening and in-vitro biological evaluation［J］. Scientific Reports，2019，9（1）：17174.

［17］ Kim，Sunghwan. Getting the Most out of PubChem for Virtual Screening［J］. Expert Opinion on Drug Discovery，2016，11（9）：843－855.